中医师承学堂
一所没有围墙的大学
五运六气书系

田合禄 著

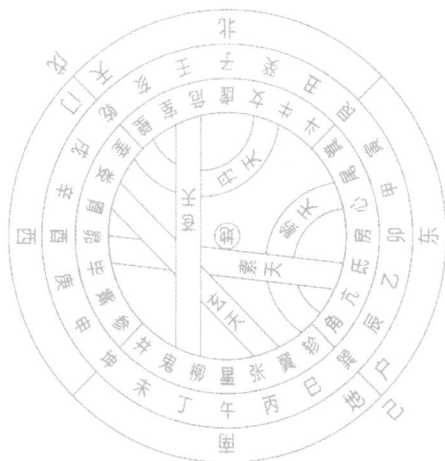

U0674376

五运六气
临床三联证

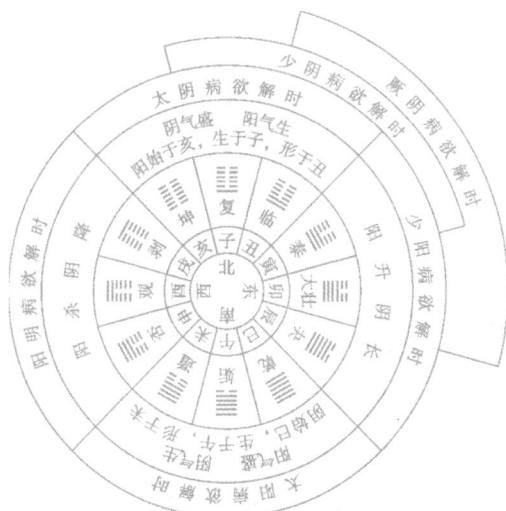

全国百佳图书出版单位
中国中医药出版社

图书在版编目（CIP）数据

五运六气临床三联证 / 田合禄著 . -- 北京：中国
中医药出版社 , 2025. 7. -- （中医师承学堂）. -- ISBN
978-7-5132-1023-2

Ⅰ. R226

中国国家版本馆 CIP 数据核字第 2025JJ7129 号

中国中医药出版社出版

北京经济技术开发区科创十三街 31 号院二区 8 号楼
邮政编码　100176
传真　010-64405721
廊坊市佳艺印务有限公司印刷
各地新华书店经销

开本 710×1000　1/16　印张 31　彩插 0.5　字数 480 千字
2025 年 7 月第 1 版　2025 年 7 月第 1 次印刷
书号　ISBN 978 – 7 – 5132 – 1023 – 2

定价　138.00 元
网址　www.cptcm.com

服 务 热 线　010-64405510
购 书 热 线　010-89535836
维 权 打 假　010-64405753

微信服务号　zgzyycbs
微商城网址　https://kdt.im/LIdUGr
官 方 微 博　http://e.weibo.com/cptcm
天猫旗舰店网址　https://zgzyycbs.tmall.com

如有印装质量问题请与本社出版部联系（010-64405510）

内 容 提 要

古今医家论述伤寒热病者，不是突出症状热而称热病，就是突出病因寒而称伤寒，少有人重视症状水湿。本书最大的创新是：第一，依据《黄帝内经》和《伤寒论》构建了外感病因寒、症状热和症状水三联证体系；第二，依据《脾胃论》脾胃阳虚、阴火、水湿构建了内伤三联证体系；第三，依据五运六气理论创建了五运六气体质三联证体系。以上三者合称五运六气临床三联证体系。从《黄帝内经》至《伤寒杂病论》的外感伤寒热病三联证，到李东垣的内伤热病三联证，再到作者提出的五运六气体质热病三联证，作者创新性构建了五运六气临床三联证体系，对中医临床基础理论有切实重大的指导意义，值得在中医临床中推广普及。

作 者 简 介

田合禄，1942 年生，"中医太极三部六经体系"创始人，北京中医药大学临床特聘教授、学科建设带头人（北京中医药大学建立田合禄名医工作室），国家中医药管理局"北京中医药大学高层人才培养基地"特聘专家，河南中医药大学客座教授，中医核心基础理论探源工程专家委员会委员，长春中医药大学五运六气研究所特聘专家，北京针灸学会五运六气专家委员会顾问，澳大利亚中医五运六气学会名誉会长。将《黄帝内经》《伤寒杂病论》《脾胃论》三位一体研究，以五运六气临床三联证将三者贯穿起来。曾受邀赴美国、法国、日本、澳大利亚等国以及中国香港、澳门等地讲学。

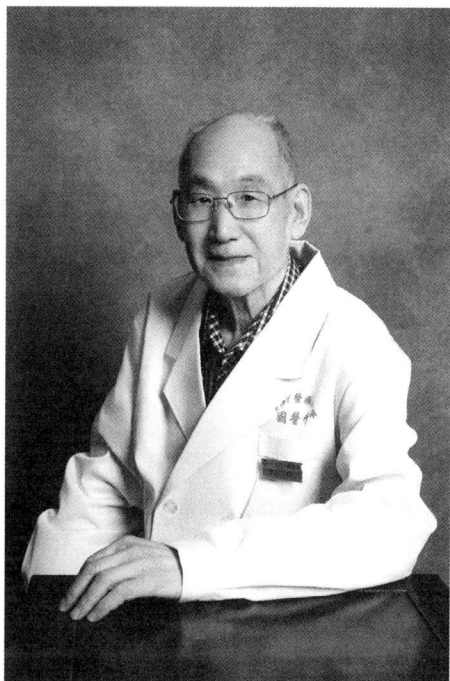

自
序

　　自从 2003 年"非典"疫病和 2019 年的"新冠"疫病以后，卫生部门要求各地成立了发热门诊。因此，中医应该对热病有深入了解，这是笔者写本书的目的。

　　自从《黄帝内经》提出热病概念之后，历代中医都非常重视，并不断发展完善，但对中医阳伤热病却几乎无人问津。所以笔者尝试对其要者加以系统阐释整理，以便广大学者了解中医阳伤热病的发展过程。

　　《黄帝内经》论热病，《素问》有《热论》《刺热》《评热病论》《水热穴论》，《灵枢》有《寒热病》《热病》等。《素问·热论》说"今夫热病者，皆伤寒之类也……人之伤于寒也，则为病热"，《素问·水热穴论》最后总结出"人伤于寒而传为热"，是因为"寒盛则生热"，并发明了治疗热病的五十九穴刺法。张仲景《伤寒论》用麻黄汤治疗，明确说寒是病因，热是症状，病机是寒邪郁闭，阳气怫郁生热，不是寒邪变成了热，当名伤寒热病。《黄帝内经》虽然明确寒是伤寒热病的病因，热是症状，但却重视症状而命名为"热病"，并没有因为重视病因而命名为"伤寒"，这不利于"审因论治"，不利于对外感病的病因、病机进行深入研究和预防。因为寒伤阳气，阳气不化而聚水，故用"五十七刺"治疗水病。于此可知，伤寒热病是一种由寒邪病因→症状热→症状水组成的三联证，寒伤阳聚水，阳气怫郁生热，笔者名之中医阳伤热病三联证。如张仲景用小青龙加石膏汤治疗这种三联证，有祛寒邪的药，有五味子、干姜、桂枝扶阳的药，有石膏清散郁热；五苓散有桂枝扶阳化气，白术健脾运湿，茯苓、泽泻、猪苓清热利水。寒邪是先决条件，先从外邪"天之阴阳"讲，产生"发热"症状的病因是伤于寒邪；次从受体"人中之阴阳"讲，人伤于寒邪则产生发热症状，以患者自我感觉为主，故名"热论"。

　　《黄帝内经》不仅重视"热病"的"五十九刺"和水病"五十七刺"汗泄疗法，还注意到物理降温法的重要性，并在运气七篇大论中提出来用"药食"气味治疗外感病的标准原则。

《黄帝内经》阐述了伤寒热病的病因病机及症状，对伤寒热病下了定义。并论述了"天之邪气"感则害人皮肌脉筋骨五体和五脏的过程。《素问·热论》论寒邪传六经的伤寒热病，《灵枢·寒热病》和《灵枢·热病》论述五脏之合皮、肌、脉、筋、骨五体热病，《素问·刺热》论五脏热病及其先兆反应，《素问·评热病论》论风热伤肺的传变及内外正邪病因的相互关系，《素问·水热穴论》论水热病的成因及针刺穴位。

《黄帝内经》发明了九针针刺汗泄疗法治疗病因寒和症状热、症状水。张仲景继承了《黄帝内经》这一重要病因病理学说创作了《伤寒杂病论》，并创建了汗、吐、下、和、温、清、消、补八法的雏形，重点是汗、下二法，用方药一起治疗三联证的寒邪和症状热、水，通过发汗"开鬼门"和下法"洁净府"，恢复人体阴阳升降及开阖枢功能。

到金元时期，刘河间不但继承《黄帝内经》《伤寒论》外感伤寒阳郁热病的学术思想，还发明了内伤伤寒阳郁热病，守正创新发展了中医。刘河间不但继承了《伤寒论》辛甘热药治疗阳气怫郁热病，还发明了辛甘寒药治疗阳气怫郁热病，用辛甘药"治上下中外一切怫热郁结"，并以此发明了防风通圣散这一千古名方。

而李东垣《脾胃论》的阳虚热病三联证中，阳虚是先决条件。阳虚脾失健运生水湿，心血虚生阴火热病，与《黄帝内经》《伤寒论》的伤寒热病二者是不同的三联证体系。

《黄帝内经》治疗伤寒热病多用针刺，《伤寒论》治疗伤寒热病则多用方药。李东垣深悉《黄帝内经》和《伤寒论》中外感寒邪伤人阳气的伤寒热病形成的寒邪、水气、郁热三联证体系，认为伤寒热病的核心病机是寒邪伤人春夏系统肝心阳气，于是李东垣守正传承创新发明了内伤阳虚、阴火、水湿三联证：首先是脾胃阳虚，其次是水湿下流积聚于下焦，最后是血虚心起阴火热病，治疗则针药并用。

《黄帝内经》还论五运六气体质产生的热病，特别是辰戌年、卯酉年、丑未年寒燥湿阴性寒冷之气加临，最能生热，并提出"伏阳"生热的病理变化。大概这就是张仲景提出阳气怫郁生热的根据吧。与此相应，在辰戌、卯酉、丑未年出生的人，往往寒燥湿阴性寒冷之气束闭体表，从而有怕冷，不出汗，或但头汗出，或上半身出汗、下半身不出汗等表现。同时，因为阳气怫郁生热，肺不通调水道、三焦水道不通而生水湿。由此可知，五运六气体质热病，没有外邪，是寒燥湿体质郁闭于表，导致阳气郁而生热与《黄帝内经》《伤寒论》相同，是肺不通调水道、三焦水道不通而生水湿，与《黄帝内经》《伤寒论》阳虚不化生水湿及李东垣脾不运化生水湿不同。一般人认为，中医热病都是外感病，其实内伤也有热病。

从《黄帝内经》《伤寒论》的伤寒热病三联证，刘河间的内外伤阳气怫郁证，到李东垣的阳虚阴火热病三联证，再到笔者所提出的五运六气体质表闭阳气怫郁热病三联证，虽然其病因不同，但其阳伤病机是一致的，故笔者创新构建了中医阳伤热病临床三联证体系，名之"五运六气临床三联证体系"。这是笔者临床几十年的不传之秘，今特公之于世，希对中医药事业的发展贡献绵薄之力，在中医临床中推广普及，发挥其重要指导作用。

田合禄

2025 年春于北京寓所

目　录

第一章

《黄帝内经》
伤寒热病论

　　中医热病是中医的重要内容，肇始于《黄帝内经》。《素问》有"热论""刺热论""评热病论""水热病论"，《灵枢》中有"寒热病""热病"。这奠定了中医热病的理论基础，对后世影响深远。而后热病理论成形于《伤寒论》，发展于宋元明清。对此，笔者将逐一加以阐释。

　　《黄帝内经》阐述了伤寒热病的病因、证候及病机，并对伤寒热病下了定义。《素问·热论》论伤寒热病传六经；《素问·刺热》论五脏热病及其先兆反应，以及热病的五十九刺治法；《灵枢·寒热病》论述皮、肌、脉、筋、骨五体热病；《灵枢·热病》论热病在五脏之合及九种死证；《素问·评热病论》论风热伤肺的传变及内外正邪病因的相互关系；《素问·水热穴论》论水热病的成因及针刺五十七穴位。

　　《黄帝内经》阐述热病的热是症状，而其病因是寒邪，寒邪伤阳而生水气，三者互相影响形成了伤寒热病的寒、热、水三联证。针对这种热病的机理，《黄帝内经》发明了治疗伤寒热病五十九刺和水气五十七刺的汗泄治疗大法。

第一节
《素问·热论》

　　题解：经文明确指出"今夫热病者，皆伤寒之类也……人之伤于寒也，则为病热"。这段话先从外感"天之阴阳"六淫讲，产生"发热"症状的病因是伤于寒邪。次从人体"人中之阴阳"讲，人伤于寒邪则产生发热症状，以患者自我感觉为主，故名"热论"。所谓"伤寒之类"，就不是单指寒邪，应包括所有阴性邪气在内，如燥湿之邪。燥是秋凉之气，谓之次寒；湿为阴邪，易伤阳气。这三者属于"伤寒之类"，都在广义伤寒的范畴内。但必须明确的是，广义伤寒不包括新感温病。

外感六淫，之所以举感受寒邪为例，是因寒邪最能伤人阳气，阳亡则死，表现最为典型。《素问·皮部论》说："百病之始生也，必先客于皮毛，邪中之则腠理开，开则入客于络脉，留而不去，传入于经，留而不去，传入于腑，廪于肠胃。邪之始入于皮也，泝然起毫毛，开腠理；其入于络也，则络脉盛，色变；其入客于经也，则感虚乃陷下；其留于筋骨之间，寒多则筋挛骨痛，热多则筋弛骨消，肉烁䐃破，毛直而败。帝曰：夫子言皮之十二部，其生病皆何如？岐伯曰：皮者脉之部也，邪客于皮则腠理开，开则邪入客于络脉，络脉满则注于经脉，经脉满则入舍于腑脏也。"《灵枢·刺节真邪》云："虚邪之中人也，洒淅动形，起毫毛而发腠理……与卫气相搏，阳胜者则为热，阴胜者则为寒。"张仲景在《金匮要略·脏腑经络先后病脉证》中概括说："千般疢难，不越三条：一者，经络受邪入脏腑……为外皮肤所中也。"于此可知，《黄帝内经》将外感六淫病的发病过程划分为皮毛→经络→脏腑三个阶段。皮毛、经络阶段在皮、肉、脉、筋、骨五体内。经络又是联系皮毛和脏腑的通道，外感可借经络入于脏腑，故《素问·阴阳应象大论》说："天之邪气，感则害人五脏。"故《素问·热论》的伤寒病有皮表证、有经络证，有脏腑证。

《素问·调经论》说："上焦不通利，则皮肤致密，腠理闭塞，玄府不通，卫气不得泄越，故外热。"《素问·玉机真脏论》说："风寒客于人，使人毫毛毕直，皮肤闭而为热，当是之时，可汗而发也。"《灵枢·五变》说："余闻百疾之始期也，必生于风雨寒暑，循毫毛而入腠理。"经文明确指出，热病的病机是皮毛腠理闭塞卫阳怫郁，而不是寒邪化成热。《黄帝内经》所讲"热病"是外感寒邪之热病，包括"伤寒之类"新感、伏邪引起的所有热病，但不包括新感温病。

《素问·生气通天论》说：

春伤于风，邪气留连，乃为洞泄。

夏伤于暑，秋为痎疟。

秋伤于湿，上逆而咳，发为痿厥。

冬伤于寒，春必温病。

《素问·阴阳应象大论》说：

冬伤于寒，春必温病。

春伤于风，夏生飧泄。

夏伤于暑，秋必痎疟。

秋伤于湿，冬生咳嗽。

《灵枢·论疾诊尺》说：

冬伤于寒，春生瘅热；

春伤于风，夏生后泄肠澼。

夏伤于暑，秋生痎疟；

秋伤于湿，冬生咳嗽。

是谓四时之序也。

《灵枢·五变》说："余闻百疾之始期也，必生于风雨寒暑，循毫毛而入腠理，或复还，或留止……"经文指出外邪循毫毛入腠理而留止伏藏。《素问·疟论》说："此皆得之夏伤于暑，热气盛，藏于皮肤之内，肠胃之外，此荣气之所舍也。此令人汗空疏，腠理开，因得秋气，汗出遇风，及得之以浴，水气舍于皮肤之内，与卫气并居。"这就是说，暑热也可以变成伏气"藏于皮肤之内"，而不是只有寒邪才能"藏于肌肤"。经文明确指出，是伏暑外感秋凉之气、浴水凉气，卫阳怫郁生热的。寒邪是病因，寒邪伤阳生水饮（治疗水饮有汗法，如小青龙汤、五苓散等；有消法，如苓桂术甘汤、桂枝去桂加茯苓白术汤等），阳气怫郁生热（治疗热有辛散、清泄、下法等法）。何廉臣《重订广温热论》说："伏气有二：伤寒伏气，即春温夏热病也；伤暑伏气，即秋温冬温病也。邪伏既久，血气必伤，故治法与伤寒、伤暑正法大异；且其气血亦钝而不灵，故灵其气机，清其血热，为治伏邪第一要义。"因此伏气病最多气滞、水饮、痰瘀等病理产物，是形成疑难杂病及各种癌病的根源。中医阳伤热病，既有燥热、湿热之分，也有气分、血分之别，临证需要仔细鉴别。从

"热气盛，藏于皮肤之内，肠胃之外，此荣气之所舍也"得知，伏气必伤营血生瘀血。

黄帝问曰：今夫热病者，皆伤寒之类也，或愈或死，其死皆以六七日之间，其愈皆以十日以上者何也？不知其解，愿闻其故。岐伯对曰：巨阳者，诸阳之属也，其脉连于风府，故为诸阳主气也。人之伤于寒也，则为病热，热虽甚，不死；其两感于寒而病者，必不免于死。

经言"巨阳"，不言太阳膀胱经，说明"巨阳"不是太阳膀胱经。"巨阳者，诸阳之属也，其脉连于风府，故为诸阳主气也"，为什么"巨阳"主诸阳呢？因为卫气"出于风府"（《素问·疟论》）"卫气一日一夜，常大会于风府"（《灵枢·岁露论》），卫阳主诸阳之气，"审查卫气，为百病母"（《灵枢·禁服》），显然是从阴阳层面讲的，是"心部于表"的夏天太阳才能主这个诸阳之"巨阳"。太阳膀胱经为寒水之腑，不可能主诸阳之气。若一定要说太阳膀胱经为"巨阳"，那也是少阳三焦相火下合于足太阳膀胱经的缘故，足三焦经合于膀胱经行于背。古今注家都没有注意卫阳与风府的关系，以及三焦相火合于膀胱经的关系。《素问·疟论》说"巨阳虚则腰背头项痛；三阳俱虚则阴气胜，阴气胜则骨寒而痛"。背为阳，巨阳阳虚就会感受寒邪而致"腰背头项痛"。《黄帝内经》说得很明白，是"皮肤致密，腠理闭塞，玄府不通，卫气不得泄越，故外热"，即"皮肤闭而为热"。病因是寒邪郁闭，"卫气不得泄越"内郁成热，根本不是寒邪变成热。由此可知，在伤寒病传变过程中，传递的不是寒邪变成热的邪热，而是寒邪藏伏部位的变化，卫气随寒邪藏伏部位的不同产生了不同部位的郁热，故《伤寒论》第3条说："太阳病，或已发热，或未发热，必恶寒，体痛，呕逆，脉阴阳俱紧者，名为伤寒。"因伤于寒，寒伤阳气，故"必恶寒"，卫气郁轻不发热，卫气郁重则发热。寒邪外束，因为卫阳怫郁发的热，卫阳代表正气，故"热虽甚，不死"。如果"两感于寒"，内外卫阳衰亡，亡阳则死，故"必不免于死"。

帝曰：愿闻其状。岐伯曰：

伤寒一日，巨阳受之，故头项痛，腰脊强。

二日阳明受之，阳明主肉，其脉侠鼻络于目，故身热目疼而鼻干，不得卧也。

三日少阳受之，少阳主骨，其脉循胁络于耳，故胸胁痛而耳聋。

三阳经络皆受其病，而未入于脏者，故可汗而已。

四日太阴受之，太阴脉布胃中络于嗌，故腹满而嗌干。

五日少阴受之，少阴脉贯肾络于肺，系舌本，故口燥舌干而渴；

六日厥阴受之，厥阴脉循阴器而络于肝，故烦满而囊缩。

三阴三阳、五脏六腑皆受病，荣卫不行，五脏不通，则死矣。

其不两感于寒者，七日巨阳病衰，头痛少愈；八日阳明病衰，身热少愈；九日少阳病衰，耳聋微闻；十日太阴病衰，腹减如故，则思饮食；十一日少阴病衰，渴止不满，舌干已而嚏；十二日厥阴病衰，囊纵，少腹微下，大气皆去，病日已矣。帝曰：治之奈何？岐伯曰：治之各通其脏脉，病日衰已矣。

其未满三日者，可汗而已；其满三日者可泄而已。

寒邪伤人阳气，故主诸阳的"巨阳"首先感受寒邪。如果不是表里两经同时感受寒邪，又不传经，只有一经病，而且没有感受其他邪气，经过六七天时间，正气逐渐恢复，邪气渐衰，就会转向痊愈。至于各经病证的痊愈期，是按各经阳气的盛衰定的，阳气盛的早愈，阳气少的晚愈。阳气者，精则养神，柔则养筋。阳气旺了，故"精神爽慧"。

三阳经病在横膈膜之上表部胸背头面，故可汗而已。三阴经病，可泄而已。三阴三阳五脏六腑都发病，特别是肠胃腑道发病，不能生成营卫血气，营卫不行，五脏不通则死矣。

何为"其不两感于寒"？指横膈膜之上三阳、横膈膜之下三阴不同时感于寒。

注意张仲景加入"异气"二字的重要性，四时之气为正气，时行之气就是异气，四时正气都能为病，时行异气则生流行大病。经脉生于五脏六腑之海——肠胃腑，故经脉病必传于腑脏。

帝曰：热病已愈，时有所遗者何也？岐伯曰：诸遗者，热甚而强食之，故有所遗也。若此者，皆病已衰而热有所藏，因其谷气相薄，两热相合，故有所遗也。帝曰：善。治遗奈何？岐伯曰：视其虚实，调其逆从，可使必已矣。帝曰：病热当何禁之？岐伯曰：病热少愈，食肉则复，多食则遗，此其禁也。

所谓"病已衰"，指邪气衰；"热有所藏"，指怫郁之热潜伏。食气入胃产生的卫阳之气与潜伏的郁热相合，故云"两热相合"。外感热病少愈，食肉不化正气虚则复发。多食不化正气不足则病缠绵不愈。

帝曰：其病两感于寒者，其脉应与其病形何如？岐伯曰：两感于寒者，病一日则巨阳与少阴俱病，则头痛口干而烦满；二日则阳明与太阴俱病，则腹满身热，不欲食，谵言；三日则少阳与厥阴俱病，则耳聋囊缩而厥，水浆不入，不知人，六日死。

帝曰：五脏已伤，六腑不通，荣卫不行，如是之后，三日乃死何也？岐伯曰：阳明者，十二经脉之长也，其血气盛，故不知人，三日其气乃尽，故死矣。

所谓"两感于寒"指横膈膜上下三阴三阳俱感于寒，形成互为表里的两经皆病。

《素问·五常政大论》说：

发生之纪……其经足厥阴少阳……邪乃伤肝。

赫曦之纪……其经手少阴太阳，手厥阴少阳……邪伤心也。

敦阜之纪……其经足太阴阳明……邪伤脾也。

坚成之纪……其经手太阴阳明……邪伤肺也。

流衍之纪……其经足少阴太阳……邪伤肾也。

如感于寒邪，"其经足少阴太阳"互为表里两经"两感于寒"。相互表里的两经同时感受邪气，证候一起并见，表里阴阳同时受邪。因为寒邪势盛，而互为表里的阳气虚衰，所以来势迅速，病情严重，多预后不良。寒邪伤人阳气，阳气虚衰。表阳经传里入腑，里阴经传里入脏，故云"三阴三阳五脏六腑皆受病，则荣卫不行，腑脏不通则死矣"。即饮食不进，连汤水都吃不下去，并且不知人事，胃气将绝，心神昏愦，到第六日就会死亡。腑道是生营卫血气神的地方，"六腑不通"不能生化营卫血气神了，营卫者神气也，神气去则死矣。阳明胃血气旺盛，所以虽然心神昏愦不认识人了，仍可以至三日气尽乃死。

凡病伤寒而成温者，先夏至日者为病温，后夏至日者为病暑，暑当与汗皆出，勿止。

这就是后世说的"伏寒化热"伏气说，其实不是寒邪变成热了，是寒邪伏藏郁闭，阳气怫郁而生热，寒邪是病因，热是症状，阳气怫郁是病机，故云"伤寒而成温"病。言夏至前后者，夏至前其热轻而病温，夏至后其热重而病暑。暑夏热盛汗多，邪从出汗，所以不要止汗。参《素问·生气通天论》说"冬生于寒，春必病温"，《伤寒例》说"寒毒藏于肌肤，至春变为温病，至夏变为暑病"，皆言寒邪伏气病。

总而言之，《素问·热论》是举例阐述人体感受寒邪的发病过程。本文首先对"热病"作了定义，谓**"人之伤于寒也，则为病热"**，认为热病是寒邪引起的，外感寒邪是病因，人体发热是症状，病机是寒邪郁闭则卫阳怫郁生热，阐明卫阳卫护身体的重要性。并且指出**"今夫热病者，皆伤寒之类也"**，六淫里属于伤寒类的还有阴性的燥湿二气，即伤寒类包括寒、燥、湿三气。次言伤寒后的六经传变及两感死证。再言热病复遗。最后言伤寒伏气病，一气贯通，特别突出胃肠生化营卫血气——神的重要性，有神则生，无神则死。

寒邪外束，腠理闭塞，不出汗则热郁。《灵枢·刺节真邪》说："腠理闭塞，则汗不出，舌焦唇槁，腊干嗌燥，饮食不让美恶……取之于其天府、大杼三痏，又刺中膂以去其热，补足手太阴以去其汗。"

第 二 节
《灵枢·寒热病》

题解：首先要明确"寒热病"是伤寒热病，寒邪是病因，热是症状。如此才能解释下文。《素问·风论》说："风气藏于皮肤之间，内不得通，外不得泄，风者善行而数变，腠理开则洒然寒，闭则热而闷，其寒也则衰食饮，其热也则消肌肉，故使人怢栗而不能食，名曰寒热……疠者，有荣气热胕，其气不清，故使其鼻柱坏而色败，皮肤疡溃，风寒客于脉而不去，名曰疠风，或名曰寒热。"看来寒热病的病机在于腠理的开阖，并与脾胃主饮食主肌肉有关系。那么腠理是什么呢？脾胃主肌肉，肌肉是由细胞组成的，细胞之间的间隙就是三焦腑腠理，少阳三焦腑腠理和太阴脾肌肉永远不分离，纠缠在一起。脾肌肉就是大地，三焦水道、血脉、经脉就是大地上大大小小的河流，渗灌濡养着大地。笔者将少阳三焦和太阴脾称作太极、黄庭，《扁鹊镜经》称其为太虚，谓"三焦者，人之太虚"（《扁鹊镜经》，徐悼辑校，田代华审，北京：人民出版社，2021年，123页），并说："太虚之中，地之居也（田按：三焦腑腠理之空隙谓太虚，有脾土大地肌肉），大气举之（田按：指三焦气化之元气），日月运之（田按：阴阳系日月，指阴阳二气的运行），气交差移，生化之宇。（田按：《素问·六微旨大论》云："故器者，生化之宇，器散则分之，生化息矣。"）虚者，列应天之精气也（田按：日月星辰、卫气行28宿。精气津血营卫）。地者，载生成之形类也（田按：指消化道地气）……其于人者，地气通于胞而藏于精。胞者，精之府也。地气者，载精气之化也。精者真气，身之本也。"《扁鹊镜经》并说"谷气通于脾而长于气。长者，气布蕃茂，化气神机也。谷气者，荣卫。神者，水谷之精气也。（田按：血气者，人之神，根于中者命曰神机，根于外者命曰气立。神机者生化之宇，气立者升降出入），荣而神者，泌津液，注脉化血，以荣四末，内注五脏六腑，以应漏刻之数焉。脾藏荣，足太阴藏脾，脾主为胃行其津液焉。手少阳（三焦）主气，真气长于奏理，气化司于三焦也。谷气津液以行，荣卫大通而长焉。气化和调，长长原也。气化蕃秀，变之由也。黄帝谓曰：五谷入胃，津液、糟粕、宗气，分为三隧。脾气不濡，胃气乃厚矣"，"胞络三焦（手厥阴少阳），气布五脏六腑，脉通冲任督跷，乃枢机之寸也"，突出太阴脾和少阳三焦，以及胃肠腑道。

由上述可知，《扁鹊镜经·八舍》明确指出：脾肉中的"腠理者，三焦之道，真气生会之所"，"三焦者，人之太虚，奏理肓膜也……太虚者精气司化之机，肓膜者气化交变之分也（田按：三焦腑腠理于人体无处不在，故云太虚，肓膜腠理处是气化交变之处，故云是精气司化之机）。分者，肉上肤下者玄府，肉下筋上者溪谷"，因为腠理是三焦腑，所以腠理是三焦腑道。腠理为什么有肓膜？因为腠理由细胞组成，细胞外有细胞膜，细胞膜是肓膜之一。三焦相火气化三焦水道之水为真气，故为"真气生会之所"。三焦腑腠理于人体无处不在，故云"太虚，肓膜腠理处是气化交变之处"，是"精气司化之机"。皮肤和肌肉之间有玄府汗孔，肌肉和筋之间有溪谷。

扁鹊并用"谦"字之"虚"意概括"太虚之象"，以阐述吸纳的天气和摄入的谷气在父母遗传之形体器中生成的真气运行于三焦腑腠理太虚之中。

《扁鹊镜经》说："募原乃脏腑类分之使，膜原乃真气治节之府，皆肓膜（田按：《素问·痹论》曰："卫者……熏于肓膜，散于胸腹。"《素问·举痛论》曰："寒气客于肠胃之间，膜原之下。"）质同而异等也。三焦主气为经气之海（田按：可知经脉之海在三焦腑腠理）。三焦约者，母腹孕化之本焉。真气谦于血者，禀于父母，受于水谷，化于清气矣。（田按：募原是脏腑的腠理，膜原是经气——"真气治节之府"，募原、膜原、肓膜三者"质同"而异名。三焦主元气为经气——真气之海。约，读 yāo，总要、纲要之意。三焦约，指母亲三焦腑腠理是"母腹孕化之本"，养育胎儿之本。《系辞传》说"谦谦君子，用涉大川"，"谦也者，致恭以存其位者也"，"谦者，德之柄也"，可知脾肉腠理可以容纳百川。三焦腑腠理可知容纳经脉、血脉、水谷胃气、天气等。经气之经隧之气。《素问·调经论》云："五脏之道，皆出于经隧，以行血气。血气不和，百病乃变化而生，是故守经隧焉。"《灵枢·玉版》云："胃之所出气血者，经隧也。经隧者，五脏六腑之大络也。"）

天气通于肺而归于心。人之生，以通天气者，肺司开阖呼吸也。肺脉之行，起于中焦，禀受脐之原气，肇始三焦气化也。肺朝百脉，心藏脉，手少阴脏心，三焦乃心脾之司也。清气归手少阴以布诸经，足太阴禀受清气而化，皆宗募原真气之司应，而并谷气行于身也。

三焦者气化之府，任督者阴阳中根，皆气化司应之本也。冲脉者，诸精渗灌于溪谷也。募原之气所以行于身者，跷脉也。冲任督跷，乃诸舍气化之原也。原者布气化精之机，精者身之本也。精气和于八舍而化，肇于冲任督跷而行，以章气化之枢也。谦者禀气于原，居中为根，阳藏于阴，阴动于阳，致恭而存其位。"

《扁鹊镜经·八舍》说:"十二经脉,皆络三百六十五节,昼夜行于身五十周有奇焉。左右之气,上下之位,气交之中,皆荣卫溪谷大会之舍焉。溪谷者,腠理之分,真气之所起也。分之小会者溪也,小溪三百五十四名。分之大会者为谷,大谷十二俞焉。溪谷之间,以行荣卫,以会大气者,节之交、舍之度也。"腠理之分:《徐衡脉经》卷下《八舍图》曰:"精、气、津、血、营、卫,行会于三焦肓膜之分,各奏其能而为节之交也。三百六十五节会者,皆气舍交奏之度,舍分音律之象也。奏者,差移之动也。奏于肓膜之分为原,乃脏腑形骸气化交变之所,以奏溪谷也。奏于溪谷之分为理,乃荣卫出入交会未化之处,各奏尔能也。腠理者,乃真气生会、荣卫交变之所舍矣。故卫气每至于风府,腠理乃发也。"(田按:三焦腑腠理有溪谷,有"精、气、津、血、营、卫"六气运行其中。参《灵枢·决气》"人有精、气、津、液、血、脉,余意以为一气耳"。)

"黄帝谓曰:

真气者,禀受于天,与谷气并而充身焉。(田按:实际就是五气五味合生成的神)

禀气者,血气也。

天气者,清气也。

谷气者,水谷焉。

清、禀、谷三气,交变于五脏六腑,气动于三百六十五节,化生精微焉。

清气归于脉,与血气合而行之(田按:**清气是吸入的天气——氧气,与静脉合为动脉,动脉奉养于身**),以奉生身焉。"

宗气、真气、神气皆生于中焦肠胃。《素问·平人气象论》说:"胃之大络,名曰虚里,贯膈络肺,出于左乳下,其动应衣(手),脉宗气也。"这说明宗气由呼吸的天气和胃水谷之气组成。

《素问·离合真邪论》说:"真气者,经气也。"《灵枢·刺节真邪》说:"真气者,所受于天,与谷气并而充身者也。"《扁鹊镜经·奇恒》第130页说:"吸入清气,以生真气也。黄帝谓曰:真气者,禀受于天,与谷气并而充身焉。禀气者，血气也。天气者，清气也。谷气者，水谷焉……真气通于三焦而谦于血……奏理者，三焦之道，真气生会之所……真气谦于血者，禀于父母，受于水谷，化于清气矣。"说明真气是由天气、水谷在父母遗传之器中生成的。而天气和谷气生成的是神气。《素问·六节藏象论》说："天食人以五气，地食人以五味，五气入鼻，藏于心肺，上使五色修明，音声能彰。五味入口，藏于肠胃，味有所藏，以养五气，气和而生，津液相成，神乃自生。"所以宗气和神气组成一样，但宗气生成积于胸中，下行气海；神生成于肠胃而舍于心，行于血脉。真气生成于肠胃而行于经脉之中。

《灵枢·寒热病》阐述寒邪伤阳导致的热病症状及其治疗方法。其治疗首重手足阳明太阴。

皮寒热者，不可附席，毛发焦，鼻槁腊，不得汗。取三阳之络，以补手太阴。

肌寒热者，肌痛，毛发焦而唇槁腊，不得汗。取三阳于下以去其血者，补足太阴以出其汗。

《黄帝内经》或称"伤寒热病"为"寒热病"。《灵枢·百病始生》说："是故虚邪之中人也，始于皮肤，皮肤缓则腠理开，开则邪从毛发入，入则抵深，深则毛发立，毛发立则淅然，故皮肤痛。留而不去，则传舍于络脉，在络之时，痛于肌肉。"《素问·长刺节论》说："病在肌肤，肌肤尽痛，名曰肌痹，伤于寒湿，刺大分小分，多发针而深之，以热为故，无伤筋骨，伤筋骨，痈发若变，诸分尽热，病已止。"这个部位大概是《扁鹊镜经·八舍》说的"肉上肤下者玄府，肉下筋上者溪谷"吧。《素问·调经论》说："上焦不通利，则皮肤致密，腠理闭塞，玄府不通，卫气不得泄越，故外热。"《素问·玉机真脏论》说："风寒客于人，使人毫毛毕直，皮肤闭而为热，当是之时，可汗而发也。""皮寒热""肌寒热"言寒邪郁闭肌肤而阳气怫郁在表，《难经·五十八难》在"伤寒有五"中引用了"皮寒热""肌寒热"病，"病发于阳"在太阳阳明（肺），需用解表发汗法，《黄帝内经》用的是针刺法。《灵素节注类编》卷七寒热病证皮寒热："络浅在皮，皮寒热者，邪闭皮肤而痛。"病机是寒邪郁闭皮肤。三阳络穴是手少阳三焦经的常用腧穴之一，出自《针灸甲乙经》，别名通间、通门。位于前臂背侧，腕背横纹上4寸，尺骨与桡骨之间。肺主皮毛，开窍于鼻，皮毛汗孔闭塞而不出汗，所以热郁于肺。三阳之络穴属于手少阳三焦经。清肺补阴。另外，张志聪《黄帝内经灵枢集注》卷三·寒热病第二十一："邪在表。而病太阴太阳之气。当从汗解。如不得汗。宜取太阳之络以发汗。补手太阴以资其津液焉。"《黄帝内经灵枢集注》卷六·卫气第五十二："太阳之在目内。少阳之在耳中。阳明之在颜颊。乃三阳之络脉。"还是取少阳三焦为是。肌肉寒热取足三阳出血泻热，补足太阴脾滋养津液以补汗源。

邪藏肌肤，自然以扶阳祛邪为主。《伤寒论》第23、25、27、48条的桂枝麻黄各半汤、桂枝二麻黄一汤、越婢汤都是治肌肤寒热病的。

骨寒热者，病无所安，汗注不休。齿未槁，取其少阴于阴股之络；齿已槁，死不治。骨厥亦然。骨痹，举节不用而痛，汗注烦心，取三阴之经补之。

"骨寒热"指寒邪伏于骨而生热病。骨寒属太阳本气寒水，"病本于心"而心火郁结，心烦出汗不止。齿为骨之余，汗出多必伤津液营卫血气，"齿未槁"是汗出未尽可治，"取其少阴于阴股之络"泻其寒邪；"齿已槁"是津液营卫血气尽则"死不治"。"骨痹"，《素问·长刺节论》说："病在骨，骨重不可举，骨髓酸痛，寒气至，名曰骨痹，深者刺，无伤脉肉为故，其道大分小分，骨热病已止。"大汗伤心血而心火旺，则烦心。可补上文说的手太阴、足太阴以资津液。《灵枢·决气》说："谷入气满，淖泽注于骨，骨属屈伸，泄泽，补益脑髓，皮肤润泽，是谓液……液脱者，骨属屈伸不利，色夭，脑髓消，胫酸，耳数鸣。"

下文说皮肤痛治络脉，肌肉痛治分腠，骨痛治经输，谓"络脉治皮肤，分腠治肌肉，气口治筋脉，经输治骨髓、五脏"。

身有所伤，血出多，及中风寒，若有所堕坠，四肢懈惰不收，名曰体惰。取其小腹脐下三结交。三结交者，阳明、太阴也，脐下三寸关元也。

伤血又外感风寒，当以扶正补营血为主，故取小肠募穴关元，乃营之居也，脾胃以生气血。脾主四肢，脾营血亏虚，故"四肢懈惰不收"。

《灵枢·四时气》说："小腹控睾，引腰脊，上冲心，邪在小肠者，连睾系，属于脊，贯肝肺，络心系。气盛则厥逆，上冲肠胃，熏肝，散于肓，结于脐。故取之肓原以散之，刺太阴以予之，取厥阴以下之，取巨虚下廉以去之，按其所过之经以调之。"肠胃道生血气主要在小肠，故取小肠募穴关元。

厥痹者，厥气上及腹，取阴阳之络，视主病也，泻阳补阴经也。

参阅《灵枢·终始》《癫狂》《杂病》《寒热病》《四时气》《素问·长刺节论》。从"厥气上及腹"看，此"厥痹"当指足厥，从"泻阳补阴经"看，当是热厥，《素问·厥论》说："厥之寒热者何也……阳气衰于下，则为寒厥；阴气衰于下，则为热厥……热厥之为热也，必起于足下者何也……阳气起于足五指之表，阴脉者集于足下而聚于足心，故阳气胜则足下热也。"是以"泻阳补阴经也"。《灵枢·终始》说："阴盛而阳虚，先补其阳，后泻其阴而和之。阴虚而阳盛，先补其阴，后泻其阳而和之……病在上者阳也，病在下者阴也。病先起于阴者，先治其阴而后治其阳；病先起于阳者，先治其阳而后治其阴。刺热厥者，留针反为寒；刺寒厥者，留针反为热。刺热厥者，二阴一阳；刺寒厥者，二阳一阴。所谓二阴者，二刺阴也；一阳者，一刺阳也。久病者，邪气入深。刺此病者，深纳而久留之，间日而复刺之，必先调其左右，去其血脉，刺道毕矣。"故云"取阴阳之络，视主病也，泻阳补阴经也"。

颈侧之动脉人迎。人迎，足阳明也，在婴筋之前。

婴筋之后，手阳明也，名曰扶突。

次脉，手少阳脉也，名曰天牖。

次脉，足太阳也，名曰天柱。

腋下动脉，臂太阴也，名曰天府。

阳逆头痛，胸满不得息，取之人迎。

暴喑气鲠，取扶突与舌本出血。

暴聋气蒙，耳目不明，取天牖。

暴挛痫眩，足不任身，取天柱。

暴瘅内逆，肝肺相搏，血溢鼻口，取天府。

此为天牖五部。

本天牖五部还见于《灵枢·本输》，谓：

缺盆之中，任脉也，名曰天突。

一次任脉侧之动脉，足阳明也，名曰人迎；

二次脉手阳明也，名曰扶突；

三次脉手太阳也，名曰天窗；

四次脉足少阳也，名曰天容；

五次脉手少阳也，名曰天牖；

六次脉足太阳也，名曰天柱；

七次脉项中央之脉，督脉也，名曰风府。

腋内动脉，手太阴也，名曰天府。

腋下三寸，手心主也，名曰天池。

《灵枢·寒热病》为什么只用手太阴肺经、手阳明大肠经、手少阳三焦经及足太阳膀胱经、足阳明胃经五经，因为肺与大肠主皮毛，胃主肌肉，三焦膀胱应毫毛腠理，《灵枢·本脏》说："三焦膀胱者，腠理毫毛其应。"寒邪郁闭而生热在肌肤腠理，故取天牖五部可以治疗之。从根结理论说，这是取结穴。

"肝肺相搏"，肝一阴，肺二阳，《素问·阴阳类论》说："二阳一阴，阳明主病，不胜一阴，耎而动，九窍皆沉。"阳明肺病"不胜一阴"是厥阴肝侮肺金，《伤寒论》第109条说："伤寒发热，啬啬恶寒，大渴欲饮水，其腹必满，自汗出，小便利，其病欲解，此肝乘肺也，名曰横，刺期门。"《素问·阴阳别论》说："二阳一阴发病，主惊骇、背痛，善噫，善欠，名曰风厥。"此乃肺金凉燥克肝木，肝阳受伤，背为阳，背阳不足受寒则痛。心阳不足则善噫。厥者，逆也。肝主风，肝气顺则风生升，逆则郁而不升，故"名曰风厥"。《素问·生气通天论》说"阳气者，精则养神，柔则养筋。开阖不得，寒气从之，乃生大偻。陷脉为瘘，留连肉腠。俞气化薄，传为善畏，及为惊骇"，《素问·金匮真言论》说东方通于肝"其病发惊骇"。《素问·脉解》说"阳气不治，则阳气不得出，肝气当治而未得，故善怒，善怒者，名曰煎厥"，故"血溢鼻口"。取"天府"，泻肺也。

臂阳明有入頄遍齿者，名曰大迎，下齿龋取之。臂恶寒补之，不恶寒泻之。

足太阳有入頄遍齿者，名曰角孙，上齿龋取之，在鼻与頄前。方病之时其脉盛，盛则泻之，虚则补之。一曰取之出鼻外。

足阳明有挟鼻入于面者，名曰悬颅，属口，对入系目本，头痛，引颔取之，视有过者取之，损有余，益不足，反者益甚。

足太阳有通项入于脑者，正属目本，名曰眼系，头目苦痛取之，在项中两筋间，入脑乃别。阴跷、阳跷，阴阳相交，阳入阴，阴出阳，交于目锐眦，阳气盛则瞋目，阴气盛则瞑目。

此取太阳阳明"病发于阳"主表也，故取头部阳明大迎、悬颅二穴，太阳角孙、眼系二穴，共四穴。

热厥取足太阴、少阳，皆留之；

寒厥取阳明、少阴于足，皆留之。

舌纵涎下，烦悗，取足少阴。

营卫气行于四末。《素问·厥论》说："厥之寒热者何也……阳气衰于下，则为寒厥；阴气衰于下，则为热厥……热厥之为热也，必起于足下者何也……阳气起于足五指之表，阴脉者集于足下而聚于足心，故阳气胜则足下热也。"阳气之位在黄庭少阳太阴，少阳为纯阳，太阴为纯阴，热厥根在少阳相火之胜，故当泻少阳相火，补太阴脾阴，药用四逆散；寒厥是少阳相火不足，太阴脾湿有余，水湿下流于足少阴肾，故当补胃脘阳气，泻肾水湿，药用四逆汤。

"舌纵涎下，烦悗，取足少阴"是承接"寒厥取足阳明、少阴于足，皆留之"而言。《灵枢·经脉》说足太阴脾经连舌本散舌下，足少阴肾经通舌本。脾虚水湿下流于少阴肾则下寒，心火内郁则烦闷，心开窍于舌，舌热则舌纵不收，口水外流，取足少阴泻寒湿则愈。一般解作肾阴虚不妥。

振寒洒洒，鼓颔，不得汗出，腹胀烦悗，取手太阴。

《素问·疟论》说："疟之始发也，先起于毫毛，伸欠乃作，寒栗鼓颔，腰脊俱痛……阳明虚，则寒栗鼓颔也。"王冰注："栗，谓战栗。鼓，谓振动。"手太阴肺主皮毛，寒邪郁闭皮毛则不出汗、鼓颔，郁热生则胸中烦闷，上焦不开则腹胀，取手太阴肺开上焦解表则愈。

刺虚者，刺其去也，刺实者，刺其来也。

针刺虚证要补，应顺着脉气流行的方向"追而济之"施补法；针刺实证要泻，应迎着脉气流行的方向"迎而夺之"施泻法。这说明治疗方法是有方向性的，汗法发散向上向外、下法向下也是有方向性的。

春取络脉，夏取分腠，秋取气口，冬取经输，凡此四时，各以时为齐。络脉治皮肤，分腠治肌肉，气口治筋脉，经输治骨髓、五脏。

人体内的阴阳营卫运行与四时阴阳消长相应，故突出时间性。如《素问·生气通天论》说："阳气者，一日而主外，平旦人气生，日中而阳气隆，日西而阳气已虚，气门乃闭……阳者，卫外而为固也。"春季多取络脉间穴位治皮肤的病，夏季多取分肉、腠理间穴位治肌肉的病，秋季多取气口血脉间穴位治筋脉的病，冬季多取经输间的穴位治骨髓、五脏的病。

身有五部：伏兔一；腓二，腓者腨也；背三；五脏之腧四；项五。此五部有痈疽者死。

痈疽多是伤寒热病。《素问·生气通天论》说："阳气者，精则养神，柔则养筋。开阖不得，寒气从之，乃生大偻。陷脉为瘘，留连肉腠。俞气化薄，传为善畏，及为惊骇。营气不从，逆于肉理，乃生痈肿。"《灵枢·痈疽》说："夫血脉营卫，周流不休，上应星宿，下应经数。寒邪客于经络之中，则血泣，血泣则不通，不通则卫气归之，不得复反，故痈肿。"

《灵枢·经脉》说足阳明胃经"下至气街中而合，以下髀关，抵伏兔"，可知"伏兔"是胃经在大腿的一个部位。

"腓"，胫骨后的肉，腓肠肌，即小腿肚，属膀胱经，胃经、膀胱经属阳。背为阳。"五脏之腧"指背部肺俞、心俞、肝俞、脾俞、肾俞。项指项部，在颈椎部，卫气发于风府部位。这五部属于阳，宜伤于寒而生热，故发痈疽。

项、背、下肢属阳，寒邪伤阳，血分郁热，故得痈疽。

病始手臂者，先取手阳明、太阴而汗出；

病始头首者，先取项太阳而汗出；

病始足胫者，先取足阳明而汗出。

臂太阴可汗出，足阳明可汗出。

故取阴而汗出甚者，止之于阳；取阳而汗出甚者，止之于阴。

凡刺之害，中而不去则精泄，不中而去则致气；精泄则病甚而恇，致气则

生为痈疽也。

四肢为诸阳之本。上肢手臂、下肢足胫属阳，头为诸阳之会，"病发于阳"在太阳阳明汗之表解则愈。上半身取手阳明太阴，下半身取足阳明太阴。阳病治阴，阴病治阳，故**"取阴而汗出甚者，止之于阳；取阳而汗出甚者，止之于阴"**。错误的针刺会给人造成伤害，已刺中病还留针不去，就会耗伤人的精气，没有刺中病而立即去针的，正伤则邪气聚，精气耗伤过度的会加重病情及导致形体羸瘦，邪气凝滞不散则生痈疡。

第 三 节
《素问·刺热》

题解：《黄帝内经》治疗伤寒热病多用针刺法，并设专篇《刺热》加以论述。《素问·阴阳应象大论》说："天之邪气，感则害人五脏。"《素问·气交变大论》说：

风气流行，脾土受邪。

雨湿流行，肾水受邪。

寒气流行，邪害心火。

炎暑流行，肺金受邪。

燥气流行，肝木受邪。

所以外感六淫最多五脏内郁热病，故《素问·刺热》首先论述五脏热病的证候、诊断、预后及治疗，并论述了刺热病的方法、穴位及护理等问题。《素问·刺热》提出了按五脏辨证外感热病的症状，而不是按《素问·热论》给出的按病因寒邪传变六经的六经辨证论治。《素问·刺热》按五脏辨证外感热病，后世由此逐渐形成五脏辨证，并发展了其学术价值。2003年的"非典"疫病和2019年的新冠疫病，中西医都是按五脏辨证治疗的，成了与西医沟通的方法。

《黄帝内经》治疗伤寒热病用针刺治疗理论源于《素问·热论》,《黄帝内经素问校释》引王玉川注《素问·热论》"其未满三日者,可汗而已;其满三日者,可泄而已"说:"可汗可泄,诸家注释多以发汗攻下为解,然而与经文原意未必相符。须知《素问·热论》所谓可汗可泄,乃指针刺疗法而言。汗,谓用针补泻以出汗;泄,谓泄其气也。如《素问·刺热》有'刺手阳明太阴而汗出','刺项太阳而汗出','刺足阳明而汗出'。《灵枢·寒热病》亦云:'病始于手臂者,先取手阳明太阴而汗出;病始于头首者,先取项太阳而汗出;病始于足胫者,先取足阳明而汗出。臂太阴可汗出,足阳明可汗出。故取阴而汗出甚者,止之于阳。取阳而汗出甚者,止之于阴'。是针刺既能发汗,又能止汗;邪在三阳者可汗,邪在手太阴经者亦可发汗。《灵枢·热病》云:'热病三日,而气口静、人迎躁者,取之诸阳,五十九刺,以泻其热而出其汗,实其阴以补其不足……其可刺者,急取之,不汗出则泄。'又,程郊倩云:'汗泄二字,俱是刺法,刺法有浅深,故云可汗可泄'(见顾尚之《素问校勘记》引),这一点,对于正确理解《素问·热论》是很重要的。"(山东中医学院、河北医学院校释:《黄帝内经素问校释》第410页,人民卫生出版社,1982年)

程郊倩说"汗泄"俱是针刺很有道理,有可能是刺络脉出血的泄热方法,如《灵枢·热病》云:"气满胸中喘息,取足太阴大指之端,去爪甲如韭叶,寒则留之,热则疾之,气下乃止。心疝暴痛,取足太阴、厥阴,尽刺取其血络。喉痹舌卷,口中干,烦心心痛,臂内廉痛不可及头,取手小指次指爪甲下去端如韭叶。目中赤痛,从内眦始,取之阴跷。风痉身反折,先取足太阳及腘中及血络出血"。所以,"泄"与后世的以药物泻下的"泻"法是不同的。

《伤寒论》所刺风池、风府、大椎、肺俞、肝俞、期门可能就是《黄帝内经》五十九刺之遗风,因为风池、风府即属于五十九刺之穴。《伤寒论》第216条说刺期门就"濈然汗出则愈"。

现代中医大师李可也用针刺发汗,如治疗急性肺炎合并急惊风,即用三棱针点刺十宣、双耳尖、百会、大椎出血,患儿大哭出声,全身汗出,四肢回温。治疗小儿流脑,急用三棱针重刺十宣、十二井、百会、大椎出血,双手中缝穴刺泄黏液、黑血。毫针雀啄术泻涌泉，点刺素髎、人中、合谷，针后病孩全身透汗，呕止，苏醒。治疗疫毒痢——中毒型菌痢，急用三棱针刺十宣出血，毫针重刺素髎，患者大汗苏醒。（李可：《李可老中医急危重症疑难病经验专辑》第 71 页、77 页、144 页，山西科学技术出版社，2005 年）张仲景则将《素问·热论》的针刺"汗泄"之法发展成用药物的发汗、攻下之法，将"泄"改为"下"，并扩展出吐、温、清、消、补、和等法的雏形，合称八法，对后世产生了深刻深远的影响。

肝热病者，小便先黄，腹痛多卧，身热，热争则狂言及惊，胁满痛，手足躁，不得安卧，庚辛甚，甲乙大汗，气逆则庚辛死，刺足厥阴、少阳，其逆则头痛员员，脉引冲头也。

心热病者，先不乐，数日乃热，热争则卒心痛，烦闷善呕，头痛面赤无汗，壬癸甚，丙丁大汗，气逆则壬癸死，刺手少阴、太阳。

脾热病者，先头重颊痛，烦心颜青，欲呕身热，热争则腰痛不可用俯仰，腹满泄，两颌痛，甲乙甚，戊己大汗，气逆则甲乙死，刺足太阴、阳明。

肺热病者，先淅然厥，起毫毛，恶风寒，舌上黄，身热，热争则喘咳，痛走胸膺背，不得大息，头痛不堪，汗出而寒，丙丁甚，庚辛大汗，气逆则丙丁死，刺手太阴、阳明，出血如大豆，立已。

肾热病者，先腰痛胻痠，苦渴数饮，身热，热争则项痛而强，胻寒且痠，足下热，不欲言，其逆则项痛员员淡淡然，戊己甚，壬癸大汗，气逆则戊己死，刺足少阴、太阳。

诸汗者，至其所胜日，汗出也。

五脏热病可以结合《素问·脏气法时论》《灵枢·五邪》《灵枢·本神》研究。《素问·脏气法时论》讲五脏虚实病范围广，《素问·刺热》只讲五脏热病范围小。

肝经循胁、腹及前阴，故肝热则胁满痛、小便黄、腹痛；肝木横克脾土，脾困则多卧；肝主阳气，肝热则身热；王冰注："寒薄生热，身故热也。"此言因寒邪外束而生热，不是张琦、张志聪说的先有内热，后有外感。邪热与正气相争的时候就会狂言惊骇；肝热及子于心，心热则手足躁动、不得安卧。《素问·脏气法时论》说："病在肝，愈在夏，夏不愈，甚于秋，秋不死，持于冬，起于春，禁当风。肝病者，愈在丙丁，丙丁不愈，加于庚辛，庚辛不死，持于壬癸，起于甲乙。"庚辛属于肺金，肺金克肝木，故"庚辛甚"。甲乙属于肝木，自得其位"起于春"，故"甲乙大汗"表解则愈。肝气正常是生发，虚则不生发曰逆，若遇庚辛金的克制则死，肝热耗肝血，肝气逆肝血不能生发于头则头痛昏晕。员通运，旋转的意思。肝脉上入头而牵引冲头。可针刺足厥阴和足少阳肝胆二经。泻热当刺五输穴的火穴行间和侠溪。

心主喜，寒伤心，心火内郁不能散发则"不乐"。心包络名膻中，代君用事，膻中为臣使之官，喜乐出焉，心病故不乐。心火郁则生热。寒外束表闭则头痛、无汗，热郁心内则卒心痛、心中懊憹、心中窒塞、烦闷，心华在面，心热则面赤。心火克肺则喜呕。《素问·脏气法时论》说："病在心，愈在长夏，长夏不愈，甚于冬，冬不死，持于春，起于夏，禁温食热衣。心病者，愈在戊己，戊己不愈，加于壬癸，壬癸不死，持于甲乙，起于丙丁。"壬癸是肾水，水克火，故壬癸甚，"气逆则壬癸死"。丙丁本位，故"起于丙丁"。可在丙丁旺时发汗愈，可"刺手少阴太阳"。

脾热病。《灵枢·经脉》说："脾足太阴之脉……入腹属脾络胃……上膈，挟咽，连舌本，散舌下；其支者，复从胃……注心中"，"胃足阳明之脉，起于鼻，交頞中……下循鼻外，入上齿中，还出挟口环唇下，交承浆，却循颐后下廉，出大迎，循颊车，上耳前，过客主人，循发际，至额颅……"，脾主湿，中湿首如裹。颊车、耳前过客主人就是颊部，颊属少阳部，有胃经所过，所以脾病见头重、颊痛、颜青、心烦欲呕及身热。青为木克土色。脾病湿气聚腹下流下焦，腰为肾腑，故"腰痛不可用俯仰，腹满泄，两颌痛"。《素问·脏气法时论》说："病在脾，愈在秋，秋不愈，甚于春，春不死，持于夏，起于长夏，禁温食饱食湿地濡衣。脾病者，愈在庚辛，庚辛不愈，加于甲乙，甲乙不死，持于丙丁，起于戊己。"甲乙属肝木，木克脾土，故甲乙时间病甚，"气逆则甲乙死"。可在戊己旺时发汗愈，可"刺足太阴阳明"。

肺热病。肺主皮毛，肺主气，外感风寒伤皮毛则忽然恶风寒，寒束则身热。高世栻注："淅然，如水洒身之意。"肺失宣发肃降、胃肠不降不通则肺胃生热，胃肠湿热则"舌上黄"，肺热膹郁则喘咳。寒伤皮毛郁闭其表，肺不得宣发肃降，肺主天气，肺气郁极，故"痛走胸膺及背，且不得太息""头痛不堪"。张介宾注："肺者胸中之脏，背者胸中之府，故痛走胸膺及背，且不得太息也。"《素问·脏气法时论》说："病在肺，愈在冬，冬不愈，甚于夏，夏不死，持于长夏，起于秋，禁寒饮食寒衣。肺病者，愈在壬癸，壬癸不愈，加于丙丁，丙丁不死，持于戊己，起于庚辛。"丙丁属火，火克肺金，故丙丁时间病甚，"气逆则丙丁死"。可在庚辛时间发汗愈，可"刺手太阴阳明，出血如大豆，立已"，即点刺放血。

肾热病。《灵枢·经脉》说："肾足少阴之脉，起于小指之下，邪走足心，出于然谷之下，循内踝之后，别入跟中，上腨内，出腘内廉，上股内后廉，贯脊属肾络膀胱；其直者，从肾上贯肝膈，入肺中，循喉咙，挟舌本；其支者，从肺出络心，注胸中〔田按：肾系于睾，而小肠系于睾，手厥阴胞络系于睾，故《灵枢·四时气》说："小腹控睾，引腰脊，上冲心，邪在小肠者，连睾系，属于脊，贯肝肺，络心系。气盛则厥逆，上冲肠胃，熏肝，散于肓，结于脐。"《扁鹊镜经·揆度》说："手厥阴胞络之脉，起于胞中，连睾系，属于脊，贯肝肺，络心系，属心，散于心包，布膻中；其直者，出脊前，系于肾（《素问·奇病论》"胞络者，系于肾"），贯肠胃，历络三焦，熏肝，散于肓，结于脐……胞络者，嗣育之本，原气宗始也。《神农下经》曰：男子之胞以藏精，睾囊也；女子之胞以藏血，子宫也。胞者，人命之门也。胞之系者络也。手厥阴胞络者，长养五脏六腑精气也。脉横右关入寸中，膈中不通，喉中咽难。"〕是动则病饥不欲食，面如漆柴，咳唾则有血，喝喝而喘，坐而欲起，目䀮䀮如无所见，心如悬若饥状，气不足则善恐，心惕惕如人将捕之，是为骨厥。是主肾所生病者，口热舌干，咽肿上气，嗌干及痛，烦心心痛，黄疸肠澼，脊股内后廉痛，痿厥嗜卧，足下热而痛。"腰为肾之腑，故肾热"先腰痛"。少阳三焦属肾，下合于膀胱经委阳穴，足少阳三焦经循胫骬，寒伤少阳则"骬寒且酸"，简言"骬酸"。肾经行舌本，郁热在肾伤阴则"苦渴数饮""足下热，不欲言"。张仲景言"酒劳疸""女劳疸"多"足下热"。肾脉"上股内后廉，贯脊属肾络膀胱；其直者，从肾上贯肝膈，入肺中，循喉咙，挟舌本；其支者，从肺出络心，注胸中"，故"其逆则项痛员员澹澹然"。《素问·脏气法时论》说："病在肾，愈在春，春不愈，甚于长夏，长夏不死，持于秋，起于冬，禁犯焠.热食温炙衣。肾病者，愈在甲乙，甲乙不愈，甚于戊己，戊己不死，持于庚辛，起于壬癸。"戊己属于脾土，脾土克肾水，故戊己时间肾病甚，"气逆则戊己死"。可在壬癸时间发汗愈，可"刺足少阴太阳"。

诸脏热病发汗，当在其脏旺盛"所胜日"发汗。

肝热病者，左颊先赤；

心热病者，颜先赤；

脾热病者，鼻先赤；

肺热病者，右颊先赤；

肾热病者，颐先赤。（图 1-1 ）

病虽未发，见赤色者刺之，名曰治未病。

热病从部所起者，至期而已；

其刺之反者，三周而已；重逆则死。

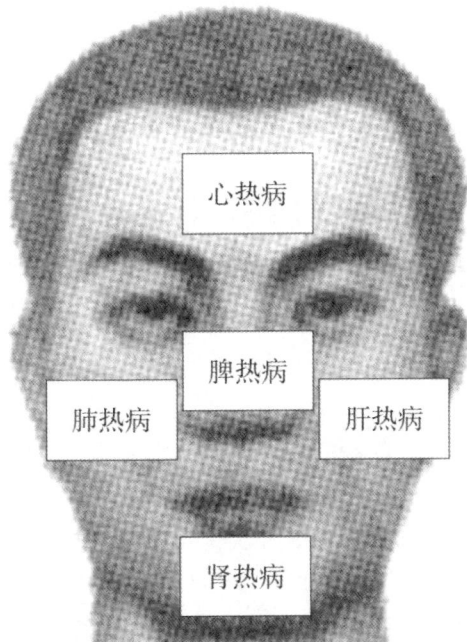

图1-1 面诊五脏热病图

诸当汗者，至其所胜日，汗大出也。

《素问·阴阳应象大论》说："天之邪气，感则害人五脏。"五脏郁热必见于面部五脏位。《灵枢·五色》说：五脏"五色之见也，各出其色部……其色粗以明者为间，沉夭者为甚，其色上行者病益甚。其色下行如云彻散者病方已。五色各有脏部，有外部，有内部也。色从外部走内部者，其病从外走内；其色从内走外者，其病从内走外。病生于内者，先治其阴，后治其阳，反者益甚；其病生于阳者，先治其外，后治其内，反者益甚。"

《灵枢·刺热》是讲五脏之间的五行关系，故**"热病从部所起者至期而已"**当 1 周有 5 日，"三周"为 15 日。若以 10 天干为 1 周，"三周"为 30 日。针刺如法则"至期"治愈，针刺不如法（其刺之反者），"重逆""三周"则死亡。"所胜日"指自己旺日。

诸治热病，以饮之寒水乃刺之；必寒衣之，居止寒处，身寒而止也。

此乃《黄帝内经》提出的物理降温法，对后世影响很大。

热病，先胸胁痛，手足躁，刺足少阳，补足太阴，病甚者，为五十九刺。

伤寒热病，邪结胸胁，如小柴胡汤证就有往来寒热、胸胁苦满，故云"先胸胁痛"，少阳、太阴为人身之太极，故针刺泄足少阳、补足太阴。脾主四肢手足，手足躁——手足心热，故取之。所谓"五十九刺"，指泄热的五十九个穴位。

热病始手臂痛者，刺手阳明太阴而汗出止。

热病始于头首者，刺项太阳而汗出止。

热病始于足胫者，刺足阳明而汗出止。

手臂、足胫属四肢，为诸阳之本，脾主之。上肢手阳明太阴主之，故刺手阳明太阴；下肢足阳明太阴主之，故取血气盛的足阳明，足阳明胫部是小肠、大肠、胃、胆、三焦、膀胱六腑下合穴所在处，胃腑命门也。头为诸阳之会，卫气出于项风府。病在阳，汗之可也，故云"汗出止"。平旦卫气出于目而散诸阳，补卫气发汗则热散发。

热病先身重骨痛，耳聋好瞑，刺足少阴，病甚为五十九刺。

热病先眩冒而热，胸胁满，刺足少阴少阳。

肾主骨，开窍于耳，肾病则骨痛、耳聋。张仲景说"少阴之为病，但欲寐也。"《难经·二十四难》说："三阴气俱绝者，则目眩转、目暝。""眩转"指摇晃旋转。目暝者合目，或云嗜睡，或云看不见物，是阴气盛。《伤寒论》第142条说："太阳与少阳并病，头项强痛，或眩冒，时如结胸，心下痞硬者，当刺大椎第一间、肺俞、肝俞，慎不可发汗；发汗则谵语，脉弦，五日谵语不止，当刺期门。"其"眩冒"与少阳厥阴有关系。第160条说："伤寒，吐下后，发汗，虚烦，脉甚微，八九日心下痞硬，胁下痛，气上冲咽喉，眩冒，经脉动惕者，久而成痿。"第297条说："少阴病，下利止而头眩，时时自冒者，死。"可知"目暝""眩冒"多与"三阴气俱绝"有关系。三阴，足少阴绝于后，都是少阳伤阳之故，所以《金匮要略·水气病脉证并治》说："寸口脉沉而迟，沉则为水，迟则为寒，寒水相搏。趺阳脉伏，水谷不化，脾气衰则鹜溏，胃气衰则身肿。少阳脉卑，少阴脉细，男子则小便不利，妇人则经水不通，经为血，血不利则为水，名曰血分。"所以"刺足少阴""足少阳"。最后表现在目命门，故有"目暝""眩冒"。

《素问·刺热》在这里提出了伤寒热病的具体"五十九刺"法，《灵枢·四时气》说："温疟，汗不出，为五十九痏。"《素问·水热穴论》和《灵枢·热病》补充出了具体的穴位，《素问·水热穴论》说"夫子言治热病五十九俞，余论其意，未能领别其处，愿闻其处，因闻其意。岐伯曰：头上五行、行五者，以越诸阳之热逆也。大杼、膺俞、缺盆、背俞，此八者，以泻胸中之热也。气街、三里、巨虚上下廉，此八者，以泻胃中之热也。云门、髃骨、委中、髓空，此八者，以泻四肢之热也。五脏俞傍五，此十者，以泻五脏之热也。凡此五十九穴者，皆热之左右也。"（图1-2）

图 1-2（A）《素问·刺热》五十九刺图（头面、肩）

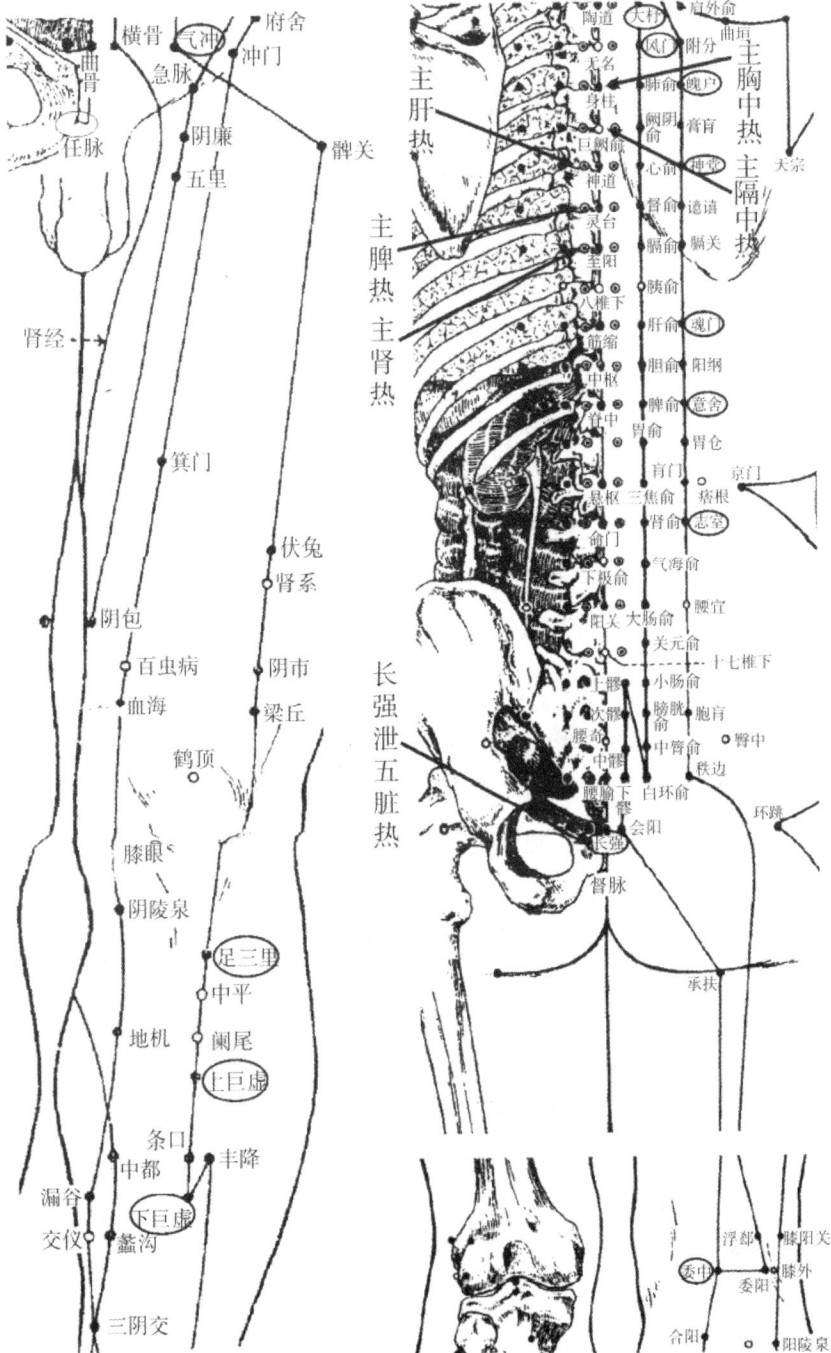

图 1-2（B）《素问·刺热》五十九刺图（背、下肢）

《素问·刺热》提出了伤寒热病的具体"五十九刺"法,《素问·水热穴论》和《灵枢·热病》补充了具体的穴位。

《灵枢·热病》五十九穴和《素问·水热穴论》五十九穴有相同、有不同,其中相同的是:头顶的百会、囟会各一穴,膀胱经的五处、承光、通天和胆经的临泣、目窗、正营、承灵、脑空十六穴,共十八穴(都在头部)。其余四十一穴就不同了。《素问·水热穴论》以泄头部、胸中、五脏、肠胃、四肢局部热为主。《灵枢·热病》以泄阳热为主,故取头部和手足部穴位为主,因为手足四肢为诸阳之本,头为诸阳之会。脾主四肢,似与相火有关。《水热穴论》偏重局部为治标,似与君火有关。

《素问·刺疟论》说:"温疟,汗不出,为五十九刺。"《素问·疟论》说:"帝曰:先热而后寒者何也?岐伯曰:此先伤于风,而后伤于寒,故先热而后寒也。亦以时作,名曰温疟……温疟者,得之冬中于风寒,气藏于骨髓之中,至春则阳气大发,邪气不能自出,因遇大暑,脑髓烁,肌肉消,腠理发泄,或有所用力,邪气与汗皆出,此病藏于肾,其气先从内出之于外也。如是者,阴虚而阳盛,阳盛则热矣。衰则气复反入,入则阳虚,阳虚则寒矣。故先热而后寒,名曰温疟。"《伤寒论·伤寒例》云:"凡治温病,可刺五十九穴。"

太阳之脉,色荣颧骨,热病也,荣未夭,曰今且得汗,待时而已;与厥阴脉争见者,死期不过三日。其热病内连肾,少阳之脉色也。

少阳之脉,色荣颊前,热病也,荣未夭,曰今且得汗,待时而已;与少阴脉争见者,死期不过三日。

太阳之脉指心脉,主君火——心火。张仲景说寒邪外束汗不出,心火阳热怫郁则面见色红赤。即前文《灵枢·热病》说的"汗不出,大颧发赤"。吴鞠通说:"汗不出而颧赤,邪盛不得解也。"所以色荣赤颧骨就是伤寒热病。《灵枢·五阅五使》说:"心病者,舌卷短,颧赤;肾病者,颧与颜黑。"心病颧赤,肾病颧黑,水克火,故云"色荣颧骨""其热病内连肾"。太阳心主营血,热怫郁在经,尚未入营血,故可汗出而愈,如前文云"病虽未发,见赤色者刺之,名曰治未病。热病从部所起者,至期而已"。"待时""至期"指前文说的本脏旺时,心旺于丙丁。如果汗出不愈,复见厥阴之热相争,则"死期不过三日"。子病及母，心火旺可以引发厥阴肝木风火，肝心二阳一起发火热，则"死期不过三日"。心火必克肺金，心肺热则上源无水，必伤及肾水。吴鞠通将少阳解释为三焦相火是有卓见的，少阳三焦与厥阴心包络相表里共主相火。《灵枢·经脉》说："肾足少阴之脉……其直者，从肾上贯肝膈，入肺中，循喉咙，挟舌本；其支者，从肺出络心，注胸中。"故心"其热病内连肾"。或云少阳属肾。

《素问·评热病论》说："黄帝问曰：有病温者，汗出辄复热，而脉躁疾不为汗衰，狂言不能食，病名为何？岐伯对曰：病名阴阳交，交者死也。帝曰：愿闻其说。岐伯曰：人所以汗出者，皆生于谷，谷生于精。今邪气交争于骨肉而得汗者，是邪却而精胜也。精胜则当能食而不复热，复热者邪气也，汗者精气也，今汗出而辄复热者，是邪胜也，不能食者，精无俾也，病而留者，其寿可立而倾也。且夫《热论》曰：汗出而脉尚躁盛者死。今脉不与汗相应，此不胜其病也，其死明矣。狂言者是失志，失志者死。今见三死，不见一生，虽愈必死也。"正不胜邪，故死。

脸的两侧为颊，在目锐角到耳前以下。少阳经脉出耳前循颊至目锐眦而交足少阳，寒伤少阳，相火怫郁为热病，则色荣于颊。未入血分，到旺日可汗出而愈。吴鞠通说："与少阴脉争见，少阴属君火，二火相炽，水难为受（所谓一水不胜二火也——朱评），故亦不出三日而死也。"

热病气穴：

三椎下间主胸中热，

四椎下间主膈中热，

五椎下间主肝热，

六椎下间主脾热，

七椎下间主肾热，

荣在骶也，

项上三椎陷者中也。

马莳注："三椎下间名身柱，四椎下间无穴，五椎下间名神道，六椎下间名灵台，七椎下间名至阳。"上文言五脏热病，而五、六、七椎下主肝、脾、肾三脏热，则三、四应言心、肺热。张志聪注："胸中膈上，乃心肺之宫城，主胸中热者，泻肺热也。膈中热者，泻心热也。不曰心肺，而曰胸中膈中，意言热在气分，而不干于藏真也。"此乃以横膈膜为界线，横膈膜之上胸膈有心肺，横膈膜之下肝脾肾。3、4、5、6、7胸椎属于交感神经系统，项上指颈椎属于副交感神经系统。

由自主神经系统的分布位置就可以推导出《灵枢·寒热病》刺天牖5穴处副交感神经系统治疗五脏热的原理。公孙冲脉能调节副交感神经。

荣即营。《素问·六节藏象论》说："脾、胃、大肠、小肠、三焦、膀胱者，仓廪之本，营之居也，名曰器，能化糟粕，转味而入出者也……此至阴之类，通于土气。"营居于腑道，而大肠俞、小肠俞、关元俞、膀胱俞等都在骶骨部位，脏连于腑，故云"荣在骶也"。热病必伤营血，骶部必有反应。另外，水湿流下，亦会在骶部有反应，"聚水而生病也"。故《素问·水热穴论》有"肾俞五十七穴，积阴之所聚也，水所从出入也。尻上五行、行五者，此肾俞。故水病下为胕肿大腹，上为喘呼不得卧者，标本俱病，故肺为喘呼，肾为水肿，肺为逆不得卧，分为相输俱受者，水气之所留也。伏菟上各二行、行五者，此肾之街也，三阴之所交结于脚也。踝上各一行、行六者，此肾脉之下行也，名曰太冲。凡五十七穴者，皆脏之阴络，水之所客也"以治水。《黄帝内经》说营气是血生成的根本。《灵枢·邪客》说："营气者，泌其津液，注之于脉，化以为血，以荣四末，内注五脏六腑，以应刻数焉。"所以张仲景《伤寒论》第50条说："假令尺中迟者，不可发汗。何以知然？以荣气不足，血少故也。"第49条说："尺中脉微，此里虚，须表里实，津液自和，便自汗出愈。"尺脉即表示营血在下焦。《金匮要略·妇人产后病脉证治》说："产妇郁冒，其脉微弱，不能食，大便反坚，但头汗出，所以然者，血虚而厥，厥而必冒。冒家欲解，必大汗出。以血虚下厥，孤阳上出，故头汗出。所以产妇喜汗出者，亡阴血虚，阳气独盛，敌当汗出，阴阳乃复。大便坚，呕不能食，小柴胡汤主之。"这与《伤寒论》第97条说小柴胡汤证"血弱气尽"一致，说明小柴胡汤能治疗营血虚，若加芍药名大阴旦汤更能治血虚。《辅行诀五脏用药法要》说："大阴旦汤，治凡病头目眩晕，咽中干，每喜干呕，心中烦懑，胸胁支痛，往来寒热者方。"因"血虚下厥，孤阳上出"。《伤寒论》第 294 条说："少阴病，但厥无汗，而强发之，必动其血。未知从何道出，或从口鼻，或从目出者，是名下厥上竭，为难治。"郁冒、动血都是血虚于下之故。蓄血证也是血在下焦。小柴胡汤治疗营血虚，主要是用人参、炙甘草、大枣、生姜、半夏调理脾胃肠以腐熟水谷生化营卫血气，加芍药以补脾营。但《素问·水热穴论》说"肾者，胃之关也"，"其本在肾，其末在肺"，所以调脾胃肠道，必须调肺肾，特别是调肺，故《脾胃论》有"肺之脾胃病"的论述，小柴胡汤开胸调肺也。

张介宾注："此取脊椎之大法也。项上三椎者，乃项骨三节，非脊椎也。三椎之下陷者中，方是第一节。穴名大椎。由此而下数之，则诸椎循次可得矣。"就是说从项上大椎穴开始往下数第三椎即是"三椎下间"，然后依次下数。

颊下逆颧为大瘕，下牙车为腹满，颧后为胁痛，颊上者膈上也。

《灵枢·五阅五使》说："心病者，舌卷短，颧赤；肾病者，颧与颜黑。"《灵枢·五色》说："黄帝曰：大气入于脏腑者，不病而卒死矣。雷公曰：病小愈而卒死者，何以知之？黄帝曰：赤色出两颧，大如拇指者，病虽小愈，必卒死……五色各有脏部，有外部，有内部也。色从外部走内部者，其病从外走内；其色从内走外者，其病从内走外。病生于内者，先治其阴，后治其阳，反者益甚；其病生于阳者，先治其外，后治其内，反者益甚。"少阳相火色荣于颊，太阳心火色荣于颧，"颊下逆颧"，少阳相火犯心，臣犯君为逆。姚止庵注："逆，自下而上也。颊在颧下，逆颧谓由颊上至于颧。"瘕，《素问·大奇论》说"肾脉小急，肝脉小急，心脉小急，不鼓皆为瘕"，"三阳急为瘕"。《难经·五十七难》有"大瘕泄"。寒伤少阳，热逆于心，寒热不适，多生大瘕。牙车即颊车，在颊下面，是少阳伤寒热病下乘于肠胃，故为腹满。

《灵枢·五色》说："颧后者，臂也。"《灵枢·经脉》说"三焦手少阳之脉……循臑外上肩，而交出足少阳"，"胆足少阳之脉……循颈行手少阳之前，至肩上，却交出手少阳之后……下加颊车，下颈合缺盆以下胸中，贯膈络肝属胆，循胁里……"，"肝足厥阴之脉……挟胃属肝络胆，上贯膈，布胁肋……"，可知色荣"颧后"是厥阴少阳经本位，故"胁痛"。颊上是膈上心肺部位。

笔者认为，这一段还是论述五脏热病，颧为肾，腹满为脾，胁痛为肝，膈上为心肺。全部《素问·刺热》都在论述五脏伤寒热病。

第 四 节
《灵枢·热病》

题解：本篇热病用五十九刺，与《素问·刺热》同，当同属于伤寒热病。本篇论述皮毛、肌肉、血脉、筋骨各种热病属于五体五脏热病，与《灵枢·寒热病》同，也当属于伤寒热病，但不同于《素问·热论》的六经传变。

偏枯，身偏不用而痛，言不变，志不乱，病在分腠之间，巨针取之，益其不足，损其有余，乃可复也。

身偏不用即偏枯。《灵枢·刺节真邪》说："虚邪偏客于身半，其入深，内居荣卫，荣卫稍衰，则真气去，邪气独留，发为偏枯。其邪气浅者，脉偏痛。"如桂枝汤、小柴胡汤营卫虚而受邪也，因邪在分腠尚浅，故语言不变，神志清醒。治疗可采用桂枝汤、续命汤"温卧取汗"法，针刺用巨针——大针，补营卫之虚，泻邪气之实，就可以恢复正常了。

痱之为病也，身无痛者，四肢不收，智乱不甚，其言微知，可治；甚则不能言，不可治也。病先起于阳，后入于阴者，先取其阳，后取其阴，浮而取之。

《医学纲目》说："痱，废也。痱即偏枯之邪气深者，痱与偏枯是二疾，以其半身无气荣运，名曰偏枯；以其手足废而不收，故名痱。或偏废，或全废，皆曰痱也。"四肢不收是脾病。痱重于偏枯，轻者会出现轻的神志语言障碍，是可以治疗的，重者神志不清，不能言语的就难治疗了。如果邪气先"病发于阳"，"后入于阴者"，治疗就"先取其阳，后取其阴"，先解表，后治里，故云"浮而取之"。常用治疗痱病的方剂有《金匮要略》记载《古今录验》续命汤。

以上两条论述治疗伤寒热病的原则，《伤寒论》所说先表后里，祛邪第一即于此同意。

热病三日，而气口静，人迎躁者，取之诸阳，五十九刺，以泻其热而出其汗，实其阴以补其不足者。身热甚，阴阳皆静者，勿刺也；其可刺者，急取之，不汗出则泻。所谓勿刺者，有死征也。

《黄帝内经》脉诊曾以人迎脉主春夏，寸口脉主秋冬。《灵枢·四时气》说："气口候阴，人迎候阳也。"《灵枢·禁服》说："寸口主中，人迎主外。两者相应，俱往俱来，若引绳大小齐等。春夏人迎微大，秋冬寸口微大，如是者名曰平人。人迎大一倍于寸口，病在足少阳；一倍而躁，在手少阳。人迎二倍，病在足太阳；二倍而躁，病在手太阳。人迎三倍，病在足阳明；三倍而躁，病在手阳明……人迎四倍者，且大且数，名曰溢阳，溢阳为外格，死不治。""寸口大于人迎一倍，病在足厥阴；一倍而躁，在手心主。寸口二倍，病在足少阴；二倍而躁，在手少阴。寸口三倍，病在足太阴；三倍而躁，在手太阴……寸口四倍者，名曰内关。内关者，且大且数，死不治。"《灵枢·论疾诊尺论》说："人病，其寸口之脉，与人迎之脉小大等，及其浮沉等者，病难已也。"人迎主外与寸口主中这种对比诊疗法现在很少有人应用了，应该引起重视。《灵枢·五色》说："切其脉口，滑小紧以沉者，病益甚，在中；人迎气大紧以浮者，其病益甚，在外。其脉口浮滑者，病日进；人迎沉而滑者，病日损。其脉口滑以沉者，病日进，在内；其人迎脉滑盛以浮者，其病日进，在外。脉之浮沉及人迎与寸口气小大等者，病难已。病之在脏，沉而大者，易已，小为逆；病在腑，浮而大者，其病易已。人迎盛坚者，伤于寒；气口盛坚者，伤于食。"于此可知，人迎主春夏阳仪系统，多"伤于寒"；气口主秋冬阴仪系统，多"伤于食"及温病；"气口静"说明阴仪系统无邪，"人迎躁"说明阳仪系统"伤于寒"，会有伤寒热病，故当"取之诸阳"，用五十九穴刺，发汗解表泻热。热必伤阴，故要补其阴之不足。热甚伤阴，却见"阴阳皆静"的阳证阴脉，有死证，故"勿刺"。能刺者急刺诸阳以泻阳补阴。

热病七日八日，脉口动喘而眩者，急刺之，汗且自出，浅刺手大指间。

脉口即气口、寸口。《伤寒论》有伤寒六七日、七八日的热病，此言"热病七日八日"当是伤寒热病，外感寒邪，郁热在肺，肺闭不能宣发肃降，故

"动喘而眩"。眩，眩冒也，表郁闭，热上炎，不汗出，必眩冒。当急刺肺经少商穴发汗解表。

热病七日八日，脉微小，病者溲血，口中干，一日半而死；脉代者，一日死。

伤寒热病七八日，寒伤卫阳、热伤营血，营卫俱伤则脉微小，如果患者小便有血尿、口中干燥等证，少阴病有口舌干燥而渴，是热盛阴竭的死证，一天半死。若见代脉，是脏气衰绝，一天内可死亡。

热病已得汗出，而脉尚躁，喘且复热，勿庸刺，喘甚者死。

伤寒热病七八日已经发汗，但血脉不静，不为汗出平静，汗出不彻，余热尚在复发，肺热而喘，不可盲目针刺，因肺热甚伤肺而有死证也。

热病七日八日，脉不躁，躁不散数，后三日中有汗；三日不汗，四日死。未曾汗者，勿腠刺之。

伤寒热病七八日已经发汗，脉虽不躁、躁不散数，有躁象就是余邪未尽，汗出不彻，若再过三日出汗，邪热随汗而解，病可愈；若在三日后仍不出汗，阳亡阴竭，第四日就会死亡。这种阴阳衰亡，未出汗的热病，不可刺腠。

《伤寒论》第 4 条"伤寒一日，太阳受之，脉若静者，一为不传，颇欲吐，若躁烦，脉数急者，为传也。"第 5 条"伤寒二、三日，阳明少阳证不见者，为不传也。"张仲景诊察伤寒热病也重视脉的静与躁，脉静热轻，脉躁热重。

以上几条记载了古人用针刺发汗治疗伤寒热病的例子，今人用之者少，多用中药发汗。

热病先肤痛，窒鼻充面，取之皮，以第一针，五十九刺。苛轸鼻，索皮于肺，不得，索之火，火者心也。

热病，先身涩，倚而热，烦悗，唇嗌干，取之脉，以第一针，五十九刺，腹胀口干，寒汗出，索脉于心，不得，索之水，水者肾也。

热病，嗌干多饮，善惊，卧不能安，取之肤肉，以第六针，五十九刺，目眦青，索肉于脾，不得，索之木，木者肝也。

热病面青脑痛，手足躁，取之筋间，以第四针于四逆，筋躄目浸，索筋于肝，不得，索之金，金者肺也。

热病，数惊，瘛疭而狂，取之脉，以第四针，急泻有余者；癫疾毛发去，索血于心，不得，索之水，水者肾也。

热病，身重骨痛，耳聋而好瞑，取之骨，以第四针，五十九刺；骨病不食，啮齿耳青，索骨于肾，不得，索之土，土者脾也。

以上几条是论述五脏所合之热病，肺合皮毛见皮肤痛，心合血脉见血脉病，脾合肌肉见肌肉病，肝合筋见筋病，肾合骨见骨痛。《灵枢·五邪》说："邪在肺，则病皮肤痛……邪在肝，则两胁中痛……邪在脾胃，则病肌肉痛……邪在肾，则病骨痛阴痹……邪在心，则病心痛喜悲，时眩仆……"

《灵枢·寒热病》说："皮寒热者，皮不可附席，毛发焦，鼻槁腊，不得汗。取三阳之络，以补手太阴。"《灵枢·百病始生》说："是故虚邪之中人也，始于皮肤，皮肤缓则腠理开，开则邪从毛发入，入则抵深，深则毛发立，毛发立则淅然，故皮肤痛。留而不去，则传舍于络脉，在络之时，痛于肌肉。"《素问·调经论》云："上焦不通利，则皮肤致密，腠理闭塞，玄府不通，卫气不得泄越，故外热"。《素问·玉机真脏论》说："风寒客于人，使人毫毛毕直，皮肤闭而为热，当是之时，可汗而发也。""皮寒热""肌寒热"言寒邪郁闭肌肤而阳气怫郁在表，故云"热病先肤痛"。表郁闭则鼻塞，"鼻槁腊"是肺热。"充面"指热郁熏面而面赤，有人释面肿不妥。苛训细小。疹同疹。鼻上有小疹子。肺开窍于鼻，肺热导致鼻生疹子。因为这是伤寒热病，是阳热怫郁在表导致肺热，不是心火克肺，不可泻心火。九针第一针是镵针，"镵针者，头大末锐，主泻阳气"，即浅刺泻阳。本条言肺热。

"涩"，身体枯不润泽。伤寒郁闭于表，心火内郁伤损营血，一是不能滋养皮肤肌肉，二是营血滞行，故"先身涩"，即热伤营卫气血，身体粗涩。热郁伤心神则烦。烦悗，即烦闷，胸中热也。《灵枢·经脉》说："心手少阴之脉……是动则病嗌干心痛"，"脾足太阴之脉……入腹属脾络胃，上膈，挟咽，连舌本，散舌下；其支者，复从胃，别上膈，注心中。是动则病舌本强，食则呕，胃脘痛，腹胀善噫，得后与气则快然如衰，身体皆重。"脾开窍于口唇。心热乘脾，故见唇嗌干燥，"腹胀口干"。《伤寒论·辨脉法》说："脉阴阳俱紧者，口中气出，唇口干燥，蜷卧足冷，鼻中涕出，舌上胎滑，勿妄治也。到七日以来，其人微发热，手足温者，此为欲解；或到八日以上，反大发热者，此为难治。""脉阴阳俱紧者"寒，"口中气出，唇口干燥"者热，是伤寒热病。"寒汗出"，不能释作出冷汗，是因寒出汗，属于但头汗出、余处无汗之类。肺主皮毛在表，心主阳气卫护于表，心肺主表，故泻心热也用第一针镵针解表。是寒郁闭于表导致的心火内郁，当用第一针解表泻心火。不是肾水克心火，不可泻肾水。本条言心热。

热扰心神，屡发惊痫，手足搐搦，精神狂乱，心包络主脉，这是心包络血脉病。用第四针锋针治疗，"锋针者，刃三隅，以发痼疾"，即以三棱针刺络放血急泻血热。锋针治疗"痼疾"，必是热病时间长了，久伤营血，毛发为血之余，营血日损必伤毛发。若癫疾毛发脱落，属血脉疾病，心主血、心包络主脉，当取心经、心包络经治疗。不是肾水克心火，不可泻肾水。本条言心包络血脉热病。

肌肉热病，咽干，热渴饮水多，神惊，不能安卧，这是热在肤肉，当用九针的第六圆利针。"圆利针者，尖如氂，且圆且锐，中身微大，以取暴气"，暴气者，急病。眼角青，是脾运失常，脾主肌肉，当取脾经治疗。不是肝木克脾土的青色，不从肝经治疗。

筋热病。面青是肝色，肝经上脑，肝合筋。今面色青，头脑作痛，手足躁动等证，是热病在筋，当用九针第四针锋针于四肢刺筋结间。张介宾《类经》二十一卷第四十注："筋躄者，足不能行也。目浸者，泪出不收也。皆为肝病，肝属木，其合在筋，故但求之于筋，即所以求于肝也。"《素问·痿论》说："肝主身之筋膜……肝气热，则胆泄口苦，筋膜干，筋膜干则筋急而挛，发为筋痿……入房太甚，宗筋弛纵，发为筋痿……筋痿者，生于肝使内也……阳明虚则宗筋纵，带脉不引，故足痿不用也。"《素问·厥论》说："前阴者，宗筋之所聚，太阴阳明之所合也。"筋膜属肝，筋痿则足躄不行，肝开窍于目，所以取肝经可以治疗足躄目出泪之病。此病不是肺金克肝木，不用泻肺经。

骨热病。肾主水，主骨，开窍于耳。今身体沉重，骨节疼痛，耳聋，好闭目等，都是骨热伤肾，当用九针第四针锋针刺与骨有关的穴位泻热，如骨会大杼三棱针放血。《诸病源候论》卷二十九："啮齿者，睡眠而相磨切也，此由血气虚，风邪客于牙车筋脉之间，故因睡眠气息喘而邪动，引其筋脉，故上下齿相磨切有声，谓之齘齿。"这是伤寒热病，因寒不能食、耳青，热伤血气而啮齿。这是伤寒热病伤肾伤骨导致的，不是脾土克肾水所生。

热病，不知所痛，耳聋，不能自收，口干，阳热甚，阴颇有寒者，热在髓，死不可治。

《灵枢·官能》说："不知所苦，两蹻之下。"《素问·调经论》说："病不知所痛，两蹻为上。"可知"不知所痛"是蹻脉病，蹻脉与足三焦经和足少阴肾经有密切关系，肾开窍于耳，少阳经脉入耳，蹻脉照海穴在少阴肾经，所以蹻脉热病有耳聋、下肢弛缓不收，阳热甚则口干。《难经·二十八难》说："阴蹻为病，阳缓而阴急；阳蹻为病，阴缓而阳急。"此"阳热甚"是阳蹻脉病，"阳蹻为病，阴缓而阳急"即是"阳热甚，阴颇有寒"。脑为髓海，脑命门热为"热在髓"，故为"死不可治"。看来两蹻上下与髓有密切关系。

《扁鹊镜经》说"任督为经，维带为纬，冲蹻为枢。冲任督蹻维带，神机之根"，"三焦者气化之府，任督者阴阳中根，皆气化司应之本也。冲脉者，诸精渗灌于溪谷也。募原之气所以行于身者，蹻脉也。冲任督蹻，乃诸舍气化之原也。原者布气化精之机，精者身之本也。精气和于八舍而化，肇于冲任督蹻而行，以章气化之枢也。"因为蹻脉行募原之气于身，且阴蹻通少阴肾经、阳蹻通太阳膀胱经于目命门，故不知所痛取蹻脉。

《黄帝内经》总是"三焦、膀胱"一起谈论，就是因为一来膀胱是三焦水道的出口，调节着三焦腑的水液；二来膀胱的气化全靠少阳三焦相火，三焦下合于膀胱也，少阳三焦相火不足或衰亡，足太阳之气就会不足或气绝，则会发生"其足不可屈伸，死必戴眼"的太阳证候，这是以少阳三焦元气来"决死生之要"的方法，如《素问·三部九候论》说："以左手足上去踝五寸而按之，右手当踝而弹之，其应过五寸以上，蠕蠕然者不病；其应疾，中手浑浑然者病，中手徐徐然者病；其应上不能至五寸，弹之不应者死。"又说："瞳子高者，太阳不足；戴眼者，太阳已绝，此决死生之要，不可不察也。手指及手外踝上五指留针。"不仅如此，连足太阴经都随足三焦经上行外踝之上，如《灵枢·经脉》说："经脉十二者，伏行分肉之间，深而不见；其常见者，足太阴过于内踝之上，无所隐故也。"《素问·经脉别论》更明确指出："少阳脏独至，是厥气也，跷前卒大，取之下俞。少阳独至者，一阳之过也。"张介宾说："跷，阳跷也。属足太阳经之申脉，阳跷之前，乃少阳之经。"吴崑说："跷，足踝也。少阳胆脉下出外踝之前，病故跷前卒然肿大。"虽然两说不同，然同指少阳也。少阳三焦合足太阴脾为太极，故能一起上行，并在外踝之上形成诊断区。足踝上五寸处即是足光明穴处，是足三焦循行处，以左手按住患者足踝上五寸处，以右手弹患者足踝上足三焦循行处，看其振动波传及按在足踝上五寸左手处对左手的振感反应，以定少阳三焦相火的衰盛情况，并以此定养生和治疗方案。手外踝上五寸在三阳络穴附近，三阳络穴是手三焦经的络穴。足外踝尖上 3 寸有悬钟穴（一名绝骨，八会穴之一的髓会），《针灸甲乙经》称悬钟穴在足外踝上三寸动者脉中（指胫前动脉），足三阳络（《外台秘要》卷三十九作"足三阳大络"。《铜人腧穴针灸图经》卷五、《圣济总录》均作"足三阳之大络"）。按之阳明脉绝（用手重按则足背动脉不跳动，故云按之阳明脉绝）乃取之。《素问·刺疟》说："骺酸痛甚，按之不可，名曰胕髓病，以镵针针绝骨出血，立已。"胕，同腑，不训腐、肤。《广韵·遇韵》云："胕，肺胕心膋。"胃、胆、三焦、大小肠、膀胱之总称，以肠胃概括之。《素问·通评虚实论》说："头痛，耳鸣，九窍不利，肠胃之所生也。"六腑一病，阳不生、阴不长则脑髓病矣，故云"胕髓病"。《灵枢·经脉》说："脑为髓海""髓海不足，则脑转耳鸣，胫酸，眩冒，目无所见，懈怠安卧。"绝骨穴在足三焦经上，故称足三阳络，与手三阳络应对。《灵枢·口问》说："上气不足，脑为之不满，耳为之苦鸣，头为之苦倾，目为之眩；中气不足，溲便为之变，肠为之苦鸣；下气不足，则乃为痿厥心悗。补足外踝下留之……目眩头倾（《黄帝内经太素》卷二十七十二邪作'项强'），补足外踝下留之；痿厥心悗，刺足大指间上二寸留之，一曰足外踝下留之。"李东垣谓此是治"三焦元气衰旺"之处，真是老到之言啊！

《灵枢·痈疽》说："寒邪客于经络之中则血泣，血泣则不通，不通则卫气归之，不得复反，故痈肿。寒气化为热，热胜则腐肉，肉腐则为脓，脓不泻则烂筋，筋烂则伤骨，骨伤则髓消，不当骨空，不得泄泻，血枯空虚，则筋骨肌肉不相荣，经脉败漏，熏于五脏，脏伤故死矣……营气稽留于经脉之中，则血泣而不行，不行则卫气从之而不通，壅遏而不得行，故热。大热不止，热胜则肉腐，肉腐则为脓，然不能陷于骨髓，骨髓不为燋枯，五脏不为伤，故命曰痈……热气淳盛，下陷肌肤，筋髓枯，内连五脏，血气竭，当其痈下筋骨良肉皆无余，故命曰疽。"可知痈疽都是寒邪伏藏经络，阳气怫郁生热所致。

热病头痛，颞颥，目瘈脉痛，善衄，厥热病也，取之以第三针，视有余不足。热病体重，寒热痔。

颞颥，又叫鬓骨，位于眼眶（眉棱骨）的外后方，颧骨弓上方的部位。鬓骨、眼眶外在阳明胃经，肺开窍于鼻，这是阳明热逆上，是阳明"厥热病"。治疗用九针中的第三针锓针，"锓针者，锋如黍粟之锐，主按脉勿陷，以致其气"。针体粗大，而针锋钝尖。多用于治疗血脉病及热病。有余泻，不足补。肺热大肠寒都能生痔，故云"寒热痔"。

热病体重，寒热痣，肠中热，取之以第四针，于其腧及下诸指间，索气于胃络，得气也。

本条是少阳阳明热病。《伤寒论》第6条说："风温为病，脉阴阳俱浮，自汗出，身重，多眠睡，鼻息必鼾，语言难出。"第219条说："三阳合病，腹满，身重，难于转侧，口不仁面垢，谵语遗尿。发汗则谵语，下之则额上生汗，手足逆冷。若自汗出者，白虎汤主之。"肺胃均热，三焦水道不通，故体重、肠中热。阳明为温热之地，所以"索气于胃络"。用九针中的第四针锋针取肺胃之腧穴及五输穴的火穴泻之。

热病挟脐急痛，胸胁满，取之涌泉与阴陵泉，取以第四针，针嗌里。

《类经》二十一卷第四十注："挟脐急痛，少阴肾经所行也；胸胁痛，足太阴脾经所行也。故在少阴则取涌泉，在太阴则取阴陵泉。针嗌里者，以少阴太阴之脉俱上络咽嗌，即下文所谓廉泉也。"用九针中的第四针锋针。

热病而汗且出，及脉顺可汗者，取之鱼际、太渊、大都、太白，泻之则热去，补之则汗出，汗出太甚，取内踝上横脉以止之。

《类经》二十一卷第四十注："热病阳气外达，脉躁盛者，汗且出也。阳证得阳脉者，脉之顺皆为可汗。"可取手太阴肺经的鱼际（火穴）、太渊（原穴）

和足太阴脾经的大都（火穴）、太白（原穴）。泻之则热去，补法则使汗出。如果汗出过多，可取内踝上三阴交穴，补阴止汗，因为太阴脾主营气阴气，不能用泻法。再次强调太阴肺脾在治疗热病的重要性。肺脾后天两本，生营卫血气神。

热病已得汗而脉尚躁盛，此阴脉之极也，死；其得汗而脉静者，生。

热病脉尚盛躁而不得汗者，此阳脉之极也，死；脉盛躁得汗静者，生。

伤寒热病，已经发汗，脉尚躁动不静，邪入于阴，是阴伤至极的死证，若汗出脉静则生。如果伤寒热病，脉躁动不发汗，是阳热至极的死证，是无阴为汗的亡阴证，若汗出脉静则生。

热病，不可刺者有九：

一曰汗不出，大颧发赤，哕者死；

二曰泄而腹满甚者死；

三曰目不明，热不已者死；

四曰老人婴儿热而腹满者死；

五曰汗不出，呕下血者死；

六曰舌本烂，热不已者死；

七曰咳而衄，汗不出，出不至足者死；

八曰髓热者死；

九曰热而痉者死，腰折，瘈疭，齿噤齘也。

凡此九者，不可刺也。

前文云心病颧赤，肾病颧黑，此言颧赤，自是心热病。汗不出原因有二：汗为心液，一是寒邪束表心热汗不出，二是营血损衰汗不出，此处属于营血损衰汗不出者。哕者呃逆也，心火克肺胃气上逆也，心肺竭，心命门绝，胃腑命门绝，天下不安则死。

热病腹泻当腹满减，今腹满不为泻减，反而益甚，是邪不除而阴下脱，胃腑命门绝则死。

"目不明，热不已"是目命门绝者死。《素问·脉要精微论》说："夫精明五色者，气之华也，赤欲如白裹朱，不欲如赭；白欲如鹅羽，不欲如盐；青欲如苍璧之泽，不欲如蓝；黄欲如罗裹雄黄，不欲如黄土；黑欲如重漆色，不欲如地苍。五色精微象见矣，其寿不久也。夫精明者，所以视万物，别白黑，审短长。以长为短，以白为黑，如是则精衰矣"，"目眶陷，真脏见，目不见人，立死。"《难经·二十难》说："脱阴者目盲。"

婴儿胃腑命门不旺，老人胃腑命门已衰，腹满当泻，老弱不能大泻，"热而腹满"邪热不去者死。

前言汗不出原因有二：汗为心液，一是寒邪束表心热汗不出，二是营血损衰汗不出，热入营血，迫血妄行而下血，呕者肺胃气衰，胃腑绝者死。

脾经通舌本，脾热者舌本烂。《伤寒论·辨脉法》说："上焦怫郁，脏气相熏，口烂蚀断也。"

咳衄者心肺热，汗不出则热不散，或出汗不足言，化源绝者死。

脑为髓海，目脑命门绝则死。

热甚伤津液至痉，津液竭者死。《伤寒论·辨痉湿暍脉证》说："病身热足寒，颈项强急，恶寒，时头热面赤，目脉赤，独头面摇，卒口噤，背反张者，痉病也。"

以上伤寒热病九死证皆与命门绝、津液竭有关，都是正气衰败，邪热亢盛的难以用针刺治愈的危重病，后世医家逐步研究出用中药治疗的一些方法，说明中医在与时俱进啊！

所谓五十九刺者（图1-3）：

两手外内侧各三，凡十二痏；（少泽、关冲、商阳、少商、中冲、少冲）

五指间各一，凡八痏，足亦如是；（后溪、中渚、三间、少府；束骨、足临泣、陷谷、太白）

头入发一寸傍三，各三，凡六痏；（五处、承光、通天）

更入发三寸边五，凡十痏；（头临泣、目窗、正营、承灵、脑空）

耳前后口下者各一，项中一，凡六痏；（耳前听会、耳后完骨、口下承浆、项哑门）

颠上一（百会），囟会一（囟会），发际一（前发际神庭，后发际风府），廉泉一，风池二，天柱二。

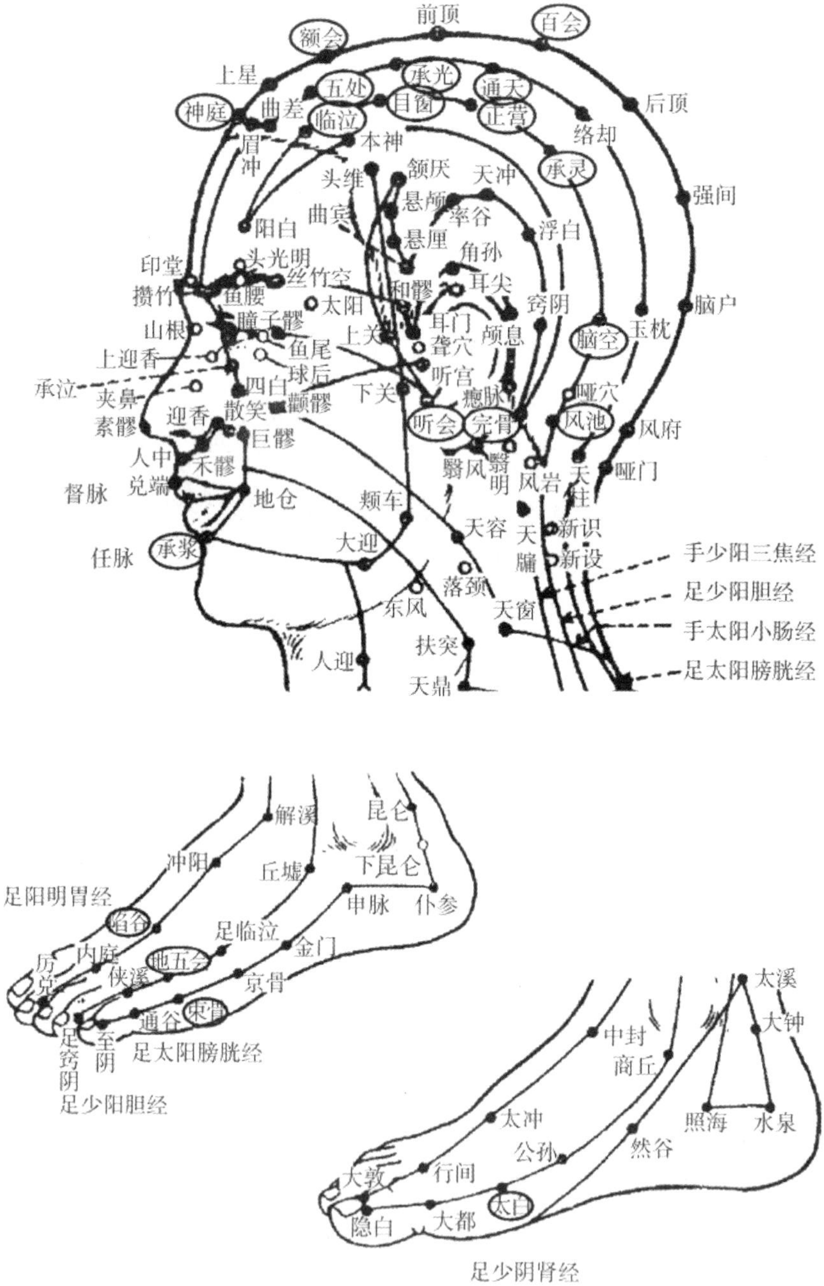

前顶　百会　额会
上星　五处　承光　通天　后顶
神庭　曲差　临泣　目窗　正营　络却
眉冲　本神　承灵
头维　颔厌　天冲
阳白　曲宾　悬颅　率谷　浮白　强间
头光明　悬厘　角孙　窍阴　脑户
印堂　丝竹空　和髎　耳尖
攒竹　鱼腰　太阳　上关　耳门　颅息　脑空　玉枕
山根　瞳子髎　听会　风府
上迎香　鱼尾　球后　下关　听宫　瘈脉　哑穴
承泣　四白　颧髎　昏会　完骨　风池
夹鼻　散笑　巨髎　翳风　翳明　风岩　天柱　哑门
素髎　迎香
人中　禾髎　地仓　颊车　天容　新识　手少阳三焦经
兑端　督脉　大迎　天牖　新设　足少阳胆经
任脉　承浆　落颈　手太阳小肠经
人迎　扶突　东风　足太阳膀胱经
天鼎　天窗

解溪　昆仑
冲阳　丘墟　下昆仑
足阳明胃经　申脉　仆参
陷谷　足临泣　金门
内庭　地五会　京骨
历兑　侠溪　通谷　束骨
足窍阴　至阴　足太阳膀胱经
足少阳胆经

太溪
大钟
中封
商丘　照海　水泉
太冲
大敦　行间　公孙　然谷
隐白　大都　太白
足少阴肾经

图1-3（A）《灵枢·热病》五十九刺图（头颈侧面）

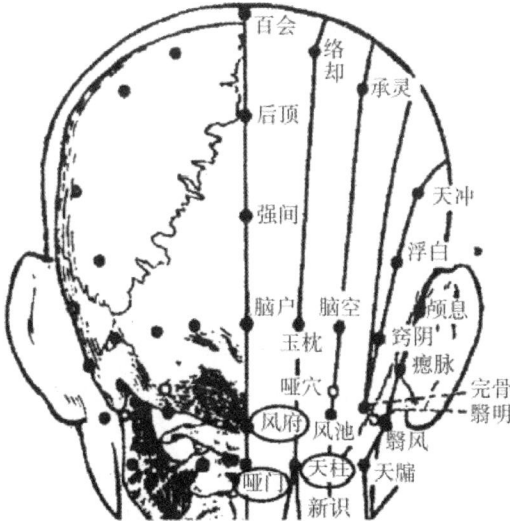

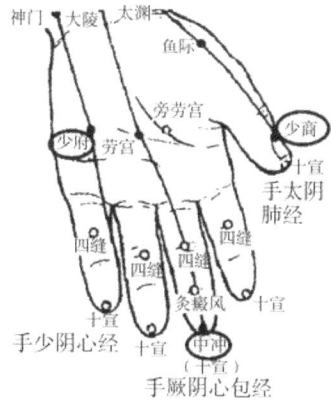

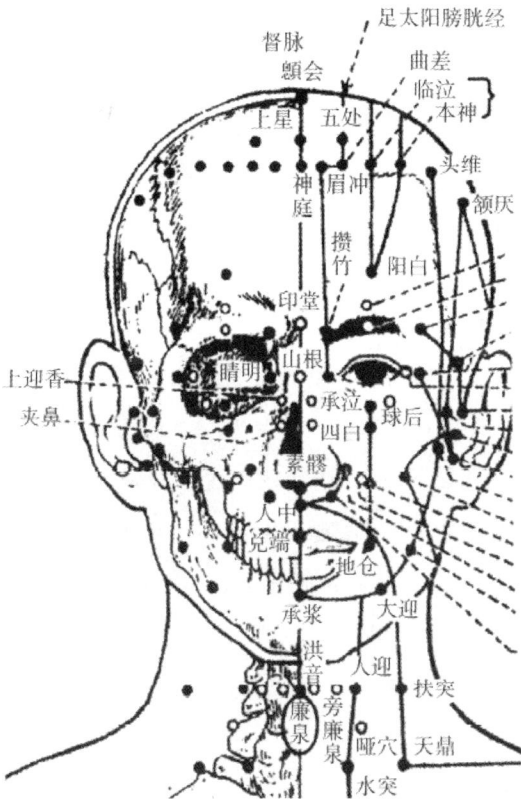

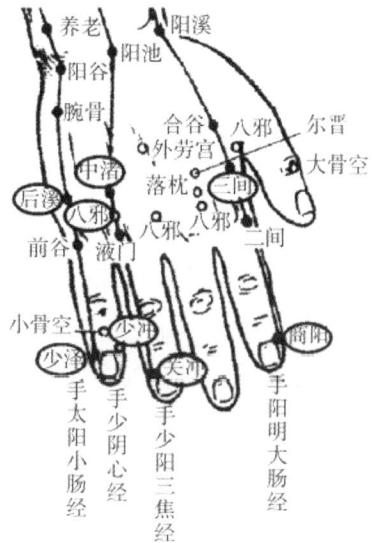

图 1-3（B）《灵枢·热病》五十九刺图

五十九穴说，见《素问·水热穴论》《素问·刺热》《灵枢·热病》。头上二十五穴，胸部、四肢三十四穴。详见我的《针灸真原》一书。

头部穴泻诸阳之热。

胸背穴（大杼、膺俞、缺盆、背俞）泻胸中之热。

气街、足三里、巨虚上廉、巨虚下廉泻胃中之热。

云门、髃骨、委中、髓空泻四肢之热。

心俞、肺俞、肝俞、脾俞、肾俞泻五脏之热。

《黄帝内经》言身穴365穴一应一岁365天，一天一穴。"其三十穴，灸之有害；五十九穴，刺之为灾，并中髓也"是张仲景从临床中得出来的经验，应该引起我们的注意，后世也有不同的禁忌。

气满胸中喘息，取足太阴大指之端，去爪甲如韭叶，寒则留之，热则疾之，气下乃止。

胸中气满而喘促，是脾土不生肺金。《金匮要略·胸痹心痛短气病脉证治》说："胸痹心中痞，留气结在胸，胸满，胁下逆抢心，枳实薤白桂枝汤主之；人参汤亦主之。"人参汤即理中丸，理中丸补脾。故此言取足太阴脾经井穴隐白，穴在足大趾内侧端，寒者留针温补之，热者用快刺法泄之，使上逆之气下降则止。是从胃腑命门治。

心疝暴痛，取足太阴、厥阴，尽刺去其血络。

《素问·脉要精微论》说："帝曰：诊得心脉而急，此为何病？病形何如？岐伯曰：病名心疝，少腹当有形也。帝曰：何以言之？岐伯曰：心为牡脏，小肠为之使，故曰少腹当有形也。"《灵枢·邪气脏腑病形》说："（脉）微滑为心疝，引脐，小腹鸣。"《素问·大奇论》说："心脉小急，不鼓皆为瘕……心脉搏滑急，为心疝。"心腑小肠连脐睾。《灵枢·四时气》说："小腹控睾，引腰脊，上冲心，邪在小肠者，连睾系，属于脊，贯肝肺，络心系。气盛则厥逆，上冲肠胃，熏肝，散于肓，结于脐。故取之肓原以散之，刺太阴以予之，取厥阴以下之，取巨虚下廉以去之，按其所过之经以调之。"《素问·四时刺逆从论》说："阳明（肺）有余病脉痹，身时热，不足病心痹，滑则病心风疝。"本篇是讲热病的，滑脉有热，则心疝当以心热为主，属于伤寒热病。吴崑注：

"凡脉瑗缓为阳和，急劲为阴惨。心为火，心脉急，寒包热也，故病心疝。"心疝是由心气郁结引发小肠结聚发生的病。心脾两病，"少腹冤热而痛""少腹当有形"。热之所过，血为之凝滞则血凝，故治疗取足太阴脾经足厥阴肝经在络脉放血泻热。小肠募穴关元在少腹，小肠是胃腑命门的核心也。由此可见，少腹硬的蓄血证当与心有密切关系。可用《普济本事方》海蛤散（海蛤、滑石、炙甘草、芒硝、鸡子清）治疗心疝。

《灵枢·经脉》说"脾足太阴之脉，起于大指之端……其支者，复从胃，别上膈，注心中"，"肝足厥阴之脉，起于大指丛毛之际……环阴器，抵少腹"，所以心疝从足太阴厥阴肝脾经放血治疗。

喉痹舌卷，口中干，烦心心痛，臂内廉痛不可及头，取手小指次指爪甲下去端如韭叶。

《素问·阴阳别论》说："一阴一阳结，谓之喉痹。"《灵枢·杂病》云："喉痹不能言，取足阳明，能言，取手阳明。"一阴者厥阴肝，一阳者少阳三焦相火，厥阴从中少阳生化，一阴一阳结者，阳气不生发也。《灵枢·经脉》说："三焦手少阳之脉……是动则病耳聋浑浑焞焞，嗌肿，喉痹。是主气所生病者，汗出，目锐眦痛，颊痛，耳后肩臑肘臂外皆痛，小指次指不用"，"心主手厥阴心包络之脉……下循臑内，行太阴少阴之间，入肘中，下循臂行两筋之间，入掌中，循中指出其端；其支者，别掌中，循小指次指出其端。是动则病手心热，臂肘挛急，腋肿，甚则胸胁支满，心中澹澹大动，面赤目黄，喜笑不休。是主脉所生病者，烦心心痛，掌中热。"阳不生则阴不长，于是心火（阴火）起，阴火蒸腾伤营血则"舌卷，口中干，烦心心痛，臂内廉痛，不可及头"，心不受病，心包络代之。少阳三焦经和心包络经皆行"小指次指出其端"，补少阳三焦相火不及，泻心包络心火——阴火有余。心包络代心君行事，可知上两条都是心病。取小肠经少泽穴和三焦经关冲穴。

目中赤痛，从内眦始，取之阴跷。

内眦属足太阳睛明穴，目命门所在，赤痛热也。取阴跷照海穴补肾阴。前文重视胃腑命门，此言目命门。

风痉身反折，先取足太阳及腘中及血络出血。

《伤寒论·辨痉湿暍脉证》说："太阳病，发热无汗，反恶寒者，名曰刚痉。太阳病，发热汗出，而不恶寒，名曰柔痉。太阳病，发热，脉沉而细者，名曰痉，为难治。太阳病，发汗太多，因致痉。夫风病，下之则痉，复发汗，必拘急。"可知风痉是太阳伤于风寒，出汗太多伤损津液所致。津液营卫损伤不运，气滞血凝，故取足太阳经放血通经活络。

中有寒，取三里。

胃肠寒中，取胃经足三里温补之。

癃，取之阴跷及三毛上及血络出血。

《灵枢·本输》说："三焦下腧，在于足太阳之前，少阳之后，出于腘中外廉，名曰委阳，是太阳络也。手少阳经也。（足）三焦者，足少阳太阴之所将，太阳之别也，上踝五寸，别入贯腨肠，出于委阳，并太阳之正，入络膀胱，约下焦，实则闭癃，虚则遗溺，遗溺则补之，闭癃则泻之。"《灵枢·五味论》说："膀胱之胞薄以懦，得酸则缩绻，约而不通，水道不行，故癃。"《素问·宣明论》说："膀胱不利为癃。"厥阴肝经循前阴，也可致癃。《灵枢·经脉》说"肝足厥阴之脉……是主肝所生病者，胸满，呕逆，飧泄，狐疝，遗溺，闭癃"，说明肝病可致癃闭，可能导致肝腹水。少阴肾为胃之关主水，故取属于少阴肾经的阴跷照海穴和足大趾三毛上足三焦、足厥阴经经穴及血络放血。

男子如蛊，女子如怚（《甲乙经》《千金》张志聪改为阻），身体腰脊如解，不欲饮食，先取涌泉见血，视跗上盛者，尽见血也。

这里的蛊，不是蛊惑，是病名疝瘕之类病。《素问·玉机真脏论》说："脾传之肾，病名曰疝瘕，少腹冤热而痛，出白，一名曰蛊。"怚，从忄从且，且像雄性生殖器，心动反应于生殖器，指女性月经不调。其证见身体腰脊如同分解一样难受，并不思饮食。可能与小肠心包络有关系。《扁鹊镜经·通天》说："手厥阴胞络之脉，起于胞中，连睾系，属于脊，贯肝肺，络心系，属心，散于心包，布膻中；其直者，出脊前，系于肾，贯肠胃，历络三焦，熏肝，散于肓，结于脐；其直者，出属心系……胞络者，嗣育之本，原气宗始也。《神农下经》曰：男子之胞以藏精，睾囊也；女子之胞以藏血，子宫也。胞者，人命之门也。胞之系者络也。手厥阴胞络者，长养五脏六腑精气也。脉横右关……"手厥阴心包络"贯肠胃"连腰脊、睾系，若不能"长养五脏六腑精气"可导致"身体腰脊如解，不欲饮食"。《素问·阴阳别论》说："二阳之病发心脾，有不得隐曲，女子不月。其传为风消，其传为息贲者，死不治。"《金匮要略·血痹虚劳脉证并治》说："夫失精家，少腹弦急，阴头寒，目眩（一作目眶痛），发落，脉极虚芤迟，为清谷，亡血失精。脉得诸芤动微紧，男子失精，女子梦交，桂枝加龙骨牡蛎汤主之。"凡是涉及男女之事，多与心肾有关，故取足少阴肾经井穴涌泉放血，并行跗上阳经（足阳明少阳）血络满处放血。

《灵枢·热病》主要论述五脏伤寒热病，初起强调用五十九穴针刺发汗，强调心肺脾三本的重要作用，强调胃腑命门和目命门的重要性，特别是少阳三焦相火的重要性，最后表现于作为胃腑命门"胃之关"的肾。

第 五 节
《素问·评热病论》

题解：通过前文对《素问·热论》《素问·刺热》《灵枢·寒热病》《灵枢·热病》的阐释，十分清楚地知道，伤寒热病发生的原因：一是少阳三焦相火阳气不足而感受寒邪，二是营血精气亏损导致心火，即正气不足，邪气盛，故设立《素问·评热病论》通过"阴阳交""风厥""劳风""肾风"等病来加以评述热病机理。

黄帝问曰：有病温者，汗出辄复热，而脉躁疾不为汗衰，狂言不能食，病名为何？岐伯对曰：病名阴阳交，交者死也。帝曰：愿闻其说。岐伯曰：人所以汗出者，皆生于谷，谷生于精。今邪气交争于骨肉而得汗者，是邪却而精胜也。精胜则当能食而不复热，复热者邪气也，汗者精气也，今汗出而辄复热者，是邪胜也，不能食者，精无俾也，病而留者，其寿可立而倾也。且夫《热论》曰：汗出而脉尚躁盛者死。今脉不与汗相应，此不胜其病也，其死明矣。

狂言者是失志，失志者死。今见三死，不见一生，虽愈必死也。

经文明确指出：汗源于水谷精微，属于人体正气。伤寒热病需要发汗祛邪，若汗出身凉脉静则愈。"阳加于阴为之汗"，若汗出身仍热、脉躁、狂言不能食，是邪盛正衰，"病名阴阳交，交者死也"。邪热在阳，阴亏在阴，是阴阳交错之病。《素问·热论》提出两感伤寒热病"其死皆以六七日之间"，并且是"必不免于死"，并说"汗出而脉尚躁盛者死"。可知表里两感也是一种"阴阳交"，故云"病名阴阳交，交者死也"，可知"阴阳交"是种危重证候。《史记·扁鹊仓公列传》记载仓公说："《脉法》曰：'热病，阴阳交者死。'"邪胜，水谷精微衰亡，一死也。邪热盛于血脉，营血亡者，二死也。肾主志，失志者肾水衰而心神错乱，三死也。故云"今见三死，不见一生，虽愈必死也"。张志聪注："病而留者，一死也；胃气绝者，一死也；肾气绝者，一死也。"关键是胃腑命门水谷精微之绝，水谷精微绝则营卫血气亡，即神去，神去则死。

帝曰：有病身热汗出烦满，烦满不为汗解，此为何病？岐伯曰：汗出而身热者风也，汗出而烦满不解者厥也，病名曰风厥。帝曰：愿卒闻之。岐伯曰：巨阳主气，故先受邪，少阴与其为表里也，得热则上从之，从之则厥也。帝曰：治之奈何？岐伯曰：表里刺之，饮之服汤。

风为阳邪，其性疏泄，故受风则身热汗出，风热上扰于心胸则烦满。风热炎上则逆，故云"厥也，病名曰风厥"。这是厥阴病白虎汤证。《素问·热论》说："巨阳者，诸阳之属也，其脉连于风府，故为诸阳主气也。"太阳心阳卫外，"为诸阳主气"，主一身之表，故先受风邪。与太阳相表里的少阴肾经得太阳之热亦伤则肾气"上从之"而厥。风热炎上参布，其下必寒而厥。治疗当针刺太阳少阴经脉穴，或服汤药。风性疏泄背恶寒，可服附子汤、防己黄芪汤等。

《灵枢·五变》说："黄帝曰：人之善病风厥漉汗者，何以候之？少俞答曰：肉不坚，腠理疏，则善病风。"脾胃主肉，腠理是三焦腑，厥阴从中气少阳，少阳太阴虚则感受风邪，风热炎上而厥。《素问·阴阳别论》说："二阳一阴发病，主惊骇背痛，善噫善欠，名曰风厥。"二阳者，阳明肺，一阴者，厥阴肝，肝阳受肺凉燥之郁。这三个"风厥"病名同，病机不同，需要鉴别。

帝曰：**劳风**为病何如？岐伯曰：**劳风法在肺下**，其为病也，使人强上冥视，唾出若涕，恶风而振寒，此为**劳风之病**。帝曰：治之奈何？岐伯曰：以救俯仰。巨阳引精者三日，中年者五日，不精者七日，咳出青黄涕，其状如脓，大如弹丸，从口中若鼻中出，不出则伤肺，伤肺则死也。

《金匮要略·肺痿肺痈咳嗽上气病脉证治》说："问曰：热在上焦者……寸口脉数，其人咳，口中反有浊唾涎沫者何？师曰：为肺痿之病。若口中辟辟燥，咳即胸中隐隐痛，脉反滑数，此为肺痈，咳唾脓血。脉数虚者为肺痿，数实者为肺痈……寸口脉微而数，微则为风，数则为热；微则汗出，数则恶寒。风中于卫，呼气不入；热过于荣，吸而不出。风伤皮毛，热伤血脉。风舍于肺，其人则咳，口干喘满，咽燥不渴，时唾浊沫，时时振寒。热之所过，血为之凝滞，蓄结痈脓，吐如米粥。始萌可救，脓成则死。"此因劳汗出受风入肺，肺热，病位在肺。从"咳出青黄涕"看，青黄痰当是从肺咳出。风热汗出则"恶风而振寒"。太阳阳明合病风热同主表，太阳上有目命门，太阳阳气病则头项强而视不明，阳明肺病则"唾出若涕"，即下文"咳出青黄涕，其状如脓，大如弹丸，从口中若鼻中出"者。**病在太阳阳明**，背为阳，太阳心阳为阳中之阳，阳明肺为阳中之阴，背阳伤则背项强难以俯仰，故"救俯仰"就是治太阳阳明。病在肺，青黄痰咳不出则伤肺，肺伤则死。《素问·生气通天论》说："阳气者，烦劳则张，精绝，辟积于夏，使人煎厥。目盲不可以视，耳闭不可以听，溃溃乎若坏都，汨汨乎不可止。阳气者，大怒则形气绝而血菀于上，使人薄厥……阳气者，精则养神，柔则养筋。开阖不得，寒气从之，乃生大偻。陷脉为瘘，留连肉腠。俞气化薄，传为善畏，及为惊骇。营气不从，逆于肉理，乃生痈肿。魄汗未尽，形弱而气烁，穴俞以闭，发为风疟。故风者，百病之始也，清静则肉腠闭拒，虽有大风苛毒，弗之能害，此因时之序也。故病久则传化，上下不并，良医弗为。故阳蓄积病死，而阳气当隔，隔者当泻，不亟正治，粗乃败之。故阳气者，一日而主外，平旦人气生，日中而阳气隆，日西而阳气已虚，气门乃闭。是故暮而收拒，无扰筋骨，无见雾露，反此三时，形乃困薄。"所谓"目盲不可以视"即是"冥视"。

引，执持、举也。太阳主诸阳之气。所谓"巨阳引精者"，言少年太阳阳气受伤轻三日可愈；中年阳气衰半五日愈，老年阳气大衰不精七日愈。

帝曰：有病肾风者，面胕痝然壅，害于言，可刺不？岐伯曰：虚不当刺，不当刺而刺，后五日其气必至。帝曰：其至何如？岐伯曰：至必少气时热，时热从胸背上至头，汗出手热，口干苦渴，小便黄，目下肿，腹中鸣，身重难以行，月事不来，烦而不能食，不能正偃，正偃则咳，病名曰风水，论在《刺法》中。

劳风是风热在肺，然肾上连肺，肺中风热下传于肾，则名"肾风"。一来肺通调水道，二来肾主水，且少阳三焦上有肺通调水道，三焦水道下出口有肾，三焦腑是全身腠理，肺肾病则三焦腑腠理水道不利而生浮肿；三来肾为胃之关，肾病脾胃不得运化则水饮停聚而浮肿。病及肺、脾、肾三脏及三焦一腑，阴仪系统全病，面足浮肿庞大。肾脉脾脉通舌本，肾脾病则害于言。实则针刺之，虚则不当针刺，不当刺而刺之，后五日少阳三焦肾阳必虚，阳不升则有心火——阴火（心血不足而心火旺），加之邪热陷于胸胁，则心肺热加重，肺热则少气，心肺热则"时热从胸背上至头，汗出手热，口干苦渴，小便黄"，头汗出，甚则上半身有汗，肾脾病水则"目下肿，腹中鸣，身重难以行，月事不来，烦而不能食，不能正偃，正偃则咳"，"月事不来"是水气上迫于心，月事不下。脾胃不运水饮内停，则"目下肿，腹中鸣，身重难以行，烦而不能食，不能正偃，正偃则咳"。因肾汗出受风伤肾引起的浮肿，"病名曰风水"。"论在《刺法》中"指《素问·水热穴论》。

《素问·水热穴论》说："诸水皆生于肾乎？岐伯曰：肾者，牝脏也，地气上者属于肾，而生水液也，故曰至阴。勇而劳甚则肾汗出，肾汗出逢于风，内不得入于脏腑，外不得越于皮肤，客于玄府，行于皮里，传为胕肿，本之于肾，名曰风水。所谓玄府者，汗空也。"《素问·奇病论》说："胞络者系于肾，少阴之脉贯肾系舌本，故不能言。""帝曰：有病痝然如有水状，切其脉大紧，身无痛者，形不瘦，不能食，食少，名为何病？岐伯曰：病生在肾，名为肾风。肾风而不能食，善惊，惊已心气痿者死。"

《金匮要略·水气病脉证并治》说："风水，其脉自浮，外证骨节疼痛，恶风……寸口脉沉滑者，中有水气，面目肿大，有热，名曰风水。视人之目窠上微臃肿，如蚕新卧起状，其颈脉动，时时咳，按其手足上，陷而不起者，风水。太阳病，脉浮而紧，法当骨节疼痛，反不疼，身体反重而酸，其人不渴，汗出即愈，此为风水……风水，脉浮身重，汗出恶风者，防己黄芪汤主之。腹痛者加芍药。风水，恶风，一身悉肿，脉浮不渴，续自汗出，无大热，越婢汤主之。"

既然是水气浮肿，为什么还"口干苦渴"呢？下部水寒不能气化也。《金匮要略·妇人杂病脉证并治》说："问曰：妇人年五十，病下利，数十日不止，暮即发热，少腹里急，腹满，手掌烦热，唇口干燥，何也？师曰：此病属带下。何以故？曾经半产，瘀血在少腹不去，何以知之？其证唇口干燥，故知之。当以温经汤主之。"

帝曰：愿闻其说。岐伯曰：邪之所凑，其气必虚。阴虚者，阳必凑之，故少气时热而汗出也。小便黄者，少腹中有热也。不能正偃者，胃中不和也。正偃则咳甚，上迫肺也。诸有水气者，微肿先见于目下也。帝曰：何以言？岐伯曰：水者阴也，目下亦阴也，腹者至阴之所居，故水在腹者，必使目下肿也。真气上逆，故口苦舌干，卧不得正偃，正偃则咳出清水也。诸水病者，故不得卧，卧则惊，惊则咳甚也。腹中鸣者，病本于胃。薄脾则烦不能食，食不下者，胃脘隔也。身重难以行者，胃脉在足也。月事不来者，胞脉闭也，胞脉者属心而络于胞中，今气上迫肺，心气不得下通，故月事不来也。帝曰：善。

一切疾病的发生，都是正气不足，邪气侵犯的结果，故《素问·刺法论》说"正气存内，邪不可干"。阴阳是相辅相成的一对概念，阴虚则阳侵之而热。阳加于阴，谓之汗，故"阴虚者阳必凑之，故少气时热而汗出也"。本段解释"少气时热，时热从胸背上至头，汗出手热，口干苦渴，小便黄，目下肿，腹中鸣，身重难以行，月事不来，烦而不能食，不能正偃，正偃则咳甚"风水病的病因病机。阳加于阴则出汗。壮热伤气则"少气"，风热疏泄则出汗，风热伤肾则"少腹中有热"而"小便黄"。水饮停聚于胃，"胃中不和"则"不能正偃"，水饮"上迫肺"则"正偃则咳甚"。脾主腹，目下阴位主脾则"水在腹者，必使目下肿"。脾胃病则"真气上逆"，《灵枢·刺节真邪》说："真气者，所受于天，与谷气并而充身者也。"《素问·离合真邪论》云："真气者，经气也。"又："候邪不审，大气已过，泻之则真气脱，脱则不复。"《素问·上古天真论》云："恬惔虚无，真气从之；精神内守，病安从来？"《灵枢·邪客》云："如是者，邪气得去，真气坚固，是谓因天之序。"真气"受于天"，故"是谓因天之序"，又受于"谷气"，而"充于身"，谓之"经气"。肺脾病则"真气上逆"，而"口苦舌干，卧不得正偃，正偃则咳出清水"。水气上凌犯心肺则"不得卧，卧则惊，惊则咳甚也"。水饮停腹则"腹中鸣者，病本于胃也。薄脾则烦不能食，食不下者，胃脘隔也。身重难以行者，胃脉在足也"，言胃中水气下于足。"月事不来者，胞脉闭也，胞脉者属心而络于胞中，今气上迫肺，心气不得下通，故月事不来也"。心肺病，邪高病下，故生水肿和月事病。

第 六 节
《灵枢·寒热》

题解：此寒热瘰疬病即现代的颈部淋巴结结核，俗称鼠疮。宋代《疮疡经验全书》中对鼠瘘的发病部位及临床发展过程作了详细描述。

黄帝问于岐伯曰：寒热瘰疬在于颈腋者，皆何气使生？岐伯曰：此皆鼠瘘寒热之毒气也，留于脉而不去者也。

本段指出瘰疬的病位在颈部和腋窝，病因是寒热毒气留郁脉中日久不去。

黄帝曰：去之奈何？岐伯曰：鼠瘘之本皆在于脏，其末上出于颈腋之间。其浮于脉中，而未内著于肌肉，而外为脓血者，易去也。

黄帝曰：去之奈何？岐伯曰：请从其本引其末，可使衰去而绝其寒热。审按其道以予之，徐往徐来以去之，其小如麦者，一刺知，三刺而已。

本段指出瘰疬病的病机有标本之分，寒热之本在脏，标在颈腋，寒热毒气在脉中。以治疗其本脏为主。尚未化脓的好治，已经化脓的难治。内服瘰疬丸、外敷膏药、针灸都可以治疗。

黄帝曰：决其生死奈何？岐伯曰：反其目视之，其中有赤脉，上下贯瞳子，见一脉，一岁死；见一脉半，一岁半死；见二脉，二岁死；见二脉半，二岁半死；见三脉，三岁而死，见赤脉不下贯瞳子，可治也。

瘰疬寒热毒气在血脉中，而诸血脉皆上注于目，故以望目白晴血脉决死生。

第 七 节
《素问·水热穴论》

题解： 伤寒热病，一是寒邪伤阳，阳气不能气化而生水，二是《素问·评热病论》阐述的肺脾肾三焦热病产生的浮肿病，所以本篇阐述了水病、热病的病因、病机、证候及治疗方法，并介绍了治疗水病的五十七穴和治疗热病的五十九穴。治疗热病的五十九穴在诸阳部位，治疗水病的五十七穴在腰腹以下部位。

黄帝问曰：少阴何以主肾？肾何以主水？岐伯对曰：肾者至阴也，至阴者盛水也，肺者太阴也，少阴者冬脉也，故其本在肾，其末在肺，皆积水也。帝曰：肾何以能聚水而生病？岐伯曰：肾者，胃之关也，关门不利，故聚水而从其类也，上下溢于皮肤，故为胕肿。胕肿者，聚水而生病也。

《素问·水热穴论》承《素问·评热病论》阐述了阴仪系统肺、脾、肾、三焦全部发病导致了水气浮肿的机理。肺为水之上源，肾为水之湖泊，脾胃、三焦为水道溪谷，聚水则浮肿矣。《黄庭内景经·肺之章第三十四》说："肺之为气三焦起，视听幽冥候童子。"童子，即瞳子，目命门也。故浮肿多"目下肿"。肺主气主皮毛孔窍通调三焦腠理水道，肾、膀胱是腠理三焦水道的下出口，所以肺、肾、膀胱有病，必然会导致三焦腠理水道出现问题，故云"其本在肾，其末在肺，皆积水也"。胃，包括脾、小肠、大肠、三焦、膀胱土类。《灵枢·本输》说："肾合膀胱，膀胱者，津液之腑也。少阳属肾，肾上连肺，故将两脏。三焦者，中渎之腑也，水道出焉，属膀胱，是孤之腑也。"

经文说，一是肾合膀胱，膀胱连着三焦水道；二是肾连着肺，肺主玄府孔窍及胃、小肠、大肠、三焦、膀胱五腑，又肾主二阴，故称"肾者，胃之关也"。关键核心点是"肾上连肺"及肾合三焦膀胱，三焦水道的两个出口——玄府孔窍和膀胱"关门不利，故聚水而从其类也，上下溢于皮肤，故为胕肿，胕肿者，聚水而生病也"。三焦腑中有水沟、水渠（渎），即《黄帝内经》说的溪、谷，是流水的。属，注也，即属通注。《周礼·考工记·匠人》郑玄注："属，读为注。"《汉书·燕刺王旦传》说："是时天雨，虹下属官中。"三焦腑中的水沿溪谷注入膀胱。孤，元代滑寿《读素问抄》注曰："膀胱位当孤腑。言他腑皆无所待而自能出，惟膀胱必待气化而后能出，与他腑不同，故曰孤腑。同则为类，异则为孤。"胃、胆、小肠、大肠是肠道相连的腑，在腠理的三焦膀胱不同于肠道相连的四腑，故称孤腑。说明腑有两个通道：

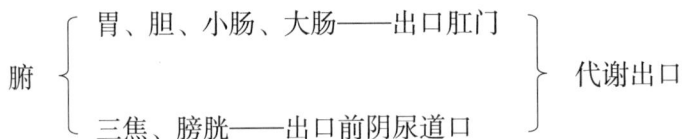

$$
\text{腑}
\begin{cases}
\text{胃、胆、小肠、大肠——出口肛门} \\[6pt]
\text{三焦、膀胱——出口前阴尿道口}
\end{cases}
\Bigg\}\ \text{代谢出口}
$$

《素问·脉要精微论》说："腰者肾之府，转摇不能，肾将惫矣。"肾主水，肾水的出路是前阴。《灵枢·刺节真邪》说："腰脊者，身之大关节也；肢胫者，人之所以趋翔也；茎垂者，身中之机，阴精之候，津液之道也。故饮食不节，喜怒不时，津液内溢，乃下留于睾，水道不通，日大不休，俯仰不便，趋翔不能。此病荥然有水，不上不下，铍石所取，形不可匿，常不得蔽，故命曰去爪。"腰脊是肾府，表现肾功能的强弱。管，管从竹从官。竹有节，表示四肢关节；官，有器官义，表器官的各种功能。趋，行走。翔，《大戴礼》曾子事父母："趋翔周旋。"丹波元简引《荀子》儒效篇注：趋翔，形容走路时人的肢胫活动有如鸟的飞翔。茎垂，前阴，水道的出口，故云"阴精之候，津液之道也"。少阳三焦主水道，三焦相火气化为元气，故云"茎垂者，身中之机"。所以膀胱募穴名中极。《素问·调经论》说："夫邪之生也，或生于阴，或生于阳。其生于阳者，得之风雨寒暑。其生于阴者，得之饮食居处，阴阳喜怒。"《灵枢·顺气一日分为四时》说："夫百病之所始生者，必起于燥湿寒暑风雨，阴阳喜怒，饮食居处。"饮食不节，脾胃不运化而生水湿。喜怒不节，心肺不节，水道失调，导致"水道不通"，于是"津液内溢，乃下留于睾"，以及肾府腰不利，而见"俯仰不便，趋翔不能"。聚水浮肿，于是形成形体浮肿，衣服不掩体的浮肿病。"茎垂者，身中之机，阴精之候，津液之道也。故饮食不节，喜怒不时，津液内溢，乃下留于睾，水道不通，日大不休，俯仰不便，趋翔不能"此一节涉及消化系统、泌尿系统、生殖系统的疾病。

帝曰：诸水皆生于肾乎？岐伯曰：肾者牝脏也，地气上者属于肾，而生水液也，故曰至阴。勇而劳甚则肾汗出，肾汗出逢于风，内不得入于脏腑，外不得越于皮肤，客于玄府，行于皮里，传为胕肿，本之于肾，名曰风水。所谓玄府者，汗空也。

牝者，雌性牲畜，即阴性。肾为水脏，故云"牝脏"。肾之合膀胱，乃人体的蓄水湖泊，属于地气，少阳三焦相火气化则上升矣，故云"地气上者属于肾，而生水液也"。勇而过力及过于烦劳导致肾汗出，不一定是房事过度。肾汗出后又感受风邪郁闭于表，风邪伏藏于肌肤，"内不得入于脏腑，外不得越于皮肤，客于玄府（腠理），行于皮里，传为胕肿"。水"本之于肾"，后感风邪于外，"名曰风水"，阐述风水的病因病机。风水的形成有内外之因，内因为主曰"本之于肾"，外因为辅。于此可知，少阳三焦腑腠理玄府开阖能通调水道也。玄府汗孔属于肺所主。肾上连肺，下合膀胱，少阳三焦腑腠理水道的两个出口不通了，故为浮肿。所以治疗少阳三焦腑腠理水道不通的两大法门是发汗、利小便。

帝曰：水俞五十七处者，是何主也？岐伯曰：肾俞五十七穴，积阴之所聚也，水所从出入也。

尻上五行、行五者，此肾俞。故水病下为胕肿大腹，上为喘呼不得卧者，标本俱病，故肺为喘呼，肾为水肿，肺为逆不得卧，分为相输俱受者，水气之所留也。

伏兔上各二行、行五者，此肾之街也，三阴之所交结于脚也。

踝上各一行、行六者，此肾脉之下行也，名曰太冲。

凡五十七穴者，皆藏之阴络，水之所客也。

《素问·水热穴论》治水用"水俞五十七"穴，《素问·骨空论》和《灵枢·四时气》也有此水俞五十七穴（图1-4）。

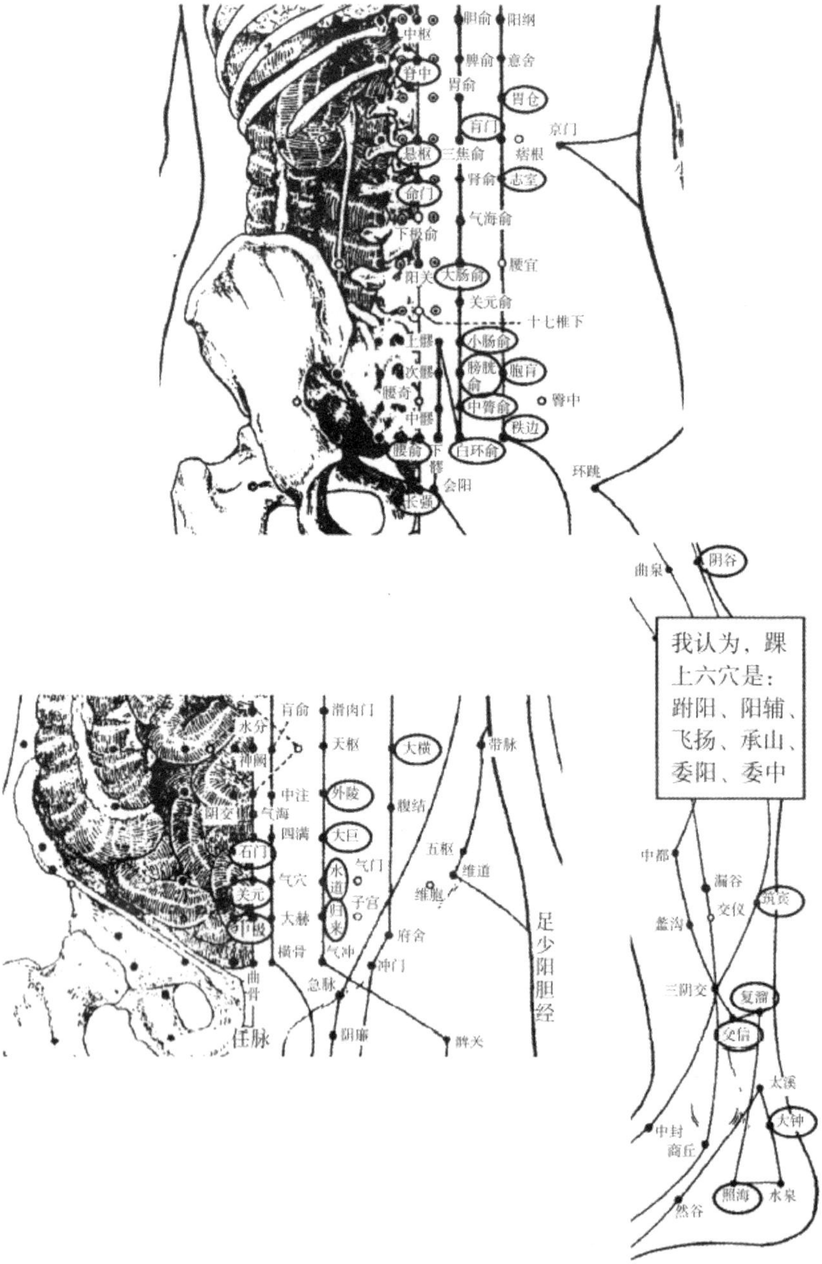

图1-4　《素问·水热穴论》五十七穴图

《素问·骨空论》说："水俞五十七穴者，尻上五行行五，伏菟上两行行五，左右各一行行五，踝上各一行行六穴。"

《灵枢·四时气》说："风，肤胀，为五十七痛，取皮肤之血者，尽取之。"

高世栻注："肾俞五十七穴，其穴从尻至足，在身半以下，地气所主，故曰积阴之所聚也。积阴所聚，水气从之，故水之所从以出入也。"

张景岳注："尻上五行者，中行督脉也，傍四行，足太阳膀胱经脉也。行五者，中行五穴：长强、腰俞、命门、悬枢、脊中也；次二行各五穴：白环俞、中膂俞、膀胱俞、小肠俞、大肠俞也；又次二行各五穴：秩边、胞肓、志室、肓门、胃仓也。五行共二十五穴，皆在下焦而主水，故皆曰肾俞。"

关于"伏菟上各二行行五"，诸注不一：

马莳、吴崑注为腹上之穴：足少阴经横骨、大横、气穴、四满、中注左右各五穴；足阳明经气街（气冲）、归来、水道、大巨、外陵左右各五穴。

高世栻注曰："伏兔上，两腿伏兔穴也，各二行行五，并伏兔之穴在内旁两行，其一有血海、阴陵泉、地机、筑宾、交信五穴；其一有阴包、曲泉、膝关、中都、蠡沟五穴；左右凡四行，计二十穴，其穴在胫之气街，肾脉从胫而上，故曰此肾之街也。"

张志聪注曰："伏兔，在膝上六寸起肉，以左右各三指按膝上，有肉起如兔之状，故以为名。各二行者，谓少阴之大络与少阴之经，左右各二，共四行也。行五者，谓少阴经之阴谷、筑宾、交信、复溜，及三阴之所交结之三阴交穴也。"

关于"踝上各一行行六者"，诸注也不一致：

张景岳、吴崑注曰："踝上各一行，独指足少阴肾经而言，行六穴则大钟、照海、复溜、交信、筑宾、阴谷是也。"

高世栻注曰："足踝上各一行行六，谓三阴交、漏谷、商丘、公孙、太白、大都六穴。"

张志聪注曰："踝上各一行者，左右二足各一行也。行六者，谓照海、水泉、大钟、太溪、然谷、涌泉六穴也。"

又水病，肺肾"标本俱病"，必关乎三焦水道聚水。

少阳相火和太阴之水合为人身之太极，火病则热，水病则寒，故一治热一治水。治水多取腰骶部位和少腹部位及下肢的穴位。头为诸阳之会，背为阳，四肢为阳之本，故所取热病穴都在这些部位。水湿下流下焦，故所取水病穴都在腰脐以下。火热上炎，故所取热病穴多在头部、背胸、手足。《灵枢·四时气》说："风痝肤胀，为五十七痏……徒痝，先取环谷下三寸（风市穴处），以铍针针之，已刺而筩之，而内之，入而复出，以尽其痝，必坚束之，束缓则烦悗，束急则安静，间日一刺之，痝尽乃止。饮闭药（即利小便的药），方刺之时徒饮之（针刺时也可以饮利小便药物），方饮无食，方食无饮，无食他食百三十五日（九宫中的一宫 45 日，三宫共 135 日）。"又说："小腹痛肿，不得小便，邪在三焦约，取之太阳大络（飞扬穴），视其络脉与厥阴小络结而血者，肿上及胃脘，取三里。"水湿流于下焦少腹部，必然会反映于骶骨部位，笔者据此创建了腹骶诊法，其实在《黄帝内经》里已有记载。《素问·刺腰痛论》说："腰痛引少腹控䏚，不可以仰。刺腰尻交者，两髁胛上，以月生死为痏数，发针立已，左取右，右取左。"髁，《说文解字》说："髀骨也。"段玉裁注："髀骨，犹言骹骨也。"《素问·缪刺论》对此解释说："邪客于足太阴之络，令人腰痛，引少腹控䏚，不可以仰息，刺腰尻之解，两胛之上，以月死生为痏数，发针立已，左刺右，右刺左。"解释说是足太阴之络引起的腰痛。而《素问·刺腰痛》王冰注："髁下尻骨两傍四骨空，左右八穴，俗呼此骨为八髎骨也。此腰痛取腰髁下第四髎，即下髎穴也。足太阴、厥阴、少阳三脉，左右交结于中，故曰腰尻交者也。"足太阴脾湿下流是少阳阳气不足，而厥阴从中气少阳可以补阳祛湿，故取此三经脉。其实这里是足三焦经循行之处，温大都、行间火穴即可。

水病因肺、肾、胃失常而得，治水病要用少阳三焦相火的蒸化，故少阳三焦相火统帅肺、肾、胃。《灵枢·本输》说："少阴属肾，肾上连肺，故将两脏。三焦者，中渎之腑也，水道出焉，属膀胱，是孤之腑也。"又说："三焦下腧，在于足太阳之前，少阳之后，出于腘中外廉，名曰委阳，是太阳络也。手少阳经也。三焦者，足少阳太阴之所将，太阳之别也，上踝五寸，别入贯腨肠，出于委阳，并太阳之正，入络膀胱，约下焦，实则闭癃，虚则遗溺，遗溺则补之，闭癃则泻之。"少阳三焦相火的阳气属于胃脘，故能治疗肺肾胃的水病。水病可以从皮肤腠理观察到。《灵枢·本脏》说："肾应骨，密理厚皮者三焦膀胱厚，粗理薄皮者三焦膀胱薄。疏腠理者三焦膀胱缓，皮急而无毫毛者，三焦膀胱急，毫毛美而粗者三焦膀胱直，稀毫毛者三焦膀胱结也。"

帝曰：春取络脉分肉何也？岐伯曰：**春者木始治，肝气始生，肝气急，其风疾，经脉常深，其气少，不能深入，故取络脉分肉间。**

帝曰：夏取盛经分腠何也？岐伯曰：**夏者火始治，心气始长，脉瘦气弱，阳气留溢，热熏分腠，内至于经，故取盛经分腠，绝肤而病去者，邪居浅也。所谓盛经者，阳脉也。**

帝曰：秋取经俞何也？岐伯曰：**秋者金始治，肺将收杀，金将胜火，阳气在合，阴气初胜，湿气及体，阴气未盛，未能深入，故取俞以泻阴邪，取合以虚阳邪，阳气始衰，故取于合。**

帝曰：冬取井荥何也？岐伯曰：**冬者水始治，肾方闭，阳气衰少，阴气坚盛，巨阳伏沉，阳脉乃去，故取井以下阴逆，取荥以实阳气。故曰：冬取井荥，春不鼽衄，此之谓也。**

水热病与四时阴阳寒热有相应关系，故要根据四时五输穴取穴，这在《灵枢·本输》《灵枢·四时气》《灵枢·寒热病》《灵枢·终始》《灵枢·顺气一日分为四时》《素问·四时刺逆从论》《素问·诊要经终论》等篇都有论述，可以相互参阅。可以参阅拙著《内经真原》经脉章。因为"凡病伤寒而成温者，先夏至日者为病温，后夏至日者为病暑""寒毒藏于肌肤，至夏至前变为温病，夏至后变为热病"，故有四时逆从刺。

《灵枢·四时气》说："春取经血脉分肉之间，甚者深刺之，间者浅刺之。夏取盛经孙络，取分间绝皮肤。秋取经腧，邪在腑，取之合。冬取井荥，必深以留之。"

《素问·四时刺逆从论》说：

春气在经脉，夏气在孙络，长夏气在肌肉，秋气在皮肤，冬气在骨髓中。

帝曰：余愿闻其故。岐伯曰：

春者，天气始开，地气始泄，冻解冰释，水行经通，故人气在脉。

夏者，经满气溢，入孙络受血，皮肤充实。

长夏者，经络皆盛，内溢肌中。

秋者，天气始收，腠理闭塞，皮肤引急。

冬者盖藏，血气在中，内著骨髓，通于五脏。

是故邪气者，常随四时之气血而入客也，至其变化不可为度，然必从其经气辟除其邪，除其邪则乱气不生。

五输穴共有三套名称：

一是井、荥、输、经、合，此讲五输穴与四时的关系，如《难经·七十四难》说："春刺井，夏刺荥，季夏刺俞，秋刺经，冬刺合。"

二是出、溜、注、行、入，此讲经脉的运行势态，如《灵枢·本输》说："肺出于少商，少商者，手大指端内侧也，为井木；溜于鱼际，鱼际者，手鱼也，为荥；注于太渊，太渊，鱼后一寸陷者中也，为俞；行于经渠，经渠，寸口中也，动而不居，为经；入于尺泽，尺泽，肘中之动脉也，为合。"

三是金、水、木、火、土和木、火、土、金、水，此讲阴阳经五输穴的五行属性，如《难经·六十四难》讲解了五输穴的五行属性。

阴井木，阴荥火，阴输土，阴经金，阴合水，

阳井金，阳荥水，阳输木，阳经火，阳合土。

《灵枢·顺气一日分为四时》说：

人有五脏，五脏有五变。五变有五输，故五五二十五输，以应五时……

脏主冬，冬刺井；

色主春，春刺荥；

时主夏，夏刺输；

音主长夏，长夏刺经；

味主秋，秋刺合。

是谓五变，以主五输……病在脏者，取之井；病变于色者，取之荥；病时间时甚者，取之输；病变于音者，取之经；经满而血者，病在胃及以饮食不节得病者，取之于合，故命曰味主合。是谓五变也。

由此可知，五输穴配应于四时阴阳及五行，即"脏气法时"理论，属于五

运六气范畴，故可以用五输穴治疗五运六气所致疾病，详见《刺法论》释例。《难经·七十四难》改为：

春刺井者，邪在肝。

夏刺荥者，邪在心。

季夏刺俞者，邪在脾。

秋刺经者，邪在肺。

冬刺合者，邪在肾。

二者依据不同，《灵枢》以子时一阳来复为主而云藏，《难经》以寅时阳气出为主而云春肝。

所谓"巨阳伏沉，阳脉乃去"，指卫气出于风府，卫阳虚，故"**巨阳伏沉，阳脉乃去**"。

帝曰：夫子言治热病五十九俞，余论其意，未能领别其处，愿闻其处，因闻其意。岐伯曰：

头上五行、行五者，以越诸阳之热逆也。

大杼、膺俞、缺盆、背俞，此八者，以泻胸中之热也；

气街、三里、巨虚上下廉，此八者，以泻胃中之热也；

云门、髃骨、委中、髓空，此八者，以泻四肢之热也；

五脏俞傍五，此十者，以泻五脏之热也。

凡此五十九穴者，皆热之左右也。

此五十九穴刺法是按阳气部位来分的，同气相求，热走阳位。头为诸阳之会，故泻"诸阳之热逆"；四肢为诸阳之本，故"云门、髃骨、委中、髓空，此八者，以泻四肢之热"；"所谓阳者，胃脘之阳也"，故"气街、三里、巨虚上下廉，此八者，以泻胃中之热"；横膈膜之上为阳，横膈膜之下为阴。故"大杼、膺俞、缺盆、背俞，此八者，以泻胸中之热"。背为阳，故背部"五脏俞傍五，此十者，以泻五脏之热"。

王冰注解：上星、囟会、前顶、百会、后顶（计5穴）。

五处、承光、通天、络却、玉枕、临泣、目窗、正营、承灵、脑空（左右合计20穴）。以上25穴，可以散泄诸阳经上逆之热邪。

大杼、膺俞（中府）、缺盆、背俞（风门）（左右合计 8 穴），可以泄胸中热邪。

气街（气冲）、三里、巨虚上下廉（左右合计 8 穴），可以泄胃中热邪。

云门、髃骨（肩髃）、委中、髓空（腰俞）（左右合计 8 穴），可以泄四肢热邪。

魄户、神堂、魂门、意舍、志室（左右合计 10 穴），可泄五脏热邪。与《素问·刺热》"三椎下间主胸中热，四椎下间主膈中热，五椎下间主肝热，六椎下间主脾热，七椎下间主肾热"不同。

图见《素问·刺热》。

帝曰：人伤于寒而传为热何也？岐伯曰：夫寒盛则生热也。

《素问·水热穴论》最后总结出"人伤于寒而传为热"是因为"寒盛则生热"，寒是病因，热是症状，不是寒邪化成了热，当名伤寒热病。《黄帝内经》虽然明确寒是伤寒热病的病因，热是症状，但却重视症状而命名为"热病"，不重视病因故没有命名为"伤寒"，这不利于"审因论治"，不利于对外感病病因病机的深入研究和预防。因为寒伤阳气，阳气不化而聚水，故用"五十七刺"治疗水病，于此可知，伤寒热病是一种由病因寒邪→症状热→症状水组成的三联证，由此创造了九针疗法治疗病因寒和症状热及水。张仲景继承了《黄帝内经》这一重要病因病理创作了《伤寒卒病论》，并创建了汗、吐、下、温、清、和、消、补八法方药疗法，用方药一起治疗寒邪和症状热、水。《素问·太阴阳明论》说："伤于风者，上先受之；伤于湿者，下先受之。"风为阳邪，热在上；湿为阴邪，水湿流下。《灵枢·刺节真邪》说："虚邪之入于身也深，寒与热相搏，久留而内著，寒胜其热，则骨疼肉枯，热胜其寒，则烂肉腐肌为脓，内伤骨，内伤骨为骨蚀。"此言病因寒与症状热。

《黄帝内经》不仅重视"热病"的"五十九刺"和水的"五十七刺"，还注意到了物理降温法及中药的重要性，并在运气七篇大论中提出来用"药食"气味治疗外感病的标准原则。

《黄帝内经》阐述了伤寒热病的病因病机及症状，对伤寒热病下了定义。并论述了"天之邪气"感则害人皮肌脉筋骨五体和五脏的过程。《素问·热论》

论寒邪传六经的伤寒热病，《灵枢·寒热病》和《灵枢·热病》论述五脏之合皮肌脉筋骨五体热病及天牖九穴和九种死证，《灵枢·寒热》论述寒热在血脉生瘰疬的病因病机，《素问·刺热》论五脏热病及其先兆反应，《素问·评热病论》论风热伤肺的传变及内外正邪病因的相互关系，《素问·水热穴论》论水热病的成因及针刺穴位。

这两种外感伤寒热病的传变方式，《黄帝内经》都有详细论述。

《素问·皮部论》说从皮传腑："是故百病之始生也，必先于皮毛。邪中之则腠理开，开则入客于络脉，留而不去，传入于经，留而不去，传入于腑，廪于肠胃……邪客于皮则腠理开，开则邪入客于络脉，络脉满则注于经脉，经脉满则入舍于腑脏也。"

《素问·阴阳应象大论》说："故邪风之至，疾如风雨，故善治者治皮毛，其次治肌肤，其次治筋脉，其次治六腑，其次治五脏。治五脏者，半死半生也。故天之邪气，感则害人五脏。"华佗继承了《黄帝内经》这一学术观点，孙思邈《千金要方》引华佗谓：

夫伤寒始得，一日在皮……二日在肤……至三日在肌……至四日在胸……五日在腹，六日入胃。入胃乃可下也。若热毒在外，未入于胃，而先下之者，其热乘虚入胃，即胃烂也。然热入胃，要须下去之，不可留于胃中也。胃若实热为病，三死一生，皆不愈。胃虚热入烂胃也，其热微者，赤斑出。此候五死一生；剧者黑斑出，此候十死一生。但论人有强弱，病有难易，得效相倍也。

这就是有名的华佗脱胎于《素问·热论》六经传变的外感伤寒六部传变法，皮→肤→肌→胸→腹→胃。也就是说，外感病"病发于阳"先伤皮、肌、脉、筋、骨五体，五体合于五脏，故云"天之邪气，感则害人五脏"。外邪先伤五体，五体伤则肺气不行而腑道不通，六腑伤则营卫血气不行，于是五脏伤矣。其所谓"胃虚热入烂胃"，当包括糜烂性胃炎。

还有《灵枢·百病始生》所说从皮传募原法，《灵枢·百病始生》说：

虚邪之中人也，始于皮肤，皮肤缓则腠理开，开则邪从毛发入，入则抵深，深则毛发立，毛发立则淅然，故皮肤痛。留而不去，则传舍于络脉，在络之时，痛于肌肉，其病之时息，大经乃代。留而不去，传舍于经，在经之时，

洒淅喜惊。留而不去，传舍于输，在输之时，六经不通，四肢则肢节痛，腰脊乃强。留而不去，传舍于伏冲之脉，在伏冲之时，体重身痛。留而不去，传舍于肠胃，在肠胃之时，贲响腹胀，多寒则肠鸣飧泄，食不化，多热则溏出糜。留而不去，传舍于肠胃之外，募原之间，留著于脉，稽留而不去，息而成积。或著孙脉，或著络脉，或著经脉，或著输脉，或著于伏冲之脉，或著于膂筋，或著于肠胃之募原，上连于缓筋，邪气淫泆，不可胜论。

在临床中，传募原成积聚的人很多，多在脐周腹部内有压痛内积。

《素问·热论》《素问·皮部论》《灵枢·百病始生》及孙思邈《千金要方》的传变方式基本上是一致的，无论是邪在皮肤、肌肉，还是在络脉、经脉及腰脊、四肢，都是在人体体表外壳表部，归于三阳经，在三阳经不解，则传表之里胸部，邪传在胸部，影响到心肺，肺失宣发肃降则引发肠胃病——胃家实、脾约之类，久则"传舍于肠胃之外，募原之间"而成积。

以上是从人体解剖组织浅深层次的邪气传变方式。另外还有两种邪气传变形式，一是本经系统为病，如《素问·五常政大论》所论述的就是这类病，可以称之为以类相从。

二是以胜相加传变方式，非时之气为病多以胜相加为传变方式，又可分为以五行胜克相加传变和以阴阳相加传变两种。

以五行胜克相加传变，如《素问·气交变大论》所论述的就是这类病。

以阴阳相加传变，如风寒、风热、湿热三大类，即以阴阳相胜系统传变，风寒为阴邪而伤人阳气，风热为阳邪而伤人阴气。

客气外感病不但要注意五行以胜相加，更要注意阴阳的以胜相加，如寒邪伤阳则传太阳、厥阴，热邪伤阴则传阳明、少阴。

关于《素问·热论》所论传经问题，没有现在《伤寒论》注家所说的寒邪传里化热一说，《素问·水热穴论》说："人伤于寒而传为热，何也……夫寒盛则生热也。"经文说得很清楚，是"寒盛则生热"，即寒气过盛，一是阳气怫郁生热，二是心生郁火，所郁之火，上克肺金，下乘于胃，或少阳内郁，故传阳明、少阳。如《伤寒论》第4条说："伤寒一日，太阳受之，脉若静者，谓不传。颇欲吐，若躁烦，脉数急者，为传也。"心主脉主火，脉为血府，心火

（君火）走血分，"脉静"，说明心火平静，血脉没有变化，不数不急。"脉数急"，说明心火已不平静，心火内郁了，心火内郁则上克肺金，或下乘脾胃，故出现"颇欲吐，若躁烦"现象，就是疾病发生了传变。如《素问·水热穴论》说："人伤于寒而传为热。"只有火热内郁才会发生传变。如果郁热不甚则不传，所以《伤寒论》第5条说："伤寒二、三日，阳明、少阳证不见者，为不传也。"说明传与不传，必须以"脉"和"证"来判断，不能按日期判断。脉浮紧是寒邪伤太阳所至，脉浮数是寒邪外束，心火郁于血脉所至，解表散寒，数脉自愈，如《伤寒论》第52条说："脉浮而数者，可发汗，宜麻黄汤。"第49条说："脉浮数者，法当汗出而愈。"又第46条、47条、55条说脉浮紧、自衄解，也说明与血脉有密切关系，血热才衄，足证有郁热存在。内郁心火必克肺金系统，肺开窍于鼻、主皮毛，衄属肺系病证。第50条说"尺中迟"已是"荣气不足，血少"，第49条并说"尺中脉微"属"里虚"，而尺主肾，足证肾与心血有密切关系。大家应该好好想想"少阴之上，热气主之"这句话的真正含义。栀子豉汤证即治心火内郁。

《伤寒论》第8条又说："太阳病，头痛至七日以上自愈者，以行其经尽故也。若欲作再经者，针足阳明，使经不传则愈。"这是指太阳经本系统来说的，如《素问·热论》说："七日巨阳病衰，头痛少愈。"本条何以单举头痛？因为头为诸阳之会，寒伤其阳必先伤头故也。针足阳明是为了鼓舞卫气的卫外能力，因为营卫之气生于脾胃。

还有"合病""并病"传变：

太阳阳明合病、并病传变是"病发于阳"在表的传变。

太阳少阳合病、并病传变是阳仪系统的传变。

太阳阳明、少阳阳明导致的"胃家实"是阴仪系统的传变。

至于治疗，除初感伤寒、中风、温病、疫病等分别治疗外，其后在病变中则可不管哪一种外感病所导致的病证，只"观其脉证""随证治之"可也，有是证，即用是方。

外感病分类
- 四时正气为病（不传染）——本脏腑系统发病（《五常政大论》）
- 非时之气为病（传染）——以胜相加传变
  - 五行以胜相加（《气交变大论》）
  - 阴阳以胜相加（《阴阳应象大论》）

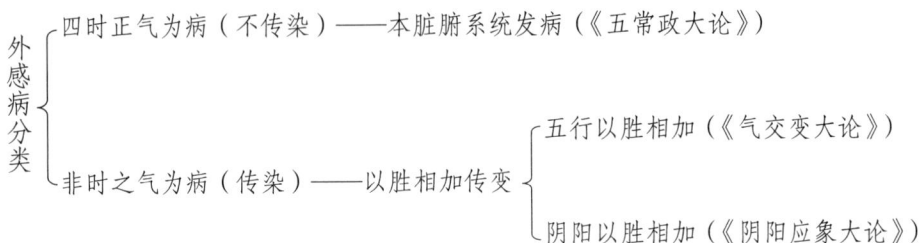

《素问·宝命全形论》说"人以天地之气生，四时之法成"，所以《黄帝内经》提出"脏气法时"的命题，进而提出"合人形以法四时五行而治"的原则。《素问·四时调神大论》说："夫四时阴阳者，万物之根本也。所以圣人春夏养阳，秋冬养阴，以从其根，故与万物沉浮于生长之门。逆其根，则伐其本，坏其真矣。故阴阳四时者，万物之终始也，死生之本也。逆之则灾害生，从之则苛疾不起，是谓得道。"《素问·生气通天论》说"生气通天"。什么是四时阴阳呢？即春为阳通于肝系统，为阳中之少阳；夏为阳通于心系统，为阳中之太阳（所以我们主张，心主太阳）；秋为阴通于肺系统，为阴中之太阴；冬为阴通于肾系统，为阴中之少阴。（《素问·四时调神大论》《素问·六节藏象论》）什么是四时五行呢？《素问·天元纪大论》说："天有五行以御五位，以生寒暑燥湿风，人有五脏化五气，以生喜怒思忧恐。"原来四时五行就是风火湿燥寒。所以四时以风寒暑湿燥火六气为本，配五脏的三阴三阳为标，这就是《黄帝内经》的五运六气理论，因此解说《伤寒论》不用五运六气理论能解释得通吗？正因为如此，成无己才在《注解伤寒论》一书中首列五运六气理论，说明成无己是用五运六气理论来解释《伤寒论》的。桂林古本《伤寒杂病论》也有《六气主客》一章。治外感病怎能不法四时呢？离开四时就谈不上风寒暑湿燥火六气。那么现在的伤寒家为什么要舍本求末呢？大家去思考这个问题吧，笔者就不多说啦。

寒邪首先伤阳即是伤太阳，次及皮毛即是伤阳明肺，次及腠理即是伤少阳三焦，次及肌肉即是伤太阴脾，次及筋骨即是伤少阴、厥阴。

第八节
《难经》广义伤寒热病论

《难经》注意到了《黄帝内经》重视伤寒热病"热"的症状，忽视了寒的病因，于是提出外感病当以病因为主谓伤寒，并提出广义伤寒的概念。《难经·五十八难》说：

曰：伤寒有几？其脉有变不？然：伤寒有五：有中风，有伤寒，有湿温，有热病，有温病，其所苦各不同。

中风之脉，阳浮而滑，阴濡而弱。

湿温之脉，阳濡而弱，阴小而急。

伤寒之脉，阴阳俱盛而紧涩。

热病之脉，阴阳俱浮，浮之而滑，沉之散涩。

温病之脉，行在诸经，不知何经之动也，各随其经所在而取之。

伤寒，有汗出而愈，下之而死者；有汗出而死，下之而愈者。何也？然：阳虚阴盛，汗出而愈，下之即死；阳盛阴虚，汗出而死，下之而愈。

寒热之病，候之如何也？

然：皮寒热者，皮不可近席，毛发焦，鼻槁，不得汗。

肌寒热者，肌痛，唇舌槁，无汗。

骨寒热者，病无所安，汗注不休，齿本槁痛。

《难经》继承和发展了《黄帝内经》的学术思想，将中医六淫五种外感病统统纳入"伤寒"名下，这是为什么呢？因为巨阳——太阳为诸阳主气而卫外主表。太阳之上寒气主之，六淫必须从体表进入体内，寒邪最具杀疠之气而伤阳，故以伤寒概括六淫，名"伤寒有五"，既明确了外感病进入人体途径的同一性，也反映了不同季节外感病的不同特性及时间规律，包括外感病的病位、病理变化、治疗原则。同时，《难经》也继承发展了《灵枢·寒热病》伤寒热病在五体皮、肌、脉、骨的反应。

《难经》的这种广义伤寒外感病学术思想被汉代张仲景所继承，并在临床中加以发展应用，创作了《伤寒论》。这使伤寒热病证治得到飞速发展，促进了《难经》伤寒病因学术思想的发展，使得《黄帝内经》症状"热病"学说逐渐退出历史舞台，对后世影响巨大。金元医学大家刘河间虽然提倡六气热病，但仍说"伤寒即是热病"，将他的著作称作《伤寒直格》《伤寒标本心法类萃》。

寒邪伤人阳气，寒邪阴盛，阳气伤称作阳虚，所以"阳虚阴盛，汗出而愈，下之即死"是对伤寒的规定。温热伤人阴气，温热阳盛，阴气伤称作阴虚，所以"阳盛阴虚，汗出而死，下之而愈"是对温病的规定。

《难经》提出"阳虚阴盛，汗出而愈，下之即死；阳盛阴虚，汗出而死，下之而愈"治疗伤寒、温病的这种学术观点，完全被张仲景继承下来写在《伤寒例》中，此为《伤寒论》伤寒热病治疗和阴阳脉法的基础理论。《伤寒例》说："夫阳盛阴虚，汗之则死，下之则愈；阳虚阴盛，汗之则愈，下之则死。夫如是，则神丹安可以误发？甘遂何可以妄攻！虚盛之治，相背千里，吉凶之机，应若影响，岂容易哉！况桂枝下咽，阳盛则毙；承气入胃，阴盛以亡，死生之要，在乎须臾，视身之尽，不暇计日。此阴阳虚实之交错，其候至微；发汗吐下之相反，其祸至速，而医术浅狭，懵然不知病源，为治乃误，使病者殒殁，自谓其分，至今冤魂塞于冥路，死尸盈于旷野，仁者鉴此，岂不痛欤！"怎么能说张仲景不知道外感温病？

《黄帝内经》的寒邪、症状热、症状水三联证是各有特点，要抓其特点。《素问·三部九候论》说："帝曰：何以知病之所在？岐伯曰：察九候，独小者病，独大者病，独疾者病，独迟者病，独热者病，独寒者病，独陷下者病。"张景岳称此为独处藏奸理论，提倡抓"独"，虽是讲脉诊，亦可以用到其他诊断方面。

第二章

张仲景《伤寒论》的
伤寒热病

　　张仲景不仅继承了《黄帝内经》伤寒热病理论，还继承了《难经》广义伤寒学术思想，并通过临床实践而作《伤寒论》。《伤寒论》是第一部讲伤寒热病理论的外感中药方剂临床书。张仲景在《伤寒论》序言说："撰用《素问》《九卷》《八十一难》《阴阳大论》《胎胪药录》，并平脉辨证，为《伤寒杂病论》合十六卷。"可是鲜见医家从寒邪→症状热→症状水三联证方面系统阐发《伤寒论》，这是笔者多年总结的心得，现将试着加以阐释。

第 一 节
外感寒邪热病

　　张仲景的特大贡献是将《黄帝内经》外感伤寒热病的针刺疗法改造成了系统的方药疗法，实施《黄帝内经》的"开鬼门""洁净府"之法，将"汗泄"改为"汗下"法，并将《灵枢·禁服》说"寸口主中，人迎主外……春夏人迎微大，秋冬寸口微大"，《灵枢·四时气》说"气口候阴，人迎候阳也"，《灵枢·五色》说"人迎盛坚者，伤于寒；气口盛坚者，伤于食"的春夏秋冬四时脉法应用到《伤寒论》中，在《伤寒例》变为"脉阴阳"法，虽然是太阳阳明合病，但感受伤寒偏于伤左手春夏阳仪系统，用麻黄汤治疗太阳阳明合病伤寒；感受温病偏于伤右手秋冬阴仪系统，用葛根汤治疗太阳阳明合病温病。且继承《黄帝内经》"病发于阳""病发于阴"的思想，大大发展了中医基础理论，所以人们称张仲景为"医圣"，是真正的守正传承创新大医圣，是我们今天守正传承创新的楷模。

外感寒邪皮毛闭塞，必有阳气怫郁发热症状，寒邪伤阳必有水症状，这是伤寒热病的发病机理，不过有轻重浅深之不同。

一、外感初始阳气怫郁证

第 31 条：太阳病，项背强几几，无汗恶风（者），葛根汤主之。
葛根汤方
葛根四两　麻黄三两（去节）　桂枝二两（去皮）　生姜三两（切）　甘草二两（炙）　芍药二两　大枣十二枚（擘）

上七味，以水一斗，先煮麻黄、葛根，减二升，去白沫；内诸药，煮取三升，去滓，温服一升，覆取微似汗。余如桂枝法将息及禁忌。

第 32 条：太阳与阳明合病者，必自下利。葛根汤主之。

第 33 条：太阳与阳明合病，不下利，但呕者，葛根加半夏汤主之。

葛根加半夏汤方
葛根四两　麻黄三两（去节）　甘草二两（炙）　芍药二两　桂枝二两（去皮）　生姜二两（切）半夏半升（洗）大枣十二枚（擘）

上八味，以水一斗，先煮葛根、麻黄，减二升，去白沫，内诸药，煮取三升，去滓，温服一升。覆取微似汗。

第 35 条：太阳病，头痛，发热，身疼腰痛，骨节疼痛，恶风，无汗而喘者，麻黄汤主之。

麻黄汤方
麻黄三两（去节）　桂枝二两（去皮）　甘草一两（炙）　杏仁七十个（去皮尖）

上四味，以水九升，先煮麻黄，减二升，去上沫；内诸药；煮取二升半，去滓，温服八合。覆取微似汗，不须啜粥。余如桂枝法将息。

第 36 条：太阳与阳明合病，喘而胸满者，不可下，宜麻黄汤。

初始感受外邪，皮毛闭塞，阳气怫郁尚轻，用葛根汤、麻黄汤发汗解表汗出则愈。此乃张仲景《伤寒例》所说感而即病者也。麻黄汤治伤寒，葛根汤治温病，葛根辛凉之药，属辛凉解表剂。麻杏石甘汤也是辛凉解表剂。所以张子和说："世俗止知惟温热药者可为汗药，岂知寒凉也能汗也。"第一次依据《伤寒论》从理论上总结出辛凉解表法。

第 38 条：太阳中风，脉浮紧，发热恶寒，身疼痛，不汗出而烦躁者，大青龙汤主之。若脉微弱，汗出恶风者，不可服之。服之则厥逆，筋惕肉瞤，此为逆也。

大青龙汤方

麻黄六两（去节）　桂枝二两（去皮）　甘草二两（炙）　杏仁四十枚（去皮尖）　生姜三两（切）　大枣十枚（擘）　　石膏如鸡子大（碎）

上七味，以水九升，先煮麻黄，减二升，去上沫，内诸药，煮取三升，去滓，温服一升，取微似汗。汗出多者，温粉粉之。一服汗者，停后服。若复服，汗多亡阳遂虚，恶风烦躁、不得眠也。

第 39 条：伤寒脉浮缓，身不疼，但重，乍有轻时，无少阴证者，大青龙汤发之。

初始外感寒燥之邪，皮毛闭塞，患者素体阳气不弱，阳气怫郁较重，高热，就需要在麻黄汤里加入生石膏辛凉散发郁热，名大青龙汤。脉微弱是卫阳衰，再发汗伤阳则"亡阳"，汗多伤津液不能滋养肌肉腠理筋脉则"筋惕肉瞤"。

第 40 条：伤寒表不解，心下有水气，干呕发热而咳，或渴，或利，或噎，或小便不利、少腹满，或喘者，小青龙汤主之。

小青龙汤方

麻黄（去节）　芍药　细辛　干姜　甘草（炙）　桂枝（去皮）各三两
五味子半升　半夏半升（洗）

上八味，以水一升，先煮麻黄，减二升，去上沫，内诸药，煮取三升，去滓，温服一升。若渴，去半夏，加栝楼根三两；若微利，去麻黄，加荛花，如一鸡子，熬令赤色；若噎者，去麻黄，加附子一枚，炮；若小便不利，少腹满者，去麻黄，加茯苓四两；若喘，去麻黄，加杏仁半升，去皮尖。且荛花不治利，麻黄主喘，今此语反之，疑非仲景意。

臣亿等谨按：小青龙汤大要治水。又按《本草》，荛花下十二水，若水去，利则止也。又按《千金》，形肿者应内麻黄，乃内杏仁者，以麻黄发其阳故也。以此证之，岂非仲景意也。

第41条：伤寒心下有水气，咳而微喘，发热不渴，服汤已渴者，此寒去欲解也。小青龙汤主之。

初始外感寒燥之邪，皮毛闭塞，患者素体阳气不足而有水气，就用小青龙汤温阳利水解表。小青龙汤内干姜、桂枝、五味子、炙甘草乃小补肝汤升补阳气以化水，麻黄、芍药、半夏利水。阳气怫郁甚者加石膏成小青龙加石膏汤。注意"麻黄发其阳"，阐发麻黄能生发阳气以利水也，所以有甘草麻黄汤治疗里水。

因为皮毛闭塞不通，故用麻黄、桂枝、葛根、生姜等风药开通郁闭，用石膏辛凉清散郁热。

二、汗出不彻的阳气怫郁证

第23条：太阳病，得之八九日，如疟状，发热恶寒，热多寒少，其人不呕，清便欲自可，一日二三度发。脉微缓者，为欲愈也；脉微而恶寒者，此阴阳俱虚，不可更发汗、更下、更吐也；面色反有热色者，未欲解也，以其不能得小汗出，身必痒，宜桂枝麻黄各半汤。

桂枝麻黄各半汤方

桂枝一两十六铢（去皮） 芍药 生姜（切） 甘草（炙） 麻黄（去节）各一两 大枣四枚（擘） 杏仁二十四枚（汤浸，去皮尖及两仁者）

上七味，以水五升，先煮麻黄一二沸，去上沫，内诸药，煮取一升八合，去滓，温服六合。本云：桂枝汤三合，麻黄汤三合，并为六合，顿服。将息如上法。

第 48 条：二阳并病，太阳初得病时，发其汗，汗先出不彻，因转属阳明，续自微汗出，不恶寒。若太阳病证不罢者，不可下，下之为逆，如此可小发汗。设面色缘缘正赤者，阳气怫郁在表，当解之熏之。若发汗不彻，不足言，阳气怫郁不得越，当汗不汗，其人躁烦，不知痛处，乍在腹中，乍在四肢，按之不可得，其人短气，但坐以汗出不彻故也，更发汗则愈。何以知汗出不彻？以脉涩故知也。

第 25 条：服桂枝汤，大汗出，脉洪大者，与桂技汤，如前法。若形似疟，一日再发者，汗出必解，宜桂枝二麻黄一汤。

桂枝二麻黄一汤方

桂枝一两十七铢（去皮）　芍药一两六铢　麻黄十六铢（去节）

生姜一两六铢（切）　杏仁十六个（去皮尖）　甘草一两二铢（炙）

大枣五枚（擘）

上七味，以水五升，先煮麻黄一二沸，去上沫，内诸药，煮取二升，去滓，温服一升，日再服。本云：桂枝汤二分，麻黄汤一分，合为二升，分再服。今合为一方。将息如前法。

第 27 条：太阳病，发热恶寒，热多寒少，脉微弱者，此无阳也，不可发汗，宜桂枝二越婢一汤。

桂枝二越婢一汤方

桂枝（去皮）　芍药　麻黄　甘草（炙）各十八铢

大枣四枚（擘）　生姜一两二铢（切）　石膏二十四铢（碎，绵裹）

上七味，以水五升，煮麻黄一二沸，去上沫，内诸药，煮取二升，去滓，温服一升。本云：当裁为越婢汤桂枝汤，合之饮一升。今合为一方，桂技二分，越婢一分。

《平脉法》说："寸口脉微而涩，微者卫气衰，涩者荣气不足""弱者阳气不足""寸口脉微而涩，微者卫气不行，涩者荣气不逮。荣卫不能相将，三焦无所仰，身体痹不仁。荣气不足，则烦疼，口难言；卫气虚，则恶寒数欠""寸口脉弱而迟，弱者卫气微，迟者荣中寒。荣为血，血寒则发热；卫为气，气微者心内饥，饥而虚满不能食也。"所谓"脉微弱者，此无阳也"，是指无阳脉，不是亡阳。

第 23、48 条的患者汗出不彻而阴阳俱虚，不能祛逐邪气外出，且阳气怫郁导致面"有热色"，这就不能再单纯用麻黄汤发汗损伤阴阳了，必须加入桂枝汤（小阳旦汤）扶阳，并小其制，用桂枝麻黄各半汤小发其汗而已。

如果阳气虚稍重，要加大扶阳力度，就用桂枝二麻黄一汤小发其汗。

如果阳气怫郁稍重，则加辛凉生石膏清散郁热，就用桂枝二越婢一汤。

第 206 条：阳明病，面合色赤，不可攻之，必发热，色黄者，小便不利也。

肺主阳明，主表里，肺之本气是凉燥，所以阳明表证不能攻下，中寒不能攻下。第 206 条有"面合色赤"之表证不可攻下，面色赤，可能是阳气怫郁于表，也可能是阴火上炎，若误用下法伤损脾胃，脾胃不运则多湿，湿热熏蒸则发热、色黄，肺不通调水道则水湿停聚而小便不利。

三、阳气怫郁在肺轻证

第 63 条：发汗后，不可更行桂枝汤。汗出而喘，无大热者，可与麻黄杏仁甘草石膏汤。

麻黄杏仁甘草石膏汤方

麻黄四两（去节） 杏仁五十个（去皮尖） 甘草二两（炙） 石膏半斤（碎、绵裹）

上四味，以水七升，煮麻黄，减二升，去上沫，内诸药，煮取二升，去滓，温服一升。

第 162 条：下后不可更行桂枝汤，若汗出而喘，无大热者，可与麻黄杏子甘草石膏汤。

《金匮要略·肺痿肺痈咳嗽上气病脉证治》说：

咳而上气，此为肺胀，其人喘，目如脱状，脉浮大者，越婢加半夏汤主之。

越婢加半夏汤方

麻黄六两　石膏半斤　生姜三两　大枣十五枚　甘草二两　半夏半升

上六味，以水六升，先煮麻黄，去上沫，内诸药，煮取三升，分温三服。

肺胀，咳而上气，烦躁而喘，脉浮者，心下有水，小青龙加石膏汤主之。

第63、162条及越婢加半夏汤、小青龙加石膏汤乃是阳气怫郁之热在肺，肺热导致"汗出而喘"或"肺胀"而喘，所以用辛凉的生石膏清散肺热。同样是肺胀，越婢加半夏汤的突出点是"目如脱状"，小青龙加石膏汤的突出点是"心下有水气"。

四、阳气怫郁在肺重证（夏至病）

第23～25条都是阳气怫郁在表证，第63、162条是阳气怫郁在肺轻证，白虎汤、白虎加人参汤、白虎加桂枝汤（《金匮要略》），则是热郁在肺重证。（见后文二至病）

第 二 节
伤寒热结胸胁——柴胡证

第101条说"伤寒、中风，有柴胡证"，说明"柴胡证"多从风寒得病，最多伤寒热病。

一、小柴胡汤本证

第97条：血弱气尽，腠理开，邪气因入，与正气相抟，结于胁下，正邪分争，往来寒热，休作有时，嘿嘿（《说文》说"嘿嘿，气逆也"）不欲饮食，脏腑相连，其痛必下，邪高痛下，故使呕也，小柴胡汤主之。

本条论述小柴胡汤证发生的病因病机。患者体质血气衰弱，正气不足，三焦腑腠理不固，则邪气侵犯腠理，故云"血弱气尽，腠理开，邪气因入"。如《素问·刺法论》说："正气存内，邪不可干。"《素问·评热病论》说："邪之所凑，其气必虚。"邪气入内侵犯人体哪里呢？"邪气因入，与正气相搏，结于胁下"，**说明小柴胡汤证的核心病机是邪结胸胁**。正邪相争有哪些症状表现呢？"正邪分争，往来寒热，休作有时，嘿嘿不欲饮食，脏腑相连，其痛必下，邪高痛下，故使呕也"，邪结横膈膜之上表部胸胁，首先表现出"往来寒热，休作有时"的半表症状，其次是横膈膜之下脾胃腑道的"嘿嘿不欲饮食"及呕逆的半里症状。横膈膜之上是**心肺之脏**，横膈膜之下是**肠胃腑道**，故云"藏腑相连，其痛必下，邪高痛下，故使呕也"。故用小柴胡汤治疗半在表、半在里的症状。"血弱气尽"体质弱，血指营血，气指卫气。营卫生于中焦，中焦是化生血气的基地，参第95条的"营弱卫强"及《平脉法》"卫气弱，名曰慄；荣气弱，名曰卑；慄卑相搏，名曰损"。营卫血气虚不能灌注腠理则少阳三焦虚而腠理开（血弱气尽，腠理开，此人必然体瘦），于是邪气侵犯人体。腠理是少阳三焦腑，少阳三焦腑腠理不开则邪气不得入内。少阳三焦阳气不足，不能卫外，故容易感伤外邪。邪结胸胁，上焦不开，而**继发胃肠"不欲饮食"**。"血弱气尽，腠理开"是讲邪气侵入发病的原因。"**邪气因入，与正气相搏，结于胁下**"讲邪气入体与正气相争，病发胸胁，即第96条的"胸胁苦满"证。横膈膜之上为天为阳属于表部，是表之里。"**正邪分争"是"往来寒热，休作有时"的发病机理**。营卫强则发热，营卫弱则恶寒。与一日阳气的消长有关。横膈膜之上有**心、肺、心包、胸腔、口、鼻、咽、耳、目诸窍**，故小柴胡汤开上焦可以治疗以上诸病。

于此可知，小柴胡汤有补血气的功能，这是为什么呢？因为小柴胡汤开发上焦可以恢复肺功能，开通肠道恢复脾胃功能，肺主天气食人以五气，脾胃主地气食人以五味，气味和则生血气矣。

邪气在表之表不解而陷入表之里"结于胁下""胸胁苦满"，正邪相争，故"往来寒热，休作有时，嘿嘿不欲饮食"。横膈膜之上有心、肺、心包之脏，肠胃之腑在横膈膜之下，横膈膜上下互为表里"脏腑相连"，邪结横膈膜之上的胸胁，继发横膈膜之下腑病，故云"邪高痛下"。这就是小柴胡汤证的病因病机，"往来寒热，胸胁苦满""心烦"是邪"结于胁下"的原发证候，因"邪高痛下"继发横膈膜之下"嘿嘿不欲饮食、喜呕"的证候。上焦不开通，肠胃腑道不通降，故"嘿嘿不欲饮食"，并与"胃中虚冷"有关。

"脏腑相连，其痛必下，邪高痛下，故使呕也，小柴胡汤主之。服柴胡汤已，渴者属阳明，以法治之"，注家多将"脏腑相连"解释为肝胆、脾胃是错误的。小柴胡汤证是邪结胸胁，故云"邪高"，胸胁内有心肺在横膈膜之上为天气，天气主横膈膜之下肠胃腑，故云"其痛（一作病）必下"，"邪高"胸胁结不开则腑道不降，故云邪高病下。腑道不通则"呕"，用小柴胡汤开胸，腑道通则呕止。服小柴胡汤后，腑道已通而渴，是因为原来上焦不开，津液不下，胃中干燥而渴，故云"属阳明"，清阳明热则渴已。

《素问·调经论》说："阳受气于上焦，以温皮肤分肉之间，今寒气在外，则上焦不通，上焦不通，则寒气独留于外，故寒栗……有所劳倦，形气衰少，谷气不盛，上焦不行，下脘不通，胃气热，热气熏胸中，故内热……上焦不通利，则皮肤致密，腠理闭塞，玄府不通，卫气不得泄越，故外热。"《灵枢·大惑论》说："邪气留于上焦，上焦闭而不通……卫气留久于阴而不行。"张仲景将《黄帝内经》此机理概括为经典名句"邪气因入，与正气相搏，结于胁下。正邪分争，往来寒热，休作有时，嘿嘿不欲饮食，脏腑相连，其痛必下，邪高痛下（一作邪高病下）"，作为伤寒热病的重要发病机理。

人们将小柴胡汤证解释为少阳病主方，不妥当。还有人们说小柴胡汤主升发，更不可能，张仲景在小柴胡汤的煎服法中说，去渣再煎，明明是**去气留味**，怎么升？其实小柴胡汤本身药物没有升发的作用，而是**小柴胡汤开通上焦郁结右降后，才有左升发的作用**。

小柴胡汤不是少阳病的主方，但少阳病有小柴胡汤证。

第 96 条：伤寒五六日，中风，往来寒热，胸胁苦满，嘿嘿不欲饮食，心烦喜呕，或胸中烦而不呕，或渴，或腹中痛，或胁下痞硬，或心下悸、小便不利，或不渴、身有微热，或咳者，小柴胡汤主之。

小柴胡汤方

柴胡半斤　黄芩三两　人参三两　半夏半升（洗）　甘草（炙）　生姜各三两（切）　大枣十二枚（擘）

上七味，以水一斗二升，煮取六升，去滓，再煎取三升，温服一升，日三服。

若胸中烦而不呕者，去半夏、人参，加栝楼实一枚；

若渴，去半夏，加人参，合前成四两半、栝楼根四两；

若腹中痛者，去黄芩，加芍药三两；

若胁下痞硬，去大枣，加牡蛎四两；

若心下悸、小便不利者，去黄芩，加茯苓四两；

若不渴，外有微热者，去人参，加桂枝三两，温服微汗愈；

若咳者，去人参、大枣、生姜，加五味子半升、干姜二两。

第 97 条说小柴胡汤证的核心病机是邪结胸胁，往往在伤寒五六日、七八日、十几日发作，此乃张仲景《伤寒例》所说不即病的"伏气"为病。所谓"伤寒五六日，中风"更是《伤寒例》说的"伤寒五六日"伏气为病，更感"中风""异气"后的杂气为病。

小柴胡汤证的核心病机是邪结胸胁，必然会影响到肺、心、心包、胸胁等，并继发胃肠系统、泌尿系统、生殖系统等多系统发病，胸胁部分有"胸中烦""胁下痞硬"，肺部的咳嗽、渴，心烦、心悸，表部的外微热，胃肠系统的"腹中痛"，泌尿系统的"小便不利"等。

第 96 条和第 101 条指出小柴胡汤证是伤寒、中风杂气为病，有往来寒热、胸胁苦满、嘿嘿不欲饮食、心烦、喜呕五大证候。往来寒热、胸胁苦满、心烦是原发证，嘿嘿不欲饮食、喜呕是继发证。胸胁不开，心、胸有郁热则"心烦"或"胸中烦"，腑道不通则"嘿嘿不欲饮食""呕"。《素问·刺热论》说："心热病者……烦闷，善呕，头痛，面赤，无汗。"可知心烦、喜呕是心有郁热。

因为小柴胡汤证的核心病机是邪结胸胁，在横膈膜之上天阳部，可以影响到表里多种系统（见图 2-1），故小柴胡汤方后列出七个加减变化。

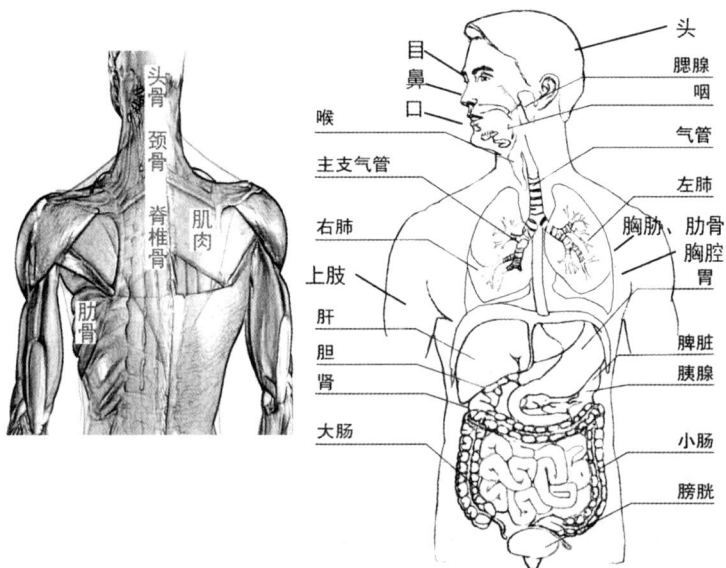

图 2-1 小柴胡汤证解剖示意图

第一个是"胸中烦而不呕者，去半夏、人参，加栝楼实一枚"，邪结胸胁产生郁热而导致"胸中烦"，"胸中"指胸腔，是胸腔大气、宗气郁滞，与"心烦"在心的病位不同，第 153 条有"胸烦"，第 77 条有"胸中窒"。还没有产生脾胃腑道不通逆上之势而"不呕"，故去降逆的半夏、补气津的人参，加瓜蒌开胸顺气并清热涤痰，是解决邪结胸胁之源头的。

第二，"若渴者，去半夏，加人参合前成四两半、栝楼根四两"。渴是胸中郁热伤津，是上焦不开，津液不下，导致胃中干燥，故用人参、天花粉补津液，可知不是水湿不化的渴。在第 40 条小青龙汤加减中也如是说"若渴者，去半夏，加栝楼根三两"，因为小青龙汤证"心下有水气"，故不加人参，专治上焦。

第三，"若腹中痛者，去黄芩，加芍药三两"，腹痛是太阴病的特征，太阴病第 273 条说"腹满而吐……时腹自痛"，用桂枝加芍药汤治疗，第 317 条通脉四逆汤方后记载"腹中痛者，去葱，加芍药二两"，都是腹痛加芍药，可知芍药是治太阴脾营血不足的主药。第 386 条理中丸方后说"腹中痛者，加人参，足前成四两半"，即是补太阴脾的气津。第 318 条说"腹中痛者，加附子一枚"，这是有寒的腹痛。第 96 条的腹中痛，是胸胁苦满不开导致脾约形成的，属太阴病，故去苦寒的黄芩，而加芍药补脾阴通郁滞。小柴胡汤加芍药有大阴旦汤之义。

第四，"若胁下痞硬者，去大枣，加牡蛎四两"，这里的"胁下痞硬"与"心中痞硬"一样，是因"胸胁苦满"气滞营血不运导致的"痞硬"，故用味咸入血的牡蛎软坚散结。而大枣甘温益气养津，不利于散结，故去之。

第五，"若心下悸、小便不利者，去黄芩，加茯苓四两"，此"心下悸"是因心下有水气所致，水气停聚则小便不利，参阅第 356 条茯苓甘草汤。黄芩苦寒不利于去水气而去之，加茯苓以利水。第 40 条小青龙汤方后也有"若小便不利、少腹满者，去麻黄，加茯苓四两"说。邪结胸胁，上焦不开，三焦水道不通，故有水饮停聚。

第六，"若不渴，外有微热者，去人参，加桂枝三两，温服微汗愈"，"不渴"表示热不重，津液不伤，故去补津液的人参。外有微热是表证不解，故加桂枝三两合炙甘草、生姜、大枣含桂枝汤义，成柴胡桂枝汤法，"温服微汗"以解表。

第七，"若咳者，去人参、大枣、生姜，加五味子半升、干姜二两"，此咳不是脾胃虚咳，是肝阳不升寒饮不化的咳嗽，不在脾胃在肝胆，故去补脾胃的人参、大枣、生姜，而用小补肝汤中的五味子、干姜温升肝阳以化水饮，如第 40 条小青龙汤即用干姜、五味子，第 316 条真武汤方后说"咳者，加五味子半升、细辛、干姜各一两"，第 318 条四逆散方后也说"咳者，加五味子、干姜各五分，并主下利"。

综上所述，小柴胡汤证的病机核心是邪结上焦胸胁，从而演变出多种不同的症状变化，随证治之而已。其胸中烦、渴、咳、外热病位在横膈膜之上在表，腹中痛、胁下痞硬、小便不利病位在横膈膜之下在里。最后小柴胡汤只有柴胡、甘草二味不加减，可知其是小柴胡汤的基本药物。

小柴胡汤有邪热内陷胸膈气分和入血分、心包、血室之分。

第 143 条："妇人中风，发热恶寒，经水适来，得之七八日，热除而脉迟身凉，胸胁下满，如结胸状，谵语者，此为热入血室也，当刺期门，随其实而取之。"第 144 条："妇人中风，七八日续得寒热，发作有时，经水适断者，此为热入血室，其血必结，故使如疟状，发作有时，小柴胡汤主之。"第 145 条："妇人伤寒，发热，经水适来，昼日明了，暮则谵语，如见鬼状者，此为热入血室。无犯胃气，及上二焦，必自愈。"第 216 条："阳明病，下血谵语者，此为热入血室，但头汗出者，刺期门，随其实而泻之，濈然汗出则愈。"此四条谵语为邪热入血分、心包、血室。《素问·评热病论》说："至必少气时热，时热从胸背上至头，汗出手热，口干苦渴，小便黄，目下肿，腹中鸣，身重难以行，月事不来，烦而不能食，不能正偃……月事不来者，胞脉闭也，胞脉者属心而络于胞中，今气上迫肺，心气不得下通，故月事不来也。"月事不来是因为邪热结于胸背——小柴胡汤证的核心病机，邪在心肺，"邪高痛下"，导致血室月事不来。背热有时反应在至阳穴连及胁肋胀满。"烦而不能食"即"默默不欲饮食"的反应。

　　柴胡推陈致新，黄芩开上焦，继发横膈膜之下不欲饮食则半夏、人参、炙甘草、生姜、大枣主之。小柴胡加石膏汤开上焦。柴胡桂枝汤主左右阴阳升降。柴胡桂枝干姜汤，柴胡黄芩炙甘草开上焦，桂枝干姜炙甘草补少阳太阴阳气不足，天花粉牡蛎治疗阴气不足。大柴胡汤的芍药枳实大黄酸苦涌泄沉降。柴胡加龙骨牡蛎汤，第 107 条去甘草，加桂枝、茯苓、大黄、龙骨、牡蛎、铅丹，邪热内陷胸膈用柴胡黄芩，入肺加石膏，入心绕神加桂枝（《素问·金匮真言论》病在心，俞在胸胁）。小柴胡加芒消汤主日晡潮热，已而微利，肠胃实。

　　柴胡

　　《神农本草经》注：气味苦、平，无毒。主心腹肠胃中结气，饮食积聚，寒热邪气，推陈致新。久服轻身、明目、益精。

　　《名医别录》注：微寒，无毒。主治伤寒，心下烦热，诸痰热结实，胸中邪逆，五脏间游气，大肠停积水胀，及湿痹拘挛。

　　柴胡"主心腹肠胃中结气，饮食积聚，寒热邪气"的关键，是柴胡能开通上焦"推陈致新"。"味苦"能通降肠胃腑道以生化营卫血气，故云"久服轻身、明目、益精"。《素问·脏气法时论》说"气味合而服之，以补精益气"。

甘草

《神农本草经》注：味甘，平。主五脏六腑寒热邪气，坚筋骨，长肌肉，倍力，金创，解毒。久服轻身、延年。

《名医别录》注：无毒。主温中，下气，烦满，伤脏，咳嗽，止渴，通经脉，利血气，解百药毒，为九土之精，安七十二中石，一千二百种草。

小柴胡汤用炙甘草，甘温禀少阳三焦相火之气温补脾胃以生营卫血气，土旺生肺金，正气足则邪气退，故"主温中，下气，烦满，伤脏，咳嗽，止渴，通经脉，利血气""主五脏六腑寒热邪气，坚筋骨，长肌肉，倍力，金创，解毒。久服轻身、延年"。

第 148 条：伤寒五六日，头汗出，微恶寒，手足冷，心下满，口不欲食，大便硬，脉细者，此为阳微结，必有表，复有里也，脉沉亦在里也。汗出为阳微，假令纯阴结，不得复有外证，悉入在里，此为半在里半在外也。脉虽沉紧，不得为少阴病。所以然者，阴不得有汗，今头汗出，故知非少阴也，可与小柴胡汤。设不了了者，得屎而解。

本条继承第 97、96 条具体阐明小柴胡汤证是半在表、半在里证。

现在的主流都认为小柴胡汤证是少阳病的主证，其病位在半表半里，其性质属热，为半表半里之热证，这种认识不妥当。张仲景阐述得很明确，有主表的太阳阳明合病麻黄汤证和葛根汤证，如果认为太阳主表，阳明主里，少阳在太阳和阳明之间的半表半里，当不能有主表的太阳阳明合病，既然有主表的太阳阳明合病，就不应该有少阳半表半里证。只有李士懋教授提出了反对意见，认为少阳病的性质是半阴半阳或半虚半实证，是个病理概念，而不是病位概念，也不是单纯热证（李士懋、田淑霞：《中医临证一得集》第 413 页，北京，人民卫生出版社，2010 年）。因为邪"结于胁下""胸胁苦满""心烦"在横膈膜之上的阳部表证，故云"阳微结，必有表……半在外"，因有继发横膈膜之下的"嘿嘿不欲饮食，喜呕"的阴部里证，故云"复有里……此为半在里"，所以小柴胡汤证是"必有表，复有里……半在里，半在外"，不是什么半表半里证。"头汗出，微恶寒，手足冷"伤寒半表证，"心下满，口不欲食，大便硬"是半里证。"脉细"是营卫俱虚，是"血弱气尽"的脉象，此为横膈膜之上表"阳微结","必有表，复有里"证。而且"脉沉""亦在里"之证。从"必有表，复有里"看可知，横膈膜之上"必有表"的"往来寒热、胸胁苦满""心烦"是原发证，横膈膜之下"复有里"的"嘿嘿不欲饮食""喜呕"是继发里证。

第 148 条辨证要点在于"头汗出"一证，"汗出为阳微，假令纯阴结，不得复有外证，悉入在里，此为半在里、半在外也"，并从正反两方面论述"头汗出"的病机。

首先论述本条的"阳微结""纯阴结"不是《辨脉法》中的脉象"阳结""阴结"，又不是"纯阴结"，本条的"阳微结""纯阴结"是指横膈膜上下而言，伤寒伤人阳气，"病发于阳"，营卫血气俱虚，寒邪郁于表，阳气怫郁，导致"阳微结"，阳气怫郁，郁热上蒸而"头汗出"，此为"半在外"表的表证（头汗出，微恶寒是表证）。如果是"纯阴结"，不得有此"半在外"的表证，只是有"心下满，口不欲食，大便硬"部分"阴结"而已，"阴结"指肠胃道之结，故云"此为半在里、半在外也"。不能以脉细沉紧为少阴病，因为"阴不得有汗，今头汗出，故知非少阴也"。少阴病不得"汗出"，假如少阴病"汗出"则为"亡阳"，如第 283 条说"反汗出者，亡阳也"。特别是"手足冷"更似第 318 条少阴病四逆散证，但少阴之上热气主之，那是少阴热气郁闭，不是寒闭阳郁，不可同日语。因为四逆散证是少阴热气郁闭胸中，故用柴胡、枳实、芍药苦酸寒以降之，用炙甘草、白饮温和胃气。少阴阳气不足，故加减法用温热药五味子、干姜治咳，桂枝治心悸，茯苓治小便不利，附子治腹中痛，薤白治泄利下重，其中的五味子、干姜、桂枝是小补肝汤以补肝阳不足。

本条虽然没有"往来寒热、胸胁苦满"的小柴胡汤典型证候，但是寒邪伤人阳气"病发于阳"，营卫血气俱虚，寒邪郁表阳气怫郁，导致"阳微结"，阳气怫郁，郁热上蒸而"头汗出"的"半在外"表证，又有"心下满，口不欲食，大便硬"疑似"嘿嘿不欲饮食，心烦喜呕"的"半在里"的里证，故仍"可与小柴胡汤"。

小柴胡汤，用柴胡、黄芩散横膈膜之上的郁热，半夏、人参、炙甘草、大枣温健横膈膜之下的脾胃以补益营卫血气而肥腠理实少阳三焦元气。

第 230 条：阳明病，胁下硬满，不大便而呕，舌上白胎者，可与小柴胡汤。上焦得通，津液得下，胃气因和，身濈然汗出而解。

本条继承第 97、96、148 条阐明小柴胡汤的功能是"**上焦得通，津液得下，胃气因和，身濈然汗出而解**"。所以学习小柴胡汤的次序：

第一是第 97 条论小柴胡汤的病因病机；

第二是第 96 条论述小柴胡汤的证候；

第三是第 148 条论小柴胡汤的病位在是半在外、半在里，不是半表半里；

第四是第 230 条论述小柴胡汤的功能。

阳明肺病，邪结于横膈膜之上"半在外"的半表上焦胸胁部位，上焦不开是本，横膈膜之下腹部证候是标，故张仲景说小柴胡汤证的核心病机是"上焦得通，津液得下，胃气因和，身濈然汗出而解"。人们从来没有认识到小柴胡汤证的邪结胸胁上焦开通病机。"得屎"肠胃通降则病解。

用小柴胡汤的关键是煎服法，去滓再煎，弃气取味，用半夏生姜之辛温开散结胸胁之邪气及水，《灵枢·邪客》即用半夏汤治疗三焦"决渎壅塞"，开通水道经络，调和阴阳。柴胡、黄芩苦寒推陈致新，随半夏、生姜辛散而祛逐郁结之邪热，炙甘草、人参、大枣健脾补益气血，扶助"血弱气尽"之正气，如此正气得扶，邪气得逐，所谓"上焦得通，津液得下，胃气因和，身濈然汗出而解"，有了胃气祛逐邪气，故"身濈然汗出而解"。濈然汗出，《伤寒论》阳明病篇多处出现这一症状。如明代赵开美本第 185 条："本太阳，初得病时，发其汗，汗先出不彻，因转属阳明也。伤寒发热，无汗，呕不能食，而反汗出濈濈然者，是转属阳明也。"第 188 条："伤寒转系阳明者，其人濈然微汗出也。"第 192 条："阳明病，初欲食，小便反不利，大便自调，其人骨节疼，翕翕如有热状，奄然发狂，濈然汗出而解者，此水不胜谷气，与汗共并，脉紧则愈。"以上逐条说明小柴胡汤证是由太阳病治不得法发展来的。濈然汗出不同于淋漓的大汗出，也不同于细微至时断时续的漐漐汗出，是由阳明之气旺盛祛逐邪气的连绵不断、一阵接一阵的微汗出。这里的阳明包含两方面内容，一是指阳明肺，二是指胃肠。首先关键是"上焦得开"肺恢复宣发肃降功能，上焦开结后接着是"津液得下，胃气因和"以"补精益气"，然后才出现"身濈然汗出而解"或"翕翕如有热状，奄然发狂，濈然汗出而解者，此水不胜谷气，与汗共并，脉紧则愈"。胃气者，谷气，营卫之气也。半夏、生姜为小半夏汤主水饮也。

小柴胡汤仅仅是开通上焦宣发获得肃降，因为肺气主胃小肠大肠三焦膀胱之通降。若加上芍药，则构成名副其实的酸苦寒沉降之剂，故《辅行诀》名之为大阴旦汤。

第 229 条：阳明病，发潮热，大便溏，小便自可，胸胁满不去者，与小柴胡汤。

"胸胁满不去"是半表证，"发潮热，大便溏，小便自可"是半里证，故可"与小柴胡汤"解"胸胁满不去"的半表证，则"发潮热，大便溏，小便自可"病位在肠胃阴仪系统的病可解。何况治疗阴仪系统的方剂小柴胡汤——阴旦汤本能治疗阴仪系统的"发潮热，大便溏，小便自可"半里证。

第 231 条：阳明中风，脉弦浮大而短气，腹都满，胁下及心痛，久按之气不通，鼻干不得汗，嗜卧，一身及目悉黄，小便难，有潮热，时时哕，耳前后肿。刺之小差，外不解，病过十日，脉续浮者，与小柴胡汤。

注意本条是"中风""脉浮大"，第 30 条说"寸口脉浮而大，浮为风，大为虚"，《平脉法》说"脉浮而大，浮为风虚，大为气强"，《伤寒论·辨不可下病脉证并治》说"脉浮而大，浮为气实，大为血虚"，《金匮要略》说"劳之为病，其脉浮大"，可知"浮大"脉是营卫血气亏虚而受邪之脉。"不得汗"是表闭，"鼻干""嗜卧"是有郁热，"久按之气不通""耳前后肿"有气滞，"短气，腹都满，胁下及心痛""一身及目悉黄，小便难，有潮热，时时哕"是郁结。

脉浮大，胁下及心痛，鼻干，无汗，一身及目悉黄，耳前后肿，都是半表证；腹满，小便难，潮热，哕是半里证；故可"与小柴胡汤"治疗"半在外、半在里"诸证。《金匮要略》说"诸黄，腹痛而呕者，宜柴胡汤"，因为小柴胡汤是开胸胁的，胸胁满则循胸胁的肝胆经郁结可致发黄，故小柴胡汤开胸胁可以治疗"诸黄"。

第 266 条：本太阳病不解，转入少阳者，胁下硬满，干呕不能食，往来寒

热，尚未吐下，脉沉紧者，与小柴胡汤。

从六经欲解时图可以知道，太阳顺时针连着阳明，逆时针连着少阳，所以有太阳阳明合病、并病，也有太阳少阳合病、并病。本条就是"太阳病不解，转入少阳者"，其"往来寒热""胁下硬满"是在横膈膜之上"病发于阳"的半表，"干呕，不能食"是在横膈膜之下"病发于阴"的半里，故可"与小柴胡汤"。"脉沉紧"与148条的"脉沉紧"一样，表示里寒，"干呕，不能食"是阳明中寒。

要注意"尚未吐下"，如"病发于阳"早下则成"结胸"，如"病发于阴"早下则成"痞"，必须要加以鉴别。如第149条说"伤寒五六日，呕而发热者，柴胡汤证具，而以他药下之，柴胡证仍在者，复与柴胡汤。此虽已下之，不为逆，必蒸蒸而振，却发热汗出而解。若心下满而硬痛者，此为结胸也，大陷胸汤主之。但满而不痛者，此为痞，柴胡不中与之，宜半夏泻心汤。"就是与陷胸证和痞证的鉴别。并提出其治疗原则是"第267条：若已吐下、发汗、温针、谵语，柴胡汤证罢，此为坏病。知犯何逆，以法治之。"

张仲景并从第149条提炼出"呕而发热"作为小柴胡汤见证，设立"第379条：呕而发热者，小柴胡汤主之"，发热是表证，呕是里证。

小柴胡汤证是从"病发于阳"的太阳阳明误治而来，所以小柴胡汤证要与太阳病、阳明病加以鉴别。如第229、230、231条都是与阳明病的鉴别，而第99、100、148、266条都是与太阳病的鉴别。

第232条：脉但浮，无余证者，与麻黄汤。若不尽，腹满加哕者，不治。

本条是与"病发于阳"表之表的太阳阳明合病的麻黄汤证的鉴别。

第98条：得病六七日，脉迟浮弱，恶风寒，手足温，医二三下之，不能食，而胁下满痛，面目及身黄，颈项强，小便难者，与柴胡汤，后必下重；本渴饮水而呕者，柴胡汤不中与也，食谷者哕。

本条有脉浮弱、恶风寒、面目身黄、颈项强（上焦不开则颈项强）等表证，又有胁下满痛、不能食、小便难等里证，半在表、半在里类似小柴胡汤证。但本条"不能食"与小柴胡汤证的"不欲饮食"不同。"医二三下之"则寒中。第190条说"阳明病……不能食，名中寒"，脉迟为寒，是脾胃虚寒，脾胃虚寒则可导致水湿停滞，故见"面目及身黄"的"谷疸"症状。第195条说"阳明病，脉迟，食难用饱，饱则微烦头眩，必小便难，此欲作谷疸。虽下之，腹满如故，所以然者，脉迟故也"。两条都有脉迟、小便难，此"小便难"是水湿停聚所致，故不能再用小柴胡汤。因为小柴胡汤中的人参、大枣生津液可增加水湿，水湿重则下利，故云"与柴胡汤，后必下重"。第365条说"下利，脉沉弦者，下重也"。这个"渴"是水湿停滞津液不化导致的，如《金匮要略·痰饮咳嗽病脉证并治》说"腹满，口舌干燥，此肠间有水气，己椒苈黄丸主之"，这时候"柴胡不中与也"。胃中虚寒，不能消化，饮食水谷则哕，第226条说"若胃中虚冷，不能食者，饮水则哕"。

第98条与99条，一个与小柴胡汤，一个不能与小柴胡汤，关键是看肠胃有无水湿停滞。

第123条：太阳病，过经十余日，心下温温欲吐，而胸中痛，大便反溏，腹微满，郁郁微烦。先此时自极吐下者，与调胃承气汤。若不尔者，不可与。但欲呕，胸中痛，微溏者，此非柴胡汤证，以呕故知极吐下也。

病发太阳"过经十余日"，邪气已经不在太阳表了，而见**"心下温温欲吐，而胸中痛，大便反溏，腹微满，郁郁微烦"**等症状，胸痛不是"胸胁苦满""胸满胁痛"，可能是"结胸"的胸痛及胸痹的"胸痛"，要加以鉴别。本条的"大便溏"与第229条小柴胡汤证的"大便溏"类似。"郁郁微烦"类似于小柴胡汤证的"心烦"，而见于第103条的大柴胡汤证，而又不同于大柴胡汤证的"呕不止，心下急"（第103条：太阳病，过经十余日，反二三下之，后四五日，柴胡证仍在者，先与小柴胡。呕不止，心下急，郁郁微烦者，为未解也，与大柴胡汤，下之则愈）。"欲呕"，还没有呕，不是小柴胡汤的"喜呕"。没有"半在外"的表证，只有**"但欲呕，胸中痛，微溏者"**，故断定本条**"非柴胡汤证"**。医者见**"腹微满，郁郁微烦"**而用"吐下"法后出现了**"心下温温欲吐，而胸中痛，大便反溏"**的症状，故云"先此时"。第207条说"阳明病，不吐不下，心烦者，可与调胃承气汤"，第249条说"伤寒，吐后腹胀满者，与调胃承气汤"，可知是"半在里"用调胃承气汤的指证。

因小柴胡汤证是"半在外"之表、"复有里"之"半在里"，故小柴胡汤的加减法就按表和里加减。

外有微热表证，去人参，加解表的桂枝从汗解。表阳不足的去人参、大枣、生姜，加补肝阳的五味子、干姜（小补肝汤的主药）。横膈膜之上有胸中烦、无里呕，去半夏、人参，加开胸的瓜蒌。胁下痞硬，去大枣，加牡蛎。

"半在里"腹中痛，去黄芩（黄芩治横膈膜之上的肺热），加芍药。里有水气心悸、小便不利，去黄芩，加茯苓。渴在阳明里，去半夏，加人参、天花粉。

《素问·五脏别论》说："夫胃、大肠、小肠、三焦、膀胱，此五者天气之所生也，其气象天，故泻而不藏。"而《素问·阴阳应象大论》说："天气通于肺。"所以是肺的宣发与肃降在决定着腑道的"通""降"生理功能。一旦肺的宣发、肃降功能失常，就会发生"胃家实"和"脾家实"等病变。所谓"阳明之为病，胃家实"及太阳阳明病的"脾约"，就是肺病导致的"胃家实"及"脾家实"。无论是伤于寒，还是伤于热，都能使肺之宣发、肃降功能失常而发病。如此看来，小柴胡汤证的本源全在于表部，里部"胃家实"的证候是由表部引起的，邪高病下，所以张仲景在第148条十分肯定明确地说"必有表，复有里也"。复为副词，训继续，相当于"再"。此句意思是说，必定是先有小柴胡汤表证，然后才有小柴胡汤里证，里证是表证的继发证候。因此张仲景制定的治疗原则是"上焦得通，津液得下，胃气因和，身濈然汗出而解"，即首先"开通"表部，身濈然汗出而解，表部一开通，肺的宣发、肃降功能正常了，里证也随之而愈了。所以小柴胡汤证以发汗开胸解表为主，张仲景说小柴胡汤是发汗剂。在小柴胡汤的方后加减法中说"若不渴、外有微热者，去人参，加桂枝三两，温覆微汗愈"，就是有表发汗法；再如第104条说"小柴胡汤以解外"，有潮热里证者，可以"柴胡加芒硝汤"治里，或用大柴胡汤治里。

从小柴胡汤证告诉我们，正邪交争的核心病机点是病因在机体的反应点，不是症状反应点，核心病机点反映出来的症状是原发症状，继发症状是原发症状引起的，不能以继发症状定核心病机。

二、小柴胡汤表、里证

第 148 条说小柴胡汤证"必有表，复有里"，张仲景有论述。第 98、99、100 条讲的都是"必有表，复有里"。

第 98 条"脉浮弱，恶风寒……面目及身黄，颈项强"是表证，"胁下满痛，不能食……小便难"是里证。

第 99 条的感受风寒后"身热恶风，颈项强，胁下满"是表证，"胁下满""渴"是里证。

第 100 条："伤寒，阳脉涩，阴脉弦，法当腹中急痛，先与小建中汤，不差者，小柴胡汤主之。"这里的"腹中痛"，是"胃中虚冷"引起的，还是小柴胡汤证的"邪高痛下"呢？如果不能确定，就先用小建中汤温中治里法不愈，再用小柴胡汤开胸胁治"邪高痛下"来表证。另外，小建中汤——阳旦升阳卫外治表，小柴胡汤——阴旦降阴治里。

小柴胡汤证，既有表证，复有里证。第 101 条给出了辨证法，谓："伤寒中风，有柴胡证，但见一证便是，不必悉具。凡柴胡汤病证而下之，若柴胡证不罢者，复与柴胡汤，必蒸蒸而振，却复发热汗出而解。"小柴胡汤的五大主证，见一证便可用小柴胡汤。如见到小柴胡汤证的大便不通而用攻下法，若小柴胡汤证仍在，可再服用小柴胡汤。从"复与柴胡汤，必蒸蒸而振，却发热汗出而解"可知，小柴胡汤证的本证是在表部的，只有表证才能从发汗解。

三、妇人邪结胸胁热入血室证

第 143 条：妇人中风，发热恶寒，经水适来，得之七八日，热除而脉迟身凉，胸胁下满，如结胸状，谵语者，此为热入血室也，当刺期门，随其实而取之。

第 144 条：妇人中风，七八日续得寒热，发作有时，经水适断者，此为热入血室，其血必结，故使如疟状，发作有时，小柴胡汤主之。（并见《妇人杂

病脉证并治》)

第 145 条：妇人伤寒，发热，经水适来，昼日明了，暮则谵语，如见鬼状者，此为热入血室。无犯胃气，及上二焦，必自愈。

《素问·评热论》说"月事不来者，胞脉闭也，胞脉者属心而络于胞中，今气上迫肺，心气不得下通，故月事不来也"，可知月经与胸中心肺有关。

妇人外感伤寒、中风，见发热恶寒、往来寒热、胸胁满外证，上焦不通，影响胸胁心肺不开导致"经水适断（不能理解为月经完了，是因为胸胁结邪导致的月经'血必结'）"。"发作有时"与"休作有时"一个意思。发作有时故如"疟状"。所以用小柴胡汤治疗"往来寒热、胸胁苦满"则血室血结愈。"热除而脉沉身凉"是表证消失，"胸胁下满如结胸状，谵语者"是阐发"热入血室"。若"经水适来"，月经通，没有血结，刺期门开胸就可以了，不用服小柴胡汤、大柴胡汤开上中二焦及胃气。白天发热是阳气旺，夜热加重则谵语如见鬼状。

知道了太阳主表、太阴主里的道理之后，就可以把小柴胡汤证按图 2-2 里分析如下：

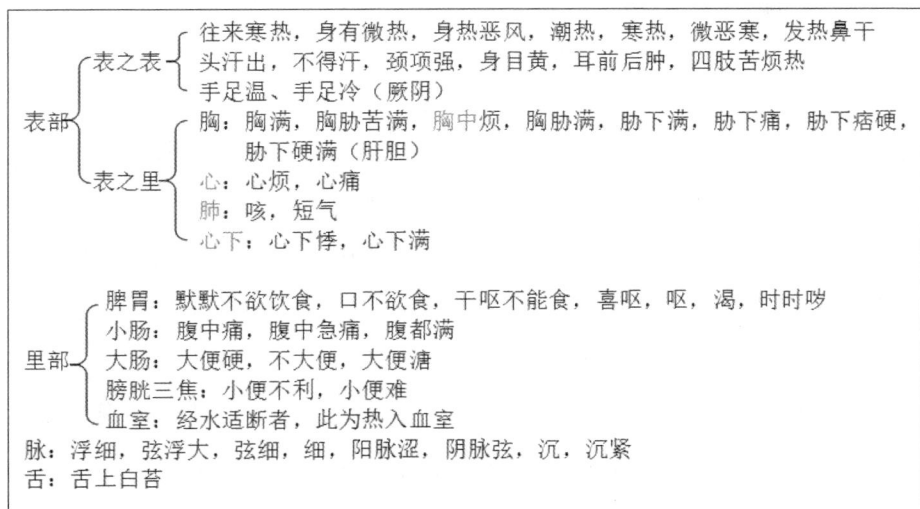

```
        ┌─ 表之表 ─── 往来寒热，身有微热，身热恶风，潮热，寒热，微恶寒，发热鼻干
        │            头汗出，不得汗，颈项强，身目黄，耳前后肿，四肢苦烦热
        │            手足温、手足冷（厥阴）
 表部 ──┤         ┌─ 胸：胸满，胸胁苦满，胸中烦，胸胁满，胁下满，胁下痛，胁下痞硬，
        │         │      胁下硬满（肝胆）
        └─ 表之里 ┤  心：心烦，心痛
                  │  肺：咳，短气
                  └  心下：心下悸，心下满

        ┌─ 脾胃：默默不欲饮食，口不欲食，干呕不能食，喜呕，呕，渴，时时哕
        │  小肠：腹中痛，腹中急痛，腹都满
 里部 ──┤  大肠：大便硬，不大便，大便溏
        │  膀胱三焦：小便不利，小便难
        └  血室：经水适断者，此为热入血室
 脉：浮细，弦浮大，弦细，细，阳脉涩，阴脉弦，沉，沉紧
 舌：舌上白苔
```

图 2-2　小柴胡汤证半表、半里示意图

请看，张仲景把小柴胡汤证阐述得明明白白，何故要曲解呢！

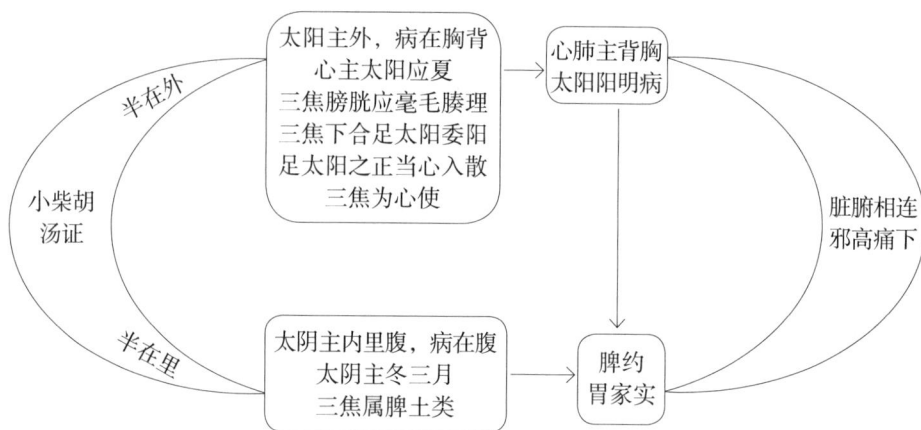

图 2-3　太阳主外、太阴主内示意图

　　从小柴胡汤的条文看，小柴胡汤证必有太阳、阳明、少阳三阳表证，是邪气在表，既有表之表证，更有表之里证，如肺的咳、气短、胸中烦，心的心烦、心痛、心下悸、心下满，即一般说的上焦胸胁心肺俱热，这是病机的核心所在。

　　至于那些脾胃肠、膀胱三焦、血室证，则都是心肺失常态引起的。《素问·五脏别论》说："夫胃、大肠、小肠、三焦、膀胱，此五者天气之所生也，其气象天，故泻而不藏。"《素问·阴阳应象大论》说："天气通于肺。"所以是肺的宣发与肃降在决定着腑道的"通""降"生理功能。一旦肺的宣发、肃降功能失常，就会发生"胃家实"和"脾家实"的病变。凡言柴胡证，绝对不能忘了太阳阳明表证病情来路之前提。所谓"阳明之为病，胃家实"及"脾约"，就是肺金为病导致"胃家实"及"脾家实"。"阳明之为病"导致"胃家实"，不能就说"阳明"是指"胃"。无论是伤于寒，还是伤于热，都能使肺之宣发、肃降功能失常而发病。王孟英最得此《内经》真髓，而善调气机。

　　王孟英说"肺主一身之气，气壅不行"，"一身之气，皆失其顺降之机"。肺胃一气相贯，肺气肃降有权，则胃气也顺流而下。有形之污垢，必借胃腑为出路。且肺金清肃，能平镇肝木。所以王氏独重治肺来拨动气机。他说："予大剂轻淡之品，肃清气道。俾一身治节之令，肝胃逆升之火，胃腑逗留之浊，枢机郁遏之热，水饮凝滞之痰，咸得下趋，自可向愈。"治肺常用宣、降、清、肃等法。药用枇杷叶、杏仁、紫菀、竹茹、旋覆花、瓜蒌、薤白、白虎汤、苇茎汤等。这对于轻症新病来说，"但与舒展气机"，"伸其治节，俾浊气下趋，乃为宣达之机"，则诸恙自瘳矣。可是对于重症痼疾，"欲清气道之邪，必先去其邪所依附"的有形之物，"使邪无依附而病自去"。对于邪气"挟身中有形之垢浊"的治疗，"最忌补涩壅滞之品。设误用之，则邪得补而愈炽，浊被壅而愈塞，耗其真液之灌溉，阻其正气之流行"，"枢机窒滞，滋腻难投"。祛除有形之物，王氏常用小陷胸汤、温胆汤、凉膈散、雪羹汤、承气汤、礞石滚痰丸、莱菔子、桃仁、牡丹皮、丹参、茺蔚子等方药。（田合禄，《王孟英气机说初探》，载 1992 年第三期《中医药研究》第 14 页）王孟英为温病大家，自然重于温热而用白虎汤、苇茎汤、承气汤等，这些不正是《伤寒论》白虎汤证、承气汤证吗？

小柴胡汤的功能是"开通"上焦太阳阳明，谓"上焦得通，津液得下，胃气因和，身濈然汗出而解"。恢复肺的宣发、肃降及出入升降、代谢功能，通过汗、吐、下之法把病邪祛逐体外，于是就出现了各种排病现象。

"上焦得通"有两个含义：

一是说肺的宣发功能从外通，"汗出而解"（肺主天气，"清阳为天"，"清阳发腠理"《素问·阴阳应象大论》）；

二是说肺的肃降功能从里通，"津液得下，胃气因和"而解。

肺主天气，天气下降，"天气下为雨""浊阴出下窍"（《素问·阴阳应象大论》）即是"津液得下"。肺主肃降，天气下降而津液润通其下，"胃气因和"就无"胃家实"了。所以叶天士在《临证指南医案》也说："上焦不行，下脘不通，周身气机皆阻"，又说："诸经之气上逆，填胸聚脘，出入机逆，周行脉痹，肌肉著席而痛转加，平昔辛香燥药不受，先议治肺经，以肺主一身之气化耳。"（叶天士著、徐灵胎评，《临证指南医案》第 293 页，上海人民出版社，1976 年）"填胸"而"上焦不行"就是"病发于阳"误治导致的结果。"下脘不通"就是"聚脘"，就是"胃家实"和"脾约"。表气郁滞闭塞则里气逆乱，表气一通则里气自和。有时里气一通，表气也随之而通。治疗方法尽在《伤寒杂病论》——《伤寒论》《金匮要略》之中，就不一一列举了。

这就告诉我们，小柴胡汤证既有"病发于阳"的表证，也有里证。而且小柴胡汤证的病位是来源于"病发于阳"的失治、误治而邪传于表之里的胸膈。

此半在外是在太阳，半在里是在太阴，在太阴而脉沉紧，与少阴无关。在少阴不得有头汗，今头汗出，所以不是少阴病。观小柴胡汤用太阴药不用少阴药可知矣。

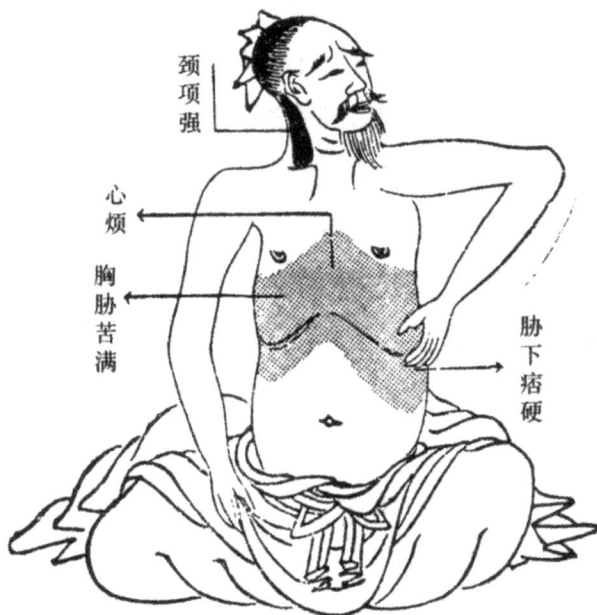

图 2-4　小柴胡汤证示意图

第 148 条的阳结、阴结是什么意思呢？所谓"阳结"是指"病发于阳"的"阳"，即"头汗出，微恶寒，手足冷，口不欲食，大便硬，脉细"等表证证候，其里证是由表证引起的。所谓"阴结"是指"病发于阴"的"阴"，与表证没有任何关系。"阳微结"，指邪气与正气相搏而结于胸胁，即邪结于表阳部，是阳部有邪微结。"阳微结"与"阳微"不是一回事，"阳微"指阳气虚衰。"阳微结"与"纯阴结"对言，"阳微结"的里证是外表证引起的，而"纯阴证"无表证，其鉴别要点是有无外证和有没有汗。

病邪由太阳表之表传表之里胸胁，故云"邪高"。在胸是病在阳在表之里，邪气与阳气相抗争，故有"正邪分争，往来寒热，休作有时"之证。一方面可能是有节律的"往来寒热，休作有时"，如时节律、日节律、月节律等，另一方面可能是无节律的日二三发或二三日一发等如"疟状"。

心、心包、肺、胸在上，心、肺、心包之腑小肠、大肠、三焦在下，在下之腑——由天气肺所生，故云"脏腑相连"。在胸则肺失宣发和肃降，从而导致"胃家实"及"结于胁下"，则"其痛必下"，或"嘿嘿不欲饮食"。另一方面，上焦失调导致肝胆内郁，肝胆主胸胁而出现胸胁苦满或痛。

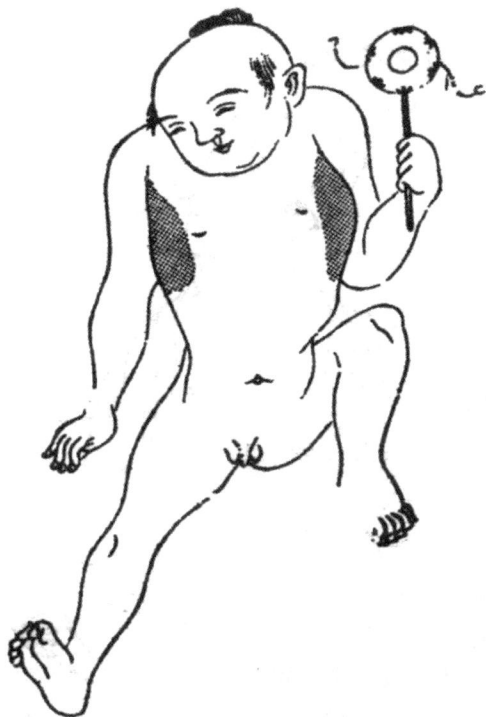

图 2-5 胸胁胀满图

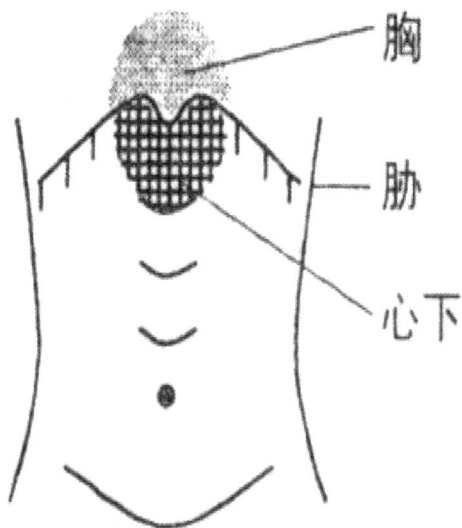

图 2-6 胸、胁、心下示意图

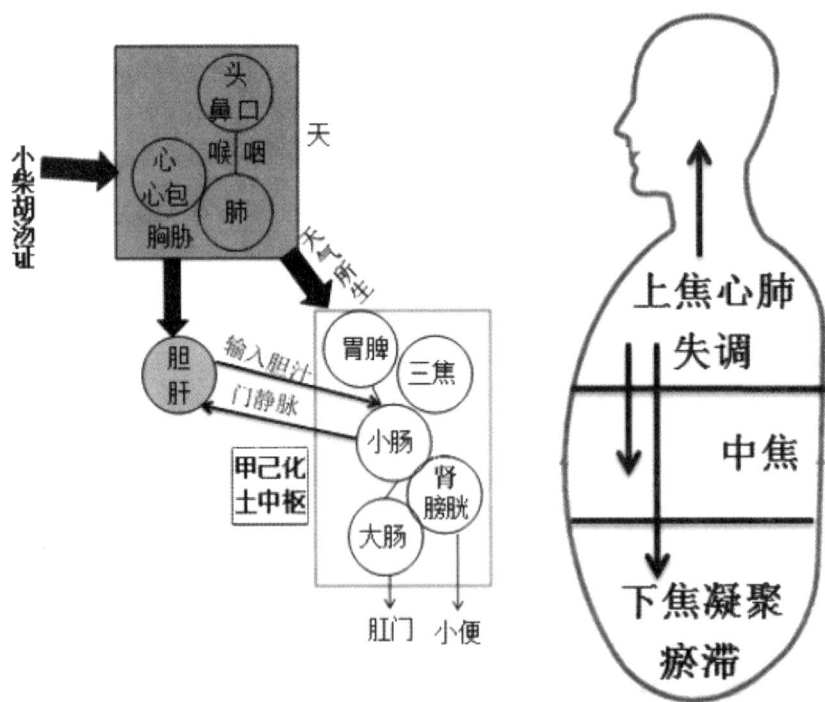

图 2-7 小柴胡汤证病机示意图

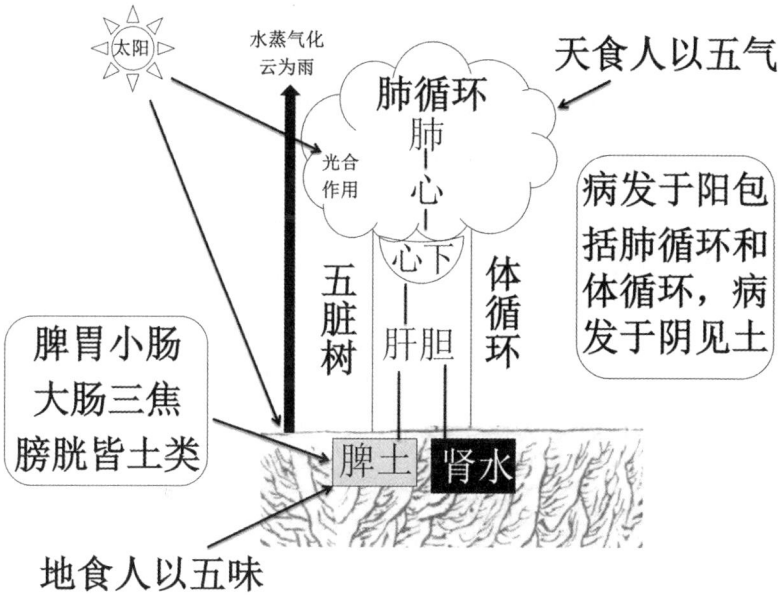

图 2-8　"五脏树"示意图

四、柴胡汤类证

伤寒中风束表
{
表不解

相火郁表：阳气怫郁于表、肺，辛凉——石膏

心火内郁：苦寒——栀子、柴胡、黄芩

肝胆内郁：泻肝，芍药、枳实

腑道不通：芒硝、大黄

水饮结滞：水饮证、蓄水证

气滞血瘀：蓄血证

结胸证
}

邪热结胸胁 ⎰ 陷胸汤证
　　　　　⎱ 柴胡汤证 ⎰ 胸闭的小柴胡汤证
　　　　　　　　　　　　心火内郁、肝胆郁结的大柴胡汤证（期门）
　　　　　　　　　　　　肺胃不降的小柴胡加芒硝汤和调胃承气汤证
　　　　　　　　　　　⎱ 扰心神的柴胡加龙骨牡蛎汤证
　　　　　⎱ 心包蓄血证

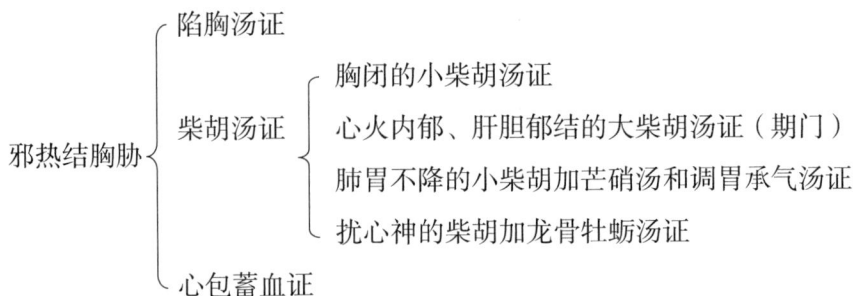

　　张仲景先论述寒伤人阳气，导致表里阳虚，阳虚导致水饮蓄聚，进一步引发水饮为病，以及郁火在上的栀子豉汤类证。接着论述失治误治后，表邪陷入胸胁的小柴胡汤证及其变证。阳虚则阳仪系统清阳不升，水阴盛于下则冲逆泛溢。邪陷入胸中则上焦不开，阴仪系统腑道不通。张仲景的论述系统性强，逻辑严密，便于学习，临床易于应用掌控。

　　伤寒家都认为小柴胡汤证是少阳病的主证主方，不妥。《黄帝内经》说"少阳之上，相火主之"，少阳三焦相火主人身之阳气，少阳相火不足是阳虚，扶阳用大小阳旦汤，阳虚聚水，有苓桂术甘汤、真武汤、五苓散等方；少阳相火太过则火亢，泻相火用大小白虎汤等，是少阳本气相火为病。小柴胡汤证病因是邪热陷胸胁，病机是胸闭不开而气机郁滞，病位在胸胁，所以第230条说小柴胡汤的功能是使"上焦得开，津液得下，胃气因和，身濈然汗出而解"。由于小柴胡汤证的本病病位在胸胁，就涉及五方面的疾病，一是肺不宣肃，不通调水道；二是心火内郁；三是肝胆郁结；四是肠胃道不通；五是左右阴阳不升降。

　　少阳病大概分为三类：一是少阳相火不及类，此类病最多阳虚三联证，以扶阳为根本大法；其次是太阳病阳明病或太阳阳明合病失治误治邪热陷表之里胸中的柴胡汤证的太阳心病的心烦、阳明肺病的不宣肃和少阳三焦腑腠理病，三焦腑气郁滞不畅、水道不行，所以柴胡汤证不全是少阳病，还有太阳病、阳明病、厥阴病等；三是少阳相火太过类，多三阳合病，口苦、咽干、目眩，此类病不多，用大小白虎汤等清热泻火养阴类方药治疗。

　　《重订通俗伤寒论·六经形层》何廉臣谓："张长沙治伤寒法……首辨三焦

部分，膈膜以上清气主之，肺与心也；膈膜以下浊气主之，脾胃二肠内肾膀胱也；界乎清浊之间者为膈膜，乃肝胆部分也。"以横膈膜上下手经足经分清浊，手经在横膈膜之上为阳主清，足经在横膈膜之下为阴主浊。

胸胁不全是肝胆部位，《素问·金匮真言论》说"病在心，俞在胸胁"，所以邪陷胸中多有太阳阳明心肺表病，"寒热往来，胸胁苦满""心烦"即是，邪陷胸胁上焦不开，病在心肺。因为是肝胆部位，小柴胡汤证又有足厥阴经、足少阳经肝胆脏腑病，有大柴胡汤证和柴胡加芒硝汤证等。

一般伤寒注家都认为，六经传遍一次是六七日，传遍二次是十二三日，甚说传第三遍。此说不符合临床实际，临床中没有看到太阳病传到厥阴病后，再回到太阳再接着传到厥阴病的道理。其实这是外感邪气不解，邪气藏匿肌肤经脉所致，藏匿时间的长短受患者的体质及正气的恢复时间和日月的影响。第7条提出"病发于阳"7日愈、"病发于阴"6日愈，概括说是六七日愈。第8条说"太阳病，头痛至七日以上自愈者，以行其经尽故也"，第10条说"风家，表解而不了了者，十二日愈"，这与西医观察到的感冒彻底痊愈需要一周左右时间和2019—2020年新型冠状病毒肺炎需要观察14日大体相符。六经六日传变一周，从太极图阴阳消长的六经量变图（图2-9）可以看得非常清楚。

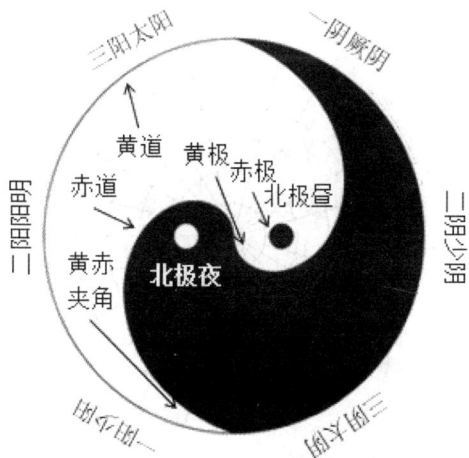

图2-9 三阴三阳量变示意图

六经阴阳消长一周就是六七日，各经都会得到其时间段的天助而得到恢复。与常说的"旦慧，昼安，夕加，夜甚"是一个道理。又《黄帝内经》说营卫1日运行12经脉一周，并说"五日谓之候，三候（15日）谓之气"，一候五六日、三候十四五日（半个朔望月）正是外感病自愈的时间，"天以六为节""天道以六六为节"，日中得病夜半愈，夜半得病日中愈，等"时"来助也。《伤寒例》说："以伤寒为毒者，以其最成杀厉之气也。中而即病者，名曰伤寒；不即病者，寒毒藏于肌肤，至春变为温病，至夏变为暑病。暑病者，热极重于温也。"《素问·阴阳应象大论》说：

冬伤于寒，春必温病。

春伤于风，夏生飧泄。

夏伤于暑，秋必痎疟。

秋伤于湿，冬生咳嗽。

邪气藏匿于肌肤经脉的时间长短取决于正邪斗争及"时气"的影响，或长或短，不一定是下一个季度。所谓"以行其经尽故也"，是指藏匿其经脉的正气恢复而邪气退去。

第136条讲小柴胡汤证是"病发于阳"邪热陷入胸胁，大柴胡汤证是邪热郁结胸胁肝胆经导致肝胆脏腑郁结，但要与"病发于阳"误下导致的结胸水结证相鉴别。大结胸证是"病发于阳"误下邪热内陷胸膈所致水结证及肠道不通，从胸膈到少腹上中下三焦皆有水结。大结胸证从心下至少腹硬满疼痛，手不可近，伴见短气烦躁，大便秘结，舌上燥而渴，日晡小有潮热，脉沉紧或沉迟有力。大陷胸汤用甘遂苦寒泻水，芒硝大黄咸寒苦寒调胃泻热。大柴胡汤证和大结胸证，虽然都是邪热内陷胸中所致，但大结胸证是邪热内陷胸膈而出现水道不利，大柴胡汤证是邪热内陷胸胁导致肝胆郁结所致。

五、柴胡证、桂枝证

桂枝证、柴胡证首见于《伤寒论》，如第34条"太阳病，桂枝证"；第101条说"伤寒中风，有柴胡证"；第104条"伤寒十三日不解，胸胁满而呕，日晡所发潮热，已而微利，此本柴胡证"；第103条"太阳病，过经十余日，反二三下之，后四五日，柴胡证仍在者"；第 149 条 "伤寒五六日，呕而发热者，柴胡汤证具。而以他药下之，柴胡证仍在者，复与柴胡汤"；第 251 条 "得病二三日，脉弱，无太阳柴胡证"。桂枝证即桂枝汤证，柴胡证即柴胡汤证。

桂枝汤证又称作阳旦证，如《伤寒论》第 30 条说 "证象阳旦"，《金匮要略》说 "产后风，续之数十日不解，头微痛，恶寒，时时有热，心下闷，干呕汗出。虽久，阳旦证续在耳，可与阳旦汤。"《外台秘要》卷二引《古今录验》阳旦汤主治中风伤寒，脉浮，发热往来，汗出恶风，项颈强，鼻鸣干呕。其实就是桂枝汤证。《辅行诀五脏用药法要》载 "外感天行，经方之药，有二旦、六神大小等汤。昔南阳张机，依此诸方，撰写为《伤寒论》一部"。说明阴阳二旦汤是治疗外感病的，阴阳二旦汤共有 5 个方证。

小阳旦汤：治天行，发热，自汗出而恶风，鼻鸣干呕者，桂枝三两、芍药三两，生姜二两（切），甘草二两（炙），大枣十二枚。上五味，以水七升，煮取三升，温服一升，服已，即啜热稀饭一器，以助药力，稍令汗出，不可大汗流漓，汗之则病可除也。若不汗出，可随服之，取瘥止。日三服，若加饴一升，为正阳旦汤。

小阴旦汤：治天行，身热，汗出，头目痛，腹中痛，干呕，下利者黄芩三两，芍药三两，生姜二两（切），甘草二两（炙），大枣十二枚。上方，以水七升，煮取三升，温服一升，日三服，服汤已，如人行三四里时，令病人饮白浆一器，以助药力，身热之自愈也。

大阳旦汤：治凡病汗出不止，气息惙惙，身劳力怯，恶风凉，腹中拘急，不欲饮食，皆宜此方。若脉虚大者，为更切证也。黄芪五两，人参、桂枝、生姜各三两，甘草二两（炙），芍药六两，大枣十二枚，饴糖一升。上七味，以水一斗，煮取四升，去滓，纳饴上火，令烊已，每服一升，日三夜一服。

大阴旦汤：治凡病头目眩晕，咽中干，每喜干呕，食不下，心中烦满，胸胁支痛，往来寒热方。柴胡八两，人参、黄芩、生姜各三两，甘草二两（炙），芍药四两，大枣十二枚，半夏一升（洗）。上八味，以水一斗二升，煮取六升，去滓，重上火，缓缓煎之，取得三升，温服一升，日三服。

从第 34 条"太阳病,桂枝证"、第 251 条"无太阳柴胡证"看,桂枝证、柴胡证开始都属于太阳表证。三阳旦汤——辛甘温扶阳治疗外感风寒,小阳旦汤即桂枝汤,正阳旦汤即桂枝汤加饴糖(药味同小建中汤,不等于小建中汤,小建中汤芍药是六两),大阳旦汤即小建中汤加黄芪人参。二阴旦汤苦辛寒扶阴治疗外感风热,小阴旦汤即桂枝汤去桂枝加黄芩或黄芩汤加生姜),大阴旦汤即小柴胡汤加芍药或小阴旦汤加柴胡、人参、半夏。

《说文解字》说:"旦,明也。从日见一上。一,地也。"阳旦为旭日东升,阴旦是太阳西落的黄昏。于此可知,阳旦阴旦是表示阴阳升降的。《素问·天元纪大论》说"夫五运阴阳者,天地之道也,万物之纲纪,变化之父母,生杀之本始,神明之府也……左右者,阴阳之道路也……金木者,生成之终始也。"《素问·阴阳应象大论》说阴阳的正常升降是"阳生阴长,阳杀阴藏。阳化气,阴成形。寒极生热,热极生寒。寒气生浊,热气生清",反之则"清气在下,则生飧泄;浊气在上,则生膜胀。此阴阳反作,病之逆从也"。

小阳旦汤即《伤寒论》的桂枝汤,"服已,即啜热稀饭一器,以助药力,稍令汗出,不可大汗流漓,汗之则病可除也"。小阴旦汤却是将桂枝汤中的桂枝易为黄芩,"服汤已,如人行三四里时,令病人饮白浆一器,以助药力,身热之自愈也"。小阴旦汤用苦寒的黄芩和酸寒的芍药白浆苦酸涌泄为阴而沉降,小阳旦汤辛甘温而发散升浮。救阳反作用阳旦汤,救阴反作用阴旦汤。阳旦汤扶阳生发祛逐风寒,阴旦汤扶阴沉降祛逐风热,一升一降来纠正"阴阳反作"。"阴阳反作"的病最多,所以桂枝汤和小柴胡汤加减变化的方子最多,而且两方都是发汗和剂。桂枝汤发表之表证的汗,小柴胡汤发表之里证的汗——战汗。《伤寒论》第 53、54 条说桂枝汤证只是在表营卫不和,而第 97 条说小柴胡汤证却是"血弱气尽"。

阴阳二旦合用有柴胡桂枝汤、柴胡桂枝干姜汤。第 146 条"伤寒六七日,发热微恶寒,支节烦疼,微呕,心下支结,外证未去者,柴胡桂枝汤主之",第 147 条"伤寒五六日,已发汗而复下之,胸胁满微结,小便不利,渴而不呕,但头汗出,往来寒热心烦者,此为未解也,柴胡桂枝干姜汤主之"。因为同时见太阳病桂枝证(伤寒五六七日,发热微恶风寒,支节烦痛,干呕)柴胡证（伤寒五六七日，往来寒热，胸胁微结，心下支结，微呕）皮肤表证，故两方合用一起治疗"阴阳反作"。

从小阴阳二旦汤治疗"天行"病发热看，是治疗全身性的外感病风寒、风热的初起病。《素问·皮部论》说："邪客于皮则腠理开，开则邪入客于络脉，络脉满则注于经脉，经脉满则入舍于腑脏也。"《灵枢·百病始生》说："虚邪之中人也，始于皮肤，皮肤缓则腠理开，开则邪从毛发入，入则抵深，深则毛发立，毛发立则淅然，故皮肤痛。留而不去，则传舍于络脉，在络之时，痛于肌肉，其痛之时息，大经乃代。留而不去，传舍于经，在经之时，洒淅喜惊。留而不去，传舍于输，在输之时，六经不通，四肢则肢节痛，腰脊乃强。留而不去，传舍于伏冲之脉，在伏冲之时，体重身痛。留而不去，传舍于肠。"外感病传变大约分皮肤→肌肉→经脉→伏冲脉→脏腑 5 个阶段，大约在皮肤是六经共有表证而分六气，入经则六气分六经，最后入脏腑。

《伤寒论》有两套三阴三阳体系，在皮肤共有六经表证是"某某之为病"，属于天之阴阳六气病，《伤寒论》明确记载有伤寒、中风、温病、痉（燥）病、湿痹、中暍（中热）等六气之病，显然不是只讲寒邪为病，故在每篇病之首设立"某某之为病"一条：

第 1 条：太阳之为病，脉浮，头项强痛而恶寒。（田按：太阳之上，寒气主之。论述感受寒邪为病）

第 180 条：阳明之为病，胃家实是也。（田按：阳明之上，燥气主之。论述感受燥邪为病）

第 263 条：少阳之为病，口苦，咽干，目眩也。（田按：少阳之上，相火主之。论述感受暑邪为病）

第 273 条：太阴之为病，腹满而吐，食不下，自利益甚，时腹自痛。若下之，必胸下结硬。（田按：太阴之上，湿气主之。论述感受湿邪为病）

第 281 条：少阴之为病，脉微细，但欲寐也。（田按：少阴之上，热气主之。论述感受热邪为病）

第 326 条：厥阴之为病，消渴，气上撞心，心中疼热，饥而不欲食，食则吐蛔。下之，利不止。（田按：厥阴之上，风气主之。论述感受风邪为病）

外感病在皮肤不解，入经则分六经"某某病"，是人之阴阳六经病，属于《伤寒论》六经欲解时。

第 9 条：太阳病，欲解时，从巳至未上。

第 193 条：阳明病，欲解时，从申至戌上。

第 272 条：少阳病，欲解时，从寅至辰上。

第 275 条：太阴病，欲解时，从亥至丑上。

第 291 条：少阴病，欲解时，从子至寅上。

第 328 条：厥阴病，欲解时，从丑至卯上。

根据这些叙述可以绘制出图 2-10。

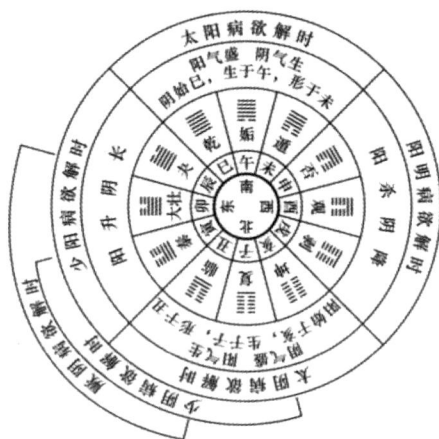

图 2-10　六经欲解时图

《素问·热论》则只载伤于寒邪的六经病，谓：

太阳病：伤寒一日，巨阳受之，故头项痛，腰脊强。

阳明病：伤寒二日，阳明受之，阳明主肉，其脉侠鼻络于目，故身热目疼而鼻干，不得卧也。

少阳病：伤寒三日，少阳受之，少阳主胆，其脉循胁络于耳，故胸胁痛而耳聋。

太阴病：伤寒四日，太阴受之，太阴脉布胃中络于嗌，故腹满而嗌干。

少阴病：伤寒五日，少阴受之，少阴脉贯肾络于肺，系舌本，故口燥舌干而渴。

厥阴病：伤寒六日，厥阴受之，厥阴脉循阴器而络于肝，故烦满而囊缩……

其未满三日者，可汗而已；其满三日者可泄而已。

《素问·热论》说得明白，谓"今夫热病者，皆伤寒之类也……人之伤于寒也则为病热，热虽甚不死"，这是感受风寒发病，风寒外束，汗孔闭塞，阳气怫郁而发热的热病。在三阳经"可汗而已"，在三阴经"可泄而已"。《素问·六元正经大论》说"金郁泄之"，注曰"谓渗泄也"，《素问·平人气象论》说"宗气泄也"，注曰"谓发泄也"，可知泄乃发泄、渗泄之意。因为三阴经比三阳经较深，故用小阴旦汤发泄之。小阴旦汤只是将桂枝汤的桂枝易为黄芩，其中的生姜、炙甘草及大枣辛甘温仍然具有发散之功。

黄芩：味苦，性平。《神农本草经》载："主诸热，黄疸，肠澼，泄痢，逐水，下血闭，恶疮，疽蚀，火疡。"黄芩清热凉血，治疗肺胃肠热，不但治疗太阳少阳合病之热，也治疗阴仪系统之热。

《伤寒论》则认为三阳"经皆受病，未入于府者，可汗而已"，三阴"经皆受病，已入于府，可下而已"，于是出现了表证→经证→脏腑证三个阶段。

不过《伤寒论》是论外感六气为病的。

$$
外邪客表
\begin{cases}
中风：三阳旦汤 \\
伤寒：麻黄汤、大小青龙汤 \\
温病：葛根汤、大小阴旦汤，白虎汤 \\
湿痹：麻杏苡甘汤、麻黄加术汤 \\
痉证：葛根汤、栝楼桂枝汤、大承气汤 \\
中暍：白虎加人参汤
\end{cases}
$$

人体为什么容易感受外邪发病呢？因为阳气不能固表也。《素问·生气通天论》说："阳气者若天与日，失其所则折寿而不彰，故天运当以日光明，是故阳因而上卫外者也……故风者，百病之始也，清静则肉腠闭拒，虽有大风苛毒，弗之能害……故阳气者，一日而主外，平旦人气生，日中而阳气隆，日西而阳气已虚，气门乃闭。是故暮而收拒，无扰筋骨，无见雾露，反此三时，形乃困薄。"风为百病始，就是阳气为百病始。《素问·阴阳应象大论》说："阳之气，以天地之疾风名之。"太阳为什么是巨阳？因为"巨阳者，诸阳之属也，其脉连于风府，故为诸阳主气也"，为什么连风府称巨阳？因为"卫气每至于风府"（《素问·疟论》《素问·岁露论》）《灵枢·本脏》说"卫气者，所以温分肉，充皮肤，肥腠理，司关合者也……卫气和则分肉解利，皮肤调柔，腠理致密矣。"解利即通利，分肉中是三焦腑腠理，"分肉解利"言腠理通畅。头为诸阳之会，卫气平旦出于目，行于督脉风府，督脉主诸阳。故可知太阳为巨阳是因为有卫气温皮肤分肉腠理固密所致。况且"厥阴所至为风府"（《素问·六元正纪大论》），厥阴主风阳为风府，即是阳府。故太阳病上篇首出桂枝汤——小阳旦汤扶阳固表，小阳旦汤扶阳固表就是补卫阳心阳，心主夏天阳气，故《素问·刺禁论》说"心部于表"，君明天下安，所以六经皆有桂枝汤证——阳旦证，或以桂枝汤加祛逐某病邪之药，张仲景已经给出范例，如桂枝加葛根汤治疗阳气怫郁之热，桂枝汤加栝楼根名栝楼桂枝汤治疗柔痉，或用大青龙汤、小青龙汤、越婢汤、麻杏石甘汤中的石膏发散阳气怫郁之热，又感受风寒的太阳阳明合病用麻黄汤主之，方中用桂枝、炙甘草辛甘温扶阳，麻黄、杏仁逐寒燥邪气解表；感受风热的太阳阳明合病用葛根汤主之，方中桂枝汤扶阳固表，葛根、麻黄祛逐风热邪气解表。感受风热的三阳合病用白虎汤清热泻火。其他如桂枝加黄芩汤（《外台秘要》卷二引《古今录验》）治疗郁热伤肺，桂枝加芍药汤治疗脾热，桂枝汤加黄芪、附子加强补阳气、白虎加桂枝汤等。

从大阴阳二旦汤治疗"凡病"看，则多是治疗外感病初起失治、误治后的病变，或杂病。

人们初感天之六气时"病发于阳"是"太阳阳明合病"在皮肤，伤卫气阳气，所以外感初起表证，笔者将表证分为表之表和表之里两部分，在皮肤为表之表，在横膈膜之上胸中为表之里，外感初起在表之表皮肤，不是单纯太阳病，不能等同于太阳病，是主皮肤表的太阳阳明合病，不分六经，只分中风、伤寒、温病三大类，《伤寒论》太阳病上篇说：

第 2 条：太阳病，发热汗出，恶风，脉缓者，名为中风。

第 3 条：太阳病，或已发热，或未发热，必恶寒，体病，呕逆，脉阴阳俱紧者，名为伤寒。

第 6 条：太阳病，发热而渴，不恶寒者为温病。

桂枝汤主中风，麻黄汤主伤寒，葛根汤主温病。

温病有太阳阳明合病、太阳少阳合病、三阳合病，如第 32 条"太阳与阳明合病者，必自下利。葛根汤主之"，第 172 条"太阳与少阳合病，自下利者，与黄芩汤"，第 219 条"三阳合病，腹满身重，难于转侧，口不仁面垢，谵语遗尿。发汗则谵语，下之则额上生汗，手足逆冷。若自汗出者，白虎汤主之"，第 268 条"三阳合病，脉浮大，上关上，但欲眠睡，目合则汗"，以及第 168、169、170 条的白虎加人参汤、第 397 条竹叶石膏汤。

《温热经纬·叶香岩外感温热篇》王孟英按："所谓六气，风、寒、暑、湿、燥、火也。分其阴阳，则《素问》云：寒暑六入，暑统风、火，阳也。寒统燥、湿，阴也。"即将六气分为伤寒、温病两大类。

六经表证都有桂枝汤证（太阳病多条，阳明病 234、240 条，少阳病阳旦汤，太阴病 276、279 条，少阴病，厥阴病 351、352 条当归四逆汤），小柴胡汤证（太阳病多条，阳明病 229、230、231 条，少阳病 266、267 条，太阴病嘿嘿不欲饮食，少阴病 318 条四逆散，厥阴病 379 条）。

伤寒热病，首载于《素问·热论》，谓："伤寒一日巨阳受之……二日阳明受之……三日少阳受之……四日太阴受之……五日少阴受之……六日厥阴受之……"《伤寒论》说感受寒邪开始初病在皮肤，在表皮肤不解则传入于经脉，在经脉不解则传入脏腑。其传入的条件，《伤寒论》第 4 条说："伤寒一日，太阳受之，脉若静者，一为不传，颇欲吐，若躁烦，脉数急者，为传也。"第 5 条说："伤寒二、三日，阳明少阳证不见者，为不传也。"脉静说明伤寒热病轻，不见阳明少阳证为不传，若"颇欲吐，若躁烦，脉数急"为热重，见阳明少阳证则传变。

第 269 条说"伤寒六七日，无大热，其人躁烦者，此为阳去入阴故也。"虽无大热，但"躁烦"必有热，有热必伤阴，故云"此为阳去入阴"。第 270

条说："伤寒三日，三阳为尽，三阴当受邪，其人反能食而不呕，此为三阴不受邪也。""能食而不呕"说明有胃阳胃气顺，故云"此为三阴不受邪"。第384条说："今是伤寒，却四五日至阴经，上转入阴，必利。"外邪无论是伤寒或温病传入阴经必下利，如温病葛根汤、黄芩汤的下利、少阴三大承气汤，伤寒四逆汤等的下利。此种下利有邪客经脉、脏腑之分，葛根汤、黄芩汤是邪在经脉的下利，大承气汤、四逆汤是邪在脏腑的下利。

　　言伤寒是循经传，但也有不循经传者。第185条说："本太阳，初得病时，发其汗，汗先出不彻，因转属阳明也。伤寒发热，无汗，呕不能食，而反汗出濈濈然者，是转属阳明也"，此言太阳传阳明是顺传。第266条说："本太阳病不解，转入少阳者"，此言太阳在阳仪系统顺传少阳，不是隔经传越经传。还有三阳合病的三阳同时发病。第278条说："本太阳病，医反下之，因尔腹满时痛者，属太阴也"，此言从太阳表传太阴里。《灵枢·营卫生会》说："太阴主内，太阳主外。"

　　温病则不按此六经顺次传变。《伤寒论》第31条说："太阳病，项背强几几，无汗恶风（者），葛根汤主之。"初感温病用葛根汤治疗。第32条说："太阳与阳明合病者，必自下利，葛根汤主之。第33条说："太阳与阳明合病，不下利，但呕者，葛根加半夏汤主之。"这说明温病是由上焦传中焦胃肠的。治温病的小阴旦汤——黄芩汤也是传中焦肠胃。第172条说："太阳与少阳合病，自下利者，与黄芩汤；若呕者，黄芩加半夏生姜汤主之。"《温热经纬》"张路玉曰：黄芩汤乃温病之主方，即桂枝汤以黄芩易桂枝而去生姜也。盖桂枝主在表风寒，黄芩主在里风热，不易之定法也。"大阴旦汤——小柴胡汤更是传肠胃。第97条说："血弱气尽，腠理开，邪气因入，与正气相搏，结于胁下。正邪分争，往来寒热，休作有时，嘿嘿不欲饮食，脏腑相连，其痛必下，邪高痛下，故使呕也，小柴胡汤主之。"第230条将温病传中下焦概括为"上焦得通，津液得下，胃气因和，身濈然汗出而解"。《温热经纬·叶香岩外感温热篇》王士雄按："夫温热之邪，迥异风寒，其感人也，自口鼻入，先犯于肺，不从外解，则里结而顺传于胃。胃为阳土，宜降宜通，所谓腑以通为补也。"温病初起的葛根汤可以和小阴旦汤、大阴旦汤合用治疗一些疾病。

　　外感初起客表在皮肤，必是表阳不固，固表非阳旦汤莫属，用小阳旦汤——桂枝汤扶阳固表，即太阳病上篇之用意。邪客在皮毛闭塞必有阳气怫郁表热证，多用桂枝汤扶阳而加发散表热药。

$$外邪客表皮→小阳旦汤 \left\{ \begin{array}{l} 太阳病：桂枝汤加葛根、石膏 \\ 阳明病：桂枝汤加栝楼根、芦根 \\ 少阳病：桂枝汤加石膏、芦根 \end{array} \right\} \begin{array}{l} 桂枝麻黄各半汤、 \\ 桂枝二麻黄一汤 \end{array}$$

　　在表皮不解则传入经脉，有六经热病，阳气怫郁在经。在经不解则传入脏腑，而热郁脏腑矣。

$$外邪客表 \left\{ \begin{array}{l} 外感伤寒表证→阳旦证 \left\{ \begin{array}{l} 太阳病：桂枝汤 \\ 阳明病：桂枝汤 \\ 少阳病：桂枝汤 \\ 太阴病：小建中汤 \\ 少阴病：大建中汤 \\ 厥阴病：大阳旦汤 \end{array} \right. \\ \\ 外感温病表证→阴旦证 \left\{ \begin{array}{l} 太阳病：小阴旦汤、大阴旦汤 \\ 阳明病：白虎汤类、小柴胡汤类 \\ 少阳病：小阴旦汤、大阴旦汤 \\ 太阴病：小柴胡汤 \\ 少阴病：四逆散 \\ 厥阴病：小柴胡汤 \end{array} \right. \end{array} \right.$$

　　外感病初起有"病发于阳""病发于阴"之分。《伤寒论》第7条："病有发热恶寒者，发于阳也。无热恶寒者，发阴也。发于阳，七日愈。发于阴，六日愈。以阳数七阴数六故也。"

```
                                              ┌ 太阳阳明合病
                          ┌ 病发于阳（横膈膜之上三阳病）┤ 太阳少阳合病
                          │                    │ 少阳阳明合病
                          │                    └ 三阳合病
             外邪客表 ┤
                          │                    ┌ 太阴病
                          └ 病发于阴（横膈膜之下三阴病）┤ 少阴病
                                                └ 厥阴病
```

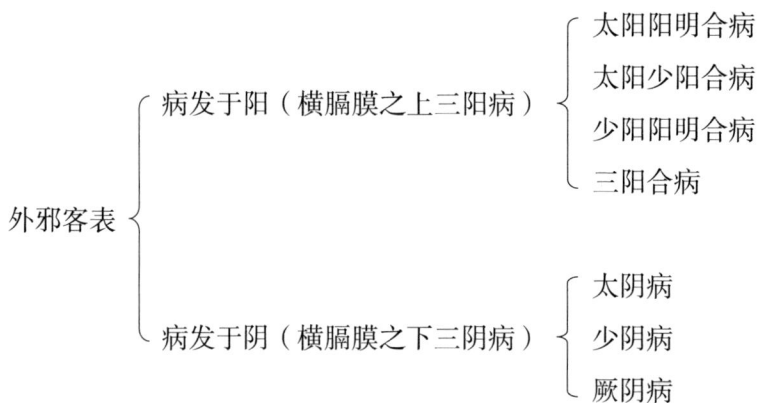

小阴旦黄芩汤是太阳少阳合病经证，不是三阴脏病，三阴脏病误服可导致太阴除中。

伤寒伤人春夏阳仪系统太阳、少阳、厥阴、阳明，温病伤人秋冬阴仪系统阳明、太阴、少阴、厥阴。阳旦汤扶阳，治疗在表的伤寒病，属于春夏阳仪系统。阴旦汤扶阴，治疗在表的温病，属于秋冬阴仪系统。

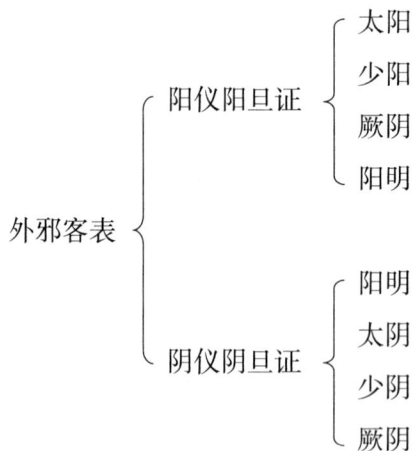

```
                          ┌ 太阳
                 ┌ 阳仪阳旦证 ┤ 少阳
                 │          │ 厥阴
                 │          └ 阳明
       外邪客表 ┤
                 │          ┌ 阳明
                 └ 阴仪阴旦证 ┤ 太阴
                            │ 少阴
                            └ 厥阴
```

第 三 节
"病发于阳"早下成结胸证

结胸证的病因是"病发于阳"而早用攻下法，病机是邪结胸膈影响到肺的呼吸导致肺不通调水道、三焦水道不通而生水饮痰症状。邪结部位是胸膈，症状病位在胸腹。

一、结胸证定义及大结胸的病机与证治

第 131 条：病发于阳而反下之，热入因作结胸；病发于阴，而反下之，因作痞也。所以成结胸者，以下之太早故也。结胸者，项亦强，如柔痉状，下之则和，宜大陷胸丸。

大陷胸丸方

大黄半斤　葶苈子半升（熬）　芒硝半升　杏仁半升（去皮尖，熬黑）

上四味，捣筛二味；内杏仁芒硝，合研如脂，和散，取如弹丸一枚，别捣甘遂末一钱匕，白蜜二合，水二升，煮取一升，顿服之，一宿乃下，如不下，更服，取下为效。禁如药法。

第 141 条：病在阳，应以汗解之，反以冷水潠之若灌之，其热被劫不得去，弥更益烦，肉上粟起，意欲饮水，反不渴者，服文蛤散；若不差者，与五苓散。寒实结胸，无热证者，与三物小陷胸汤，白散亦可服。

文蛤散方

文蛤五两

上一味为散，以沸汤和一寸方匕服，汤用五合。

三物小白散方

桔梗三分　巴豆一分（去皮心，熬黑，研如脂）　贝母三分

上三味，为散；内巴豆，更于臼中杵之，以白饮和服，强人半钱匕，羸者减之。病在膈上必吐，在膈下必利，不利，进热粥一杯，利过不止，进冷粥一杯。身热皮粟不解，欲引衣自覆，若以水溅之、洗之，益令热却不得出，当汗而不汗则烦。假令汗出已，腹中痛，与芍药三两如上法。

第 128 条：问曰：病有结胸，有脏结，其状如何？答曰：按之痛，寸脉浮，关脉沉，名曰结胸也。

第 7 条说："病有发热恶寒者，发于阳也。无热恶寒者，发于阴也。"其言"病发于阳""病发于阴"是讲病发病位，那么这里讲外邪进入人体的阴阳病位在里呢？在皮毛和呼吸消化道，在皮毛属于"病发于阳"，在呼吸消化道属于"病发于阴"。

"病发于阳"在三阳在表在上，虽有伤寒有温病，都是只宜发汗、吐，（如第 141 条说"应以汗解之"），不宜攻下，更何况早用攻下法呢？如果早用下法，郁热陷入结于胸膈形成结胸证。陷入的郁热，究竟是伤寒郁闭之热（寒邪外束，阳郁为热，如第 141 条也有用冷水闭表生热者），还是温病之热呢？从结胸多水饮看，两者都有。其主要是邪热陷入胸膈，影响横膈膜上下和肺的呼吸，上焦郁结不开，即所谓"热入因作结胸"，从第 141 条得知，"以冷水溅之，若灌之""以水溅之洗之"则表闭而热郁，热郁于肌肤则"烦，肉上粟起"，热郁于膈影响呼吸则肺不通调水道，三焦水道不通，于是形成了水饮证。热结胸膈，轻则胸有积水，重则上中下焦都有水饮，并非水热互结。其项强是内有水饮导致，如第 28 条水饮导致的"头项强痛"。所以用大陷胸汤丸、文蛤散、五苓散治疗水饮。大陷胸丸是邪热结于胸膈引起的水饮证，文蛤散是热郁肌肤证，第 74 条说五苓散治疗"水逆"表里证。

若是寒邪陷入胸中则用温性的三物白散，水饮在横膈膜之上——胸中积水，用吐法；水饮在横膈膜之下——腹水，用攻下法；不利饮热粥，利不止用冷粥。

结胸的脉象是"**寸脉浮，关脉沉**"。因为邪结横膈膜之上表部，故"寸脉浮"。而攻下伤里、水饮积聚横膈膜之下，故"关脉沉"。

外感病有邪热陷入结胸膈者可用大陷胸汤、丸及文蛤散、十枣汤、葶苈大枣泻肺汤、五苓散治疗，有寒邪陷入结胸无热者用三物小白散治疗。

大陷胸丸由大黄、芒硝、葶苈子、甘遂、杏仁、白蜜六味组成。其中大黄、芒硝、甘遂是大陷胸汤，又加葶苈子、杏仁、白蜜而成大陷胸丸。杏仁、葶苈子宣肺开胸理气行水，治邪结胸膈之本，理上源之水，大黄、甘遂、芒硝泻热荡实逐水以治标，白蜜减甘遂之毒、缓其性。

若是寒邪陷入结胸，则用三物小白散，用桔梗、贝母开散胸膈结邪，巴豆祛逐寒水，白饮和胃。

第 128 条讲结胸的三大典型症状是"按之痛，寸脉浮，关脉沉"，因邪热结于横膈膜在上在表，故云"寸脉浮"，因攻下伤里，故云"关脉沉"，因水饮、痰热有形之物结聚，故按之痛。核心病机是邪结胸膈（小柴胡汤证是邪结胸胁，膈、胁二者不同），呼吸不畅导致水饮积聚。

病名说得很清楚，"结胸"就是邪结于胸膈，这就是病因病机，所以用杏仁、葶苈子或桔梗、贝母开胸膈散结治本，大黄、芒硝、甘遂、巴豆逐水治标。丸、散缓以治本，汤荡急以治标，是张仲景惯用手法。

第 141 条的"病在阳"指出病在表，在表当用汗法解表，反用冷水淋浴灌饮，致使寒邪束表，表闭不解，阳热怫郁，甚至高热扰心神而烦，郁阻气机不利，肌肤起栗，水饮内停，口欲饮水而不渴，形成"水逆"证，用沸汤调咸寒文蛤（文蛤即贝壳，贝壳走体表）治疗寒邪郁遏的表热，消散肌表水气，郁遏肌表之热发散则心烦可除，栗、饮可散。如果还不愈，就用五苓散治疗在下蓄水，兼以解表。文蛤散治表之水热，五苓散治里之蓄水，先表后里，乃是治疗之定律。结胸是邪结在胸膈，文蛤散是邪结在肌表，五苓散是水饮蓄于下。

桔梗：《神农本草经》说："味辛微温，治胸胁痛如刀刺，腹满肠鸣幽幽，惊恐悸气。"《名医别录》说："味苦，有小毒，主利五脏肠胃，补血气，除寒热风痹，温中，消谷，治喉咽痛，下蛊毒。"桔梗能开胸肺散结。

杏仁：《神农本草经》说："味甘温，治咳逆上气，雷鸣喉痹，下气，产乳，金创，寒心贲豚。"《名医别录》说："味苦，冷利，有毒，主治惊痫，心下烦热，风气去来，时行头痛，解肌，消心下急。"杏仁能开胸肺散结。

葶苈子：《神农本草经》说："味辛寒，治癥瘕积聚结气，饮食寒热，破坚逐邪，通利水道。"《名医别录》说："大寒，无毒。下膀胱水，腹留热气，皮间邪水上出，面目肿，生暴中风热痹痒（痱痒），利小腹，久服令人虚。"葶苈子不但能开胸肺结，还能逐水。

贝母：《神农本草经》说："味辛平，治伤寒烦热，淋沥邪气疝瘕，喉痹乳难，金创，风痉。"《名医别录》说："味苦，微寒，无毒。主治腹中结实，心下满，洗洗恶风寒，目眩，项直，咳嗽上气，止烦热渴，出汗，安五脏，利骨髓。"贝母能开胸散肺结，消瘰丸即用其解结之功能。

大黄：《神农本草经》说："味苦，寒。主下瘀血血闭，寒热，破癥瘕积聚，留饮宿食，荡涤肠胃，推陈致新，通利水谷，调中化食，安和五脏。"《名医别录》说："大寒，无毒。平胃下气，除痰实，肠间结热，心腹胀满，女子寒血闭胀，小腹痛，诸老血留结。"

芒硝：《神农本草经》说："味辛，大寒。主五脏积热，胃胀闭，涤去蓄结饮食，推陈致新，除邪气，炼之如膏，久服轻身。"

太阳主外主表，太阴主内主里。"病发于阴"在三阴在里在横膈膜之下，因此无热恶寒。本有阴寒，又攻下伤脾胃之阳，故不言热入，只是气机升降不利，但因阳不升则心有火，阴在下则腹胀满，中虚则气短泻利，而成痞证。故第158条甘草泻心汤方后林亿按"痞气因阴而发，是半夏、生姜、甘草泻心三方，皆本于理中也"，第157条生姜泻心汤方后说"本云理中人参黄芩汤，去桂枝、术，加黄连"，理中丸即治疗里部阴寒证，而加黄连、黄芩泻心火，故名"泻心汤"，泻心者，泻心火也。

第134条：太阳病，脉浮而动数，浮则为风，数则为热，动则为痛，数则为虚。头痛发热，微盗汗出，而反恶寒者，表未解也。医反下之，动数变迟，膈内拒痛，胃中空虚，客气动膈，短气躁烦，心中懊憹，阳气内陷，心下因硬，则为结胸，大陷胸汤主之。若不结胸，但头汗出，余处无汗，剂颈而还，**小便不利，身必发黄。**

大陷胸汤方

大黄六两（去皮）　芒硝一升　甘遂一钱匕

上三味，以水六升，先煮大黄取二升，去滓，内芒硝，煮一两沸，内甘遂末，温服一升，得快利止后服。

第 134 条可分为三段，从太阳病至表未解也为第一段，医反下之至大陷胸汤主之为第二段，若至发黄为第三段。

太阳病，脉浮数，断为风热，"动"是"数"的形容词，形容数脉跳动的状态，痛表示不舒服的感觉，动数则传变，热则伤气，故云"数则为虚"，气虚则反恶寒，如第 169 条白虎加人参汤的背微恶寒。于是见太阳病，脉浮数无力，头痛，发热，微盗汗出，恶寒，断定为这是"表未解"，但这是太阳温病风热表证未解，不是太阳伤寒表证未解。

表未解，医反下之伤气阳，动数脉变迟，邪热内陷胸膈，于是变为结胸证。所谓"膈内拒痛""客气动膈"，"动膈"就是邪结横膈膜，横膈膜肿胀痛，与"胸胁苦满"相似而不同，只是病位不同而已，一个邪热结胸胁，一个邪热结胸膈，影响到横膈膜的上下运动及肺的呼吸运动，以及宗气推动血脉的运动，肺和三焦不通利水道，就形成了结胸水证；攻下伤损里阳，故云"阳气内陷""胃中空虚""心下因硬"，中气受伤，营血不能上奉，心神不安，则"短气躁烦，心中懊恼"，可用大陷胸汤治其标之水饮。因是治标，服药后"得快利，止后服"，以免过下伤正。大陷胸汤由大黄、芒硝、甘遂组成。其与调胃承气汤只有一味之差，但一个用炙甘草温中，一个用甘遂逐水，作用别矣。

如果不是邪热结于胸膈，但见头汗出，齐颈而还，余处无汗，小便不利，身发黄，可能是第 147 条邪热结于胸胁的柴胡汤类证，或泻心汤类证。所以第 149 条才有"病发于阳"内陷邪热结于胸膈的大陷胸汤证、邪热结于胸胁的柴胡汤证及"病发于阴"邪结于里的半夏泻心汤之辨。

第 135 条：伤寒六七日，结胸热实，脉沉而紧，心下痛，按之石硬者，大陷胸汤主之。

第 134 条讲"病发于阳"的风热温病误下邪热陷入表之里结于胸膈形成结胸证。此第 135 条讲"病发于阳"的伤寒邪热陷入表之里结于胸膈形成结胸证。第 135 条没有误下，只是伤寒日久郁热陷入表之里结于胸膈，脉沉在里在下，紧为寒主水主痛。寒伤心，心下为心募穴，故有心下硬痛，用大陷胸汤主之。

第 136 条：伤寒十余日，热结在里，复往来寒热者，与大柴胡汤。但结

胸，无大热者，此为水结在胸胁也。但头微汗出者，大陷胸汤主之。

本条强调柴胡汤证与陷胸汤证的区别。同是邪热陷入胸中，但邪热陷入表之里的胸胁是柴胡汤类证，邪热陷入表之里的胸膈影响横膈膜的升降及肺的呼吸则是陷胸汤类证。柴胡汤类证有小柴胡汤、柴胡加芒硝汤、大柴胡汤、柴胡加龙骨牡蛎汤等，小柴胡汤偏于半表胸胁，大柴胡汤偏于半表热结于心。陷胸汤类证有小陷胸汤、大陷胸汤、大陷胸丸、三物小白散等。大陷胸丸偏于开解结邪治本，大陷胸汤偏于逐水治标。

大柴胡汤证是邪结于胸胁，尚有往来寒热表证，影响心肝郁热，故用大柴胡汤双解心肝。

大陷胸汤证是邪热结于胸膈，影响横膈膜上下升降和肺的呼吸，以水道不利形成"水结在胸胁"为主，无大热，只有头微汗出，余处因水寒无汗，故用大陷胸汤逐水治标。

第 137 条：太阳病，重发汗而复下之，不大便五六日，舌上燥而渴，日晡所小有潮热，从心下至少腹硬满，而痛不可近者，大陷胸汤主之。

本条讲明"病发于阳"的太阳病，"重发汗而复下之"，阴阳皆伤，邪热陷入表之里的胸膈形成的大陷胸汤证。邪热结于胸膈，横膈膜上下升降失职，影响肺的呼吸宣肃，不但可以形成水结，还可导致正阳阳明腑道不通——不大便五六日，日晡时（下午 3-5 时左右）发潮热，从心下至少腹硬满痛不可近，既有水饮，又有宿便，且津液不上奉而舌干燥而渴，如《金匮要略·痰饮咳嗽病脉证并治》说"腹满，口舌干燥，此肠间有水气，己椒苈黄丸主之"，这里用大陷胸汤两解水、便。第 104 条"伤寒，十三日不解，胸胁满而呕，日晡所发潮热"是邪热结于胸胁的柴胡加芒硝汤证，但引起腑道不通的病机相同。不过需要注意，柴胡加芒硝汤证没有水饮，是"邪高痛下"证。

二、小结胸

第 138 条：小结胸病，正在心下，按之则痛，脉浮滑者，小陷胸汤主之。
小陷胸汤方

黄连一两　半夏半升（洗）　栝楼实大者一枚

上三味，以水六升，先煮栝楼，取三升，去滓，内诸药，煮取二升，去滓，分温三服。

既是结胸病，即邪热结于横膈膜，影响到横膈膜下剑突部位心下按之痛，正者，正好，正好在剑突下。按之痛是言症状比较轻，与"膈内拒痛""痛不可近"比较而言，不是不按不痛。心下是心募穴巨阙，影响到了心，是心痛。第128条说结胸的三大证候是"按之痛，寸脉浮，关脉沉"，因邪热结于胸膈在表，故云"寸脉浮"，因攻下伤里，故云"关脉沉"。脉浮在胸在表在阳，滑为痰为热，故用栝楼实开胸散结，清热涤痰，用半夏味辛开结，用黄连清泄热气。《金匮要略·胸痹心痛短气病脉证治》说"胸痹不得卧，心痛彻背者，栝楼薤白半夏汤主之"，胸痹是阳虚而用薤白、白酒通阳，结胸是邪热则用黄连清热。小陷胸汤证影响到心，大陷胸汤证影响到横膈膜、肺，二者是有区别的。开胸散结，一用杏仁、葶苈子，一用桔梗、贝母，一用栝楼、半夏。

栝楼实：《神农本草经》说：味苦寒，治消渴，身热烦满，大热，补虚安中，续绝伤。《别录》说：治胸痹，悦泽人面。

半夏：《神农本草经》说：味辛平，治伤寒寒热，心下坚，下气，喉咽肿痛，头眩胸胀，咳逆肠鸣，止汗。《名医别录》说：生微寒，熟温，有毒。主消心腹胸中膈痰热满结，咳嗽上气，心下急痛坚痞，时气呕逆，消痈肿，胎堕，治痿黄，悦泽面目。

三、结胸死证

第132条：结胸证，其脉浮大者，不可下，下之则死。

第133条：结胸证悉具，烦躁者亦死。

结胸证的核心病机是邪结胸膈。邪热结于胸膈在阳在表之里，宜用汗、吐，不可用攻下法。《平脉法》说"寸口脉浮而大，浮为虚，大为实……脉浮而大，浮为风虚，大为气强"，是表阳虚而邪实。《伤寒例》说"阳虚阴盛，汗之则愈，下之则死"，下之则阴阳不交离绝、关格，故结胸证攻下伤里则死。

阴阳不交则烦躁，不是热扰心神的烦躁。再者，邪热结于横膈膜，横膈膜不能上下运动，肺不能呼吸，必烦躁而死。

四、结胸与脏结的比较

第 128 条：问曰：病有结胸，有脏结，其状如何？答曰：按之痛，寸脉浮，关脉沉，名曰结胸也。

第 129 条：何谓脏结？答曰：如结胸状，饮食如故，时时下利，寸脉浮，关脉细沉紧，名曰脏结，舌上白胎滑者，难治。

第 130 条：脏结无阳证，不往来寒热，其人反静，舌上胎滑者，不可攻也。

结胸的三大主证是"按之痛，寸脉浮，关脉沉"，"寸脉浮"说明结胸证在表之里，"关脉沉"说明中焦阳气不足，"按之痛"说明营卫不通行。

脏结的症状是"如结胸状，饮食如故，时时下利，寸脉浮，关脉细沉紧"，如结胸之"寸脉浮，关脉沉"，但脏结的"关脉沉"中见细紧有寒血气虚，说明"脏结无阳证"，里阴寒湿重而舌上有白滑苔，里阴寒湿重，故其人静，不能用攻下法。"不往来寒热"是无表证，"饮食如故，时时下利"是太阴脾病寒湿，所以脏结属于太阴病，当用四逆汤之类。

第 四 节
"病发于阴"下之成痞证

"病发于阴"者，太阴和少阳也，故"病发于阴"有五大内容：

一是误下伤太阴形成的痞证。

二是伤太阴形成的风湿证。

三是太阴伤则营卫伤的复脉汤证。

四是少阳病太过的白虎汤证。

五是太阳少阳合病并病（少阳春温为太阳夏热之渐，阳仪系统之病）。

而且少阳与厥阴相表里，厥阴春气从中气少阳才能升发，太阴湿盛下流于少阴肾，故少阳病篇和太阴病篇阐述的条文并不多。

一、痞证定义

第 131 条：病发于阳而反下之，热入因作结胸；病发于阴而反下之，因作痞也。

第 151 条：脉浮而紧，而复下之，紧反入里，则作痞，按之自濡，但气痞耳。

冬春太阴少阳"病发于阴"，"病发于阴"在横膈膜之下阴位，因此无热恶寒。本位于阴，误下伤少阳太阴三焦脾胃阳气，故不言热入。中气不足，胃气虚，故按之自濡软，名"气痞耳"。濡者，如按棉衣被也。

"病发于阴"的病位在消化道，在里阴位腑道，《素问·阴阳应象大论》说："水谷之寒热，感则害于六腑。"是外邪伤脾胃。第 158 条甘草泻心汤方后林亿按"痞气因阴而发，是半夏、生姜、甘草泻心三方，皆本于理中也"，第 157 条生姜泻心汤方后说"本云理中人参黄芩汤，去桂枝、术，加黄连"，理中丸是治疗里部太阴虚寒证的，而加黄连、黄芩苦寒泻心火，故名"泻心汤"，泻心者，泻心火也。

少阳三焦与厥阴心包相表里，少阳三焦阳气伤则心包火乘之，心包代行心火，故名"泻心火"为"泻心汤"。《辅行诀五脏用药法要》即将"泻心汤"称为泻心包的火。《难经·十八难》说："手心主、少阳火，生足太阴阳明土，土主中官，故在中部也。"手厥阴手少阳相火代心君生脾胃土。

二、十枣汤证

第 152 条：太阳中风，下利呕逆，表解者，乃可攻之。其人漐漐汗出，发作有时，头痛，心下痞硬满，引胁下痛，干呕短气，汗出不恶寒者，此表解里未和也，十枣汤主之。

十枣汤方

芫花（熬）　甘遂　大戟

上三味，等分，各别捣为散；以水一升半，先煮大枣肥者十枚，取八合，去滓，内药末。强人服一钱匕，羸人服半钱。温服之，平旦服。若下少，病不除者，明日更服，加半钱，得快下利后，糜粥自养。

太阳中风是风热"病发于阳"，虽有"下利、呕逆"里证，必须先解表，乃可攻下。不似第 74 条"中风发热，六七日不解而烦，有表里证，渴欲饮水，水入则吐者，名曰水逆，五苓散主之"和第 40 条"伤寒，表不解，心下有水气，干呕发热而咳，或渴，或利，或噎，或小便不利、少腹满，或喘者，小青龙汤主之"的表里同治。现在因误下患者漐漐汗出、发作有时、头痛、干呕仍疑似中风表证，但中风出汗是连续汗出、发热恶寒，今患者是汗出不恶寒，不恶寒说明表解了，只是"里未和"，这与第 28 条"服桂枝汤，或下之。仍头项强痛，翕翕发热，无汗，心下满微痛，小便不利者，桂枝去桂加茯苓白术汤主之"相似，是在里的水饮引起的，故用十枣汤健脾胃治在里的水饮。水饮内停，泛滥走窜，导致"心下痞硬满，引胁下痛"，类似第 28 条的"心下满微痛"，停胃引发胃气上逆则干呕，脾胃虚则短气，清阳不升则头痛，走表则汗出。

张仲景强调"平旦服"是借助早上少阳阳气升发之势能化水饮。以大枣为方名是突出大枣的作用。用大枣取意于"苓桂甘枣汤"，健脾制水，用甘遂、大戟、芫花利水。《神农本草经》说："大枣，味甘，平。主心腹邪气，安中养脾，助十二经，平胃气，通九窍，补少气少津、身中不足，大惊，四肢重，和百药。久服，轻身长年。"《名医别录》说："大枣，无毒，补中益气，强力，除烦闷，治心下悬，肠澼。久服不饥神仙。"于此可知，大枣能健脾胃，大补中气，通十二经，健脾土以制水，乃知十枣汤之水是脾虚不制水所致。并用糜粥调养脾胃。大枣甘温健脾胃补血气，故云"安中养脾，助十二经，平胃气，通九窍，补少气少津、身中不足，大惊，四肢重，和百药。久服，轻身长年"，于此可知薯蓣丸以大枣为主药的用意了，健脾预防厥阴风木，故薯蓣丸能治诸风。

大戟：《神农本草经》说："味苦，寒。主蛊毒、十二水，肿满急痛，积聚，中风，皮肤疼痛，吐逆。"

芫花：《神农本草经》说："味苦，平，寒。主伤寒温疟，下十二水，破积聚、大坚、癥瘕，荡涤肠胃中留癖饮食、寒热邪气，利水道。"

不只是结胸可以引起水饮证，表邪陷入胸胁的柴胡汤证也可引发水饮，如柴胡桂枝干姜汤的水饮轻证。十枣汤证要比柴胡桂枝干姜汤证重。因其心下痞硬满，又要与痞证加以鉴别，故置于痞证条下。

第153条：太阳病，医发汗，遂发热恶寒，因复下之，心下痞，表里俱虚，阴阳气并竭。无阳则阴独，复加烧针，因胸烦，面色青黄，肤𥆧者，难治；今色微黄，手足温者，易愈。

本条总结汗下损伤少阳太阴可导致"表里俱虚，阴阳气并竭"，少阳不复难治，少阳复易愈。

太阳病属表证，发汗为正治法。遂，遂初、顺从、继续之意。即言发汗后继续发热恶寒，是"病发于阳"，表证仍在，是发汗不解，并伤表阳。医生复用攻下法伤其里导致"心下痞"。发汗不当虚其表，复因误下虚其里，故云"表里俱虚"。发汗既伤阳也伤阴津，攻下伤阳也伤阴津，故云"阴阳气并竭"。如果阳气虚衰而阴盛，复用烧针劫汗，更伤其阳，则阳虚不养心神，会出现胸烦症状。阳衰虚寒少阳不温太阴脾则"面色青黄"。阳虚不能柔养筋脉则肌肤跳动，李东垣说"脾者，诸阴之首也"，少阳三焦相火为诸阳之首，故从本的少阳太阴两经俱虚为"难治"。脾主手足四肢，若手足温，是少阳阳气来复温脾，"色微黄"是脾土本色，故"易愈"。

三、大黄黄连泻心汤证

第154条：心下痞，按之濡，其脉关上浮者，大黄黄连泻心汤主之。

大黄黄连泻心汤方

大黄二两   黄连一两

上二味，以麻沸汤二升渍之，须臾绞去滓，分温再服。

本条承接第153条讲脾伤则不生营血，因为脾土为"营之居"，营血亏则心火起，是心火乘脾土。

因攻下损伤脾胃，脾胃气虚，关脉浮虚无力，《伤寒论·平脉法》说"寸口脉浮而大，浮为虚"，故"心下痞，按之濡，其脉关上浮"。营卫血气受损不能濡养于心，则血虚起心火，心火乘于脾土，关脉浮，故用大黄、黄连泻其心火，以麻沸汤冲泡是只取其气以清热，不用其苦寒之味再伤脾胃。

"须臾"表示短时间，是个大约词。宋·洪迈《容斋三笔·瞬息须臾》记载："瞬息、须臾、顷刻，皆不久之辞，与释氏'一弹指间'，'一刹那顷'之义同，而释书分别甚备……又《毗昙论》云：'一刹那者翻为一念，一怛刹那翻为一瞬，六十怛刹那为一息，一息为一罗婆，三十罗婆为一摩睺罗，翻为一须臾。'又《僧祇律》云：'二十念为一瞬，二十瞬名一弹指，二十弹指名一罗预，二十罗预名一须臾，一日一夜有三十须臾。'"据此可推算出一"须臾"为48分钟。

	倍数	天	小时	分钟	秒
日夜		1	24	1440	86400
须臾	30	0.033333333	0.8	48	2880
罗预	20	0.001666667	0.04	2.4	144
弹指	20	8.333333333	0.002	0.12	7.2
瞬	20	4.166666667	0.0001	0.006	0.36
念	1	2.083333333	0.000005	0.0003	0.018
刹那	1	2.083333333	0.000005	0.0003	0.018

第 155 条：心下痞，而复恶寒汗出者，附子泻心汤主之。

附子泻心汤方

大黄二两　黄连一两　黄芩一两　附子一两（炮，去皮，破，别煮取汁）

上四味，切三味，以麻沸汤二升渍之须臾，绞去滓，内附子汁，分温再服。

恶寒汗出是阳虚加重，故在大黄黄连泻心汤基础上加附子补阳，附子取汁不取气重在温里阳。一定要注意，大黄黄连泻心汤只取其气，不可煎煮。

第 156 条：本以下之，故心下痞，与泻心汤。痞不解，其人渴而口燥烦，小便不利者，五苓散主之。

"病发于阴"攻下致"心下痞"，故云"本以下之，故心下痞"。"与泻心汤"治疗，不但"痞不解"，反而出现"渴而口燥烦，小便不利"，是因为服泻心汤不得法，或取其苦寒味更伤脾胃阳气，水湿下流蓄聚于下，水湿不能气化上升，导致口渴、燥烦，如《金匮要略·痰饮咳嗽病脉证并治》说"腹满，口舌干燥，此肠间有水气，己椒苈黄丸主之"，故用五苓散化气利水。

四、生姜泻心汤证

第 157 条：伤寒，汗出解之后，胃中不和，心下痞硬，干噫食臭，胁下有水气，腹中雷鸣下利者，生姜泻心汤主之。

生姜泻心汤方

生姜四两（切）　甘草三两（炙）　人参三两　干姜一两
黄芩三两　半夏半升（洗）　黄连一两　大枣十二枚（擘）

上八味，以水一斗，煮取六升，去滓，再煎取三升，温服一升，日三服。

附子泻心汤，本云：加附子。半夏泻心汤、甘草泻心汤，同体别名耳。生姜泻心汤，本云理中人参黄芩汤，去桂枝、术，加黄连并泻肝法。

伤寒发汗表证虽解，但因发汗伤了少阳阳气，导致脾胃失常，出现"心下痞硬"是水饮积聚而见"胁下有水气，腹中雷鸣，下利"（参第 28 条和第 152 条十枣汤）。胃不消食及不通降反逆上，出现"干噫食臭"。胃脘之阳伤则胁下生水而腹中有辘辘水鸣声，脾不升清则下利。因为伤在脾胃，故半夏泻心汤、生姜泻心汤、甘草泻心汤都用治疗脾虚寒的理中丸作基础方加减。理中丸去白术加大枣补脾益气生营血，生姜、半夏辛温温和脾胃止呕去水。脾胃虚不生营血则生心火，故用苦寒的黄连、黄芩泻心火而名"泻心汤"。总之，生姜泻心汤是上有心火，在下肠胃有水气。

成无己："阴邪传里者，则留于心下为痞，以心下为阴受气之分，与半夏泻心汤以通其痞。经曰：病发于阳而反下之，热入因作结胸；病发于阴而反下之，因作痞，此之谓也。辛入肺而散气，半夏之辛，以散结气；苦入心而泄热，黄芩、黄连之苦，以泻痞热；脾欲缓，急食甘以缓之，人参、甘草、大枣之甘，以缓之。"吴谦："若但满而不痛，此为虚热气逆之痞，即有呕而发热之少阳证，柴胡汤亦不中与之。法当治痞也，宜半夏泻心汤主之。"因肠胃有水气、下利，故加生姜之辛协助半夏开肺及三焦腠理以泻水气。

生姜泻心汤是治疗脾胃阳虚→心热→肠胃有水气的三联证，可能是李东垣脾胃阳虚→阴火→水湿下流三联证的先导。

五、甘草泻心汤证

第 158 条：伤寒中风，医反下之，其人下利日数十行，谷不化，腹中雷鸣，心下痞硬而满，干呕心烦不得安，医见心下痞，谓病不尽，复下之，其痞益甚，此非结热，但以胃中虚，客气上逆，故使硬也。甘草泻心汤主之。

甘草泻心汤方

甘草四两（炙） 黄芩三两 干姜三两 半夏半升（洗）

大枣十二枚（擘） 黄连一两

上六味，以水一斗，煮取六升，去滓，再煎取三升，温服一升，日三服。（《金匮要略》中出现的甘草泻心汤有人参）

第 157 条讲伤寒发汗伤阳，第 158 条讲伤寒、中风攻下伤阳导致脾胃虚，出现心下痞硬满，脾胃阳虚不化水谷，胃气上逆则干呕，脾不升清则下利日数十行，胃脘阳伤气滞不行则腹中鸣响（与第 157 条的有水腹中雷鸣不同），血虚生心火扰神则心烦不得安。如果医者见心下痞硬满，认为是第157条的水饮实邪不去，再用攻下法，心下痞将加重，脾胃阳虚导致"下利日数十行"（与第157条有水气下利不同）。这不是热结实证，是因反复攻下导致脾胃阳气虚衰，客气上逆，导致的痞硬，要用甘草泻心汤治疗。甘草泻心汤重用甘温炙甘草、大枣大补气血，因为"客气上逆"而去人参，重点在甘温温中补脾生气血，没有水气；而生姜泻心汤是重用生姜、半夏辛温开肺降逆化水，重点在开肺降胃。

六、赤石脂禹余粮汤证

第159条：伤寒服汤药，下利不止，心下痞硬，服泻心汤已，复以他药下之，利不止。医以理中与之，利益甚。理中者，理中焦，此利在下焦，赤石脂禹余粮汤主之。复不止者，当利其小便。

赤石脂禹余粮汤方

赤石脂一斤（碎）　太一禹余粮一斤（碎）

上二味，以水六升，煮取二升，去滓，分温三服。

本条直接阐明了理中汤与痞证的关系。

伤寒服汤药，下利不止，心下痞硬，必是不当误下所致，所谓"病发于阴"误下成痞。根据证候服用相应的泻心汤可以好转。医者没有用泻心汤治疗，反而又用攻下法治疗，导致肠道虚寒下利不止。医者就用理中汤温中治疗太阴脾，不但无效，下利反而加重，说明此下利不是太阴脾虚寒引起，而是下焦下利，由大肠滑脱所致，当用赤石脂禹余粮固涩止利。服赤石脂禹余粮利仍不止，说明不是大肠滑脱引起的下利，可能是水饮蓄聚下焦引起的下利，当用利小便实大便的方法治疗。

本条是一个治疗完整的医案，开始误下导致"下利不止，心下痞硬"，是"病发于阴"误下造成的。可用由理中汤变成的泻心汤治疗痞证。下利可分三种情况，一是中焦太阴脾虚寒下利用理中汤，二是下焦大肠滑脱用赤石脂禹余粮汤固涩填窍，三是水气下利用利小便法。

第160条：伤寒吐下后，发汗，虚烦，脉甚微，八九日心下痞硬，胁下痛，气上冲咽喉，眩冒，经脉动惕者，久而成痿。

本条讲少阳太阴虚衰可形成痞证、痿证及水证，所以与理中汤条放置一起讨论。

伤寒经过汗吐下三法误治不愈，出现"虚烦，脉甚微"的虚证，《伤寒论·平脉法》说"微者卫气衰"，是少阳三焦相火阳气太虚了，延至八九日太阴脾虚导致营气虚，营卫虚衰，运化失常致"心下痞硬，胁下痛"。阳气者，精则养神，柔则养筋，今阳气衰，不养神则"虚烦"，不养筋则"经脉动惕，久而成痿"。阳衰则水聚于下焦，可见"气上冲咽喉，眩冒"，《辅行诀五脏用药法要》大补肝汤有"气自少腹上冲咽，呃声不止，头目苦眩"肝阳虚证。伤寒经过汗吐下误治不解，寒伏阳虚，阳虚水气不化而生水饮于下。

本条可以参阅第67条苓桂术甘汤肠胃水气证。

七、旋覆代赭汤证

第161条：伤寒，发汗，若吐若下，解后心下痞硬，噫气不除者，旋覆代赭汤主之。

旋覆代赭汤方

旋覆花三两　人参二两　生姜五两　代赭石一两

甘草三两（炙）　半夏半升（洗）　大枣十二枚（擘）

上七味，以水一斗，煮取六升，去滓，再煎取三升，温服一升，日三服。

旋复代赭汤乃小柴胡汤去柴胡黄芩，加旋覆花、代赭石而成，或半夏泻心汤去黄连黄芩，加旋覆花、代赭石。

伤寒经过汗吐下三法治疗后，表证解除了，却出现"心下痞硬，噫气不除"的症状，乃因汗吐下后损伤阳气及心血气所致。《辅行诀五脏用药法要》大补肝汤用旋覆花、代赭石补心，小补心（心包络）汤用旋覆花、代赭石补心血气虚少及治疗"噫气"，大小补肺汤用旋覆花，《素问·宣明五气》说"噫"气为心病，而"心下痞硬"是脾胃病，故旋复代赭汤乃治疗心脾肺三本之方，去小柴胡汤柴胡黄芩之苦寒，加用旋覆花、代赭石补心血气虚少。大补心汤有人参、炙甘草、干姜，可知大补心汤（旋覆花、代赭石、竹叶、豆豉、人参、炙甘草、干姜）乃小柴胡汤去柴胡、黄芩、大枣加旋覆花、代赭石、竹叶、豆豉补心。于此可知，旋覆代赭汤不是平肝阳上亢的头目眩晕，而是补肝心血气不足的头目眩晕。肝着汤用旋覆花是温补肝阳通血脉。

《金匮要略·五脏风寒积聚病脉证并治》说："心伤者，其人劳倦，即头面赤而下重，心中痛而自烦，发热，当脐跳，其脉弦，此为心脏伤所致也……邪哭使魂魄不安者，血气少也；血气少者属于心，心气虚者，其人则畏，合目欲眠，梦远行而精神离散，魂魄妄行。阴气衰者为癫，阳气衰者为狂。"故肝心阳气不足则惊恐不安、悲泣、烦、多梦。

旋覆花咸温，《神农本草经》说"主结气，胁下满，惊悸，除水，去五脏间寒热，补中，下气"。《名医别录》说"消胸上痰结，唾如胶漆，心胁痰水，膀胱留饮，风气湿痹，皮间死肉，目中眵蔑，利大肠，通血脉，益色泽"。《药性论》说"主肋胁气，下寒热水肿，主治膀胱宿水，去逐大腹，开胃，止呕逆不下食"。《汤液本草》说"发汗吐下后，心下痞，噫气不除者宜此"。《辅行诀五脏用药法要》大补肝汤和小补心汤都用旋覆花、代赭石，可知旋覆花有补心肺降气去水之功能。

代赭石，《神农本草经》说"主贼风蛊毒，腹中毒邪气，女子赤沃漏下"。《名医别录》说"主带下百病，产难，胞衣不出，堕胎，养血气，除五脏血脉中热，血痹，血瘀，大人小儿惊气入腹，及阴痿不起"。可知代赭石有补血气祛瘀降胃气上逆的作用。旋覆花代赭石相配有补心肺血气降逆平胃之功能。生姜半夏去水止呕。

八、痞证小结

以上论述了痞的定义，痞证的形成原因及其病理变化。"病发于阴"误下损伤少阳太阴阳气而致痞，胃脘阳气不足，故用理中汤温中；脾胃阳虚不生营血以养心，心血亏则心火起，心火乘于脾土，必用黄连、黄芩、大黄泻心火，故名"泻心汤"。虽然"病发于阴"误下造成的痞证在横膈膜之下，但也有"病发于阳"邪陷胸中造成的痞证，如十枣汤痞证、瓜蒂散痞证、大柴胡汤痞证、旋覆代赭汤痞证等，要加以鉴别。

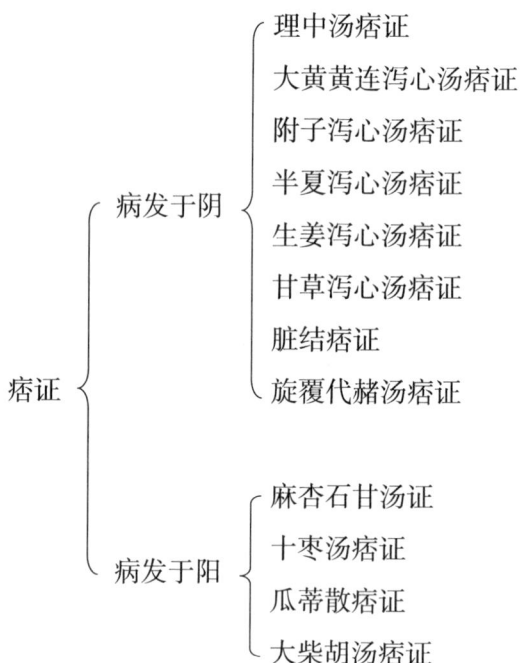

痞证
- 病发于阴
  - 理中汤痞证
  - 大黄黄连泻心汤痞证
  - 附子泻心汤痞证
  - 半夏泻心汤痞证
  - 生姜泻心汤痞证
  - 甘草泻心汤痞证
  - 脏结痞证
  - 旋覆代赭汤痞证
- 病发于阳
  - 麻杏石甘汤证
  - 十枣汤痞证
  - 瓜蒂散痞证
  - 大柴胡汤痞证

另外，痞证的"心下痞硬"要与《金匮要略·水气病脉证并治》"气分，心下坚大如盘，边如旋杯，水饮所作，桂枝去芍药加麻辛附子汤主之""心下坚大如盘，边如旋盘，水饮所作，枳术汤主之"证作鉴别，痞证"心下痞硬"部位在胃脘为主，是气痞硬，尚浅；而水气部位在脐周为主，是水饮凝结积聚较深，重按至骨。

第五节
心火内郁热病——栀子豉汤证

寒邪伤人阳气导致心火内郁，又失治误治导致阳虚，有表阳虚和里阳虚之分，阳虚不化导致水蓄，水蓄津液不能上奉导致心火失常而心有郁火，于是出现了栀子豉汤类的变证。这个论述线路非常清晰，古今贤达知者鲜矣，特撰著于此，供学者们指教。其实张仲景在《金匮要略》中对此有明示，《金匮要略·五脏风寒积聚病脉证并治》说："心伤者，其人劳倦，即头面赤而下重，心中痛而自烦，发热，当脐跳，其脉弦，此为心脏伤所致也……邪哭使魂魄不安者，血气少也；血气少者属于心，心气虚者，其人则畏，合目欲眠，梦远行而精神离散，魂魄妄行。"唯有李东垣知之，笔者在《五运六气解读脾胃论》名之为阳虚热病三联证。而伤寒家多将栀子豉汤证解释为余邪郁结形成郁热留滞胸膈，热邪蕴郁胸膈，导致气机不能宣泄，气机闭塞导致胸阳被困，邪热无法外达，此种注释不妥当。

第76条：发汗后，水药不得入口为逆，若更发汗，必吐下不止。发汗吐下后，虚烦不得眠，若剧者，必反复颠倒，心中懊侬，栀子豉汤主之；若少气者，栀子甘草豉汤主之；若呕者，栀子生姜豉汤主之。

栀子豉汤方

栀子十四个（擘） 香豉四合（绵裹）

上二味，以水四升，先煮栀子，得二升半，内豉，煮取一升半，去滓，分为二服，温进一服，得吐者，止后服。

栀子甘草豉汤方

栀子十四个（擘） 甘草二两（炙） 香豉四合（绵裹）

上三味，以水四升，先煮栀子、甘草，取二升半，内豉，煮取一升半，去滓，分二服，温进一服，得吐者，止后服。

栀子生姜豉汤方

栀子十四个（擘）　生姜五两（切）　香豉四合（绵裹）

上三味，以水四升，先煮栀子、生姜，取二升半，内豉，煮取一升半，去滓，分二服，温进一服，得吐者，止后服。

第 77 条：发汗若下之而烦热、胸中窒者，栀子豉汤主之。

第 78 条：伤寒五六日，大下之后，身热不去，心中结痛者，未欲解也，栀子豉汤主之。

第 221 条：阳明病，脉浮而紧，咽燥口苦，腹满而喘，发热汗出，不恶寒反恶热，身重。若发汗则躁，心愦愦，反谵语。若加温针，必怵惕烦躁不得眠。若下之，则胃中空虚，客气动膈，心中懊侬，舌上胎者。栀子豉汤主之。

第 228 条：阳明病，下之，其外有热，手足温，不结胸，心中懊侬，饥不能食，但头汗出者，栀子豉汤主之。

第 375 条：下利后更烦，按之心下濡者，为虚烦也，宜栀子豉汤。

第 393 条：大病差后劳复者，枳实栀子豉汤主之。

枳实栀子豉汤方

枳实三枚（炙）　栀子十四个（擘）　香豉一升（绵裹）。

第 79 条：伤寒下后，心烦腹满，卧起不安者，栀子厚朴汤主之。

栀子厚朴汤方

栀子十四个（擘）　厚朴四两（炙，去皮）　枳实四枚（水浸，炙令黄）

上三味，以水三升半，煮取一升半，去滓，分二服，温进一服，得吐者，止后服。

第 80 条：伤寒，医以丸药大下之，身热不去，微烦者，栀子干姜汤主之。

栀子干姜汤方

栀子十四个（擘）　干姜二两

上二味，以水三升半，煮取一升半，去滓，分二服，温进一服，得吐者，止后服。

第 81 条：凡用栀子汤，病人旧微溏者，不可与服之。

从以上条文可以看出，太阳阳明病伤寒发汗吐下后不解，导致心火内郁则成栀子豉汤证。"第76条：发汗后，水药不得入口为逆。若更发汗，必吐下不止"，此乃发汗不得法所致，发汗太过不但伤阳，且伤阴，阴阳两伤，必伤心之阴阳及心神，所以导致"虚烦不得眠""反复颠倒，心中懊憹"，阳伤水聚则水逆而吐利；其"脉浮紧"是寒盛，寒盛则心有郁火。心内郁火伤血，心血日少，心火煎熬，心脉沸腾，心神不安，于是出现"微烦"→"虚烦"→"虚烦不得眠"→"心烦"→"烦躁不得眠"→"卧起不安"→"心愦愦"→"烦热"→"外有热"→"身热不去"→"发热汗出"→"咽燥口苦"等心火，心火由轻到重。心病脉郁滞的"心中懊憹"→"胸中窒"→"心中结痛"等症状也是由轻到重。上述症状的产生并不是只有气机不通，更有血脉结滞的原因。心火必克肺金，即多"病发于阳"，所以记载栀子豉汤的六条原文，太阳病三条，阳明病二条，厥阴病一条，属于"病发于阳"大表部。心火多有脾胃阳虚，邪高痛下，故有少气、呕、腹满等脾胃症状。栀子豉汤是用来散发心火的。《辅行诀五脏用药法要》的小泻心汤和大泻心汤就用栀子、淡豆豉。

《内外伤辨惑论》补中益气汤有如下说：

脾胃气虚，不能升浮，为阴火伤其生发之气，荣血大亏，荣气不营，阴火炽盛，是血中伏火日渐煎熬，血气日减，心包与心主血，血减则心无所养，致使心乱而烦。

《兰室秘藏·杂病门》对安神丸描述如下：

治心神烦乱，怔忡，兀兀欲吐，胸中气乱而热，有似懊憹之状，皆膈上血中伏火，蒸蒸然不安。

《素问·脉解》说："阳气不治，则阳气不得出，肝气当治而未得，故善怒，善怒者，名曰煎厥。"

第76条发汗后，阳气被伤而水饮聚肠胃，虽然导致水药不得入口，但没有呕吐。这是治疗失误所致胃气不和，故云"逆"，逆指胃气不顺不能下行导致的水气上逆。如果再发其汗，重创脾胃阳气，"所谓阳者，胃脘之阳也"，会导致上吐下泻不止。发汗吐下后，肠胃机能紊乱，阳伤乱神，轻则虚烦卧不安，重则营血不生导致营血不养心，血不养心则心火起，心神烦乱，于是出现"反复颠倒，心中懊憹"，即对坐卧不安心烦意乱的描述。第221条"阳明病，脉浮而紧"，是外感伤寒，外感伤寒则心火内郁，于是出现"咽燥口苦，腹满而喘，发热汗出，不恶寒，反恶热，身重"证，"咽燥口苦……发热汗出，不恶寒，反恶热，身重"是热在表证，"腹满而喘"是里证，"发热汗出"是第228条说的"但头汗出"身无汗，因身无汗，所以"不恶寒，反恶热""外有热，手足温"。肺不宣发肃降，导致"腹满而喘""饥不能食"，"胃中空虚"，脾胃不能生营血，心失营血之养则"怵惕，烦躁不得眠""心中懊憹"。故用形象像心的栀子发越心火，五谷之豆豉养营。

　　从第76条的"心中懊憹"，到第77条的"胸中窒"，再到第78条的"心中结痛"病情逐步加重，在这个过程中可能有脾胃病导致的少气、呕吐、腹满等症状。

　　栀子豉汤证多是从伤寒及其失治误治而得，因为伤寒病最多心火内郁。《素问·气交变大论》说："岁水太过，寒气流行，邪害心火，民病身热，烦心，躁悸，阴厥上下中寒，谵妄心痛。"《素问·至真要大论》说："太阳司天，寒淫所胜……血变于中……病本于心。"其实，第228条的"但头汗出"（即身余处无汗）最能代表栀子豉汤的病因病机，栀子清解内郁心火。栀子豉汤证"病发于阳"，病位在心，属太阳，当发汗宣郁降逆，非涌吐剂。所谓"得吐者，止后服"，乃言有人服用栀子豉汤后出现呕吐者，当停止服用栀子豉汤，可能是有水气上冲的人，因为栀子豉汤有发越的功能，此时要加生姜止呕，而服用栀子生姜豉汤。《金匮要略·腹满寒疝宿食病脉证治》乌头桂枝汤后说"得吐者，为中病"，所以止后服。

　　因为栀子苦寒伤阳，所以旧有脾胃阳虚腹泻者不易用，要用得配生姜、炙甘草等温中药，所以有栀子甘草豉汤、栀子生姜豉汤、栀子干姜汤、栀子厚朴汤等方剂。

　　因为温病首先犯阳明肺，人们常常把白虎汤、栀子豉汤、猪苓汤称为"阳明起手三法"，把栀子豉汤证说成上焦余热，白虎汤证说成中焦气分邪热，猪苓汤证说成下焦湿热。这很不妥当。其实三证病因都在上焦，白虎汤证和栀子豉汤证的病因不同，白虎汤证病因是相火暑热，病位在肺；栀子豉汤证病因是有心火内郁，病位在心。后世医家有人将第221条也解释为三阳合病，以"脉浮而紧"解释为太阳伤寒，以"咽燥口苦"解释为少阳邪热，以"腹满而喘，发热汗出，不恶寒反恶热，身重"解释为阳明热盛，更是臆说。阳明肺主表主里，"阳明病，脉浮而紧""发热汗出，不恶寒，反恶热，身重""咽燥口苦"是阳明中风表证，"腹满而喘"是阳明里证。第189条说"阳明中风，口苦咽干，腹满微喘，发热恶寒，脉浮而紧"，第183条说"虽得之一日，恶寒将自罢，即自汗出而恶热也"。

若再发汗伤其津液，心血失养，并助长邪热，心神受伤，则出现心烦、神乱而谵语。若误用温针发汗伤阳增热，伤其心血心神，则出现恐惧不安、烦躁、不得安卧症状。误用攻下，伤其脾胃，胃中空虚，舌上多苔，郁热陷入心胸，营卫血气亏损，心神失养起心火，导致"心中懊恼"，主用栀子豉汤清其心火。栀子形似心脏色红入心，苦寒清心火。豆豉解表宣透胸中郁热，治"心中窒痛"。故《伤寒论》用栀子豉汤治疗"胸中窒""心中结痛""心中懊恼""心中急痛""心愦愦""心怵惕""心烦"等心病。

第228条阳明病属于"病发于阳"，下之可能造成结胸，"不结胸"是排除了结胸证。表邪虽然没有陷入胸膈，还见于表则"其外有热"。"手足温"不是手足濈然汗出，一是说明肠胃腑道没有结聚，二是说明不是手足厥冷的热厥证发热。"心中懊恼"确定是热在心，知饥是胃热，不能食是脾寒，确定是伤寒脾胃病导致的心火病。"但头汗出"余处无汗，说明热在横膈膜之上心胸，不在横膈膜之下，故主用栀子豉汤解表散发心火。

出现语言难出、多眠睡、烦躁不得眠、心烦、心中懊恼、心中结痛就是心病，谵语就是逆传心包。

第六节
蓄水证

第71条：太阳病，发汗后，大汗出，胃中干，烦躁不得眠，欲得饮水者，少少与饮之，令胃气和则愈。若脉浮，小便不利，微热消渴者，五苓散主之。

五苓散方

猪苓十八铢（去皮）　泽泻一两六铢　白术十八铢　茯苓十八铢

桂枝半两（去皮）

上五味，捣为散，以白饮和服方寸匕，日三服。多饮暖水，汗出愈。如法将息。

第72条：发汗已，脉浮数烦渴者，五苓散主之。

第73条：伤寒，汗出而渴者，五苓散主之。

第74条：中风发热，六七日不解而烦，有表里证，渴欲饮水，水入则吐者，名曰水逆，五苓散主之。

第156条：本以下之，故心下痞，与泻心汤。痞不解，其人渴而口燥烦，小便不利者，五苓散主之。

第244条：太阳病，寸缓关浮尺弱，其人发热汗出，复恶寒，不呕，但心下痞者，此以医下之也。如其不下者，病人不恶寒而渴者，此转属阳明也。小便数者，大便必硬，不更衣十日，无所苦也。渴欲饮水，少少与之，但以法救之。渴者，宜五苓散。

第71条说太阳病发汗知道是伤寒，发汗出汗太多，既伤津液，又伤阳气。伤津液"胃中干"，营血不能注入于心，心神失于滋养则"烦躁不得眠"。故"少少与饮之"使胃中不干，"胃气和则愈"。伤寒发汗太多不解，阳气受伤不能气化水饮，水饮聚而"小便不利"，不气化则"消渴"，"脉浮""微热"是伤寒表不解，当用五苓散温阳化气发汗利小便及饮"白饮"和胃气则愈。因胃中干而多饮热水，从"汗出愈"得知，五苓散是个发汗剂，核心病机是"病发于阳"，"邪高痛下"也，故云"有表里证"。

第72条继第71条言，发汗多不解寒伏病热，故"脉浮数"，"烦渴"与第71条相同，是伤阳水气不化有停饮所致，故用五苓散治疗。

第73条补充出第71条的病因病机，是伤寒发汗不解，汗出多伤阳而聚水，水饮不化而渴。

第74条论述中风寒到"六七日不解"，则伤寒病热，在表有"发热……而烦"，在里有"渴欲饮水，水入则吐"的"水逆"证，故云"有表里证"。

由第156条云"本以下之，故心下痞"，可知是"病发于阴"早下所致。可是"与泻心汤，痞不解"，反而出现"其人渴而口燥，烦，小便不利"等五苓散证候，恐怕是用大黄黄连泻心汤苦寒伤人阳气导致水饮不化所致。

第243条是胃脘阳虚的吴茱萸汤证，第245条是胃脘"阳绝于里"证，其中间第244条是阳虚不化水的五苓散蓄水证。五苓散蓄水证是"病发于阳"的太阳阳明阳虚不化水形成的，但太阳蓄水证是太阳阳虚，而阳明蓄水证是胃脘阳虚。虽然阳虚部位不同，不化水的结果相同，故都用五苓散治疗。

太阳病误下后出现"寸缓关浮尺弱，其人发热汗出，复恶寒"是太阳表证未解。从"复恶寒"看，开始当是太阳伤寒。"不呕"说明没有影响到阳明肺的肃降，胃气不上逆，仅仅感觉"心下痞"。"寸缓"是肺气不足，"关浮"是误下伤脾胃虚，"尺弱"是下焦阳气不足。如果没有误下，患者不恶寒而渴，是转属阳明病。转属阳明病，如果小便数肠胃缺乏津液，则"大便必硬"，因没有燥屎，就是10天不大便，也不感觉心下痞及腹胀满的痛苦。"渴欲饮水"如第71条所述是发汗多"胃中干"所致，少少饮点水就行了，不必多饮，可以用五苓散治疗其水不化之渴。

小便不利，张仲景让"多饮暖水"，现代西医也是让多饮水。

五苓散泽泻用量大，其次是桂枝用量大，而治疗蓄水证。同样是这五味药的《外台秘要》卷第三十二茯苓术散方（头发秃落方一十九首引《深师》方：白术一斤，茯苓四两，泽泻四两，猪苓四两，桂心半斤，上五味，捣散，服一刀圭，日三，食后服之，三十日发黑）以白术量最大，桂枝次之，则治疗头发脱落。泽泻寒泻肾膀胱水，白术温健脾土而以土制水，都以桂枝扶阳化气，泽泻、桂枝温阳利水以利小便为主，白术桂枝辛甘温升发阳气。五苓散去猪苓、泽泻加炙甘草则成苓桂术甘汤，以茯苓量最大，转为温化肠道三焦水湿。

第七节
蓄血证

《素问·评热病论》说："月事不来者，胞脉闭也。胞脉者，属心而络于胞中，今气上迫肺，心气不得下通，故月事不来也。"《素问·举痛论》说："寒气客于小肠膜原之间，络血之中，血泣不得注于大经，血气稽留不得行，故宿昔而成积矣。"湿聚寒水蓄于下，则血凝结，于是有蓄血证。肺气不肃降，心火不温下，是病在太阳阳明而"病发于阳"失治误治，邪高病下，导致腑道不通结热而使血凝结于下。蓄血证不只是太阳病有蓄血证，阳明病也有蓄血证，其核心病机是"邪高痛下"。

一、太阳蓄血轻证

第 106 条：太阳病不解，热结膀胱，其人如狂，血自下，下者愈。其外不解者，尚未可攻，当先解其外；外解已，但少腹急结者，乃可攻之，宜桃核承气汤。

桃核承气汤方

桃仁五十个（去皮尖）　大黄四两　桂枝二两（去皮）　甘草二两（炙）

芒硝二两

上五味，以水七升，煮取二升半，去滓，内芒硝，更上火，微沸下火，先食温服五合，日三服，当微利。

　　"病发于阳"上焦不开，腑道不通而结热。《素问·五脏别论》说："夫胃、大肠、小肠、三焦、膀胱，此五者，天气之所生也，其气象天，故泻而不藏，此受五脏浊气，名曰传化之腑，此不能久留输泻者也……六腑者，传化物而不藏，故实而不能满也。"其正常生理是泻而不藏，其病理是藏而不泻。膀胱部位在胃、大肠、小肠、三焦、膀胱五者最下，是腑道不通而"热结膀胱"或云"热在下焦"，导致"少腹急结"，不是邪从太阳膀胱经传入太阳膀胱腑，不是瘀血在膀胱。《素问·调经论》说："阳受气于上焦，以温皮肤分肉之间，今寒气在外，则上焦不通"，"上焦不通利，则皮肤致密，腠理闭塞，玄府不通，卫气不得泄越，故外热。"太阳不解，寒伏阳气怫郁为热，"热结膀胱"入下焦血分则"其人如狂"。解外先解除"外热"，然后再去瘀血。

　　脾胃土类"营之居也"，即生营血之处，腑道结热则营血热，血气者藏神，营血热则扰乱心神，故其人发狂，血下热泄则狂愈。腑道热结而血凝滞，所谓热之所过，血为之凝滞，"少腹急结"是血凝结于下的表现，可用桃核承气汤下之。桃核承气汤由调胃承气汤加桃仁、桂枝五味组成，用桃仁、大黄活血化瘀，大黄、芒硝泻热，芒硝咸寒软坚化瘀，桂枝炙甘草扶阳解表防止外解不彻底，桃核承气汤乃表里双解而重于里。有表里证，当先解表，后攻里，故云"其外不解者，尚未可攻，当先解其外。外解已……乃可攻之"。

二、太阳蓄血重证

　　第124条：太阳病六七日，表证仍在，脉微而沉，反不结胸，其人发狂者，以热在下焦，少腹当硬满，小便自利者，下血乃愈。所以然者，以太阳随经，瘀热在里故也，抵当汤主之。

抵当汤方
水蛭（熬）　虻虫各三十个（去翅足，熬）　桃仁二十个（去皮尖）
大黄三两（酒洗）
上四味，以水五升，煮取三升，去滓，温服一升。不下，更服。

桃核承气汤证以热结腑道为主，所以以泻热为主而兼活血化瘀；抵当汤证以血结日久成癥瘕为主，所以以虫药破瘀活血为主。

第 124 条"太阳病六七日，表证仍在，脉微而沉，反不结胸"是说太阳伤寒寒邪内陷伏藏没有形成"结胸"证，伏寒形成的热证不在胸中，而是"热在下焦"，是下焦热导致下焦血凝滞形成的"少腹当硬满，小便自利"。

第 124 条明确指出"热在下焦"是"瘀热在里"，此里指腑道，而且是肠道的下焦。《灵枢·营卫生会》说："下焦者，别回肠，注于膀胱而渗入焉。故水谷者，常并居于胃中，成糟粕而俱下于大肠，而成下焦，渗而俱下，济泌别汁，循下焦而渗入膀胱焉。"所以下焦当包括小肠（回肠）、大肠、膀胱等器官在内，故或言"热在下焦""瘀热在里""热结膀胱"（第 106、293 条有热结膀胱），此"里"与"下焦"同等。第 49 条说"尺中脉微，此里虚"之里即指下焦。第 214 条"明日又不大便，脉反微涩者，里虚也，为难治"，其里指下焦大肠。第 236 条"小便不利，渴引水浆者，此为瘀热在里"之里当指膀胱。不是张仲景不熟悉解剖，而是几个脏器在下焦同一个部位也。"脉微而沉"指下焦卫气衰，营气不行，导致血瘀。

清·钱天来《伤寒溯源集》说："注家有血蓄膀胱之说，恐尤为不经，历见蓄血必从大便而出，未见有伤寒蓄血而出于小便者，若果出于小便，因何反用桃核承气及抵当通其大便乎？"说明"下血"非指小便出血。第 237 条阳明病蓄血证说大便"其色必定黑"。清·周学海《读医随笔》说："太阳抵当攻小肠非攻膀胱也，膀胱果有蓄血，当如血淋，而小便不利矣，何得小便利而反大便黑耶？"可见下血主要是指瘀血从大便出，也指女性胞宫疾病所致"下血"。因此从祛邪途径看也能证明蓄血证的病位不在膀胱。

"热结膀胱"还见于《金匮要略·妇人产后病脉证治》云："产后七八日，无太阳证，少腹坚痛，此恶露不尽，不大便，烦躁发热，切脉微实，再倍发热，日晡时烦躁者，不食，食则谵语，至夜即愈，宜大承气汤主之。热在里，结在膀胱也。"此处"膀胱"显然系指下焦少腹之部位，而"恶露不尽"当然是胞宫之病。说明结在膀胱与子宫有关。此"热结膀胱"与"热在下焦"比较，虽然用词不同，但其实都是描述下焦少腹部位，而并非指膀胱腑。细细品味，其实此处"热在里，结在膀胱"更多的是在说明产后少腹坚痛、恶露不尽的病因病机，可用大承气汤攻下。另《伤寒论·辨厥阴病脉证并治》云："病者手足厥冷，言我不结胸，小腹满，按之痛者，此冷结在膀胱关元也。"此处"膀胱"一词，清·汪苓友在《伤寒论辨证广注·中寒脉证》中解释为："厥阴之脉抵少腹，病者手足厥冷，乃阴寒之邪，直中于里也……膀胱关元，正当小腹之部位。"关元穴位于脐下三寸，此处膀胱与关元合称，指的是脐下少腹部位。除此之外，仲景此处用"膀胱关元"一词，重点是在说明此条发病之病因病机。"冷结在膀胱关元"与上文"热在里，结在膀胱"对照，一在说明病因病机为寒在下焦，一在说明热在下焦。《灵枢·痈疽》说："寒邪客于经络之中，则血泣，血泣则不通……营卫稽留于经脉之中，则血泣而不行，不行则卫气从之而不通，壅遏而不得行，故热。"所以"热在下焦"，此下焦当指小肠关元穴处。寒气客于太阳之表不解，瘀热阻滞小肠血脉故而出现小腹硬满急结。心与小肠为表里，心主神明，小肠受邪，血脉为郁热煎迫，邪热循经上犯于心，出现如狂、发狂的神志症状。病位在小肠，故仲景用攻下法，使瘀血从后窍而出。病因为寒邪客于脉外，继发血脉瘀热于小肠中，故仲景用桃核承气汤外散风寒、下通瘀热。其中桂枝、炙甘草辛甘温发散寒邪，桃仁、大黄、芒硝通下瘀热。正如清·汪苓友《伤寒论辨证广注》中所云："按热在膀胱，膀胱乃小腹中之物，膀胱热结，其气蒸于少腹，则血不流行，故作急结之形，为下焦蓄血之证谛也，所以桃核承气汤乃攻下焦蓄血，治少腹急结之药，实非通膀胱热结之药也"。

所谓"太阳随经"，太阳不指膀胱经，太阳是心，太阳心随经通于小肠关元，故云"热在下焦""瘀热在里"。膀胱关元的热也可以随经上入伤心"发狂"。

表证仍在当脉浮，今脉不浮，反见脉微而沉，是病在里，且卫阳不足，《伤寒论·平脉法》说"寸口脉微而涩，微者卫气不行，涩者荣气不逮……寸口脉微而涩，微者卫气衰，涩者荣气不足"。脉微沉当是结胸，可不见结胸证，反见心神不安的狂乱证，这是热结下焦所致，热结血凝，所以"少腹当硬满"，小便利说明热结血分，不在气分，用抵当汤治疗下血就痊愈。

第 125 条：太阳病，身黄，脉沉结，少腹硬，小便不利者，为无血也。小便自利，其人如狂者，血证谛也，抵当汤主之。

太阳病表证脉当浮，今脉沉知在里不在表。小便不利，少腹硬，是气分水结，若小便自利，少腹硬，心神狂乱，是血分血结。太阳主外主表，太阴主内主里，脉沉主里，脾胃虚而身黄，是虚黄，不是实黄。

本条有身黄，第 237 条在第 236 条身黄茵陈蒿汤下，瘀血身黄要与湿热身黄作鉴别。

第 126 条：伤寒有热，少腹满，应小便不利，今反利者，为有血也，当下之，不可余药，宜抵当丸。

抵当丸方

水蛭二十个（熬）　虻虫二十个（去翅足，熬）　桃仁二十五个（去皮尖）　大黄三两

上四味，捣分四丸，以水一升煮一丸，取七合服之。日卒时当下血，若不下者更服。

参阅第 126 条，少腹满，小便不利是蓄水证，小便利是蓄血证，用抵当丸缓治。此言蓄血日久，要治缓，用丸不用汤。所谓"不可余药"，指不能用其他药治疗，只能用抵当丸缓治。

第 127 条：太阳病，小便利者，以饮水多，必心下悸；小便少者，必苦里急也。

本条总结太阳病中篇指出，太阳病有小便利和小便不利之辨，小便不利的停水又有水停肠胃和水停膀胱之分。小便利也有水停肠胃和血蓄下焦之分。

三、阳明蓄血证

第 237 条：阳明证，其人喜忘者，必有蓄血。所以然者，本有久瘀血，故令喜忘。屎虽硬，大便反易，其色必黑者，宜抵当汤下之。

《素问·调经论》说："血并于下，气并于上，乱而喜忘"，"血并于阴，气并于阳，如是血气离居"，阴血在下，气阳在上，血与气分离则乱，脑供血

不足，大脑失养而喜忘。《灵枢·大惑论》说："上气不足，下气有余，肠胃实而心肺虚。虚则营卫留于下，久之不以时上，故善忘也。"阳明腑道热结血瘀，不能生化营卫血气，气血亏则不能上奉养脑而健忘。《素问·五脏别论》说："脑、髓、骨、脉、胆、女子胞，此六者，地气之所生也。"《素问·通评虚实论》说："黄疸、暴痛、癫疾、厥狂，久逆之所生也。五脏不平，六腑闭塞之所生也。头痛耳鸣，九窍不利，肠胃之所生也。"地气乃指腑道，地气所生营卫血气不足则脑髓失养而健忘。

肠胃道为什么不通呢?《素问·调经论》说："阳受气于上焦，以温皮肤分肉之间，今寒气在外，则上焦不通"，"有所劳倦，形气衰少，谷气不盛，上焦不行，下脘不通，胃气热，热气熏胸中，故内热"。上焦不通行导致"外热""中寒"，谓"上焦不通利，则皮肤致密，腠理闭塞，玄府不通，卫气不得泄越，故外热"，"厥气上逆，寒气积于胸中而不泻，不泻则温气去，寒独留，则血凝泣，凝则脉不通，其脉盛大以涩，故中寒。"血凝脉不通则有瘀血。

第 257 条：病人无表里证，发热七八日，虽脉浮数者，可下之。假令已下，脉数不解，合热则消谷善饥，至六七日不大便者，有瘀血，宜抵当汤。

第 258 条：若脉数不解，而下不止，必协热便脓血也。

第 124 条辨表里证，第 257 条言无表里证，指无发热恶寒表证，也无潮热谵语里证，则其发热七八日、脉浮数病不在表，也不在下焦里部，而是在肠道，可用攻下法。若下后脉数不解，热在胃消谷能食，至六七日不大便，为有瘀血，是瘀血发热。日久还伤了肠道津液，由大便容易反变为不大便，当用抵当汤治疗。若脉数不解，下利不止，是协热伏于血分而便脓血。

四、太阳蓄血与阳明蓄血的区别

太阳蓄血和阳明蓄血虽然都出现精神症状，但太阳蓄血的表现是发狂、如狂，是"外热"陷入下焦，"热在下焦""热结膀胱"，故多辨小便通利与否；而阳明蓄血的表现是喜忘，是肠胃不生营卫血气上养大脑所致，故多辨大便通利与否及硬与不硬。正如《素问·调经论》说："血并于阴，气并于阳，故为惊狂……血并于下，气并于上，乱而喜忘。"可知太阳蓄血证是"血并于阴，气并于阳，故为惊狂"，是以阴阳言，阳胜外热而阴寒于内，气阳血阴，多"热入血室"；而阳明蓄血证是"血并于下，气并于上，乱而喜忘"，是以上下言，气上血下。都是"邪高痛下"证。

《素问·脉要精微论》说："帝曰：诊得心脉而急，此为何病？病形何如？岐伯曰：病名心疝。少腹当有形也。帝曰：何以言之？岐伯曰：心为牡脏，小肠为之使，故曰少腹当有形也。"《灵枢·邪气脏腑病形》说："（脉）微滑为心疝，引脐，小腹鸣。"《素问·大奇论》说："心脉小急，不鼓皆为瘕……心脉搏滑急，为心疝……三阳（太阳心）急为瘕。"《素问·四时刺逆从论》说："阳明（肺）有余病脉痹，身时热，不足病心痹，滑则病心风疝。"吴崑注："凡脉耎缓为阳和，急劲为阴惨。心为火，心脉急，寒包热也，故病心疝。"心疝是由心气郁结引发小肠结聚发生的病。心病"少腹当有形"。热之所过，血为之凝滞则血凝。小肠募穴关元在少腹，小肠是胃腑命门的核心也。由此可见，少腹硬的蓄血证当与心有密切关系。所谓"以太阳随经，瘀热在里"是指太阳心随经入小肠也。

第106、124、125条曰"太阳病"即是心病。第106条的"少腹急结"，第124条的"少腹当硬满"，第125条的"少腹硬"，第126条的"少腹满"，阐述的都是少腹有形瘕，可知少腹蓄血证当是心小肠病。《素问·评热论》说："月事不来者，胞脉闭也，胞脉者属心而络于胞中，今气上迫肺，心气不得下通，故月事不来也"。心肺病，邪高病下，故生水肿和月事病。

第 八 节
阳明伤寒热病

阳明三病，一是太阳阳明病，太阳之上寒气主之，太阳心阳主表，阳明之上燥气主之，阳明肺主皮毛，所以太阳阳明病是"病发于阳"，其本气是寒燥为病，其客气是风热为病。二是正阳阳明病，其本气是凉燥为病，其客气是风热为病。三是少阳阳明病，少阳之上相火主之，相火克肺，其本气是火燥为病，其客气是寒燥为病。另外还有个三阳合病。所以阳明病有伤寒和温病之分。

阳明是肺金病，肺有宣发和肃降两大生理功能，病理是宣发、肃降两大功能出了问题，治疗要用"开鬼门""洁净府"两大法门。

第 185 条：本太阳，初得病时，发其汗，汗先出不彻，因转属阳明也。伤寒发热，无汗，呕不能食，而反汗出濈濈然者，是转属阳明也。

第 186 条：伤寒三日，阳明脉大。

第 187 条：伤寒脉浮而缓，手足自温者，是为系在太阴。太阴者，身当发黄，若小便自利者，不能发黄。至七八日，大便硬者，为阳明病也。

第 188 条：伤寒转系阳明者，其人濈然微汗出也。

阳明肺主皮毛，其气为秋天凉燥，燥属次寒。太阳伤寒，发汗不解，寒邪内陷藏于肌肤，阳气怫郁为热则伤肌肤（阳明主肌肤），及热克肺，故云"转属阳明"。伤寒束表，肺不肃降，脾胃实，故呕不能食，《素问·脉解》说："所谓食则呕者，物盛满而上溢，故呕也。"腑道不通积热则"反汗出濈濈然"（热郁肌肤）"是转属阳明"，或肺郁热不肃降导致"大便硬者，为阳明病也"。

太阳阳明病本气寒燥为病，所以太阳阳明病多伤寒病而燥寒束表，"伤寒发热无汗"是麻黄汤、大青龙汤证，郁热在表，郁热在阳明腑道则"其人濈然微汗出也"，如麻杏石甘汤证、越婢汤证等（在太阳病阳气怫郁热病已经阐述了）。但是肺热不能肃降则"大便硬"，多为承气汤证。若郁热在心，则是栀子豉汤证。阳明病最多"邪高痛下"病。阳明病导致"脾家实"则有身黄证。

一、承气汤证

肺主气，肺失常不顺降则腑道不通，故用承气汤通腑降肺气。承者，顺从也。承气者，顺肺气下行也。

1. 调胃承气汤证

第 29 条：伤寒脉浮，自汗出，小便数，心烦……若胃气不和，谵语者，少与调胃承气汤。

调胃承气汤方

大黄四两（去皮，清酒洗）　甘草二两（炙）　芒硝半升

上三味，以水三升，煮取一升，去滓，内芒硝，更上微火，煮令沸，少少温服之。

第 207 条：阳明病，不吐不下，心烦者，可与调胃承气汤。

调胃承气汤方

甘草二两（炙）　芒硝半升　大黄四两（清酒洗）

上三味，切，以水三升，煮二物至一升，去滓，内芒硝，更上微火一二沸，温顿服之，以调胃气。

第 248 条：太阳病三日，发汗不解，蒸蒸发热者，属胃也。调胃承气汤主之。

第 249 条：伤寒吐后，腹胀满者，与调胃承气汤。

第 94 条：太阳病未解，脉阴阳俱停，必先振栗汗出而解。但阳脉微者，先汗出而解，但阴脉微者，下之而解。若欲下之，宜调胃承气汤。

第 105 条：伤寒十三日，过经谵语者，以有热也，当以汤下之。若小便利者，大便当硬，而反下利，脉调和者，知医以丸药下之，非其治也。若自下利者，脉当微厥，今反和者，此为内实也。调胃承气汤主之。

从《伤寒论》调胃承气汤的条文看，是外感伤寒郁热在胃。从第 94、105 条知道，当先解表，后攻下，攻下胃热用调胃承气汤。《素问·脉解》说"阳明络属心"，故胃热见"心烦"，甚则谵语，调胃承气汤是治"胃热"的方剂，以芒硝为君药，《黄帝内经》说治火热用咸寒，芒硝咸寒治火热，大黄苦寒通下，酒洗走上缓下，炙甘草甘温温中。调胃承气汤的服法有两种：一是第 29 条的"少少温服之"，用于温药复阳后致胃热谵语，取药力轻微，缓泻胃热；一是第 207 条的"温顿服之"，用于阳明实热，取药力集中，清泻胃热。

2. 小承气汤证

第 208 条：阳明病，脉迟，虽汗出不恶寒者，其身必重，短气，腹满而喘，有潮热者，此外欲解，可攻里也。手足濈然汗出者，此大便已硬也，大承气汤主之。若汗多，微发热恶寒者，外未解也，其热不潮，未可与承气汤。若腹大满不通者，可与小承气汤，微和胃气，勿令至大泄下。

小承气汤方

大黄四两（酒洗）厚朴二两（炙，去皮）枳实三枚（大者，炙）

上三味，以水四升，煮取一升二合，去滓，分温二服。初服当更衣，不尔者，尽饮之，若更衣者，勿服之。

第 213 条：阳明病，其人多汗，以津液外出，胃中燥，大便必硬，硬则谵语，小承气汤主之。若一服谵语止者，更莫复服。

第 214 条：阳明病，谵语发潮热，脉滑而疾者，小承气汤主之。因与承气汤一升，腹中转气者，更服一升。若不转气者，勿更与之。明日又不大便，脉反微涩者，里虚也，为难治，不可更与承气汤也。

第 250 条：太阳病，若吐若下若发汗后，微烦，小便数，大便因硬者，与小承气汤和之愈。

小承气汤由酒大黄、炙厚朴、炙枳实三苦味药组成，显然是以治燥气为主，《黄帝内经》"燥淫于内，治以苦温"，平阳明燥以苦温，厚朴、炙枳实为苦温。燥热为患，以大黄为君药。

"与小承气汤和之"的"和"是缓和的和，不是调和的和，是与大承气汤

"急下""当下"峻攻相对缓和而言。如第 208 条的"可与小承气汤微和胃气",第 209 条的"以小承气汤和之",第 251 条的"以小承气汤少少与微和之"等,这在大小承气汤对比辨证的条文中写得很明显。第 208、250 条都说小承气汤是和胃气剂,即和剂。因为小承气汤治燥,当属正阳阳明病。阳明里证的重要指征是"潮热""手足濈然汗出""谵语""腹满"等。

3. 大承气汤证

第 208 条:阳明病,脉迟,虽汗出不恶寒者,其身必重,短气,腹满而喘,有潮热者,此外欲解,可攻里也。手足濈然汗出者,此大便已硬也,大承气汤主之。

若汗多,微发热恶寒者,外未解也,其热不潮,未可与承气汤。若腹大满不通者,可与小承气汤,微和胃气,勿令至大泄下。

大承气汤方

大黄四两(酒洗) 厚朴半斤(炙,去皮) 枳实五枚(炙) 芒硝三合

上四味,以水一斗,先煮二物,取五升,去滓,内大黄,更煮取二升,去滓,内芒硝,更上微火一两沸,分温再服。得下,余勿服。

第 212 条:伤寒若吐若下后,不解,不大便五六日,上至十余日,日晡所发潮热,不恶寒,独语如见鬼状。若剧者,发则不识人,循衣摸床,惕而不安,微喘直视,脉弦者生,涩者死。微者,但发热谵语者,大承气汤主之。若一服利,则止后服。

第 215 条:阳明病,谵语,有潮热,反不能食者,胃中必有燥屎五六枚也。若能食者,但硬耳,宜大承气汤下之。

第 217 条:汗出谵语者,以有燥屎在胃中,此为风也,须下者,过经乃可下之。下之若早,语言必乱,以表虚里实故也。下之愈,宜大承气汤。

第 220 条:二阳并病,太阳证罢,但发潮热,手足漐漐汗出,大便难而谵语者,下之则愈,宜大承气汤。

第 238 条:阳明病,下之,心中懊憹而烦,胃中有燥屎者,可攻。腹微满,初头硬,后必溏,不可攻之。若有燥屎者,宜大承气汤。

第 239 条：病人不大便五六日，绕脐痛，烦躁，发作有时者，此有燥屎，故使不大便也。

第 240 条：病人烦热，汗出则解，又如疟状，日晡所发热者，属阳明也。脉实者，宜下之；脉浮虚者，宜发汗。下之与大承气汤，发汗宜桂枝汤。

第 241 条：大下后，六七日不大便，烦不解，腹满痛者，此有燥屎也。所以然者，本有宿食故也。宜大承气汤。

第 242 条：病人小便不利，大便乍难乍易，时有微热，喘冒不能卧者，有燥屎也，宜大承气汤。

第 252 条：伤寒六七日，目中不了了，睛不和，无表里证，大便难，身微热者，此为实也，急下之，宜大承气汤。

第 253 条：阳明病，发热汗多者，急下之，宜大承气汤。

第 254 条：发汗不解，腹满痛者，急下之，宜大承气汤。

第 255 条：腹满不减，减不足言，当下之，宜大承气汤。

第 256 条：阳明少阳合病，必下利，其脉不负者，为顺也。负者，失也，互相克贼，名为负也。脉滑而数者，有宿食也，当下之，宜大承气汤。

"阳明病脉迟"，一是伤寒，二是大便不通。调胃承气汤以火热为主，君以芒硝咸寒，治疗在胃；小承气汤以燥气为主，君以炙厚朴炙枳实之苦温，治疗在小肠；大承气汤以燥热合重，用炙厚朴炙枳实之苦温治燥，芒硝咸寒治火热，大黄通下，治疗在大肠。阳盛阴虚，下之则愈。有燥屎是因阴津亏虚。所谓实，乃指宿食燥屎，实乃津液虚。

阳明病伤寒，因发汗不法，导致肺不肃降、腑道不通，燥屎在大肠，不在胃中。所谓"承气"者，承肺气肃降也，急以大承气汤攻下，承肺气肃降，从权治疗，大便通则止后服。

二、郁热发黄证

1. 阳明病身黄，栀子檗皮汤证

第 261 条：伤寒身黄发热，栀子檗皮汤主之。

栀子檗皮汤方

肥栀子十五个（擘）　甘草一两（炙）　黄檗二两

上三味，以水四升，煮取一升半，去滓，分温再服。

本条接第 260 条言伤寒，发热无汗，必有阳明肺不宣发、心中懊恼、小便不利等证。栀子清心火利小便以泄湿热，栀子、黄柏苦寒燥湿，比第 236、260 条（茵陈蒿汤证）湿热轻，用炙甘草温中，表明没有腑道实热。重点是心热重，故用黄柏协助栀子清泄心火。"心火胜必有寒中"，所以用炙甘草和中。

2. 阳明病身黄麻黄连轺赤小豆汤证

第 262 条：伤寒瘀热在里，身必黄，麻黄连轺赤小豆汤主之。

麻黄连轺赤小豆汤方

麻黄二两（去节）　连轺二两　杏仁四十个（去皮尖）　赤小豆一升

大枣十二枚（擘）生梓白皮一升（切）　生姜二两（切）　甘草二两（炙）

上八味，以潦水一斗，先煮麻黄再沸，去上沫，内诸药，煮取三升，去滓，分温三服，半日服尽。

本条承第 236、260 条腑道不通言，内有腑道不通，而外表闭无汗或但头汗出、余处无汗，则须解表通里，茵陈蒿汤是通里解表，相互为用。阳明肺燥郁闭于表，故用麻黄、杏仁、生姜辛苦温平燥解表，用连翘、赤小豆、生梓白皮清热利湿，炙甘草、大枣温中。这正遵《黄帝内经》"燥淫于内，治以苦温，佐以甘辛，以苦下之"之法则；同时用连翘、赤小豆、梓白皮清热解毒，利湿退黄，枣草甘温和中。第 261、262 条都用炙甘草温中，说明腑道没有实热，与茵陈蒿汤的腑道实热不同。第 261 条是燥热，故用栀子、黄柏苦寒清燥湿；

第 262 条是凉燥束表，故用麻黄、杏仁苦温平燥。第 261、262 两条都冠以伤寒，多是阳明肺强克肝胆郁结导致的胆汁外泄，与腑道结热不通无关。《皇汉医学》载："钱氏曰：瘀者，言留蓄壅滞也。伤寒之郁热与胃中之湿气互结，湿蒸如淖淖中之淤泥，水土黏泞而不分。《经》云：湿热相交，民多病瘅。盖以湿热胶着，壅积于胃，故云瘀热在里，必发黄也。麻黄连轺赤小豆汤能治表，利小便，解郁热，故以此主之。澜氏曰：此证虽曰在里，必因邪气在表之时有失解散，故今虽发黄，犹宜兼汗解以治之。"

3. 茵陈蒿汤证

第 199 条：阳明病，无汗，小便不利，心中懊憹者，身必发黄。

第 200 条：阳明病，被火，额上微汗出，而小便不利者，必发黄。

第 236 条：阳明病，发热汗出，此为越热，不能发黄也。但头汗出，身无汗，剂颈而还，小便不利，渴饮水浆者，此为瘀热在里，身必发黄，茵陈蒿汤主之。

茵陈蒿汤方

茵陈蒿六两　栀子十四枚（擘）　大黄二两（去皮）

上三味，以水一斗二升，先煮茵陈，减六升，内二味，煮取三升，去滓，分三服。小便当利，尿如皂荚汁状，色正赤，一宿腹减，黄从小便去也。

第 260 条：伤寒七八日，身黄如橘子色，小便不利，腹微满者，茵陈蒿汤主之。

阳明伤寒外束，肺失宣发肃降，不能通调三焦水道，则小便不利，郁热在心则心中懊憹，腑道不通，湿热内郁则发黄。"阳明病，发热汗出，此为越热"，此为越婢汤名之来历，所以越婢汤治疗风水。栀子清泄心热，茵陈除湿热留结，且茵陈合栀子以通水源，大黄通腑道结热，柯琴《伤寒来苏集·伤寒附翼》说："在阳明之里，当泻之于内，故立本方，是逐秽法。茵陈能除热邪留结，佐栀子以通水源，大黄以除胃热，令瘀热从小便而泄，腹满自减，肠胃无伤，乃合引而竭之之义，亦阳明利水之奇法也。"

第九节
少阳伤寒热病

　　《黄帝内经》说少阳之上相火主之，标本皆阳，最宜被寒邪所伤。阳气生于春，故第272条说"少阳病，欲解时，从寅至辰上"，寅卯辰是春三月时间。从六经欲解时图可以看到，少阳上连太阳，所以《素问·逆调论》说"肝一阳也，心二阳也"，《素问·阴阳别论》说"肝之心谓之生阳"，可知阳伤必病。《素问·四气调神大论》说："逆春气，则少阳不生，肝气内变。"不仅"肝气内变"，而且"逆之则伤肝，夏为寒变，奉长者少"，即肝心阳气都伤，所以要"春夏养阳"。《素问·脉解》说："阳气不治，则阳气不得出，肝气当治而未得，故善怒，善怒者，名曰煎厥。所谓恐如人将捕之者，秋气万物未有毕去，阴气少，阳气入，阴阳相薄，故恐也。"肝阳不足，容易发怒，失去将军之阳刚而胆小恐惧。

　　从六经欲解时图可以看到，少阳主一年寅、卯、辰春三月或一日三个时辰，下连太阴、少阴、厥阴，一个少阳统三阴，所以少阳病涉及三阴；其次上连太阳，又涉及太阳病，所以有太阳少阳合病、并病；再次少阳相火必克阳明肺金，所以有少阳阳明病；于此可知，少阳涉及三阳，故有三阳合病。于此可知，十一脏腑皆统于少阳矣。

　　少阳相火为"胃脘之阳也"，相火生脾土，可知少阳主脾胃阳气。《灵枢·营卫生会》说"太阴主内，太阳主外"，说明少阳三焦相火外主太阳心主表阳，内主脾胃里阳。不仅如此，从六经欲解时图可以看到，少阳还内连少阴、厥阴，而且厥阴从中气少阳，于此可知，少阳三焦相火主人体内外上下左右一切阳气，故《伤寒论·辨脉法》说"形冷、恶寒者，此三焦伤也"。少阳三焦相火衰则五脏阳气衰竭。《素问·汤液醪醴论》说："其有不从毫毛而生，而五脏阳以竭也。"《素问·示从容论》说："今夫脉浮大虚者，是脾气之外绝，去胃外归阳明也。夫二火不胜三水，是以脉乱而无常也。四肢懈惰，此脾精之不行也。喘咳者，是水气并阳明也。血泄者，脉急血无所行也。若夫以为伤肺者，由失以狂也。不引《比类》，是知不明也。夫伤肺者，脾气不守，胃气不清，经气不为使，真脏坏决，经脉傍绝，五脏漏泄，不衄则呕。"脾土虚不生肺金则肺伤。《素问·刺禁论》说："脾为之使，胃为之市。"脾替胃运输营卫血气于十二经脉，今脾病则"脾气不守，胃气不清，经气不为使，真脏坏决，经脉傍绝，五脏漏泄，不衄则呕"。《素问·玉机真脏论》说："脾脉者土也，孤脏以灌四傍者也……五脏者，皆禀气于胃，胃者五脏之本也。脏气者，不能自致于手太阴，必因于胃气，乃至于手太阴也。故五脏各以其时，自为而至于手太阴也。故邪气胜者，精气衰也。故病甚者，胃气不能与之俱至于手太阴，故真脏之气独见，独见者病胜脏也，故曰死。"《素问·经脉别论》说："食气入胃，散精于肝，淫气于筋。食气入胃，浊气归心，淫精于脉。脉气流经，经气归于肺，肺朝百脉，输精于皮毛。毛脉合精，行气于腑。腑精神明，留于四脏，气归于权衡。权衡以平，气口成寸，以决死生。饮入于胃，游溢精气，上输于脾。脾气散精，上归于肺，通调水道，下输膀胱。水精四布，五经并行，合于四时五脏阴阳，揆度以为常也。"《灵枢·本脏》说"脾藏营"，《素问·六节藏象论》说"营之居"，《灵枢·营卫生会》说："中焦亦并胃口，出上焦之后，此所受气者，泌糟粕，蒸津液，化其精微，上注于肺脉，乃化而为血，以奉生身，莫贵于此，故独得行于经隧，命曰营气。"《灵枢·决气》说："中焦受气取汁，变化而赤，是谓血。"以上都说明脾为使的功能。

第 263 条：少阳之为病，口苦，咽干，目眩也。

第 264 条：少阳中风，两耳无所闻，目赤，胸中满而烦者，不可吐下，吐下则悸而惊。

第 268 条：三阳合病，脉浮大，上关上，但欲眠睡，目合则汗。

以上三条阐发少阳相火亢盛之病，相火亢盛病及三阳，乃白虎汤、白虎加人参汤和竹叶石膏汤证。白虎汤和竹叶石膏汤证的病因是少阳相火亢盛，壮火食气为白虎加人参汤证，病位在阳明肺，故白虎汤和竹叶石膏汤证属阳明病。相火代心行事而克肺金，《素问·阴阳别论》说"心之肺谓之死阴"，所以君相二火克肺则阴气津液容易衰亡，竹叶石膏汤就是要救阴气津液。

火性炎上，相火亢盛多病横膈膜之上诸器官，故见口、咽、目、耳、鼻病。肝胆通咽，开窍于目，口为脾窍，耳为心窍肾窍，鼻为肺窍。

第 265 条：伤寒，脉弦细，头痛发热者，属少阳。少阳不可发汗，发汗则谵语。此属胃，胃和则愈，胃不和，烦而悸。

"伤寒，脉弦细"是少阳相火不足。寒伤少阳束表，阳气怫郁，阳不生阴不长，故"脉弦细，头痛发热"。发汗，既伤阳气，又伤津液，不利少阳阳生阴长，故云"少阳不可发汗"。脉弦为寒，脉细为营血不足。第 213 条说"其人多汗，以津液外出，胃中燥，大便必硬，硬则谵语"，是胃热，《素问·脉解》说"阳明络属心"，胃热伤心则谵语、烦悸。

第 266 条：本太阳病不解，转入少阳者，胁下硬满，干呕不能食，往来寒热，尚未吐下，脉沉紧者，与小柴胡汤。

从六经病欲解时看，少阳主春，太阳主夏，春夏阳仪系统主阳气，所以太阳感受寒邪不解，往往伤及少阳，少阳厥阴经循行胸胁，寒邪结于胸胁，而出现小柴胡汤证。但这不能说小柴胡汤就是少阳病的主方。寒邪内陷结于胸胁，尚在半表，故"往来寒热"。邪结胸胁，上焦不开，胃脘不通，故"胁下硬满，干呕"；少阳阳伤则脾胃阳气不足，胃寒故"不能食"。

邪结胸胁可以导致柴胡汤类证，如小柴胡加芒硝汤证（肠胃郁热）、大柴胡汤证（肝胆郁热）、柴胡加龙骨牡蛎汤证（伤神）等。

因为少阳之上相火主之，治疗相火亢盛的白虎汤才是少阳病的主方。小柴胡汤是少阳不足邪结胸胁的方子，小柴胡汤本方没有生发作用，《辅行诀五脏用药法要》说小柴胡汤是大阴旦汤，柴胡是扶阴的，但小柴胡汤开通上焦能使阳气上升。

第 267 条：若已吐下、发汗、温针，谵语，柴胡汤证罢，此为坏病，知犯何逆，以法治之。

本条承接第 266 条阐发误治后，"柴胡汤证"消失了，"此为坏病，知犯何逆，以法治之"。

第 269 条：伤寒六七日，无大热，其人躁烦者，此为阳去入阴故也。

寒邪伤少阳，至六七日不解，少阳阳气衰，阳衰阴盛，故云"阳去入阴"。外无阳气与寒邪相争，故"无大热"，"无大热"不是没有热。《素问·水热穴论》说"寒盛则生热"，故"阳去入阴""其人躁烦"。

第 270 条：伤寒三日，三阳为尽，三阴当受邪，其人反能食而不呕，此为三阴不受邪也。

本条研判伤寒三日伤尽三阳，三阴受不受寒邪呢？从"能食而不呕"得知三阴阳气未衰，"此为三阴不受邪也"。少阳阳气伤则脾胃阳气不足，脾胃阳伤不重则能食，脾胃阳伤重则不能食，阳亡"除中"则死。

第 271 条：伤寒三日，少阳脉小者，欲已也。

第 272 条：少阳病，欲解时，从寅至辰上。

少阳感受寒邪脉弦细，寒邪去而少阳阳气不足则"脉小"，故云"欲已"。"欲解时，从寅至辰上"少阳阳气借助天时来复。

小柴胡汤证涉及太阳、少阳、厥阴及阳明、太阴五经，不只是局限于少阳经，其中太阳、少阳、厥阴属于春夏阳仪系统，而少阳、阳明病则属于少阳相火克阳明燥金系统，以及脾胃阳气不足系统。营卫俱弱，上焦不通，则中焦不化，小柴胡汤能通上焦而兼化中焦。其机理是使阳生阴长，故能使"上焦得通，津液得下，胃气因和，身濈然汗出而解"（图 2-11）。

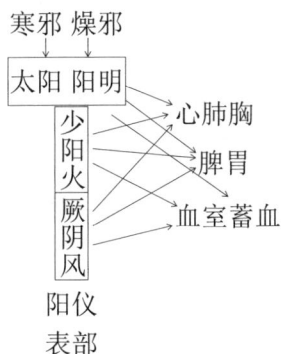

图 2-11 少阳厥阴内郁

如果寒伤太阳，少阳、厥阴，生阳不能升发祛寒外散，《黄帝内经》称此为一阴不胜三阳。如《素问·阴阳类论》说："三阳一阴，太阳脉胜，一阴不为止，内乱五脏，外为惊骇。"太阳脉胜，寒邪胜也。因为太阳主心，心为五脏主，心伤则五脏皆乱。

寒气外束，肝胆心内有郁火，会发生善怒、煎厥病，如《素问·脉解》说："所谓少气善怒者，阳气不治，阳气不治则阳气不得出，肝气当治而未得，故善怒，善怒者名曰煎厥。"《素问·生气通天论》说："阳气者，烦劳则张，精绝，辟积于夏，使人煎厥。"《临证指南医案》说："夫劳动阳气弛张，则阴精不司留恋其阳。虽有若无，故曰绝。积之既久，逢夏季阳正开泄，五志火动风至，若煎熬者然，斯为晕厥耳。"

从这个少阳厥阴内郁图可以看出，少阳厥阴内郁可以有三个传变途径：一是阳明肺，二是太阴脾，三是厥阴肝。《伤寒论》对此阐述的条文有：

第142条：太阳与少阳并病，头项强痛，或眩冒，时如结胸，心下痞硬者，当刺大椎第一间、肺俞、肝俞，慎不可发汗；发汗则谵语，脉弦，五日谵语不止，当刺期门。

第150条：太阳少阳并病，而反下之，成结胸，心下硬，下利不止，水浆不下，其人心烦。

第171条：太阳少阳并病，心下硬，颈项强而眩者，当刺大椎、肺俞、肝俞，慎勿下之。

第172条：太阳与少阳合病，自下利者，与黄芩汤；若呕者，黄芩加半夏生姜汤主之。

第109条：伤寒发热，啬啬恶寒，大渴欲饮水，其腹必满，自汗出，小便利，其病欲解，此肝乘肺也，名曰横，刺期门。

第108条：伤寒，腹满谵语，寸口脉浮而紧，此肝乘脾也，名曰纵，刺期门。

太阳寒气伤损阳气，可使少阳、厥阴阳气不升而内郁，可乘于肺或乘于脾，故刺大椎、肺俞、肝俞、期门，使邪不传则愈。

我们从太阳与少阳并病、合病也可以看出，少阳病多来自太阳阳明病郁结。

第 十 节
太阴伤寒热病

从六经欲解时图看出，太阴主一年亥、子、丑三个月或一日亥、子、丑三个时辰，上连阳明肺金，而多太阴阳明肺脾病，阳明肺主脾、胃、小肠、大肠、三焦、膀胱土类，脾土生肺金，肺脾互生，阳明肺伤必病及脾胃，《素问·示从容论》说："夫伤肺者，脾气不守，胃气不清，经气不为使，真脏坏决，经脉傍绝，五脏漏泄，不衄则呕。"且阳明肺吸入天之五气、太阴脾摄入五味，气味和合生成神，主宰人体生命，有神则生，无神则死。太阴下连少阴、厥阴、少阳，所以太阴病会涉及少阴病、厥阴病、少阳病。且太阳主外，太阴主内，太阳病可以涉及太阴病，如第 279 条：本太阳病，医反下之，因尔腹满时痛者，属太阴也。

少阳内连太阴，连贯少阴、厥阴，少阳阳衰则太阴受寒邪，而传三阴，一个少阳统三阴。太阴之上湿气主之，标本皆阴，故多病寒湿。少阳太过而传三阳病。

综合看少阳、太阴两篇病，虽然条文最少，但从标本中气理论说少阳太阴是从本"火湿"的，主人体的基本温度和湿度，所以涉及春夏秋冬四时中主表的太阳心病、阳明肺病及主里的少阴肾病、厥阴肝病，其病最多。少阳太阴涉及六经病，故张子和说"少阳从本为相火，太阴从本湿上坐……万病能将火湿分，彻开轩岐无缝锁"。不读《伤寒例》不知道张仲景是用五运六气理论创作《伤寒论》的人，是不能彻底读懂《伤寒论》的。

第 273 条：太阴之为病，腹满而吐，食不下，自利益甚，时腹自痛。若下之，必胸下结硬。

第 274 条：太阴中风，四肢烦疼，脉阳微阴涩而长者，为欲愈。

第 275 条：太阴病，欲解时，从亥至丑上。

第 276 条：太阴病，脉浮者，可发汗，宜桂枝汤。

第 277 条：自利不渴者，属太阴，以其脏有寒故也。当温之，宜服四逆辈。

《黄帝内经》说，太阴之上湿气主之，太阴标本皆阴，是为纯阴、至阴也，此时"阳去入阴"寒湿盛，"其脏有寒"，故"宜服四逆辈"。《素问·脉解》说："太阴所谓病胀者，太阴子也，十一月万物气皆藏于中，故曰病胀……所谓食则呕者，物盛满而上溢，故呕也。"太阴寒湿盛而腹胀满、不能食。太阴脾脏寒、自利不渴，故"当温之，宜服四逆辈"。十一月冬至，一阳少阳来复，阳回则太阴寒湿退，故云"太阴病，欲解时，从亥至丑上"。太阴"病发于阴"，误下之成痞"必胸下结硬"。太阴病在里当脉沉，今"脉浮"见阳脉在表，故"可发汗，宜桂枝汤"。桂枝汤，别名小阳旦汤，扶助少阳阳气。所谓"太阴中风，四肢烦疼，脉阳微阴涩而长者，为欲愈"，盖脾主四肢，四肢为诸阳之本，风为阳邪，是脾有阳也。《素问·逆调论》说："帝曰：人有四肢热，逢风寒如炙如火者何也？岐伯曰：是人者阴气虚，阳气盛。四肢者阳也，两阳相得，而阴气虚少，少水不能灭盛火，而阳独治，独治者不能生长也，独胜而止耳，逢风而如炙如火者，是人当肉烁也。"脉阴涩者阴气虚，脉阳微者卫气不足。《伤寒论·平脉法》说："寸口脉微而涩，微者卫气不行，涩者荣气不逮。荣卫不能相将，三焦无所仰，身体痹不仁。荣气不足，则烦疼，口难言；卫气虚，则恶寒数欠。三焦不归其部，上焦不归者，噫而酢吞；中焦不归者，不能消谷引食；下焦不归者，则遗溲……寸口脉微而涩，微者卫气衰，涩者荣气不足。卫气衰，面色黄；荣气不足，面色青。荣为根，卫为叶。荣卫俱微，则根叶枯槁，而寒栗咳逆，唾腥吐涎沫也。"脾胃生营卫，其"长"者，营卫来复，故云"欲愈"。李东垣升阳散火汤、火郁汤对此证有详细描述。

第 278 条：伤寒脉浮而缓，手足自温者，系在太阴。太阴当发身黄，若小便自利者，不能发黄。至七八日，虽暴烦下利日十余行，必自止，以脾家实，腐秽当去故也。

太阴脾主四肢手足，手足四肢为诸阳之本，"伤寒，脉浮而缓，手足自温者，系在太阴"是寒邪已经传入太阴，太阴湿郁"当发身黄"，"若小便自利"

湿去则"不能发黄"。湿郁日久"至七八日，虽暴烦下利日十余行，必自止"，原因是"脾家实，腐秽当去故也"，所谓"脾家实"，是指寒湿实。

第 279 条：本太阳病，医反下之，因尔腹满时痛者，属太阴也，桂枝加芍药汤主之，大实痛者，桂枝加大黄汤主之。

桂枝加芍药汤方

桂枝三两（去皮） 芍药六两 甘草二两（炙） 生姜三两（切）

大枣十二枚（擘） 生姜三两（切）

上五味，以水七升，煮取三升，去滓，温分三服。本云：桂枝汤，今加芍药。

桂枝加大黄汤方

桂枝三两（去皮） 大黄二两 芍药六两 甘草二两（炙）

生姜三两（切） 大枣十二枚（擘）

上六味，以水七升，煮取三升，去滓，温服一升，日三服。

《灵枢·营卫生会》说太阳主外主表，太阴主内主里。太阳病"病发于阳"在表，应该发汗，却攻下而伤在里的太阴营血，脾为"营之居""脾藏营"，热入太阴脾伤营，"因尔腹满时痛"，故用桂枝汤解太阳表之寒邪，芍药补太阴之营、大黄除太阴热。

第 十 一 节
少 阴 病

《黄帝内经》说少阴之上热气主之，本气为阳热，标气为阴寒，从本从标，有标本之变。从本气有热病，如黄连阿胶汤等。从标阴有麻黄细辛附子汤等。脾胃阳虚，水湿下流于少阴肾，于是少阴多寒湿病，而心火郁于上，所以少阴也有伤寒热病。

少阴本气热，心主血脉主色，多色脉病，热必伤血脉，血热则动血妄行，不知从何道出。如《素问·风论》说："荣气热胕，其气不清，故使其鼻柱坏而色败，皮肤疡溃，风寒客于脉而不去，名曰疠风，或名曰寒热。"

从六经欲解时图看，少阴主子、丑、寅三个时辰，子时冬至天道一阳少阳来复则少阴寒去欲解，若冬行夏令热则少阴多热病。丑时大寒地道一阳来复，子丑是天地之道最寒冷的时候，阳气潜藏，外寒内热，君子固密，不要烦劳感寒邪。寅时冬至后45日立春，是人道阳气微上，可知少阴兼天地人三才之时，既是阳气潜藏之时，又是阳气开始生发之时，但阳气的潜藏取决于太阴土对少阴水的制约，阳气的生发要取决于厥阴阴阳顺接，故少阴病常常兼太阴病、厥阴病。

一、少阴标寒证

第 301 条：少阴病，始得之，反发热脉沉者，麻黄细辛附子汤主之。

麻黄细辛附子汤方

麻黄二两（去节）　细辛二两　附子一枚（炮，去皮，破八片）

上三味，以水一斗，先煮麻黄，减二升，去上沫，内诸药，煮取三升，去滓，温服一升，日三服。

第 302 条：少阴病，得之二三日，麻黄附子甘草汤，微发汗。以二三日无里证，故微发汗也。

麻黄附子甘草汤方

麻黄二两（去节）　甘草二两（炙）　附子一枚（炮，去皮，破八片）

上三味，以水七升，先煮麻黄一两沸，去上沫，内诸药，煮取三升，去滓，温服一升，日三服。

第 301、302 条是少阴病伤寒表证，也要发汗解表，不是只有太阳才有表证。

二、少阴标寒阳气怫郁证

第317条：少阴病，下利清谷，里寒外热，手足厥逆，脉微欲绝，身反不恶寒，其人面色赤，或腹痛，或干呕，或咽痛，或利止脉不出者。通脉四逆汤主之。

通脉四逆汤方

甘草二两（炙）　附子大者一枚（生用，去皮，破八片）　干姜三两（强人可四两）

上三味，以水三升，煮取一升二合，去滓，分温再服，其脉即出者愈。面色赤者，加葱九茎；腹中痛者，去葱，加芍药二两；呕者，加生姜二两；咽痛者，去芍药，加桔梗一两，利止脉不出者，去桔梗，加人参二两。病皆与方相应者，乃服之。

第315条：少阴病，下利脉微者，与白通汤。利不止，厥逆无脉，干呕烦者，白通加猪胆汁汤主之。服汤，脉暴出者死。微续者生。

白通加猪胆汁汤方

葱白四茎　干姜一两　附子一枚（生，去皮，破八片）　人尿五合

猪胆汁一合

上五味，以水三升，煮取一升，去滓，内胆汁、人尿，和令相得，分温再服。若无胆，亦可用。

太阳病、阳明病、少阳病多论述外寒热病，少阴病则论述下焦里寒热病，太阴脾湿盛则下流于少阴肾，少阴多寒湿病，故第317条仍用小泻脾寒湿的四逆汤治本——寒湿。少阴寒湿越重，则太阳心火越郁，故见"其人面色赤"。其轻者加葱白解表郁。

冬至子、丑时外寒内热，少阴寒甚则心火郁久伤津血，加人尿、猪胆汁清热养阴补血。《素问·诊要经终论》说："太阴（主冬三月）终者，腹胀闭，不得息，善噫，善呕，呕则逆，逆则面赤，不逆则上下不通，不通则面黑皮毛焦而终矣。"四逆汤是泻太阴病寒湿的主方，《素问·脉解》说"太阴……物盛满

而上溢，故呕"，所以"呕则逆，逆则面赤"。

第 318 条：少阴病，四逆，其人或咳或悸，或小便不利，或腹中痛，或泄利下重者，四逆散主之。

四逆散方

甘草（炙）　枳实（破，水渍，炙干）　柴胡　芍药

上四味，各十分，捣筛，白饮和服方寸匕，日三服。

咳者，加五味子、干姜各五分，并主下利；

悸者，加桂枝五分；

小便不利者，加茯苓五分；

腹中痛者，加附子一枚，炮令坼；

泄利下重者，先以水五升煮薤白三升。煮取三升，去滓，以散三方寸匕内汤中，煮取一升半，分温再服。

少阴病外寒内热，外寒越甚，热郁越重，其云"少阴病四逆"虽语言简单，却热郁甚明白。若不懂五运六气则无法解释清楚本条。有人将四逆散放到少阳病是很不妥当的，根本没有读懂少阴病四逆散证。笔者为其验明正身矣。

四逆散证乃少阴标寒本热——心火内郁证。《素问·脉要精微论》说："有脉俱沉细数者，少阴厥也。"汪机注："尺中有脉沉细数者，少阴气逆也。何者？尺脉不当见数，有数故言厥也。俱者言左右尺中也。"四逆散的主证是"四逆"，即手足逆冷，必是少阳太阴阳气不到四末，而少阳太阴阳气不升必至心火内郁。

少阴之上热气主之，少阴从本从标，主子丑寅三个月或一日三个时辰，所以四逆散证是标寒闭于外、心火郁于内之证。因为其本是邪结于胸心肺而见咳、悸，故用小柴胡汤的柴胡炙甘草治其结邪。而热郁于心，《素问·脏气法时论》说："心主夏，手少阴太阳主治，其日丙丁，心苦缓，急食酸以收之。"心主夏，其火炎热性急，必须急用苦酸寒收之，使其缓和下来，故用枳实、芍药苦酸寒散降收敛心火。

四逆散由柴胡甘草汤、芍药甘草汤、枳实芍药散三方组成。"少阴病四逆"点明了主题，必是寒邪伤少阴之表而四逆，邪结胸胁而用小柴胡汤的基本药物

柴胡、炙甘草。少阴病是指少阴标寒于外，本气"热郁"于内，寒邪伤阳则见加减法用五味子、干姜、桂枝、茯苓、附子温阳利水，用薤白开胸通利水道，乃是伤寒热病的寒邪、热症、阳虚水气三联证，不能把四逆散归入少阳病。咳、悸是横膈膜之上心肺病，腹中痛、小便不利、下利是横膈膜之下消化道病，涉及呼吸系统、心血管循环系统、消化道系统、泌尿系统。《素问·评热病论》说："月事不来者，胞脉闭也。胞脉者，属心而络于胞中，今气上迫肺，心气不得下通，故月事不来也。"符合张仲景说的"邪高痛下"规律，故有枳实芍药散证。

四逆必有阳仪系统少阳阳气不治，太阴脾有寒湿。炙甘草温中和胃。加五味子、干姜、桂枝小补肝汤补少阳阳气，茯苓利水，附子配芍药甘草汤治疗腹中痛，合干姜为四逆汤救里，补太阴阳气。

枳实芍药见于大柴胡汤，第165条大柴胡汤证有"心中痞硬"，《金匮要略·胸痹心痛短气病脉证治》说："胸痹，心中痞，留气结在胸，胸满，胁下逆抢心，枳实薤白桂枝汤主之；人参汤亦主之"。"心中痞，诸逆心悬痛，桂枝生姜枳实汤主之"。为什么"心中痞"？原因是邪气结胸，胸满、胁下逆抢心。

第165条：伤寒发热，汗出不解，心中痞硬，呕吐而下利者，大柴胡汤主之。

本条的发热、汗出不解、心中痞硬是表证，呕吐下利是里证，符合小柴胡汤证的半在表、半在里证规律，故云"主之"。

关键是"心中痞硬"，《金匮要略·胸痹心痛短气病脉证治》说："胸痹心中痞，留气结在胸，胸满，胁下逆抢心，枳实薤白桂枝汤主之；人参汤亦主之"。"心中痞，诸逆心悬痛，桂枝生姜枳实汤主之"。为什么"心中痞"？原因是邪气结胸，胸满、胁下逆抢心，而这是因为邪结胸胁，营卫不行的气滞营卫不通造成的。《素问·刺热》说："**心热病者，先不乐，数日乃热，热争则卒心痛，烦闷，善呕。**"可知大柴胡汤证的"呕"是心热引起的。大柴胡汤，是由小柴胡汤去掉人参、炙甘草加枳实、芍药构成的，因为邪不在横膈膜之下的脾胃，故去甘温的人参、炙甘草，"心中痞硬"是心中郁热太过，需要泻心热。

并以柴胡、黄芩、半夏、生姜开胸降逆，大枣补心血。因为有"下利"，大柴
胡汤不应该有大黄。小柴胡汤加芍药乃大阴旦汤，阴气以沉降为顺，酸苦寒沉
降顺其性也。第 136 条大柴胡汤证，"伤寒十余日……复往来寒热"说明邪气
在表，而"热结在里"之"里"，指横膈膜之上的表之里，"热结在里"指第
165 条的"心中痞硬"。肝胆循行胸胁，今胸胁苦满则肝胆有郁热，实则泻其
子，木实泻心，本条要与第 165 条合看自明。大柴胡汤用芍药、枳实、生姜辛
酸寒的小泻肝汤以泻肝热。第 103 条是小柴胡汤证与大柴胡汤证的鉴别。虽然
"太阳病，过经十余日"了，但小柴胡汤证仍在，"可与小柴胡汤"开发胸结
治疗。然医师没有用小柴胡汤，见小柴胡汤证有半里证"反二三下之"而误治，
"后四五日"出现"呕不止，心下急，郁郁微烦者，为未解也"，"呕不止"是
心热，小柴胡汤证只是"喜呕"。"郁郁微烦"，是因郁重出现的"微烦"，重
点在郁，请参阅第 123 条调胃承气汤证："太阳病，过经十余日，心下温温欲
吐，而胸中痛，大便反溏，腹微满，郁郁微烦，先此时自极吐下者，与调胃承
气汤。若不尔者，不可与。但欲呕，胸中痛，微溏者，此非柴胡汤征，以呕，
故知极吐下也。"第 123 条的"心下温温欲吐，而胸中痛……郁郁微烦"，可
知此郁在"胸中"，"心下"是心募穴，"胸中""心下"还在表部，是表"为
未解也"，"与大柴胡汤下之则愈"，此"下之"是顺其性降下的意思，不是"攻
下"。因为大柴胡汤中含有小泻肝汤——芍药、枳实、生姜，可知此"下之"
非"攻下"之义。第 103 条的关键是"心下急""郁郁微烦""呕不止"，反映
的是心热，患者感觉紧张、拘急得急，可能按之还痛。

第 393 条：大病差后劳复者，枳实栀子豉汤主之。

枳实栀子豉汤方

枳实三枚（炙） 栀子十四个（擘） 香豉一升（绵裹）

上三味，以清浆水七升，空煮取四升，内枳实栀子，煮取量升，下豉，更
煮五六沸，去滓，温分再服。复令微似汗。若有宿食者，内大黄如博棋子大
五六枚，服之愈。

《诸病源候论》说："大病者，中风、伤寒、热劳、温虐之类也。"众所周
知，栀子豉汤是治疗心中懊恼、虚烦不得眠、烦热、胸中窒、身热不去、心中

结痛的方剂，加枳实是为了治疗"心中结痛""心中懊恼"，病在表，故云"令微似汗"愈。里有宿食加大黄。伤寒家多将栀子豉汤证解释为余邪郁结形成郁热留滞胸膈，热邪蕴郁胸膈，导致气机不能宣泄，气机闭塞导致胸阳被困，邪热无法外达，此种注释不妥当。

《金匮要略·妇人产后病脉证治》说产后腹痛、烦满不得卧，枳实芍药散主之。用大麦粥。产后血虚，血虚有阴火——心火，血中伏火沸腾，心中窒塞，故烦满不得卧。《名医别录》说：大麦"味咸，微寒，无毒"。味咸入血分，凉血、养血、和胃。相伍宣畅气血，治疗产后气血郁滞之腹痛。

综上所述可知，"病发于阳"的伤寒热病和"病发于阴"的伤寒热病是有区别的。"病发于阳"的伤寒热病，病因寒邪在表在上，症状热在表、五体热、五脏六腑热、血脉、下焦热等，邪高痛下；"病发于阴"的伤寒热病，病因寒邪在里在下，症状热在面、在心、在血脉等。四逆散证是热郁在心，不同于热郁脾土的升阳散火汤、火郁汤四肢手足烦热证。

三、少阴本气热病血证

第303条：少阴病，得之二三日以上，心中烦，不得卧，黄连阿胶汤主之。

黄连阿胶汤方

黄连四两　黄芩二两　芍药二两　鸡子黄二枚

阿胶三两（一云：三挺）

上五味，以水六升，先煮三物，取二升，去滓，内胶烊尽，小冷，内鸡子黄，搅令相得，温服七合，日三服。

少阴本气是心火，心火亢盛则"心中烦，不得卧"，心火血分热，火伤其血，用黄连、黄芩苦寒泻心火，鸡子黄、阿胶、芍药咸寒入血补血、养血、凉血。《辅行诀五脏用药法要》称黄连阿胶汤是朱雀汤，是治疗天行热病的（外感热病），属于温病。

第310条：少阴病，下利，咽痛，胸满，心烦，猪肤汤主之。

猪肤汤方

猪肤一斤

上一味，以水一斗，煮取五升，去滓，加白蜜一升，白粉五合熬香，和令相得，温分六服（注：白粉，即大米粉）。

少阴本气心火在上，故见胸满、心烦、咽痛。病机十九条云："诸呕吐酸，暴注下迫，皆属于热"。猪为水畜，猪肤咸寒治热，加白蜜补肾阴，白粉甘平和胃。

第293条：少阴病八九日，一身手足尽热者，以热在膀胱，必便血也。

第294条：少阴病，但厥无汗，而强发之，必动其血，未知从何道出，或从口鼻，或从目出者，是名下厥上竭，为难治。

少阴本气热入血分，血热沸腾必动血，血脉循行全身，故"未知从何道出"。热在膀胱则小肠血。

四、少阴急下热病

第320条：少阴病，得之二三日，口燥咽干者，急下之，宜大承气汤。

第321条：少阴病，自利清水，色纯青，心下必痛，口干燥者，急下之，宜大承气汤。

第322条：少阴病，六七日，腹胀不大便者，急下之，宜大承气汤。

此三急下证，乃少阴本气热气亢盛伤阴，导致口咽干燥、腹胀不大便，阳盛阴虚，《病机十九条》云："诸呕吐酸，暴注下迫，皆属于热"，下之则愈，故用大承气汤急下之。

五、少阴水证

少阴肾主水，寒邪伤少阴阳气必生水，太阴寒湿下流于肾，所以少阴多水病。

第316条：少阴病，二三日不已，至四五日，腹痛，小便不利，四肢沉重疼痛，自下利者，此为有水气，其人或咳，或小便利，或下利，或呕者，真武汤主之。

第 319 条：少阴病，下利六七日，咳而呕渴，心烦不得眠者，猪苓汤主之。

少阴肾主水，少阴病必有水病。《素问·水热穴论》讲得很清楚。

第 316 条的"腹痛，小便不利，四肢沉重疼痛，自下利"就是有水气的症状，故用茯苓、白芍、生姜利小便，白术健脾运化水湿，附子温化水气。水气上逆则咳、呕，故加五味子、细辛、干姜、生姜升阳补肺气以降逆，小便利去茯苓，下利去芍药之寒。

第 319 条因"下利"伤阴损伤脾胃营血，《素问·脉解》说"阳明络属心"，导致心营血不足而"心烦不得眠"，另一方面导致肠胃湿热，故用阿胶补心营血，茯苓、泽泻、猪苓、滑石清热利水。胃阴伤则渴，湿热上逆则咳、呕，舌象见黄，或有裂纹。

真武汤治寒湿，猪苓汤治湿热。

少阴病有外寒内热冬至病，如通脉四逆汤证、白通加猪胆汁汤证、四逆散证、猪肤汤，急下承气汤，以及动血、便血等证。

第 十二 节
厥阴伤寒热病

厥阴肝主春，厥阴从中气少阳相火而生春阳。《素问·逆调论》说："肝一阳也，心二阳也"，而有太过与不及。太过者，《素问·逆调论》说："肾孤脏也，一水不能胜二火，故不能冻栗，病名曰骨痹，是人当挛节也"。不及者，《素问·示从容论》说："夫二火不胜三水，是以脉乱而无常也。四肢懈惰，此脾精之不行也。喘咳者，是水气并阳明也。血泄者，脉急血无所行也。"

《素问·四气调神大论》说："逆春气，则少阳不生，肝气内变。"不仅"肝气内变"，而且"逆之则伤肝，夏为寒变，奉长者少"。即肝心阳气都伤。寒燥湿之气伤人春夏阳仪系统阳气，所以厥阴最多伤寒病。《伤寒论》第 328 条说"厥阴病，欲解时，从丑至卯上"，就是说厥阴始于大寒丑时，经立春寅时，到春分卯时。大寒丑时是地气最寒冷的时候，厥阴潜藏于下为"阴中之阴"，虽有地道一阳来复而潜藏，寅时立春厥阴渐渐出地面为"阴中之阳"，卯时已出地面，如《素问·阴阳离合论》说："天覆地载，万物方生，未出地者，命曰阴处，名曰阴中之阴；则出地者，命曰阴中之阳。阳予之正，阴为之主。"故云厥阴是"阴中之少阳"。所谓"出地者"，出太阴脾土也，肝木置根于土地也。厥阴正处于地道人道阴阳交接之时，故第 337 条说"凡厥者，阴阳气不相顺接，便为厥。厥者，手足逆冷者是也"，脾主手足。阳气顺接生则热，阳气不顺接则厥，故要审查厥热之胜负。天道阳气来复于夜半子时，故第 332 条说"期之旦日夜半愈"。寒邪伤阳则厥，阳气怫郁则热，并且有阳伤水聚病，同样是伤寒热病三联证。不过厥阴寒邪水聚在下，症状热多在上心肺咽喉。《素问·阴阳类论》说："三阳一阴，太阳脉胜，一阴不能止，内乱五脏，外为惊骇……一阴一阳代绝，此阴气至心，上下无常，出入不知，喉咽干燥，病在土脾。"《素问·阴阳别论》说："一阴一阳结，谓之喉痹。"一阴是厥阴，一阳是少阳。结，指少阳厥阴郁结不生发。厥阴不能从中气少阳生发阳气，阳气衰则太阴脾土阳虚，阳不生阴不长则"喉咽干燥"。所谓"太阳脉胜，一阴不能止"，指肝胆不升则夏心寒变，心为五脏主，故云"内乱五脏，外为惊骇"；厥阴少阳不升，阳气衰败，故云"一阴一阳代绝，此阴气至心，上下无常，出入不知，喉咽干燥，病在土脾"，此乃厥阴死证。《素问·脉解》说："阳气不治，则阳气不得出，肝气当治而未得，故善怒，善怒者，名曰煎厥（《灵枢·五变》说：'此人薄皮肤，而目坚固以深者，长衡直扬，其心刚，刚则多怒，怒则气上逆，胸中蓄积，血气逆留，臗（臗，古同"髋"，胯）皮充肌，血脉不行，转而为热，热则消肌肤，故为消瘅。此言其人暴刚而肌肉弱者也。'）。所谓恐如人将捕之者，秋气万物未有毕去，阴气少，阳气入，阴阳相薄，故恐也。"肝阳不足，容易发怒，失去将军之阳刚而胆小恐惧。

疾病有外感，有内伤。《素问·汤液醪醴论》说："夫病之始生也，极微极精，必先入结于皮肤……其有不从毫毛而生，而五脏阳以竭也。"外感六淫"必先入结于皮肤"，内伤则先伤于阳气"而五脏阳以竭"，必是"一阴一阳代绝"。"五脏阳以竭"于内，而绝于外，不可泄四末。《素问·示从容论》说："今夫脉浮大虚者，是脾气之外绝，去胃外归阳明也。夫二火不胜三水，是以脉乱而无常也（上下无常）。四肢懈惰，此脾精之不行也。喘咳者，是水气并阳明也。血泄者，脉急血无所行也。若夫以为伤肺者，由失以狂也。不引《比类》，是知不明也。夫伤肺者，脾气不守，胃气不清，经气不为使，真脏坏决，经脉傍绝，五脏漏泄，不衄则呕。"《灵枢·小针解》说："所谓五脏之气已绝于内者，脉口气内绝不至，反取其外之病处与阳经之合，有留针以致阳气，阳气至则内重竭，重竭则死矣，其死也无气以动，故静。所谓五脏之气已绝于外者，脉口气外绝不至，反取其四末之腧，有留针以致其阴气，阴气至则阳气反入，入则逆，逆则死矣，其死也阴气有余，故躁。"因为阳气不至四末，寒湿重，则手足逆冷，乃太阴病也，宜服四逆辈。病轻有大小阳旦汤、大小建中汤，理中丸等。脉口气根于脾胃水谷精微，故诊脉能知营卫血气神之盛衰，所以《伤寒论》把《辨脉法》《平脉法》两个篇章置于书首。

《素问·脉要精微论》说："冬至四十五日，阳气微上，阴气微下；夏至四十五日，阴气微上，阳气微下。"冬至、夏至二至是天道最冷最热的时候，冬至后四十五日是立春寅时，此时人道"阳气微上，阴气微下"，亦是地道阳气出地面的时候。古人用先天八卦图（图2-12）表示。

冬至、夏至二至的特殊时位，产生了特殊疾病，即笔者提出的二至病，张仲景在《伤寒论》中有详细论述。夏至前后有白虎汤证等，冬至前后有通脉四逆汤证、白通加猪胆汁汤证、四逆散证等。

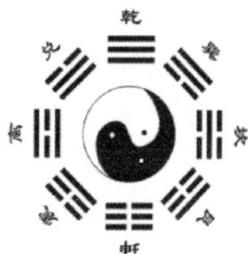

图2-12 先天八卦图

《黄帝内经》论述的春夏秋冬四季，如《素问·四气调神大论》说的春三月、夏三月、秋三月、冬三月，《素问·诊要经终论》说的正月、二月等都是以天道为依据设立的岁月，是地道厥阴阳气始出地面时，故说：

正月二月，天气始方，地气始发，人气在肝。（田按：五运六气初之气）

三月四月，天气正方，地气定发，人气在脾。（田按：五运六气二之气）

五月六月，天气盛，地气高，人气在头。（田按：五运六气三之气）

七月八月，阴气始杀，人气在肺。（田按：五运六气四之气）

九月十月，阴气始冰，地气始闭，人气在心。（田按：五运六气五之气）

十一月十二月，冰复，地气合，人气在肾。（田按：五运六气终之气）

此言正月二月"天气始方，地气始发"，《素问·四时刺逆从论》说"天气始开，地气始泄"，言天道阳气才开始上升——阳气微上，地道阳气始出地面。如《素问·阴阳离合论》说"天覆地载，万物方生，未出地者，命曰阴处，名曰阴中之阴；则出地者，命曰阴中之阳"，《素问·脉解》说"正月太阳寅，寅太阳也，正月阳气出在上……正月阳气冻解，地气而出也"，正月太阳运行到寅时，天道"阳气出在上"，地道阳气始出地面——"地气而出"，故云"人气在肝"。

到了三月四月"天气正方，地气定发"，言北半球天道阳气开始旺起来，地道地气阳气稳定生发，厥阴、少阳阳气升发，则太阴脾土温暖，故云"人气在脾"。开始耕种，肝木疏土。

到了五月六月夏至，天道阳气旺盛，地道阴气高升，故云"人气在头"，盛夏火热炎上。

到了七月立秋，太阳向南运行，阳气微下，阴气微上，秋主肺金，故云"阴气始杀，人气在肺"。阳杀阴藏矣。

到了九月、十月秋分，太阳运行到赤道线之南，《素问·脉解》说"九月阳气尽而阴气盛，故心胁痛也……九月万物尽衰，草木毕落而堕，则气去阳，而之阴气盛，而阳之下长"，就是开始阳衰阴盛，"阴气始冰，地气始闭"，心火阳内郁，故云"人气在心"。

到了十一月、十二月冬至，太阳运行到南回归线，天道最寒冷时，"冰复，地气合"，阴盛而闭，阳气潜藏，故云"人气在肾"。

于此可知，《素问·诊要经终论》是在论述太阳的视运动，论述天地阴阳二气在消长过程中阳气对五脏的影响。并且指出天气、地气一起开始于寅时正月，然后天地阴阳二气消长变化，终而复始。地气从大寒到天气阳气微上的立春只有十五天一个节气，一般称作节气、中气，月初为节气，月中为中气，十二个节气，十二个中气，共二十四节气。以地道为标准，<u>地气始于大寒为"初"</u>，<u>十五天后为天气为中</u>，地气上升，天气下降，所以《素问·六微旨大论》说："帝曰：何谓初中？岐伯曰：初凡三十度而有奇，中气同法。帝曰：初中何也？岐伯曰：所以分天地也。帝曰：愿卒闻之。岐伯曰：初者地气也，中者天气也。帝曰：其升降何如？岐伯曰：气之升降，天地之更用也。帝曰：愿闻其用何如？岐伯曰：升已而降，降者谓天；降已而升，升者谓地。天气下降，气流于地；地气上升，气腾于天。故高下相召，升降相因，而变作矣。"天道阳气之"天气下降，气流于地"谓地气以地支为名，故云"地气始于子"；地道阳气之"地气上升，气腾于天"谓天气以天干为名，故云"天气始于甲"。"子甲相合"于寅时立春为一年的开始，即夏历年的开始，但标准基础点在冬至，故"命曰岁立"。原文见《素问·六微旨大论》说："帝曰：求之奈何？岐伯曰：天气始于甲，地气治于子，子甲相合，命曰岁立，谨候其时，气可与期。"因为地气始于大寒，所以王冰误以为厥阴"初之气"始于大寒，其实此时厥阴尚潜藏未出，只有到了寅时厥阴出于地面才为"初之气"的开始。

于此可知，"天气始于甲，地气治于子，子甲相合，命曰岁立，谨候其时，气可与期"是以冬至为基础时间点，天道冬至后45日阳气微上、地道阳气出地面的时间为春天的开始，可见图 2-13、图 2-14 的示意图。是太阳子位和朔望月满月甲东方的结合时间点，太阳子位是核心基础点，故云"子

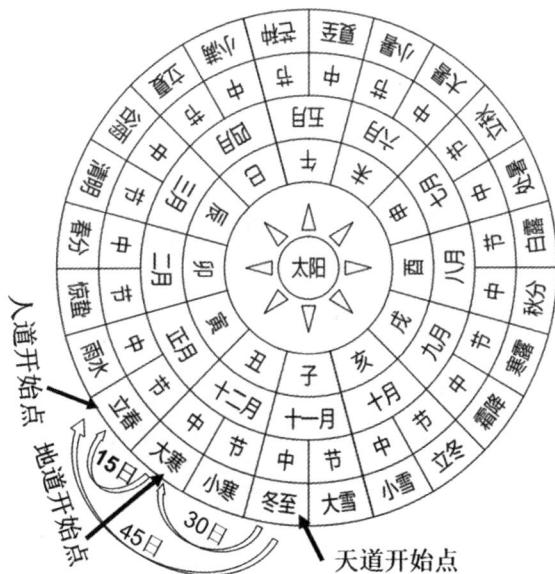

图 2-13　春天开始示意图

甲相合"，不云甲子。

此图是农历一年开始的定位图，是划分一年春夏秋冬四季及春夏为阳仪系统、秋冬为阴仪系统的基础，也是一年五运、六气划分的基础。

据此理推之，地道最寒冷的大寒后四十五日惊蛰后是地道"阳气微上，阴气微下"，而雷鸣蛰虫出地，故到春分才开始农耕。

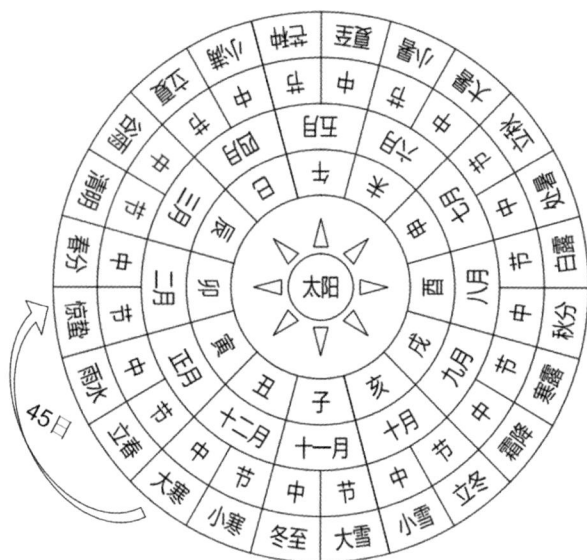

图 2-14　地道阳气出示意图

《周易大传·说卦传》说：

帝出乎震，齐乎巽，想见乎离，致役乎坤，说言乎兑，战乎乾，劳乎坎，成言于艮。

万物出乎震，震，东方也。齐乎巽，巽，东南也；齐也者，言万物之洁齐也。离也者，明也，万物皆相见，南方之卦也；圣人南面而听天下，向明而治，盖取诸此也。坤也者，地也，万物皆致养焉，故曰致役乎坤。兑，正秋也，万物之所说也，故曰说言乎兑。战乎乾，乾，西北之卦也，言阴阳相薄也。坎者，水也，正北方之卦也，劳卦也，万物之所归也，故曰劳乎坎。艮东北之卦也，万物之所成终而所成始也，故曰成言乎艮。

神也者，妙万物而为言者也。动万物者，莫疾乎雷；桡万物者，莫疾乎风；燥万物者，莫熯乎火；说万物者，莫说乎泽；润万物者，莫润乎水；终万物、始万物者，莫盛乎艮。故水火相逮，雷风不相悖，山泽通气，然后其变化，既成万物也。

春分在东方，故云"万物出乎震，震，东方也"，春分时，帝王要亲自耕田，故云"帝出乎震"，古人用后天八卦图（图2-15）来表示。

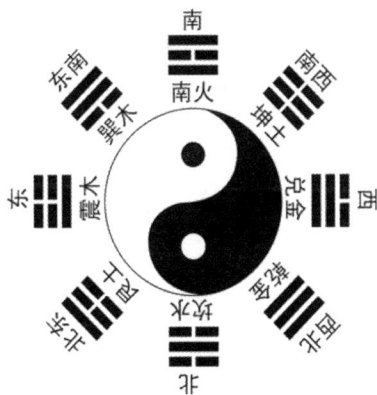

图 2-15　后天八卦图

这在《黄帝内经》也有论述。《素问·六微旨大论》说：

帝曰：善。愿闻地理之应六节气位何如？

岐伯曰：显明之右，君火之位也；君火之右，退行一步，相火治之；复行一步，土气治之；复行一步，金气治之；复行一步，水气治之；复行一步，木气治之；复行一步，君火治之。

显明就是日出的东方。该文指出人道阳气始于东方春分时，为二之气少阴心君火，三之气为少阳三焦相火，四之气为太阴脾土湿气，五之气为阳明肺金燥气，六之气为太阳寒水，初之气为厥阴风木。此以春分秋分论地道正气之分，春分秋分在赤道线上，南北半球气候分，故《素问·至真要大论》说二分气异，解读厥阴病必须明白此人道之理，方可解释清楚，这就是《素问·阴阳应象大论》说"阴阳反作"二分病的机理。张仲景深悉此理，所以在《伤寒例》中提出了二分分疫病法，笔者称之为二分病。

夏至一阴来复，用离卦☲表示，一阴在中。冬至一阳来复，用坎卦☵表示，一阳在中。前人多以后天八卦图中的后天太极图表示。

一、辨厥

1. 厥证的特点和病机及灸治

第 337 条：凡厥者，阴阳气不相顺接，便为厥。厥者，手足逆冷者是也。

第 340 条：病者手足厥冷，言我不结胸，小腹满，按之痛者，此冷结在膀胱关元也。

第 349 条：伤寒，脉促，手足厥逆，可灸之。

厥阴的厥，就是手足逆冷，原因是厥阴在地道最严寒的大寒时阳气不能来复，人属于地道而应之，与少阴阳气来复不同。少阴是在天道最严寒冬至子时一阳来复。大寒厥阴少阳不能阳气来复，太阴脾胃无阳，则太阴脾所主的手足逆冷，且寒湿流下，可见"小腹满，按之痛"，原因是"冷结膀胱关元"之下焦。这种寒湿水饮不是"病发于阳"早下"结胸"导致的。关元是小肠君火募穴，膀胱有下合少阳三焦相火，君相二火衰，故云"此冷结在膀胱关元也"。

第 21 条说"太阳病，下之后，脉促，胸满者，桂枝去芍药汤主之"，第 34 条说"太阳病，桂枝证，医反下之，利遂不止，脉促者，表未解也"，可以知道"脉促"是脉急迫紧的感觉，不到脉数的程度，寒盛阳衰，故可用艾灸温阳祛寒。

2. 厥热胜复

厥阴一阳不复则手足冷，阴阳气不相顺接也；厥阴一阳来复则手足温热，阴阳气相顺接也。这种机理名"厥热胜复"。主要是看少阳太阴的关系。

第 331 条：伤寒，先厥后发热而利者，必自止，见厥复利。

寒邪伤阳先厥冷，后阳气来复与寒相争则发热，虽有寒利，必自止。若又见厥冷则必下利矣。

第 336 条：伤寒病，厥五日，热亦五日。设六日当复厥，不厥者自愈。厥

终不过五日，以热五日，故知自愈。

此厥与热日数相当，阴阳顺接，"不厥者"阳气来复，"故知自愈"。

第 334 条：伤寒先厥后发热，下利必自止，而反汗出，咽中痛者，其喉为痹。发热无汗，而利必自止；若不止，必便脓血，便脓血者，其喉不痹。

寒邪伤阳而厥，后一阳来复与寒相争而发热，阳气来复太阴不寒，故寒利自止。此"反汗出"，当是头汗出，郁热在上，可见喉痹证的"咽中痛"。若"发热无汗"，热郁肠道，其寒利必自止；若利不止，是肠道郁热重，热伤血脉而便脓血。郁热随脓血下泻，郁热不上，故喉不痹。

第 341 条：伤寒发热四日，厥反三日，复热四日，厥少热多者，其病当愈，四日至七日，热不除者，必便脓血。

寒伤阳气，阳气不复则厥冷，阳气来复与寒相争则发热，今前后发热八日，厥冷只有三日，显然是阳气来复为主，故云"厥少热多者，其病当愈"。厥三日后，第"四日至七日，热不除"，肠道郁热伤血脉则"必便脓血"，即消化道出血。

第 342 条：伤寒厥四日，热反三日，复厥五日，其病为进。寒多热少，阳气退，故为进也。

寒伤阳气，厥冷九日，阳热只有三日，"寒多热少，阳气退"，阴气进，故云"其病为进"。第 341 条是"厥少热多"，第 342 条是"寒多热少"，于此观察阴阳之进退。

3. 厥阴除中

第 332 条：伤寒始发热六日，厥反九日而利。凡厥利者，当不能食，今反能食者，恐为除中，食以索饼。不发热者，知胃气尚在，必愈。恐暴热来出而复去也。后日脉之，其热续在者，期之旦日夜半愈。所以然者，本发热六日，厥反九日，复发热三日，并前六日，亦为九日，与厥相应。故期之旦日夜半愈。后三日脉之，而脉数，其热不罢者，此为热气有余，必发痈脓也。

厥阴阳气与寒邪相争而"发热六日"，阳气伤致厥九日，导致太阴寒而利。太阴寒利腹满"当不能食"，"今反能食"恐怕是脾胃之气将绝的反常现象，即脾胃阳气离绝的表现，脾胃阳气衰亡，名之"除中"。若要饼吃，没有寒阳相争的发热而寒退，说明有胃气在，"必愈"。恐怕这胃气是"暴热来出而复去"，当于后三日脉诊，若其胃气尚在，六日加三日为九日，与厥九日相当，可以等到明天半夜一阳来复而愈。旦日，明天、第二天。如果后三日脉诊见脉数，症状热不退，"热气所过，必痈脓"（《伤寒论·辨脉法》）。

第333条：伤寒，脉迟六七日，而反与黄芩汤彻其热。脉迟为寒，今与黄芩汤，复除其热，腹中应冷，当不能食，今反能食，此名除中，必死。

伤寒脉迟六七日是三阴寒盛而阳衰，而黄芩汤（小阴旦汤）是泻少阳的寒凉药，服之可导致太阴阳衰，"腹中应冷，当不能食"，若"今反能食，此名除中，必死"。

4. 寒厥

第351条：手足厥寒，脉细欲绝者，当归四逆汤主之。

第352条：若其人内有久寒者，宜当归四逆加吴茱萸生姜汤。

当归四逆汤方

当归三两　桂枝三两（去皮）　芍药三两　细辛三两　甘草二两（炙）　通草二两　大枣二十五枚（擘，一法十二枚）

上七味，以水八升。煮取三升，去滓，温服一升，日三服。

当归四逆加吴茱萸生姜汤方

当归三两　芍药三两　甘草二两（炙）　通草二两　桂枝三两（去皮）　细辛三两　生姜半斤（切）　吴茱萸二升　大枣二十五枚（擘）

上九味，以水六升、清酒六升，和煮取五升，去滓，温分五服（一方，水酒各四升）。

第353条：大汗出，热不去，内拘急，四肢疼，又下利厥逆而恶寒者，四逆汤主之。

第354条：大汗，若大下利，而厥冷者，四逆汤主之。

春夏是阳仪系统，春肝为初阳，夏心为盛阳，故《素问·逆调论》说："肝一阳也，心二阳也"。寒邪伤人阳气，始于太阳心，终于厥阴肝。厥阴少阳阳衰，则脾胃阳虚而手足厥寒，脾胃阳虚则不能生化营卫血气，故"脉细欲绝"、下利、厥逆、恶寒。

张仲景针对厥阴、少阳阳衰导致脾胃阳虚而用桂枝汤——小阳旦汤扶少阳阳，去生姜之散，加细辛去陈寒，当归补血。脾胃阳虚，一是水气不化小便不利，二是有心火——阴火，故加甘淡微寒的通草清心火利小便。若内有久寒，加吴茱萸生姜辛温散寒。

若少阳阳衰导致太阴寒湿盛，太阴主四肢，就会出现内拘急、四肢疼、下利、厥逆、恶寒。阳衰不能固表则大汗出，大汗出及在下寒湿重，在上生阴火，故热不去。

5. 热厥

第 **335** 条：伤寒一二日至四五日，厥者，必发热。前热者，后必厥；厥深者，热亦深；厥微者，热亦微。厥应下之，而反发汗者，必口伤烂赤。

第 **339** 条：伤寒热少微厥，指头寒，嘿嘿不欲食，烦躁，数日小便利，色白者，此热除也，欲得食，其病为愈。若厥而呕，胸胁烦满者，其后必便血。

寒邪伤厥阴阳气则厥冷，阳气怫郁则发热，这个热不是阳气来复的热，是阳气怫郁的热，厥深是寒邪伤厥阴重，则其郁热随之加重，故云"厥深者，热亦深，厥微者，热亦微"。这种郁热有郁热在表和郁热在肠道之不同，若这个郁热在肠道，用下法去之，若"反发汗"伤津液则加重郁热，可导致口腔糜烂。

若厥微，只是指头寒，嘿嘿不欲食，但有热而烦躁、小便黄，数日后小便利、色白，且想吃餐，则邪热去，其病将愈。若"厥而呕，胸胁烦满"是肠道郁热加重，"其后必便血"也。

6. 水气痰饮证

第 **355** 条：病人手足厥冷，脉乍紧者，邪结在胸中，心下满而烦，饥不能食者，病在胸中，当须吐之，宜瓜蒂散。

第 **356** 条：伤寒厥而心下悸，宜先治水，当服茯苓甘草汤，却治其厥；不尔，水渍入胃，必作利也。

茯苓甘草汤方

茯苓二两　甘草一两（炙）　生姜三两（切）　桂枝二两（去皮）

上四味，以水四升，煮取二升，去滓，分温三服。

第 380 条： 伤寒大吐大下之，极虚，复极汗者，其人外气怫郁，复与之水，以发其汗，因得哕。所以然者，胃中寒冷故也。

第 381 条： 伤寒哕而腹满，视其前后，知何部不利，利之即愈。

寒伤厥阴阳气，不仅厥冷，且有水气而心下悸，需服茯苓甘草汤温阳利水，不能只治疗厥冷。不然，肠胃水饮多了，必然引起下利。

寒邪伤阳本生水气，若大汗吐下更伤阳气。寒邪怫郁，胃中寒冷生水，因而得哕。

寒伤脾胃阳气，水饮停聚，导致腹满哕，审查前后阴何部不利，利之就愈。

内结肠胃的水饮，要与"病发于阳"早下导致邪结胸中产生的水饮加以鉴别。厥阴手足厥冷，脉紧，是寒邪结胸，不是误下所致，这时的"心下满而烦，饥不能食"是邪结胸中，上焦不开产生的，上者越之，故治疗用瓜蒂散吐之。

7. 厥证治禁

第 330 条： 诸四逆厥者，不可下之，虚家亦然。

第 347 条： 伤寒五六日，不结胸，腹濡，脉虚复厥者，不可下，此亡血，下之死。

诸四逆厥冷，都是太阴阳衰而寒湿盛，故不能用攻下法再伤脾胃阳气，胃中虚冷也不能攻下。

伤寒五六日不结胸，腹软，脉虚，厥冷，这是脾胃虚极，不生营卫血气。血气虚极，不可攻下，下之血气亡而死。

二、厥阴伤寒热病用方

1. 麻黄升麻汤证

第 357 条：伤寒六七日，大下后，寸脉沉而迟，手足厥逆，下部脉不至，喉咽不利，唾脓血，泄利不止者，为难治，麻黄升麻汤主之。

麻黄升麻汤方

麻黄二两半（去节） 升麻一两一分 当归一两一分 知母十八铢 黄芩十八铢

葳蕤十八铢（一作菖蒲） 芍药六铢 天门冬六铢（去心） 桂枝六铢（去皮）

茯苓六铢 甘草六铢（炙）石膏六铢（碎，绵裹） 白术六铢 干姜六铢

上十四味，以水一斗，先煮麻黄一两沸，去上沫，内诸药，煮取三升，去滓，分温三服，相去如炊三斗米顷，令尽，汗出愈。

伤寒六七日传至厥阴，则伤一阴一阳阳气，《素问·阴阳别论》说："一阴一阳结，谓之喉痹。"结，指少阳、厥阴郁结不生发。一阴是厥阴，一阳是少阳，厥阴不能从少阳生发阳气，阳气衰则太阴脾土阳虚，阳不生阴不长则"喉咽干燥"。日久郁火必伤心肺胸中，如《素问·脉解》说："阳气不治，则阳气不得出，肝气当治而未得，故善怒，善怒者名曰煎厥。"所谓"煎厥"，指厥阴伤阳则厥，阴火内郁则煎，故名"煎厥"。《素问·阴阳别论》又说："一阴一阳代绝，此阴气至心，上下无常，出入不知，喉咽干燥，病在土脾"，此乃厥阴危证。如果医师见有郁热攻下之，更伤脾胃阳气，则"寸脉沉而迟，手足厥逆""泄利不止"，脾胃虚衰，营血不生亡血，则"下部脉不至"，火伤咽喉津液喉痹"喉咽干燥"而"喉咽不利"。郁火日久伤肺，可伤肺导致"唾脓血"，故用麻黄升麻汤主治，用风药麻黄、桂枝、炙甘草扶阳散寒解表，取理中丸、四君子汤、苓桂术甘汤之义用干姜、白术、炙甘草、茯苓温补脾胃运化水湿，用当归、芍药补肝血柔肝，取白虎汤和竹叶石膏汤之义用石膏、知母、

黄芩、玉竹、天门冬、升麻清肺热解毒利咽。

本方治内有阴火，外感寒邪。伤寒六七日则寒邪已伤厥阴及中气少阳，外有寒束，内必有风火之郁，医生看到风火内郁，就用攻下法而伤脾胃肠道阳气，导致"寸脉沉而迟，手足厥逆，下部脉不至……泄利不止"，风火炎上伤气分血分则"喉咽不利，唾脓血"。其"泄利不止"不是热迫大肠，是肠胃寒湿下利。下部脉指胃经的冲阳脉和肾经的太溪脉，是脾胃阳衰而冲脉衰，冲脉下行胃经和肾经，冲脉衰则"下部脉不至"。乃《金匮要略·水气病脉证并治》所说"少阳脉卑，少阴脉细"症情。《灵枢·逆顺肥瘦》说："夫冲脉者，五脏六腑之海也，五脏六腑皆禀焉。其上者，出于颃颡，渗诸阳，灌诸精；其下者，注少阴之大络，出于气街，循阴股内廉，入腘中，伏行骭骨内，下至内踝之后属而别；其下者，并于少阴之经，渗三阴；其前者，伏行出跗属，下循跗，入大趾间，渗诸络而温肌肉。"这说明冲脉上行头面，下行随足少阴"渗三阴"，并"入大趾间"会诸脉。《灵枢·动输》说："胃为五脏六腑之海，其清气上注于肺"，并说："胃气上注于肺，其悍气上冲头者，循咽，上走空窍，循眼系，入络脑，出颃，下客主人，循牙车，合阳明，并下人迎，此胃气别走于阳明者也。故阴阳上下，其动也若一……冲脉者，十二经之海也，与少阴之大络起于肾下，出于气街，循阴股内廉，邪入腘中，循胫骨内廉，并少阴之经，下入内踝之后，入足下；其别者，邪入踝，出属跗上，入大指之间，注诸络，以温足胫。此脉之常动者也。"这说明胃气——也是黄庭冲脉动气，注"手太阴、足少阴阳明"三经，故动而不止。

因有理中汤和苓桂术甘汤，虽含有黄芩汤也不会引起"除中"。麻黄升麻汤不能简单称作上热下寒证，是外寒包火、脾胃阳衰水饮内停证。

2. 白虎汤证

第350条：伤寒脉滑而厥者，里有热，白虎汤主之。

寒伤厥阴则厥，少阳热郁见脉滑，滑有热，厥阴从少阳一阴一阳表里结热伤肺，故用白虎汤从权治疗内郁风火。厥阴与少阳相表里，白虎汤是少阳三焦相火的主方。厥阴为少阳之里，此"里有热"之里指厥阴，不是阳明胃肠。

3. 栀子豉汤证

第 375 条： 下利后更烦，按之心下濡者，为虚烦也，宜栀子豉汤。

寒伤厥阴，脾胃虚寒则下利，郁火在心则更烦，此属虚火——阴火，故云"虚烦"，"按之心下濡"者里虚，故用栀子豉汤清心中郁热。

4. 乌梅丸证

第 338 条： 伤寒脉微而厥，至七八日肤冷，其人躁，无暂安时者，此为脏厥，非蛔厥也。蛔厥者，其人当吐蛔。今病者静，而复时烦者，此为脏寒。蛔上入其膈，故烦，须臾复止，得食而呕，又烦者，蛔闻食臭出。其人常自吐蛔。蛔厥者，乌梅丸主之。又主久利。

乌梅丸方

乌梅三百枚 细辛六两 干姜十两 黄连十六两

当归四两 附子六两（炮，去皮） 蜀椒四两（出汗） 桂枝六两（去皮）

人参六两 黄檗六两

上十味，异捣筛，合治之，以苦酒渍乌梅一宿，去核，蒸之五斗米下，饭熟捣成泥，和药令相得，内臼中，与蜜杵二千下，丸如梧桐子大，先食饮服十丸，日三服，稍加至二十丸，禁生冷滑物臭食等。

寒伤厥阴则厥，寒伤卫阳则脉微，《伤寒论·平脉法》说："寸口脉微而涩，微者卫气衰，涩者荣气不足……涩者厥逆。趺阳脉不出，脾不上下，身冷肤硬。"厥阴、少阳阳虚则脾胃阳衰而见"肤冷"。阳虚伤神，心火不宁，故"其人躁无暂安时"，这是太阴脾"脏厥"，不是蛔虫导致的厥冷。蛔厥，当吐蛔虫，蛔虫上入于膈则烦，一会儿又止，患者得食呕则又烦，是因为蛔虫闻到食味外出。现在患者安静，或一会儿烦，这是太阴脾"脏寒"。

寒伤厥阴，肝阳不治，必须扶助肝体阳气。扶助肝体阳气，要用辛酸温药物，郁热在心之"心中疼热"，用黄连、黄柏苦寒清泄；脾胃虚寒温之，乌梅丸中以酸温的乌梅和桂枝、干姜、细辛、川椒、附子五味辛温药为主辛酸温扶助肝体阳气，黄连黄柏泻心火，当归、人参补血气柔肝，使厥阴肝以生血气。

熟米和蜜养脾胃。乌梅丸不是只能治疗吐蛔虫。

补肝体用辛酸温，如乌梅丸、小青龙汤、大小补肝汤；补肝用用辛甘温就行了，如桂枝汤、小建中汤——大小阳旦汤。

5. 干姜黄芩黄连人参汤证

第 359 条：伤寒本自寒下，医复吐下之，寒格更逆吐下，若食入口即吐，干姜黄芩黄连人参汤主之。

干姜黄芩黄连人参汤方

干姜　黄芩　黄连　人参各三两

上四味，以水六升，煮取二升，去滓，分温再服。

寒伤厥阴"本自寒下"，医师却复用吐下法伤其里阳，导致"寒格"于下"食入口即吐"，热郁于上，故用干姜黄芩黄连人参汤。本方中干姜、人参（理中丸主药）温理中焦，黄芩、黄连苦寒泻心肺郁热。

第 338 条、359 条阐释中下寒，上心肺热的证治。严重可导致如《脾胃论》神圣复气汤所主治的"上热如火""下寒如冰"等症状。

6. 白头翁汤证

第 371 条：热利下重者，白头翁汤主之。

白头翁汤方

白头翁二两　黄檗三两，黄连三两　秦皮三两

上四味，以水七升，煮取二升，去滓，温服一升，不愈，更服一升。

第 373 条：下利欲饮水者，以有热故也，白头翁汤主之。

寒伤厥阴，有白虎汤"里有热"证，厥阴肝木克脾胃，厥阴之热热郁肠道则下热利，用白头翁汤治疗，苦寒清下里热。

7. 小承气汤证

第 374 条：下利谵语者，有燥屎也，宜小承气汤。

寒伤厥阴，肠道热郁下利，胃络属心，热盛谵语、燥屎，则用小承气汤通

便泻热。

第 371 条、373 条、374 条论述厥阴伤寒热郁肠道的证治。

前文论述了厥阴伤寒，郁热在横膈膜之上的证治、上热下寒的证治及热郁肠道的证治，有条有理，怎能说厥阴病杂乱无章呢？

8. 通脉四逆汤证

第 370 条：下利清谷，里寒外热，汗出而厥者，通脉四逆汤主之。

厥阴、少阳阳衰则太阴阳衰，太阴阳衰则"里寒""下利清谷"，厥阴属大表部阳虚伤寒则"汗出而厥"，郁热在表则外热。

9. 小柴胡汤证

第 379 条：呕而发热者，小柴胡汤主之。

寒伤厥阴，郁热结于胸胁，导致"呕而发热"，属于小柴胡汤的病机，故用小柴胡汤治疗。

以上第 357、350、375、379 条都是寒伤厥阴，阳气不治，热郁横膈膜之上的证候，厥阴经循行胸胁，故从上从表解之。

三、厥阴伤寒热病死证

第 343 条：伤寒六七日，脉微，手足厥冷，烦躁，灸厥阴，厥不还者，死。

第 344 条：伤寒发热，下利厥逆，躁不得卧者，死。

第 345 条：伤寒发热，下利至甚，厥不止者，死。

第 346 条：伤寒六七日，不利，便发热而利，其人汗出不止者，死，有阴无阳故也。

第 333 条：伤寒脉迟六七日，而反与黄芩汤彻其热。脉迟为寒，今与黄芩汤，复除其热，腹中应冷，当不能食，今反能食，此名除中，必死。

厥阴是人道人体阳气的底板，有阳气则生，无阳气则死。

"伤寒六七日，脉微，手足厥冷"是卫气、营气衰，卫衰则脉微，营衰则厥冷。营卫衰神伤阴火生则烦躁。灸厥阴阳气不复则死。

第344、345条，寒伤厥阴阳气在表则"伤寒发热"，在里太阴阳衰，太阴阳衰营卫衰则"下利厥逆"，阴火伤心神心血则"躁不得卧"，失神则死；"下利至甚，厥不止"阳不来复，阳亡死。

第346条是漏汗亡阳，"有阴亡阳"死，也是失神者死。

第333条"除中"也是"有阴无阳"，脾胃不能生神，失神则死。

第 十 三 节
水 饮 病

《黄帝内经》所载伤寒热病是寒邪、症状热、症状水三联证，并有专篇《素问·水热穴论》论述治疗水病，这些都被张仲景完全继承下来了。只不过《黄帝内经》治疗水病是用"五十七穴"针刺，张仲景则变为中药方剂了。在《伤寒论》中有很多治疗水病的方剂，如第28条的桂枝去桂枝加茯苓白术汤，第40、41条小青龙汤治"心下有水气"，以及苓桂术甘汤、苓桂甘枣汤、五苓散、猪苓汤、大陷胸汤、大陷胸丸、十枣汤、葶苈大枣汤、茯苓甘草汤等，甚至在《金匮要略》中设有专篇水气病、痰饮病从多方面多层次加以论述，可谓用心良苦啊！笔者就不一一赘述了。

第 十 四 节
《伤寒论》伤寒热病小结

一、《伤寒论》伤寒热病阴阳汗下升降法

张仲景在《伤寒例》中秉承《素问·四气调神大论》及《阴阳大论》首先讲春夏秋冬四时阴阳正气及四时阴阳非时客气为病，并据四时阴阳消长升降盛衰制定出伤寒热病汗下治疗方法。"开鬼门"汗法就是升散，"洁净府"下法就是沉降。其次依据《素问·金匮真言论》横膈膜上下论天地阴阳，提出横膈膜之上为天为阳而"病发于阳"，横膈膜之下为地为阴而"病发于阴"。而且邪结横膈膜之上往往导致"邪高痛下"的横膈膜之下病理机制，这些学术观点值得我们认真学习。

二、伤寒伤人春夏阳仪系统，寒盛阳虚汗升法

寒邪伤人阳气，"伤寒为毒者，以其最成杀厉之气也。中而即病者，名曰伤寒；不即病者，寒毒藏于肌肤，至春变为温病，至夏变为暑病。暑病者，热极重于温也。是以辛苦之人，春夏多温热病"。《素问·逆调论》说："肝一阳也，心二阳也。"寒伤春夏肝心阳仪系统是导致热病的源头，所以张仲景最重视寒邪伤人春夏肝心阳仪系统。春夏厥阴、少阳、太阳阳气衰之后容易感受寒邪，必然导致太阴脾阳衰而受寒。《灵枢·营卫生会》说："太阴主内，太阳主外。"张仲景据此提出太阳主表阳气，太阴主里阳气，少阳统表里阳气，并据此提出了救表宜桂枝汤、救里宜四逆汤的治疗扶阳大法（太阳病第91条、厥阴病第372条）。寒邪伤人阳气则阳虚阴寒盛，《伤寒论·伤寒例》说"阳虚阴盛，汗之则愈，下之则死"，必须用辛甘温升补阳气祛逐寒邪，桂枝汤、四

逆汤是也。李东垣将此法引用到内伤中在《脾胃论·脾胃盛衰论》说："大抵脾胃虚弱，阳气不能生长，是春夏之令不行，五脏之气不生。脾病则下流乘肾，土克水，则骨乏无力，是为骨蚀，令人骨髓空虚，足不能履地，是阴气重叠，此阴盛阳虚之证。大法云，汗之则愈，下之则死。若用辛甘之药滋胃，当升当浮，使生长之气旺。言其汗者，非正发汗也，为助阳也。"即便是"春夏多温热病"，是因藏伏寒邪导致的热病，必须寒热并治，不可单纯扶阳逐寒，也不可单纯清泄热证，《伤寒论·伤寒例》说："阳盛阴虚，汗之则死，下之则愈……桂枝下咽，阳盛则毙；承气入胃，阴盛以亡，死生之要，在乎须臾。"其"骨髓空虚"则髓海不足，髓海不足则头晕、脑鸣、耳鸣、小脑萎缩、痴呆等。

三、伤寒伤人秋冬阴仪系统，阳盛阴虚下降法

寒毒藏于肌肤，至春夏变为温热，温热伤人秋冬阴仪系统阴气，必须用寒凉药物清泻温热邪气，不可用辛甘温药发汗。《伤寒论》第240条说："病人烦热，汗出则解，又如疟状，日晡所发热者，属阳明也。脉实者，宜下之；脉浮虚者，宜发汗。下之，与大承气汤，发汗宜桂枝汤。"桂枝汤是辛甘温扶阳逐寒发汗剂治阳虚寒邪盛者，大承气汤则是寒凉攻下剂治阳盛阴虚者，虚实不同也。故《伤寒论·伤寒例》说：

夫阳盛阴虚，汗之则死，下之则愈。阳虚阴盛，汗之则愈，下之则死……虚盛之治，相背千里，吉凶之机，应若影响，岂容易哉！况桂枝下咽，阳盛则毙；承气入胃，阴盛以亡。死生之要，在乎须臾，视身之尽，不暇计日，此阴阳虚实之交错，其候至微，发汗吐下之相反，其祸至速。而医术浅狭，懵然不知病源，为治乃误，使病者殒殁，自谓其分。至今冤魂塞于冥路，死尸盈于旷野，仁者鉴此，岂不痛欤！

这就是《素问·阴阳应象大论》说的"阴胜则阳病，阳胜则阴病。阳胜则热，阴胜则寒"，不明阴阳虚实之理，祸而旋踵。《素问·通评虚实论》说："脉口热而尺寒也，秋冬为逆，春夏为从……尺热满，脉口寒涩也，此春夏

死，秋冬生也。"

张仲景首先依据《素问·至真要大论》"初气终三气，天气主之；四气尽终气，地气主之"和《素问·六元正纪大论》"岁半以前，天气主之；岁半以后，地气主之"之说，将上半年春夏主阳系统的厥阴、少阳、太阳三经为阳仪。在六经欲解时图中从寅到未，即春三月、夏三月；下半年秋冬主阴系统的阳明、太阴、少阴三经为阴仪。在六经欲解时图中从申到丑，即秋三月、冬三月。《难经·十八难》有明确两仪分，谓：

手太阴、阳明金也，足少阴、太阳水也。金生水，水流下行而不能上，故在下部也。

足厥阴、少阳木也，生手太阳、少阴火，火炎上行而不能下，故为上部。

手心主、少阳火，生足太阴、阳明土，土主中官，故在中部也。

《难经》这是根据《黄帝内经》标本中气理论划分为横向左右阴阳两仪系统和从本两经少阳、太阴在中的三部。风火阳性走上为上部，金水阴性走下为下部，相火生脾胃土为中部。《素问·天元纪大论》称此为"左右者，阴阳之道路也；水火者，阴阳之征兆也；金木者，生成之终始也"，此言两仪之生理。

《素问·天元纪大论》说："厥阴之上，风气主之；少阴之上，热气主之；太阴之上，湿气主之；少阳之上，相火主之；阳明之上，燥气主之；太阳之上，寒气主之。"故春夏阳仪系统的厥阴、少阳、太阳为中风、伤寒、温病三病，而秋冬阴仪系统的阳明、太阴、少阴为痉、湿痹、暍（中热）三病。

因为痉、湿痹、暍三病与中风、伤寒、温病三病不在一个系统，太阳伤于燥、湿、热也，不同于太阳伤于风、寒、火三种，燥属于阳明的本气，湿属于太阴的本气，热属于少阴的本气，寒属于太阳的本气，风属于厥阴的本气，火属于少阳的本气，而阳明、太阴、少阴属于秋冬阴仪系统三经，太阳、少阳、厥阴属于春夏阳仪阳部三经，故张仲景说"痉、湿、暍三种，宜应别论"，而另设《辨痉湿暍脉证》一篇，一清二楚。春夏阳仪系统和秋冬阴仪系统示意图见图 2-16、图 2-17。

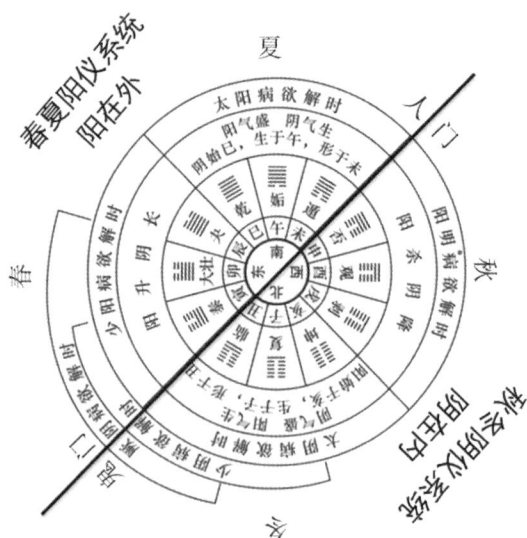

图 2-16 阴阳两仪示意图

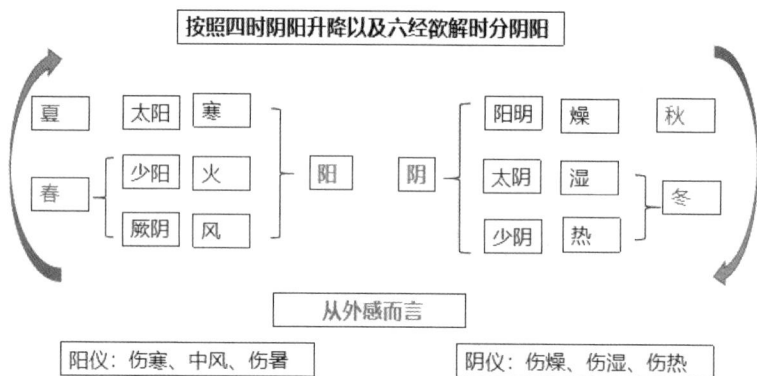

图 2-17 四时阴阳两仪分示意图

阳仪：伤寒（寒伤阳气）（图 2-18）。

寒伤心营、表阳、皮、心肺，麻黄汤，桂枝汤；阳气怫郁有大青龙汤，水饮有小青龙汤、真武汤、五苓散、苓桂术甘汤、茯苓甘草汤等；里阳伤有理中丸、大小建中汤、四逆汤、通脉四逆汤等。

阴仪：温病（火热伤阴气）（图 2-19）。

温病首伤肺卫，入心营、逆传心包、气血两燔。或邪结上焦胸中、伤肺

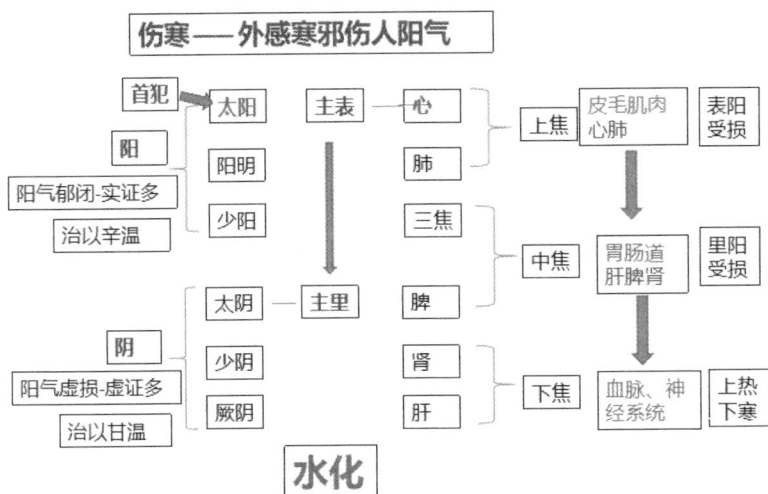

图 2-18 外感伤寒水化示意图

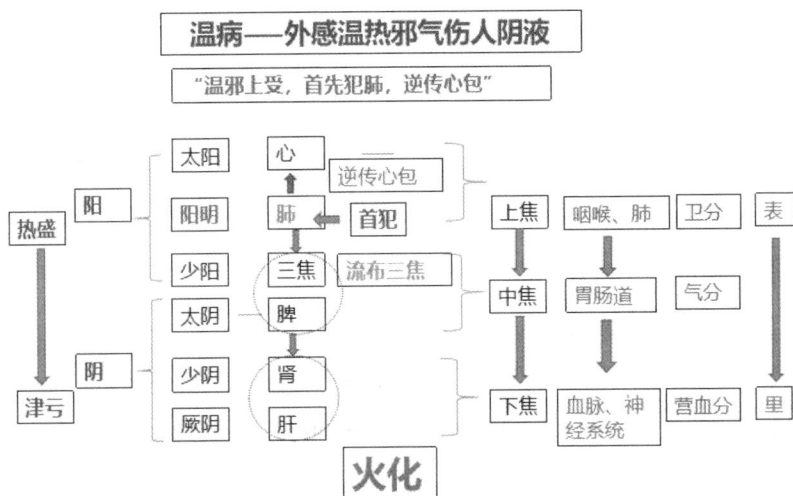

图 2-19 外感温病火化示意图

阴。凝结痰瘀，导致肺间质病变、热结腑道。邪陷包络：在肺，逆传心包络；腑道逆传心包络；足厥阴，邪陷心包络。

治疗大法：春，少阳，"春宜吐"；夏，太阳，"夏宜发汗"。(《伤寒论》)"大法：春夏宜发汗"。秋，太阴，"秋宜下"；冬，少阴，"冬宜温"。(《伤寒贯珠集》) 阳明、厥阴从中气，宜通。

湿热直入中道（图2-20）。

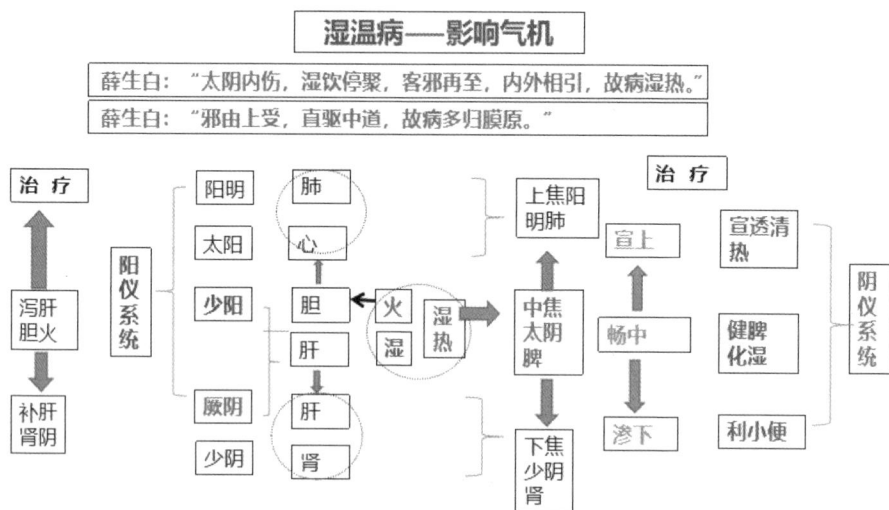

图 2-20　湿温病

《重订通俗伤寒论》第181页说："伤寒一证，传变颇多，不越乎火化、水化、水火合化三端：从火化者，多少阳相火证、阳明燥实证、厥阴风热证；从水化者，多阳明水结证、太阴寒湿证、少阴虚寒证；从水火合化者，多太阴湿热证、少阴厥阴寒热错杂证。"笔者认为，这实际是以少阳、太阴黄庭太极为基础，偏少阳胜者（脾胃阴虚）多火化，偏太阴胜者（少阳不足）多水化，实际是看**少阳三焦相火太过与不及**。温病一证呢？不越乎肺热、胃热，阴虚，脾胃湿热，脾胃虚寒、寒湿。伏气病呢？不外时气引发，新感引发伏气。

寒伤阳仪系统阳气而水化，温热伤阴仪系统而火化，此言两仪之病理（图2-21）。

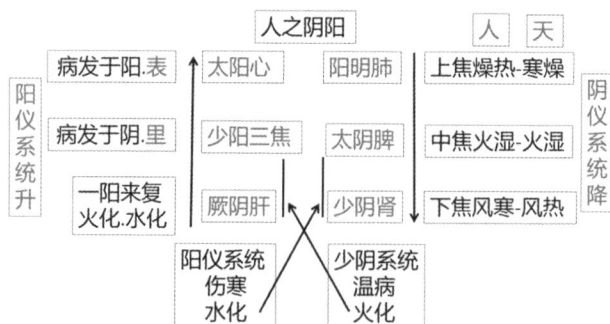

图 2-21　水化、火化示意图

从**火化**者为热证，从**水化**者为寒证，从**水火合化**者为**寒热错杂证**。**水化**的归宿是三焦、膀胱、肾而多寒湿，水湿甚则水气逆上。传入足厥阴本气病，火旺生风，风助火势；肝风上炎，邪陷包络，厥深热亦深。**火化**之源在少阳三焦相火。所以张仲景特别重视春夏秋冬四时辨证。笔者据此整理出《〈伤寒论〉伤寒表里治法》和《〈伤寒论〉温病三焦治法》。

张仲景的春夏阳仪系统和秋冬阴仪系统划分法，还用在脉诊方面。《黄帝内经》脉诊曾以人迎脉主春夏，寸口脉主秋冬。《灵枢·终始》说："持其脉口、人迎，以知阴阳有余不足，平与不平。"《灵枢·禁服》说："寸口主中，人迎主外……春夏人迎微大，秋冬寸口微大，如是者，名曰平人。"《灵枢·四时气》说："气口候阴，人迎候阳也。"《灵枢·五色》说："人迎盛坚者，伤于寒；气口盛坚者，伤于食。"即人迎脉候阳仪系统，气口——脉口脉候阴仪系统，所以张仲景多论述寒邪伤人春夏阳仪系统的人迎脉，温热伤人阴仪系统的寸口脉。春夏肝心在左手寸关尺，秋冬肺肾在右手寸关尺。因为营卫血气来源于脾胃，所以张仲景更重视寸口脉与跌阳脉。

寒邪伤左手春夏阳仪系统，所以左手为阴盛阳虚，治疗以升阳发汗，汗之则愈，下之则死。

温热伤右手秋冬阴仪系统，所以右手为阳盛阴虚，治疗以降阴下法，下之则愈，汗之则死。

寸口脉、跌阳脉是张仲景脉学最重要的二部脉，寸口脉多用于《伤寒论》，寸口脉、跌阳脉二部脉一起用多见于《金匮要略》。如《金匮要略·水气病脉证并治》说：

寸口脉沉滑者，中有水气，面目肿大，有热，名曰风水。视人之目窠上微拥，如蚕新卧起状，其颈脉动（人迎脉），时时咳，按其手足上，陷而不起者，风水。

跌阳脉当伏，今反紧，本自有寒，疝，瘕，腹中痛，医反下之，下之即胸满短气；

跌阳脉当伏，今反数，本自有热，消谷，小便数，今反不利，此欲作水。

寸口脉浮而迟，浮脉则热，迟脉则潜，热潜相搏，名曰沉。跌阳脉浮而

数，浮脉即热，数脉即止，热止相搏，名曰伏。沉伏相搏，名曰水。沉则脉络
虚，伏则小便难，虚难相搏，水走皮肤，即为水矣。

伤寒者伤人阳气，阳虚阴盛，诊在左手肝心春夏阳仪系统，当用汗法、温
法扶阳。张仲景将汗法、温法分为表里。《伤寒论》太阳篇第 91 条："伤寒，
医下之，续得下利，清谷不止，身疼痛者，急当救里；后身疼痛，清便自调
者，急当救表。救里宜四逆汤，救表宜桂枝汤。"厥阴篇第 372 条："下利腹胀
满，身体疼痛者，先温其里，乃攻其表。温里宜四逆汤，攻表宜桂枝汤。"所
以阳虚阴盛治疗法，不只是用汗法扶阳祛邪，还有温里泻阴法。其扶阳法是救
表桂枝汤→温里四逆汤。

温病者伤人阴气，阳盛阴虚，诊在右手肺肾阴仪系统，当用下法。张仲景
将下法分为横膈膜上下两法，横膈膜之上用小柴胡汤开胸下法，横膈膜之下
用承气汤攻下下法。《伤寒论》第 230 条说"阳明病，胁下硬满，不大便而呕，
舌上白胎者，可与小柴胡汤。上焦得通，津液得下，胃气因和，身濈然汗出而
解"，这是用小柴胡汤开胸"上焦得通，津液得下"的；还有用承气汤攻下法。
其下法是小柴胡汤开胸→承气汤攻下。

《伤寒论》还说用桂枝汤救表，用承气汤攻里法。如第 240 条："病人烦
热，汗出则解，又如疟状，日晡所发热者，属阳明也。脉实者，宜下之；脉浮
虚者，宜发汗。下之与大承气汤，发汗宜桂枝汤。"

总之，伤寒病要顺其性用升阳发汗法，张仲景名为"桂枝证"；温病要顺
其性用扶阴通降法，张仲景名为"柴胡证"；一升一降，乃阴阳升降之约法，
明此则《伤寒论》思过半矣！《辅行诀五脏用药法要》称桂枝汤为阳旦汤，小
柴胡汤为阴旦汤。

四、"病发于阳"发汗"开鬼门"法

《素问·调经论》说："夫邪之生也，或生于阴，或生于阳。其生于阳者，
得之风雨寒暑；其生于阴者，得之饮食居处，阴阳喜怒。"《灵枢·邪气脏腑病
形》说："邪之中人也，无有恒常，中于阴则溜于府，中于阳则溜于经。"《素

问·金匮真言论》说："**冬病在阴，夏病在阳，春病在阴，秋病在阳。**"张仲景依据《素问·金匮真言论》"夏秋病在阳""冬春病在阴"的说法，创建了"**病发于阳**""**病发于阴**"的理论，《伤寒论》第7条说"病有发热恶寒者，发于阳也。无热恶寒者，发阴也"。"病发于阳"属于表部（病因：风寒暑湿燥火），"病发于阴"属于里部（病因：饮食居处、阴阳喜怒）（图2-22）。

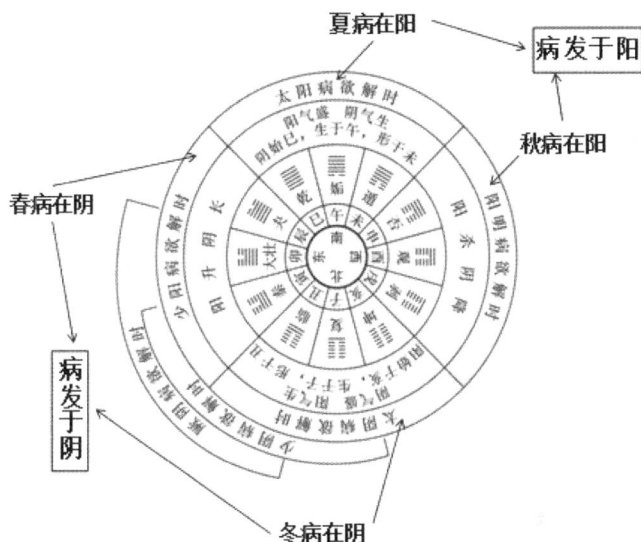

图 2-22 病发阴阳示意图

"病发于阳"，夏病属于太阳心，秋病属于阳明肺，心阳部于表，肺主皮毛主表。有其胚胎解剖学基础（图2-23）。

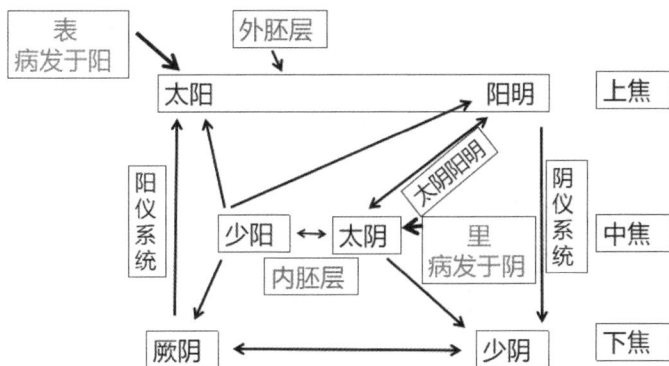

图 2-23 "病发于阳"胚胎解剖学基础

"病发于阴"，冬病属于太阴脾，春病属于少阳三焦，脾土主湿度，三焦相火主温度。

"病发于阳"在横膈膜之上天阳部当发汗"开鬼门"以逐邪。邪结横膈膜之上，"邪高痛下"往往引发横膈膜之下发病，不可不知。

"病发于阳""病发于阴"是以横膈膜为界，"病发于阳"的太阳夏心和阳明秋肺在横膈膜之上，"病发于阴"的太阴冬脾和少阳春三焦腑在横膈膜之下。

五、"病发于阴"攻下"洁净府"法

"病发于阴"的病，一是外邪直中，二是由"病发于阳"引发。张仲景作了详细论述。如《伤寒论·辨脉法》说：

阴中于邪，必内栗也。表气微虚，里气不守，故使邪中于阴也。

阳中于邪，必发热头痛，项强颈挛，腰痛胫酸，所为阳中雾露之气，故曰清邪中上。（田按：阴阳指表里病位）**浊邪中下，阴气为栗，足膝逆冷，便溺妄出。表气微虚，里气微急，三焦相混，内外不通。**

所谓"阳中于邪，必发热……"，即"发热恶寒者，发于阳"；

"阴中于邪，必内栗"，栗通溧、溧，寒也，即"无热恶寒者，发于阴"。

《金匮要略·脏腑经络先后病脉证》说：

阳病十八……头痛，项、腰、脊、臂、脚掣痛。（田按：表部病）

阴病十八……咳、上气、喘、哕、咽、肠鸣、胀满、心痛、拘急。（田按：里部病）

"病发于阴"在肠胃腑道，所以多用攻下祛逐邪气，名之"洁净府"，包括前后阴。

总之，伤寒病要顺其性用升阳发汗法，张仲景名为"桂枝证"；温病要顺其性用扶阴通降法，张仲景名为"柴胡证"；一升一降，乃阴阳升降之约法，明此则《伤寒论》思过半矣！发汗法以升阳为主有桂枝汤——小阳旦汤，是桂枝证法；攻下法以降阴为主有小柴胡汤——大阴旦汤，是柴胡证法。张仲景概括为两证——"桂枝证"和"柴胡证"，一升一降，伟哉大法！桂枝汤的核心病机是阳不足，小柴胡汤的核心病机是邪结胸胁，病机部位都在横膈膜之上天阳部，与救表用桂枝汤、攻里用承气汤法不同，切记切记！

于此可知，"病发于阳""病发于阴"是以生理解剖横膈膜为界分阴阳天地。《素问·金匮真言论》说横膈膜之上的背为阳，"背为阳，阳中之阳，心也；背为阳，阳中之阴，肺也"；横膈膜之下的腹为阴，"腹为阴，阴中之阴，肾也；腹为阴，阴中之阳，肝也；腹为阴，阴中之至阴，脾也"。"解剖"一词最早见于《黄帝内经》，可是现在中医自己却把"解剖"术语推给了西医，认为是西医概念，不认祖宗，可怜啊！西医捧着"解剖"成了主流医学，中医自己为什么要把"解剖"抛出去呢？

《难经·四难》据"病发于阳""病发于阴"分脉之阴阳：

脉有阴阳之法，何谓也？然。呼出心与肺，吸入肾与肝，呼吸之间，脾受谷味也，其脉在中。浮者阳也，沉者阴也，故曰阴阳也。

心肺俱浮，何以别之？然浮而大散者，心也。浮而短涩者，肺也。

肾肝俱沉，何以别之？然。牢而长者，肝也。按之濡，举指来实者，肾也。

脾者中州，故其脉在中，是阴阳之法也。

这就是张仲景的阴阳脉法（图2-24）。

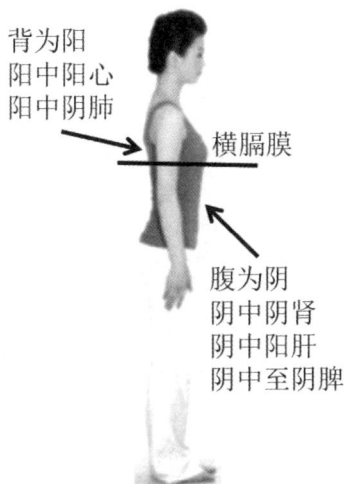

图 2-24 背阳腹阴天地阴阳脉法示意图

六、伤寒热病的两条轴线

《素问·四时调神大论》说:"夫四时阴阳者,万物之根本也。所以圣人春夏养阳,秋冬养阴,以从其根,故与万物沉浮于生长之门。逆其根,则伐其本,坏其真矣。故阴阳四时者,万物之终始也,死生之本也。逆之则灾害生,从之则苛疾不起,是谓得道。"这春夏和秋冬四时阴阳形成了下丘脑 - 垂体 - 肾上腺轴(HPA 轴)和脑肠轴两条轴线。

1. 寒伤春夏阳仪系统督脉下丘脑 - 垂体 - 肾上腺轴(HPA 轴)

春夏肝心阳仪系统,《素问·逆调论》说"肝一阳也,心二阳也",厥阴经上循行到头顶百会、下根于肾水循行前阴,少阳经循行头侧,太阳经循行头中,由督脉统之,上下统帅下丘脑 - 垂体 - 肾上腺轴(HPA 轴),统帅神经系统疾病。《灵枢·经脉》说,肝肾膀胱胆经上行头,连接了肾 - 垂体 - 下丘脑。

下丘脑 - 垂体 - 肾上腺轴(HPA 轴)与风府、卫气有密切关系。这涉及脑、风府、督脉、肝经、肾经,以及内分泌系统。因为卫气出入与睡眠有关系,所以可以调节睡眠。

《灵枢·海论》说:"脑为髓之海,其输上在于其盖,下在风府。"按:风府为脑后输,除关涉脑脊液外,还与控制全身的脊神经系统有关,其输上在其盖涉及头皮针,前有双目命门,风府、目命门涉卫阳气之出,卫气出于肠胃,脑髓为地气肠胃所生。卫气平旦出于目,一日一夜大会于风府。《灵枢·岁露论》说:"邪客于风府,病循膂而下,卫气一日一夜常大会于风府,其明日日下一节,故其日作晏。此其先客于脊背也。故每至于风府则腠理开,腠理开则邪气入,邪气入则病作,此所以日作尚晏也。卫气之行风府,日下一节,二十一日下至尾底,二十二日入脊内,注入伏冲之脉,其行九日出于缺盆之中。"《灵枢·岁露论》说卫气从风府 21 日下至尾骶骨,22 日入伏冲脉,再行 9 日出缺盆,共 30 日。

《灵枢·口问》说:"故邪之所在,皆为不足。故上气不足,脑为之不满,耳为之苦鸣，头为之苦倾，目为之眩；中气不足，溲便为之变，肠为之苦鸣；下气不足，则乃为痿厥心悗。补足外踝下留之。"上气在头，《素问·脉要精微论》说："头者精明之府，头倾视深，精神将夺矣。""夫精明者，所以视万物，别白黑，审短长。以长为短，以白为黑，如是则精衰矣。五脏者，中之守也。中盛脏满，气盛伤恐者，声如从室中言，是中气之湿也。言而微，终日乃复言者，此夺气也。衣被不敛，言语善恶，不避亲疏者，此神明之乱也。仓廪不藏者，是门户不要也。水泉不止者，是膀胱不藏也。得守者生，失守者死。"中下在肠胃，故《素问·通评虚实论》说："五脏不平，六腑闭塞之所生也。头痛耳鸣，九窍不利，肠胃之所生也。"《素问·阴阳应象大论》说"清阳出上窍"，《灵枢·卫气行》说"平旦阴尽，阳气出于目"，《素问·脉解》说"正月太阳寅，寅太阳也，正月阳气出在上"，《素问·刺法论》说"相染者……避其毒气，天牝从来，复得其往，气出于脑即不邪干。气出于脑，即事先想心如日……"，可知脑为清阳之地，卫气之阳在焉，脑有卫阳则健，君明则天下安。故云"卫气主百病"。

《灵枢·卫气》说："六腑者，所以受水谷而行化物者也。其气内入于五脏，而外络肢节。其浮气之不循经者为卫气，其精气之行于经者，为营气，阴阳相随，外内相贯，如环之无端，亭亭淳淳乎，孰能穷之。然其分别阴阳，皆有标本虚实所离之处。能别阴阳十二经者，知病之所生；知候虚实之所在者，能得病之高下；知六腑之气街者，能知解结契绍于门户；能知虚实之坚软者，知补泻之所在；能知六经标本者，可以无惑于天下。"本在"四末"（四肢为诸阳之本，四末根于脾胃），标在头背（头为诸阳之会，背为阳，心为阳中之阳，肺为阳中之阴。此标本根据也）。"凡候此者，下虚则厥，下盛则热，上虚则眩，上盛则热痛。故实者绝而止之，虚者引而起之。请言气街：胸气有街，腹气有街，头气有街，胫气有街。故气在头者，止之于脑。气在胸者，止之膺与背腧。气在腹者，止之背腧与冲脉于脐左右之动脉者。气在胫者，止之于气街与承山、踝上以下。取此者用毫针，必先按而在久，应于手，乃刺而予之。所治者，头痛眩仆，腹痛中满暴胀，及有新积。痛可移者，易已也；积不痛，难已也。"皆卫气之病。《灵枢·禁服》说："卫气为百病母。"（田按：卫气每日行脊椎1节，脊椎有神经通行全身，可知卫气能治疗神经百病。）《灵枢·百病始生》皆卫气失常，卫气生于肠胃。《灵枢·卫气行》说：

黄帝问于岐伯曰：愿闻卫气之行，出入之合，何如？岐伯曰：岁有十二月，日有十二辰，子午为经，卯酉为纬，天周二十八宿，而一面七星，四七二十八星，房昴为纬，虚张为经。是故房至毕为阳，昴至心为阴，阳主昼，阴主夜。故卫气之行，一日一夜五十周于身，昼日行于阳二十五周，夜行于阴二十五周，周于五脏。是故平旦阴尽，阳气出于目，目张则气上行于头，循项下足太阳，循背下至小指之端。其散者，别于目锐眦，下手太阳，下至手小指之端外侧。其散者，别于目锐眦，下足少阳，注小指次指之间。其散者，循手少阳之分，下至小指次指之间。别者，以上至耳前，合于颔脉，注足阳明，以下行至跗上，入五指之间。其散者，从耳下下手阳明，入大指之间，入掌中。其至于足也，入足心，出内踝下，行阴分，复合于目，故为一周。

是故日行一舍，人气行于身一周与十分身之八；日行二舍，人气行于身三周与十分身之六；日行三舍，人气行于身五周与十分身之四；日行四舍，人气行于身七周与十分身之二；日行五舍，人气行于身九周；日行六舍，人气行于身十周与十分身之八；日行七舍，人气行于身十二周与十分身之六；日行十四舍，人气二十五周于身有奇分与十分身之二。阳尽于阴，阴受气矣。其始入于阴，常从足少阴注于肾，肾注于心，心注于肺，肺注于肝，肝注于脾，脾复注于肾，为一周。是故夜行一舍，人气行于阴脏一周与十分脏之八，亦如阳行之二十五周，而复合于目。阴阳一日一夜，合有奇分十分身之二，与十分脏之二，是故人之所以卧起之时有早晏者，奇分不尽故也。

黄帝曰：卫气之在于身也，上下往来不以期，候气而刺之奈何？伯高曰：分有多少，日有长短，春秋冬夏，各有分理，然后常以平旦为纪，以夜尽为始。是故一日一夜，水下百刻；二十五刻者，半日之度也。常如是毋已，日入而止，随日之长短，各以为纪而刺之。谨候其时，病可与期；失时反候者，百病不治。故曰：刺实者，刺其来也；刺虚者，刺其去也。此言气存亡之时，以候虚实而刺之。是故谨候气之所在而刺之，是谓逢时。病在于三阳，必候其气在于阳而刺之；病在于三阴，必候其气在阴分而刺之。

水下一刻，人气在太阳；水下二刻，人气在少阳；水下三刻，人气在阳明；水下四刻，人气在阴分。水下五刻，人气在太阳；水下六刻，人气在少阳；水下七刻，人气在阳明；水下八刻，人气在阴分。水下九刻，人气在太阳；水下十刻，人气在少阳；水下十一刻，人气在阳明；水下十二刻，人气在阴分。水下十三刻，人气在太阳；水下十四刻，人气在少阳；水下十五刻，人气在阳明；水下十六刻，人气在阴分。水下十七刻，人气在太阳；水下十八刻，人气在少阳；水下十九刻，人气在阳明；水下二十刻，人气在阴分。水下二十一刻，人气在太阳；水下二十二刻，人气在少阳；水下二十三刻，人气在阳明；水下二十四刻，人气在阴分。水下二十五刻，人气在太阳，此半日之度也。从房至毕一十四舍，水下五十刻，日行半度；从昴至心，亦十四舍，水下五十刻，终日之度也。回行一舍，水下三刻与七分刻之四。大要常以日之加于宿上也，人气在太阳，是故日行一舍，人气行三阳与阴分，常如是无已，与天地同纪，纷纷盼盼，终而复始，一日一夜，水下百刻而尽矣。

2.寒伤阴仪系统任脉脑肠轴

秋冬肺肾阴仪系统，肺统脾、胃、小肠、大肠、三焦、膀胱土类呼吸消化道系统，形成腹脑，而胃、小肠、大肠、三焦、膀胱等经皆循行于头脑，头脑腹脑由胃、小肠、大肠、三焦、膀胱连在了一起，形成了肠-脑轴。《素问·六节藏象论》说："脾、胃、大肠、小肠、三焦、膀胱者，仓廪之本，营之居也，名曰器，能化糟粕，转味而入出者也。其华在唇四白，其充在肌，其味甘，其色黄，此至阴之类，通于土气。凡十一脏，取决于胆也。"《灵枢·经脉》记载，脾、胃、大肠、小肠、三焦、膀胱六者经脉皆行于头。《素问·五脏别论》说："夫胃、大肠、小肠、三焦、膀胱，此五者，天气之所生也。"《黄帝内经》说脑、髓、骨奇恒之腑由肠胃地气所生。于此可知，是腹脑主宰大脑，大脑和腹脑相辅相成主宰着人体的健康。

《灵枢·大惑论》说："邪中于项，因逢其身之虚，其入深，则随眼系以入于脑，入于脑则脑转，脑转则引目系急，目系急则目眩以转矣。邪中其精，其精所中不相比也，则精散，精散则视歧，视歧见两物。目者，五脏六腑之精也，营卫魂魄之所常营也，神气之所生也。故神劳则魂魄散，志意乱，是故瞳子、黑眼法于阴，白眼、赤脉法于阳也。故阴阳合抟而精明也。目者，心之使也，心者，神之舍也。故神分精乱而不抟，卒然见非常处，精神魂魄散不相得，故曰惑也。""黄帝曰：病而不得卧者，何气使然？岐伯曰：卫气不得入于阴，常留于阳，留于阳则阳气满，阳气满则阳跷盛，不得入于阴则阴气虚，故目不瞑矣……黄帝曰：病目而不得视者，何气使然？岐伯曰：卫气留于阴，不得行于阳，留于阴则阴气盛，阴气盛则阴跷满，不得入于阳则阳气虚，故目闭也。黄帝曰：人之多卧者，何气使然？岐伯曰：此人肠胃大而皮肤涩，而分肉不解焉。肠胃大则卫气留久，皮肤涩则分肉不解，其行迟。夫卫气者，昼日常行于阳，夜行于阴，故阳气尽则卧，阴气尽则寤。故肠胃大，则卫气行留久；皮肤涩，分肉不解，则行迟。留于阴也久，其气不精，则欲瞑，故多卧矣。其肠胃小，皮肤滑以缓，分肉解利，卫气之留于阳也久，故少瞑焉。黄帝曰：其非常经也，卒然多卧者，何气使然？岐伯曰：邪气留于上焦，上焦闭而不通，已食若饮汤，卫气久留于阴而不行，故卒然多卧焉。"这种肠胃与脑的关系，关键是卫气的行留问题。

七、张仲景重视少阳三焦相火之阳气

《伤寒论·辨脉法》说："形冷恶寒者，此三焦伤也。"三焦者，少阳相火也，少阳三焦相火不足，即阳气不足则"形冷恶寒"。此阳气在胃脘，《素问·阴阳别论》说："所谓阳者，胃脘之阳也。"少阳三焦相火不足阳气衰则脾、胃、肾阳气都衰，故《金匮要略·水气病脉证并治》说："趺阳脉伏，水谷不化，脾气衰则鹜溏，胃气衰则身肿。少阳脉卑，少阴脉细，男子则小便不利，妇人则经水不通。经为血，血不利则为水，名曰血分。"因为"少阳脉卑"，导致"胃气衰""脾气衰""少阴脉细"，"少阳脉卑"则水气不化，于是导致"男子则小便不利，妇人则经水不通"，从而产生水气病。脾胃病反映在趺阳脉，如《伤寒论·辨脉法》说"今趺阳脉浮而涩，故知脾气不足，胃气虚也"。

《灵枢·营卫生会》说营卫生于脾胃，少阳三焦相火脾胃病则营卫病。《伤寒论·辨脉法》说："中焦不治，胃气上冲，脾气不转，胃中为浊，荣卫不通，血凝不流。若卫气前通者，小便赤黄，与热相抟，因热作使，游于经络，出入脏腑，热气所过，则为痈脓。若阴气前通者，阳气厥微，阴无所使，客气内入，嚏而出之，声嗢咽塞，寒厥相追，为热所拥，血凝自下，状如豚肝，阴阳俱厥，脾气孤弱，五液注下。"营卫生于水谷，《灵枢·营卫生会》说营卫血气就是神。《素问·八正神明论》说："血气者，人之神。"《灵枢·平人绝谷》说："神者，水谷之精气也。"所以张仲景遵从《道德经》在《伤寒论·平脉法》称作"谷神"。并阐述了营卫的生理病理。《伤寒论·平脉法》说："寸口卫气盛，名曰高；荣气盛，名曰章；高章相抟，名曰纲。卫气弱，名曰惵；荣气弱，名曰卑；惵卑相抟，名曰损。卫气和，名曰缓；荣气和，名曰迟；迟缓相抟，名曰沉。寸口脉缓而迟，缓则阳气长，其色鲜，其颜光，其声商，毛发长；迟则阴气盛，骨髓生，血满，肌肉紧薄鲜硬。阴阳相抱，荣卫俱行，刚柔相抟，名曰强也……寸口脉弱而迟，弱者卫气微，迟者荣中寒。荣为血，血寒则发热；卫为气，气微者心内饥，饥而虚满不能食也。""寸口脉微而涩，微者卫气不行，涩者荣气不逮。荣卫不能相将，三焦无所仰，身体痹不仁。荣气不足，则烦，口难言；卫气虚者，则恶寒数欠。三焦不归其部，上焦不归者，噫而酢吞；中焦不归者，不能消谷引食；下焦不归者，则遗溲……寸口脉微而涩，微者卫气衰，涩者荣气不足。卫气衰，面色黄，荣气不足，面色青。荣为根，卫为叶。荣卫俱微，则根叶枯槁而寒栗，咳逆，唾腥，吐涎沫也。趺阳脉浮而芤，浮者卫气衰，芤者荣气伤，其身体瘦，肌肉甲错，浮芤相抟，宗气衰微，四属断绝。寸口脉微而缓，微者卫气疏，疏则其肤空；缓者胃气实，实则谷消而水化也。谷入于胃，脉道乃行，水入于经，其血乃成。荣盛则其肤必疏，三焦绝经，名曰血崩。""趺阳脉不出，脾不上下，身冷肤硬……寸口脉微，尺脉紧，其人虚损多汗，知阴常在，绝不见阳也。寸口诸微亡阳，诸濡亡血，诸弱发热，诸紧为寒。诸乘寒者，则为厥，郁冒不仁，以胃无谷气，脾涩不通，口急不能言，战而栗也。"所谓"脾不上下，身冷肤硬"，都是少阳三焦相火阳衰"绝不见阳""亡阳"所致。张仲景治疗少阳三焦相火阳衰多用桂枝汤（小阳旦汤）、大小建中汤（大阳旦汤），以及理中丸、四逆汤辈等。

　　胃阳不足，张仲景常称作"胃中冷""胃中寒冷""胃中虚冷"等。如《伤寒论》第 89 条："病人有寒，复发汗，胃中冷，必吐蛔。"病人有寒指病人素体阳虚有寒，复发汗又伤阳气，胃脘阳气衰，故"胃中冷"。第 122 条："病人脉数，数为热，当消谷引食，而反吐者，此以发汗，令阳气微，膈气虚，脉乃数也。数为客热，不能消谷，以胃中虚冷，故吐也。"第 89 条因发汗伤阳导致"胃中冷"，此第 122 条也是因为发汗伤阳导致"胃中虚冷"。第 194 条："阳明病，不能食，攻其热必哕。所以然者，胃中虚冷故也。以其人本虚，攻其热必哕。"第 191 条："阳明病，若中寒者，不能食，小便不利，手足濈然汗出，此欲作固瘕，必大便初硬后溏。所以然者，以胃中冷，水谷不别故也。"不能食，本是胃中寒，攻下后更加胃寒。"胃中冷"是胃脘阳气不足，即少阳三焦相火衰，不能腐熟水谷分别清浊，营卫亏虚，水湿停聚而小便不利。脾胃寒则下利，如《伤寒论·平脉法》说："假令下利，以胃中虚冷，故令脉紧也。"第 226 条："若胃中虚冷，不能食者，饮水则哕。"第 380 条："伤寒大吐大下之，极虚，复极汗者，其人外气怫郁，复与之水，以发其汗，因得哕。所以然者，胃中寒冷故也。"胃中阳气不足，发汗吐下再伤其阳，或饮水不化，或下利，总之都是胃中冷，即胃脘少阳三焦相火阳气不足造成的。

　　还有少阴阳虚。第 281 条："少阴之为病，脉微细，但欲寐也。"第 286 条："少阴病，脉微，不可发汗，亡阳故也。阳已虚，尺脉弱涩者，复不可下之。"脉微就是卫阳衰，若再发汗则"亡阳"。脉细、尺脉弱涩血衰，攻下更伤阴，故"复不可下之"。还有第 325 条的脉微涩都是卫阳衰的表现。

　　张仲景为什么能从趺阳脉、少阴脉诊察脾胃病呢？因为五脏六腑之海、十二经脉之海的冲脉行趺阳脉和少阴脉。《灵枢·逆顺肥瘦》云："夫冲脉者，五脏六腑之海也，五脏六腑皆禀焉。其上者，出于颃颡，渗诸阳，灌诸精；其下者，注少阴之大络，出于气街，循阴股内廉，入腘中，伏行骭骨内，下至内踝之后属而别；其下者，并于少阴之经，渗三阴；其前者，伏行出跗属，下循跗，入大指间，渗诸络而温肌肉。"《灵枢·动输》云："冲脉者，十二经之海也，与少阴之大络起于肾下，出于气街，循阴股内廉，邪入腘中，循胫骨内廉，并少阴之经，下入内踝之后，入足下；其别者，邪入踝，出属跗上，入大指之间，注诸络，以温足胫。"冲脉可以代表胃气的盛衰。

$$
胃脘少阳三焦相火
\begin{cases}
\begin{aligned}
&人迎、跌阳脉 \rightarrow 脾胃 \\
&少阴脉
\end{aligned}
\end{cases}
冲脉
$$

$$
胃脘生营卫
\begin{cases}
卫气 —— 人迎 —— 目脑命门 \\
营气 —— 跌阳脉、少阴脉 —— 胃腑命门
\end{cases}
$$

八、三脉七轮

下丘脑 – 垂体 – 肾上腺轴（HPA 轴）和脑 – 肠轴与三脉七轮有关系。

三脉是冲脉、督脉、任脉。

"三脉七轮"之说源于印度瑜伽知识，是指人体经脉系统中七个主要的能量汇集点。相当于中医经络学的穴位。七轮的知识后流传至西藏被当地密教及藏传佛教所吸收。当代，三脉七轮的知识亦随运动瑜伽和藏传佛教而流传至西方国家，并广泛应用于各类身心灵的理论之中。但是，对于七轮的认识各不相同。

其实七轮说是源于人体解剖的。

（1）海底轮

海底轮的解剖基础是脐下少腹部的大小肠、三焦、膀胱、子宫、睾丸、前列腺等，是地道腑的集聚处，有石门、气海、关元、中极丹田（穴位都集中在少腹和骶骨，见图 2-25），笔者称之为腑命门，营之居。这里有少阳三焦相火，人们称之为拙火，是人体阳气之根。因为三焦主水道，小肠为水道入口，膀胱为水道出口，水往低处流，故称海底。少阳三焦相火在水道中，故称作水中火。

《灵枢·刺节真邪》阐述了海底轮的作用，谓："腰脊者，身之大关节也；肢胫者，人之所以趋翔也；茎垂者，身中之机，阴精之候，津液之道也。故饮

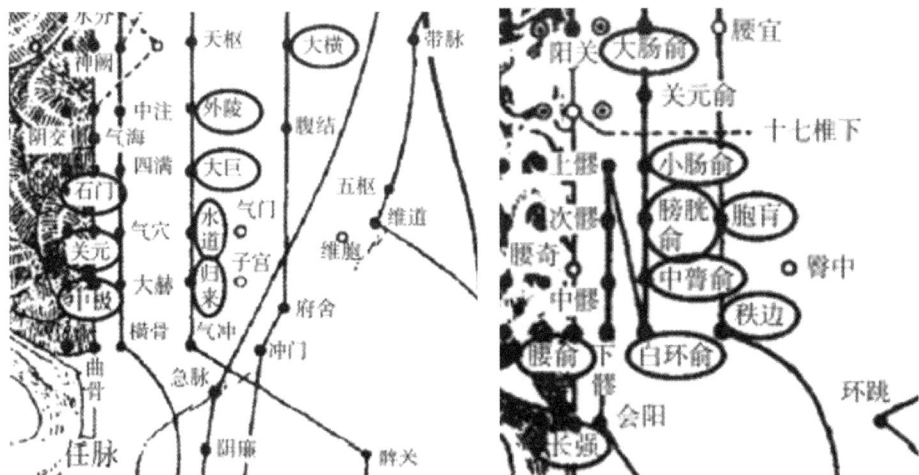

图 2-25　少腹、骶骨腧穴

食不节，喜怒不时，津液内溢，乃下留于睾，水道不通，日大不休，俯仰不便，趋翔不能。此病荥然有水，不上不下，铍石所取，形不可匿，常不得蔽，故命曰去爪。"腰脊是肾之腑，表现肾功能的强弱。管，管从竹从官。竹有节，表示四肢关节；官，有器官义，表器官的各种功能。趋，行走。翔，《大戴礼》曾子事父母："趋翔周旋。"丹波元简引《荀子》儒效篇注：趋翔，形容走路时人的肢胫活动有如鸟的飞翔。茎垂，前阴，水道的出口，故云"阴精之候，津液之道也"。少阳三焦主水道，三焦相火气化为元气，故云"茎垂者，身中之机"。"饮食不节，喜怒不时"是病发于阴。《素问·调经论》说："夫邪之生也，或生于阴，或生于阳。其生于阳者，得之风雨寒暑。其生于阴者，得之饮食居处，阴阳喜怒。"《灵枢·顺气一日分为四时》说："夫百病之所始生者，必起于燥湿寒暑风雨，阴阳喜怒，饮食居处。"饮食不节，脾胃不运化而生水湿。喜怒不节则心肺不节，水道失调，导致"水道不通"，于是"津液内溢，乃下留于睾"，以及肾府腰不利，而见"俯仰不便，趋翔不能"。聚水浮肿，于是形成形体浮肿，衣服不掩体的浮肿病。"茎垂者，身中之机，阴精之候，津液之道也。故饮食不节，喜怒不时，津液内溢，乃下留于睾，水道不通，日大不休，俯仰不便，趋翔不能。"这一节涉及消化系统、泌尿系统、生殖系统、运动系统等多个生理系统。肢胫，又称臂胫。《灵枢·海论》说："髓海不足，则脑转耳鸣，胫酸眩冒，目无所见，懈怠安卧。"《灵枢·五乱》说："乱于臂胫，则为四厥……气在于臂足，取之先去血脉，后取其阳明、少阳之荣输。"《素问·骨空论》说："任脉为病，男子内结七疝，女子带下瘕聚……督脉为病，脊强反折。督脉者，起于少腹以下骨中央。女子入系廷孔，其孔溺孔之端也。其络循阴器合篡间，绕篡后，别绕臀，至少阴与巨阳中络者合，合少阴上股内后廉，贯脊属肾，与太阳起于目内眦，上额交巅上，入络脑，还出别下项，循肩髆内，侠脊抵腰中，入循膂，络肾；其男子循茎下至篡，与女子等；其少腹直上者，贯脐中央，上贯心，入喉，上颐环唇，上系两目之下中央。此生病，从少腹上冲心而痛，不得前后，为冲疝；其女子不孕，癃痔遗溺嗌干。督脉生病治督脉，治在骨上，甚者在脐下营……淫泺胫酸，不能久立，治少阳之络，在外踝上五寸。"尿道是膀胱出口，通足太阳膀胱经，上目命门，入脑髓，故病则"脑转耳鸣，胫酸眩冒，目无所见"。《灵枢·决气》说："液脱者，骨属屈伸不利，色夭，脑髓消，胫酸，耳数鸣。"小肠主液，腑命门之源。"胫酸"是命门衰的重要病理反应。

（2）腹轮

腹轮是围绕脐轮——太阳轮转的，反映脐轮——太阳轮的能量大小。

（3）脐轮

脐轮位于脐部神阙处，生神的地方，也叫太阳轮，为什么叫太阳轮？因为少阳相火这轮红日在黄庭太极。这里生神，有神则生，无神则死。

（4）心轮

脐轮生成的神——营血舍于心，然后输布于全身。

（5）喉轮

喉主天气，由肺主之，呼吸天地之气，乃人身之橐龠，动力之源。

（6）眉心轮

主目命门，即目脑命门，主脑髓神经系统。

（7）顶轮

顶轮百会乃厥阴、少阳、太阳阳仪系统交会处，阳气出海底轮拙火，而升头顶也。于此可知，七轮的脏腑基础是腑命门，物质基础是营卫血气——神，合为三命门——腑命门、心命门、目脑命门。

脐以上为五脏，脐以下为六腑。老年治腑保阳气重少阳相火，壮年治脏保阴气重肺。《素问·上古天真论》说："五七，阳明脉衰，面始焦，发始堕。六七，三阳脉衰于上，面皆焦，发始白……六八，阳气衰竭于上，面焦，发鬓颁白。七八，肝气衰，筋不能动，天癸竭，精少，肾脏衰，形体皆极。"《灵枢·天年》说："五十岁，肝气始衰，肝叶始薄，胆汁始减，目始不明。六十岁，心气始衰，苦忧悲，血气懈惰，故好卧。七十岁，脾气虚，皮肤枯。八十岁，肺气衰，魄离，故言善误。九十岁，肾气焦，四脏经脉空虚。百岁，五脏皆虚，神气皆去，形骸独居而终矣。"可知人老则阳气衰，阴气亦虚，故人老要补六腑阳气、营卫血气神。《内外伤辨惑论》说："脾胃有伤则中气不足，中气不足则六腑阳气皆绝于外，故《经》言五脏之气已绝于外者，是六腑元气病也。气伤脏乃病，脏病则形乃应，是五脏六腑真气皆不足也。惟阴火独旺，上乘阳分，故荣卫失守，诸病生焉。"

《内外伤辨惑论·重明木郁则达之之理》说："阳本根于阴，阴本根于阳，若不明根源，是不明道。故六阳之气生于地，则曰阳本根于阴。以人身言之，是六腑之气，生长发散于胃土之中也。既阳气鼓舞万象有形质之物于天，为浮散者也；物极必反，阳极变阴，既六阳升浮之力在天，其力尽，是阳道终矣，所以鼓舞六阴有形之阴水在天，在外也。上六无位，必归于下，此老阳变阴之象也，是五脏之源在于天者也。天者，人之肺以应之，故曰阴本源于阳，水出高源者是也。人之五脏，其源在肺，肺者背也，背在天也，故足太阳膀胱寒生长，其源在申，故阴寒自此而降，以成秋收气寒之渐也。降至于地下，以成冬藏，伏诸六阳在九泉之下者也。故五脏之气生于天，以人身，是五脏之气，收降藏沉之源出于肺气之上，其流下行，既阴气下行沉坠，万化有形质之物皆收藏于地，为降沉者也；物极必反，阴极变阳，既六阴降沉之力在地，其力既尽，是阴道终矣，是老阴变阳，乃初九无位，是一岁四时之气，终而复始，为上下者也，莫知其纪，如环无端。"又在《脾胃论·阴病治阳阳病治阴》中说："若阴中火旺，上腾于天，致六阳反不衰而上充者，先去五脏之血络，引而下行，天气降下，则下寒之病自去矣，慎勿独泻其六阳。此病阳亢，乃阴火之邪滋之，只去阴火，只损血络经隧之邪，勿误也。阳病在阴者，病从阴引阳，是水谷之寒热，感则害人六腑。又曰：饮食失节，及劳役形质，阴火乘于坤土之中，致谷气、营气、清气、胃气、元气不得上升，滋于六腑之阳气，是五阳之气先绝于外，外者，天也。下流伏于坤土阴火之中。皆先由喜、怒、悲、忧、恐，为五贼所伤，而后胃气不行，劳役饮食不节继之，则元气乃伤。当从胃合三里穴中推而扬之，以伸元气，故曰从阴引阳。若元气愈不足，治在腹上诸腑之募穴；若传在五脏，为九窍不通，随各窍之病，治其各脏之募穴于腹。故曰：五脏不平，乃六腑元气闭塞之所生也。"在《脾胃论·脾胃虚则九窍不通论》中说："五脏之气，上通九窍。五脏禀受气于六腑，六腑受气于胃……胃既受病不能滋养，故六腑之气已绝，致阳道不行，阴火上行。五脏之气，各受一腑之化，乃能滋养皮肤血脉筋骨，故言五脏之气已绝于外，是六腑生气先绝，五脏无所禀受，而气后绝矣。"请看，脐下六腑阳气上升以滋养脐上五脏。六腑主阳道，五脏主阴道。此话源于《黄帝内经灵枢》，《黄帝内经灵枢·小针解》说："所谓五脏之气，已绝于内者，脉口气内绝不至，反取其外之病处与阳经之合，有留针以致阳气，阳气至则内重竭，重竭则死矣，其死也无气以动，故静。所谓五脏之气已绝于外"者，脉口气外绝不至，反取其四末之腧，有留针以致其阴气，阴气至则阳气反入，入则逆，逆则死矣，其死也阴气有余，故躁。"

《黄帝内经》从生理解剖分得很清楚，以横膈膜上下分五脏，横膈膜之上为太阳心（主外）、阳明肺，横膈膜之下为太阴脾（主内）、少阴肾、厥阴肝；以肚脐上下分脏腑，肚脐上为五脏阴下降，肚脐下为腑阳上升；左"肝一阳也，心二阳也"主阳升，右肺肾主阴水降（《素问·水热穴论》）。

《灵枢·五癃津液别》说：

五脏六腑之津液，尽上渗于目（目命门）。

心悲气并则心系急，心系急则肺举，肺举则液上溢。夫心系急，肺不能常举，乍上乍下，故咳而泣出矣。

中热则胃中消谷，消谷则虫上下作，肠胃充廓故胃缓，胃缓则气逆，故唾出。五谷之津液，和合而为膏者，内渗入于骨空，补益脑髓，而下流于阴股。阴阳不和，则使液溢而下流于阴，髓液皆减而下，下过度则虚，虚故腰背痛而胫酸。阴阳气道不通，四海闭塞，三焦不泻，津液不化，水谷并行肠胃之中，别于回肠，留于下焦，不得渗膀胱，则下焦胀，水溢则为水胀。

心肺在横膈膜之上，上焦不通，则横膈膜之下肠胃失常，肠胃谷道和三焦膀胱水道不分，"水谷并行肠胃之中""留于下焦"则水湿聚于下焦。

九、伤寒热病的病因病机与症状

1. 寒燥湿三阴邪郁遏阳气为热

寒燥湿三阴性之气都能郁遏阳气，阳气怫郁为热，不是寒邪变化成热，寒邪是病因，阳郁是病机，热是症状。其次寒邪伤阳，阳伤不能化水湿则成症状水。

2. 风火热三阳邪导致热郁

《素问·风论》说："风气藏于皮肤之间，内不得通，外不得泄，风者善行而数变，腠理开则洒然寒，闭则热而闷，其寒也则衰食饮，其热也则消肌肉，故使人怢栗而不能食，名曰寒热。"风为阳邪，可知"风气藏于皮肤之间，内不得通，外不得泄"亦可以形成郁热。腠理不通，水道不行亦可以形成水。

第三章

刘河间
阳气怫郁热病

刘河间继承《伤寒论》阳气怫郁的机理，在《素问玄机原病式》[1]有详细论述：

盖寒伤皮毛，则腠理闭密，阳气怫郁，不能通畅，则为热也。故伤寒身表热者，热在表也。宜以麻黄汤类甘辛热药发散，以使腠理开通，汗泄热退而愈也。

凡内伤冷物者，或即阴胜阳，而为病寒者，或寒热相击，而致肠胃阳气怫郁而为热者，亦有内伤冷物而反病热，得大汗热泄身凉而愈也。或微而不为他病，止为中酸，俗谓之"醋心"是也，法宜温药散之，亦犹解表之义，以使肠胃结滞开通，怫热散而和也。若久喜酸而不已，则不宜温之，宜以寒药下之，后以凉药调之，结散热去则气和也。所以中酸不宜食黏滑油腻者，是谓能令阳气壅塞，郁结不通畅也，如饮食在器，覆盖，热而自酸也。宜飧粝食蔬菜，能令气之通利也。

刘河间不但继承《黄帝内经》《伤寒论》外感伤寒阳郁热病的学术思想，还发明了内伤伤寒阳郁热病，这就是守正创新。

且如一切怫热郁结者，不必止以辛甘热药能开发也，如石膏、滑石、甘草、葱、豉之类寒药，皆能开发郁结。以其本热，故得寒则散也。夫辛甘热药，皆能发散者，以力强开冲也。然发之不开者，病热转加也。如桂枝、麻黄类辛甘热药，攻表不中病者，其热转甚也，是故善用之者，须加寒药，不然则

---

[1] 刘完素：《素问玄机原病式》注释本第45页、66页、80页，人民卫生出版社，1983年。

恐热甚发黄，惊狂或出矣。如表热当发汗者，用辛甘热药，苟不中其病，尚能加害，况里热郁结，不当发汗，而误以热药发之不开者乎？又如伤寒表热怫郁，燥而无汗，发令汗出者，非谓辛甘热药属阳，能令汗出也，由怫热郁结开通，则热蒸而自汗出也。不然，则平人表无怫热者服之，安有如斯汗出也！其或伤寒日深，表热入里，而误以辛甘热药汗之者，不惟汗不能出，而又热病转加，古人以为当死者也。又如表热服石膏、知母、甘草、滑石、葱、豉之类寒药，汗出而解者，及热病半在表，半在里，服小柴胡汤寒药，能令汗出而愈者；热甚服大柴胡汤下之；更甚者，小承气汤、调胃承气汤、大承气汤下之；发黄者，茵陈蒿汤下之；结胸者，陷胸汤、丸下之。此皆大寒之利药也，反能中病，以令汗出而愈。然而中外怫热郁结，燥而无汗，岂但由辛甘热药为阳，而能开发汗出也！况或病微者，不治自然作汗而愈者也。所以能令作汗之由者，但怫热郁结，复得开通，则热蒸而作汗也。凡治上下中外一切怫热郁结者，法当仿此，随其浅深，察其微甚，适其所宜而治之，慎不可悉如发表，但以辛甘热药而已。

郁：怫郁也。结滞壅塞而气不通畅，所谓热甚则腠理闭密而郁结也。

刘河间不但继承了《伤寒论》辛甘热药治疗阳气怫郁热病，还发明了辛甘寒药治疗阳气怫郁热病，用辛甘药"治上下中外一切怫热郁结"，并创防风通圣散、双解散治疗一切怫热郁结。

防风通圣散

防风、川芎、当归、芍药、大黄、薄荷叶、麻黄、连翘、芒硝各半两，石膏、黄芩、桔梗各一两，滑石三两，甘草二两，荆芥、白术、栀子各一分。

上为末，每服二钱，水一大盏，生姜三片，煎至六分，温服。涎嗽，加半夏半两，姜制。

防风通圣散，用薄荷叶、连翘、生石膏、黄芩、栀子、荆芥、防风、麻黄、生姜、桔梗等风药治横膈膜之上的表证，发汗解表"开鬼门"，荆芥、防风、麻黄、生姜、桔梗此五风药解表风寒外束，薄荷叶、连翘、生石膏、黄芩、栀子五风药发散怫郁之热；大黄、芒硝、生甘草、滑石调胃承气汤加六一散治横膈膜之下里证，通里"洁净府"；"开鬼门"主左升，分量轻；"洁净府"

主右降分量重；当归、川芎、芍药养血活血通瘀，柔肝养心；白术、甘草、生姜健脾补脾；合言之治疗三焦腠膝理风热郁滞病，表里双解，"开鬼门""洁净府"同用。

主治"风热怫郁，筋脉拘倦，肢体焦萎，头目昏眩，腰脊强痛，耳鸣鼻塞，口苦舌干，咽嗌不利，胸膈痞闷，咳呕喘满，涕唾稠黏，肠胃燥热结，便溺淋闭；或夜卧寝汗，咬牙睡语，筋惕惊悸；或肠胃怫郁结，水液不能浸润于周身，而但为小便多出者；或湿热内郁，而时有汗泄者；或因亡液而成燥淋闭者；或因肠胃燥郁，水液不能宣行于外，反以停湿而泄；或燥湿往来，而时结时泄者；或表之阳中正气（卫气是也）与邪热相合，并入于里，阳极似阴而战，烦渴者（中气寒故战，里热甚则渴）；或虚气久不已者（《经》言：邪热与卫气并入于里，则寒战也，并出之于表，则发热，并则病作，离则病已）。或风热定注，疼痛麻痹者；或肾水真阴衰虚，心火邪热暴甚而僵仆，或卒中久不语，或一切暴喑而不语，语不出声，或喑风痫者，或洗头风，或破伤，或中风诸潮搐，并小儿诸疳积热，或惊风积热，伤寒疫疠而能辨者；或热甚怫结而反出不快者，或热黑陷将死；或大人、小儿风热疮疥及久不愈者，或头生屑，遍身黑鼾，紫白斑驳，或面鼻生紫赤，风刺瘾疹，俗呼为肺风者，或成风疠，世传为大风疾者；或肠风痔漏，及伤寒未发汗，头项身体疼痛者，并两感诸症。兼治产后血液损虚，以致阴气衰残，阳气郁甚，为诸热症，腹满涩痛，烦渴喘闷，诸妄惊狂，或热极生风而热燥郁，舌强口噤，筋惕肉瞤，一切风热燥症，郁而恶物不下，腹满撮痛而昏者。兼消除大小疮及恶毒，兼治堕马打扑伤损疼痛，或因而热结大小便涩滞不通，或腰腹急痛，腹满喘闷者"。若三焦腠膝理偏于风寒多者用《金匮要略》续命汤。

防风通圣散乃《伤寒论》麻黄升麻汤之变化。（第357条："伤寒六七日，大下后，寸脉沉而迟，手足厥逆，下部脉不至，喉咽不利，唾脓血，泄利不止者，为难治。"）

麻黄升麻汤方

麻黄二两半（去节）　升麻一两一分　当归一两一分　知母十八铢

黄芩十八铢　葳蕤十八铢（一作菖蒲）　芍药六铢　天门冬六铢（去心）

桂枝六铢（去皮）　茯苓六铢　甘草六铢（炙）　石膏六铢（碎，绵裹）

白术六铢　干姜六铢

上十四味，以水一斗，先煮麻黄一两沸，去上沫，内诸药，煮取三升，去滓，分温三服。相去如炊三斗米顷，令尽汗出愈。

麻黄、桂枝、炙甘草三风药解表寒外束（即麻黄汤去杏仁），升麻、生石膏、知母、黄芩、葳蕤、天门冬（实为竹叶石膏汤之变法）六药发散横膈膜之上表部之郁热，茯苓、白术、干姜、炙甘草理中丸、苓桂术甘汤温补脾胃建中，保横膈膜之下腑道阳气；当归、芍药养血活血柔肝补心血。防风通圣散只是将理中丸换成了调胃承气汤和六一散而已。都是表里同治，"必有表，复有里"。理中丸是张仲景重视太阴脾，余药是张仲景重视少阳三焦，厥阴从中气少阳，阳不升感寒束表，阳气怫郁加阴火。麻黄升麻汤偏于厥阴少阳不足阳虚（桂枝干姜炙甘草乃小补肝汤去五味子，一阴一阳代绝者）的阴火证外感病，防风通圣散偏于风热实证风证，续命汤偏于风寒实证风证。

其实麻黄升麻汤乃救表用桂枝汤、救里用四逆汤之变法，而防风通圣散乃救表用桂枝汤、救里用大承气汤之变法，也是小柴胡汤"必有表，复有里"之变法。

刘完素在《黄帝素问宣明论方·风门》论三焦腠理病："《素问》云：诸风掉眩，强直肢痛，软戾里急筋缩，皆足厥阴风木之位，肝胆之气也。风者，动也；掉者，摇也。所谓风气甚而主目眩运，由风木王则是金衰不能制木，而木能生火，故风火多为热化，皆阳热多。风为病者，或为寒热，或为热中，或为寒中，或为厉风，或为偏枯，或为腰脊强痛，或为耳鸣鼻塞。诸证皆不仁，其病各异，其名不同。《经》云，风者，善行数变。腠理开则洒然寒，闭则热而闷。风气俱入，行于诸脉分肉之间，与卫气相干，其道不利，致使肌肉愤䐜而有疡也。卫气所凝而不行，故其肉有不仁也。分肉之间，卫气行处，风与卫气相薄，俱行肉分，故气道涩而不利；气道不利，风热内郁，卫气相持，肉愤䐜而疮出。卫气被风郁，不得传遍，升凝而不行，则肉不仁也。谓皮肉癗而不知寒热痛痒，如木石也。

《经》曰，风者，百病之首也。其变化乃为他病无常，皆风气所发也。以四时五运六气，千变万化，冲荡推击无穷，安得失时而绝也。故春甲乙伤于风者，为肝风；夏丙丁伤于风者，为心风；季夏戊己伤于风者，为脾风；秋庚辛伤于风者，为肺风；冬壬癸伤于风者，为肾风。

风中五脏六腑，自俞而入，为脏腑之风。

肺风之状，多汗恶风，色白时嗽，短气，昼则微，暮则甚；

心风之状上同，善怒色赤，病甚则言不可快；

肝风善悲，色微苍，嗌干善怒，时憎女子；

脾风，身体怠惰，四肢不收，色薄微黄，不嗜饮食；

肾风，面痝而浮肿，脊痛不能正立，其色炲，隐曲不利。

又曰，风寒热诸疾之始生也，人之脏腑皆风之起，谓火热阳之本也。

谓曲直动摇，风之用也；眩晕呕吐，谓风热之甚也。

夫风热怫郁，风大生于热，以热为本，而风为标风，言风者，即风热病也。

气壅滞，筋脉拘倦，肢体焦痿，头目昏眩，腰脊强痛，耳鸣鼻塞，口苦舌干，咽嗌不利，胸膈痞闷，咳呕喘满，涕唾稠黏，肠胃燥热，结便溺淋闭，或夜卧寝汗，咬牙睡语，筋惕惊悸，或肠胃怫郁结，水液不能浸润于周身，而但为小便多出者；或湿热内郁，而时有汗泄者；或因亡液而成燥淋闭者，或因肠胃燥郁，水液不能宣行于外，反以停湿而泄；或燥湿往来，而时结时泄者；或表之阳中正气卫气是也与邪热相合，并入于里，阳极似阴而战，烦渴者中气寒故战，里热甚则渴；或虚气久不已者《经》言：邪热与卫气并入于里，则寒战也，并出之于表，则发热，并则病作，离则病已；或风热走注，疼痛麻痹者；或肾水真阴衰虚，心火邪热暴甚而僵仆；或卒中久不语；或一切暴暗而不语，语不出声；或暗风痫者；或洗头风，或破伤风，或中风，诸潮搐，并小儿诸疳积热；或惊风积热，伤寒疫病而能辨者；或热甚怫结而反出不快者；或热黑陷将死；或大人小儿风热疮疥，及久不愈者，或头生屑，遍身黑黧，紫白斑驳；或面鼻生紫赤，风刺瘾疹，俗呼为肺风者；或成风疠，世传为大风疾者；或肠风痔漏，并解酒过热毒，兼解利诸邪所伤，及调理伤寒，未发汗，头项身体疼痛者，并两感诸证，兼治产后血液损虚，以致阴气衰残，阳气郁甚，为诸热证，腹满涩痛，烦渴喘闷，谵妄惊狂；或热极生风，而热燥郁，舌强口噤，筋惕肉瞤，一切风热燥证，郁而恶物不下，腹满撮痛而昏者，恶物过多而吐者，不宜服之，兼消除大小疮及恶毒，兼治堕马打扑，伤损疼痛；或因而热结，大小便涩滞不通，或腰腹急痛，腹满喘闷者。

《素问·五脏别论》说：

脑、髓、骨、脉、胆、女子胞，此六者，地气之所生也。皆藏于阴而象于地，故藏而不泻，名曰奇恒之腑……所谓五脏者，藏精气而不泻也，故满而不能实。

夫胃、大肠、小肠、三焦、膀胱，此五者天气之所生也，其气象天，故泻而不藏，此受五脏浊气，名曰传化之府，此不能久留，输泻者也。魄门亦为五脏使，水谷不得久藏……六腑者，传化物而不藏，故实而不能满也。所以然者，水谷入口，则胃实而肠虚；食下则肠实而胃虚……

天气主表，吸纳"五气"，"五气入鼻，藏于心肺，心肺有病，而鼻为之不利"，故察天气候之于鼻。肺主天气，通苍天之气。《素问·生气通天论》说：

苍天之气，清净则志意治，顺之则阳气固，虽有贼邪，弗能害也，此因时之序。故圣人传精神，服天气，而通神明。失之则内闭九窍，外壅肌肉，卫气解散，此谓自伤，气之削也。

地气主里，容纳"五味"，"五味入口，藏于胃以养五脏气，气口亦太阴也，是以五脏六腑之气味，皆出于胃，变见于气口""胃者水谷之海，六腑之大源也"，"魄门亦为五脏使，水谷不得久藏"，故察地气"必察其下"。

石寿棠《医原》❶论阳明肺：

凡外感燥湿，种种见证，虽各脏腑本气自病，而要皆关乎肺，以肺为众气之宗，天无二气故也。不独空窍之大者为然也，即皮肤外八百万有奇之汗空（汗空名玄府，又名鬼门）亦无不然，经故曰肺主皮毛。其内伤肺气，气不化水（自利）、气不摄津（自汗）、气不统血，气不固精，即见自利、自汗、脱血、脱精，阴脱、阳厥、绝汗出诸证。故曰天有一息之停，则地须陷下。若外感阻

❶ 石寿棠：《医原》，江苏科学技术出版社，1983 年。

遏肺气，不得外达，又不得下降，宗气自病，致他脏腑经络之本气亦病。肺气不得外达，即见憎寒、发热、头痛、身痛、腰痛、手足酸痛诸证；肺气不得下降，即见腹痛、胸痹、咳嗽、呕吐、喘逆诸证。

感风燥、暑燥、寒燥之气，搏束气机，不得外达，而为无汗。

感风湿（自汗）、寒湿（冷汗）、暑湿、湿温（热汗）之气，阻遏气机，不得下降，横溢而为自汗、冷汗、热汗。

又或燥结血分，而为热厥；湿阻气分，而为寒厥；燥降太过，热甚迫津，而为火泻；湿郁太过，气不行水，而为五泄，抑或为溺塞便闭。譬如注水之器，上窍闭塞，则下窍点滴不通；下窍闭塞，则上窍壅遏不开。种种见证，皆关乎肺。肺主天气，洵不诬也。（《医原》第6页）

外感实证先病阳……病阳者，肺主之……外感上焦阳气郁闭，治以开豁，通天气也；中焦阳气燥结，治以苦辛攻下、苦辛开化，平地气也。（《医原》第16页）

治外感燥湿之邪无他，使邪有出路而已，使邪早有出路而已。出路者何？肺、胃、肠、膀胱是也。

盖邪从外来，必从外去。毛窍是肺之合，口鼻是肺、胃之窍，大肠、膀胱为在里之表，又肺、胃之门户，故邪从汗解为外解，邪从二便亦为外解。燥属天气，天气为清邪，以气搏气，故首伤肺经气分。气无形质，其有形质者，乃胃肠中渣滓。燥邪由肺传里，得之以为依附，故又病胃、肠。肺与大肠，同为燥金，肺、胃为子母，故经谓阳明亦主燥金，同气相求，理固然也。（《医原》第37页）

汗者，人之津，汗之出者气所化，今气不化津而无汗者，乃气为邪所阻耳！邪阻则毛窍经络不开，即胃、肠、膀胱亦困之不开，法当轻开所阻肺气之邪，佐以流利胃肠气机，兼通膀胱气化。

燥邪，辛润以开之；

湿邪，辛淡以开之；

燥兼寒者，辛温润以开之；

燥兼热者，辛凉轻剂以开之；

湿兼寒者，辛温淡以开之；

湿兼热者，辛凉淡以开之；

燥化热者，辛凉重剂以开之；

湿化热者，辛苦通降以开之；

燥为湿郁者，辛润之中参苦辛淡以化湿；

湿为燥郁者，辛淡之中参辛润以解燥；

燥扰神明者，辛凉轻虚以开之；

湿昏神智者，苦辛清淡以开之。

总之，肺经气分邪一开通，则汗自解矣。

其有纳谷后即病者，气为邪搏，不及腐化，须兼宣松和化，不使之结，后虽传里，小通之即行矣。其有感邪之重且浊者，必然传里，传里即须攻下；若肺气未开而里证又急，又必于宣通肺气之中，加以通润胃、肠之品。

肺主天气，天气通，地气乃行耳！

燥邪大肠多有结粪，必咸以软之，以通之；湿邪大便多似败酱，必缓其药力以推荡之，或用丸药以磨化之。燥伤津液者，滑润之品增液以通之；湿阻气机者，辛苦之味开化以行之。

要之，邪伤天气，治以开豁。天气开而毛窍经络之清邪自开，即胃、肠、膀胱之浊邪，无所搏束，亦与之俱开，汗得解而二便解，如上窍开而下窍自通也。若上窍未开，而强通下窍，则气为上焦之邪所阻，不能传送下行，譬如搏足之鸟，而欲飞腾，其可得乎？

邪传地道，治以通利，地气通，而胃、肠、膀胱之浊邪自通，即毛窍经络之清邪，孤悬无依，亦与之俱通，二便解而汗亦解，如下窍通而上窍自开也。若下窍不通，而强开上窍，则气为胃肠之邪所阻，不得化汗外出，譬如海门淤塞，而欲众流顺轨，其又可得乎？

审若是，天道与地道，一以贯之之道也，岂有二哉？（《医原》第 38 页）

肺是人身天气，天气下降，浊邪焉有不降之理？或从汗解，或从小便解。（《医原》第 94 页）

所以张仲景概括其治法是阳明病第 230 条所说的"上焦得通，津液得下，胃气因和，身濈然汗出而解"。"上焦得通"有两个含义：一是说肺的宣发功能从外通，"汗出而解"（肺主天气，"清阳为天"，"清阳发腠理"《素问·阴阳应象大论》）；二是说肺的肃降功能从里通，"津液得下，胃气因和"。肺主天气，天气下降，"天气下为雨""浊阴出下窍"（《素问·阴阳应象大论》）即是"津液得下"。肺主肃降，天气下降而津液润通其下，"胃气因和"就无"胃家实"了。所以石寿棠总结为"开通"二字，并由此导出"提壶揭盖"一种治法。

柯韵伯说："胃家实为阳明一经总纲也，然致实之由，最宜详审：有实于未病之先者；有实于得病之后者；有风寒外束，热不得越而实者；有妄吐汗下，重亡津液而实者；有从本经热盛而实者；有从他经热盛转属而实者；此只举其病根在实，勿得即以胃实为可下之症。"❶柯氏此说太精彩了，要把"胃家实"看活吃深，才会有收获。

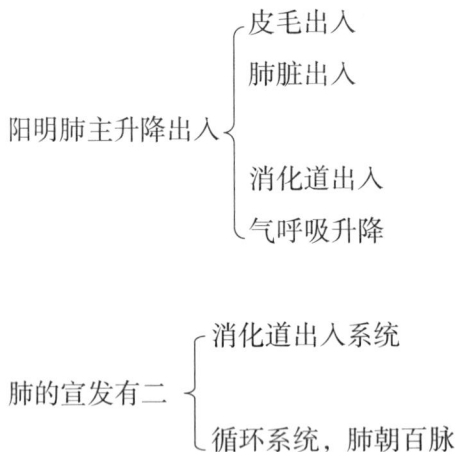

阳明肺主升降出入 { 皮毛出入 / 肺脏出入 / 消化道出入 / 气呼吸升降

肺的宣发有二 { 消化道出入系统 / 循环系统，肺朝百脉

对外感病来说，"必有表，复有里"，即一定是先有大表证，才引发里证。在治疗时就必须先解表后治里，或表里同治。

❶ 柯韵伯：《伤寒来苏集·伤寒论翼》第29页，上海科学技术出版社，1978年。

第四章

李东垣
阳虚阴火热病

《黄帝内经》伤寒热病，治疗多用针灸；《伤寒论》伤寒热病，治疗则用方药，用针灸少。李东垣深悉《黄帝内经》和《伤寒论》外感寒邪伤人阳气的伤寒热病形成的寒邪、水气、郁热三联证，伤寒热病的核心病机是寒邪伤人春夏系统肝心阳气，于是守正传承创新发明了内伤阳虚阴火热病三联证：一是脾胃阳虚，二是水湿积聚下流于肾，三是引起心之阴火。治疗针药并用。

《黄帝内经》和《伤寒论》的伤寒热病三联证，寒邪是先决条件，寒伤阳聚水，阳气怫郁生热。李东垣的阳虚热病三联证，少阳三焦相火不足阳虚是先决条件，太阴脾失健运生水湿，心血虚生阴火热病，二者虽是不同的三联证，但阳气受伤则同。

《脾胃论·脾胃虚实传变论》说：

圣人著之于经，谓人以胃土为本，成文演义，互相发明，不一而止。粗工不解读，妄意使用，本以活人，反以害人。

《生气通天论》云：苍天之气，清净则志意治，顺之则阳气固，虽有贼邪，弗能害也，此因时之序。故圣人传精神，服天气，而通神明。失之内闭九窍，外壅肌肉，卫气散解。此谓自伤，气之削也。阳气者，烦劳则张，精绝，辟积于夏，使人煎厥。目盲耳闭，溃溃乎若坏都。故苍天之气贵清净，阳气恶烦劳，病从脾胃生者一也。

《五常政大论》云：阴精所奉其人寿，阳精所降其人夭。阴精所奉，谓脾胃既和，谷气上升，春夏令行（按：春夏阳仪系统），故其人寿。阳精所降，谓脾胃不和，谷气下流，收藏令行（秋冬阴仪系统），故其人夭，病从脾胃生者二也。

《六节藏象论》云：脾、胃、大肠、小肠、三焦、膀胱者，仓廪之本，荣之居也。名曰器，能化糟粕转味而入出者也。其华在唇四白，其充在肌，其味甘，其色黄。此至阴之类，通于土气，凡十一脏皆取决于胆也。胆者，少阳春生之气，春气升则万化安。故胆气春升，则余脏从之；胆气不升，则飧泄肠澼不一而起矣。病从脾胃生者三也。

经云：天食人以五气，地食人以五味。五气入鼻，藏于心肺，上使五色修明，音声能彰；五味入口，藏于肠胃，味有所藏，以养五气，气和而生，津液相成，神乃自生。此谓之气者，上焦开发，宣五谷味，熏肤、充身、泽毛，若雾露之溉。气或乖错，人何以生，病从脾胃生者四也。

岂特四者，至于经论天地之邪气，感则害人五脏六腑，及形气俱虚，乃受外邪，不因虚邪，贼邪不能独伤人，诸病从脾胃而生明矣。

《灵枢·五癃津液别》说："五谷之津液，和合而为膏者，内渗入于骨空，补益脑髓，而下流于阴股。阴阳不和，则使液溢而下流于阴，髓液皆减而下，下过度则虚，虚故腰背痛而胫酸。阴阳气道不通，四海闭塞，三焦不泻，津液不化，水谷并行肠胃之中，别于回肠，留于下焦，不得渗膀胱，则下焦胀，水溢则为水胀。"《灵枢·刺节真邪》说："故饮食不节，喜怒不时，津液内溢，乃下留于睾，水道不通，日大不休，俯仰不便，趋翔不能。此病荥然有水，不上不下，铍石所取，形不可匿，常不得蔽，故命曰去爪。"张仲景在《伤寒论·辨脉法》中称此为脾虚"五液下流"。

请看，脾胃生病的原因，一是阳气受伤；二是"少阳春生之气"不升，不行春夏令；三是秋冬"收藏令行"导致"谷气下流"；四指出脾胃伤则伤神，神伤必病。于是李东垣概括说："大抵脾胃虚弱，阳气不能生长，是春夏之令不行，五脏之气不生。脾病则下流乘肾，土克水，则骨乏无力，是为骨蚀，令人骨髓空虚，足不能履地，是阴气重叠，此阴盛阳虚之证。大法云，汗之则愈，下之则死。若用辛甘之药滋胃，当升当浮，使生长之气旺。言其汗者，非正发汗也，为助阳也……是以检讨《素问》《难经》及《黄帝针经》中说脾胃不足之源，乃阳气不足，阴气有余。"(《脾胃论·脾胃盛衰论》)东垣直接传承张仲景《伤寒例》"阴盛阳虚"发汗法，并变发汗法为升浮阳气法，太精彩了，大圣人智慧啊！由此，便形成了少阳太阴阳虚→水湿下流于肾→心阴火炎上的三联证。

脾土生化营卫血气，为"营之居"，所以《脾胃论·脾胃盛衰论》又说"脾胃不足，皆为血病"。营血不能上奉养心则心火——阴火生起，所以李东垣发明治疗这种阳虚三联证的大法谓，"今所立方中，有辛甘温药者，非独用也；复有甘苦大寒之剂，亦非独用也。以火、酒二制为之使，引苦甘寒药至顶，而复入于肾肝之下，此所谓升降浮沉之道，自偶而奇，奇而至偶者也。阳分奇，阴分偶。泻阴火以诸风药升发阳气，以滋肝胆之用，是令阳气生，上出于阴分，末用辛甘温药接其升药，使大发散于阳分，而令走九窍也"，名之曰"补脾胃泻阴火升阳汤"。

那么阴火是怎么形成的呢？

《内外伤辨惑论》补中益气汤有如下说。

脾胃气虚，不能升浮，为阴火伤其生发之气，荣血大亏，荣气不营，阴火炽盛，是血中伏火日渐煎熬，血气日减，心包与心主血，血减则心无所养，致使心乱而烦。

这说明阴火之起是因营血不足，部位在血分。《兰室秘藏·杂病门》对安神丸描述如下。

治心神烦乱，怔忡，兀兀欲吐，胸中气乱而热，有似懊憹之状，皆膈上血中伏火，蒸蒸然不安。

《脾胃虚则九窍不通论》有如下说：

饮食劳役所伤，自汗小便数，阴火乘土位，清气不生，阳道不行，乃阴血伏火。况阳明胃土，右燥左热，故化燥火而津液不能停，且小便与汗皆亡津液。津液至中宫变化为血也。脉者，血之府也，血亡则七神何根据，百脉皆从此中变来也。

心包络主百脉。《脾胃论·安养心神调治脾胃论》有如下说：

《灵兰秘典论》云：心者，君主之官，神明出焉。凡怒、忿、悲、思、恐、惧，皆损元气。夫阴火之炽盛，由心生凝滞，七情不安故也。心脉者，神之舍，心君不宁，化而为火，火者，七神之贼也。故曰阴火太盛，经营之气，不能颐养于神，乃脉病也。神无所养，津液不行，不能生血脉也。心之神，真气之别名也，得血则生，血生则脉旺，脉者神之舍。若心生凝滞，七神离形，而脉中唯有火矣。善治斯疾者，惟在调和脾胃，使心无凝滞，或生欢欣，或逢喜事，或天气暄和，居温和之处，或食滋味，或眼前见欲受事，则慧然如无病矣，盖胃中元气得舒伸故也。

心主血、主脉，所以心火——君火走血分，血为阴，故称阴火。李东垣称此为"血中伏火""阴血伏火"，这就是"脉中唯有火"。

心火为什么旺呢？《兰室秘藏·眼耳鼻门》熟干地黄丸下说是因为"血弱阴虚不能著心，致心火旺"，治心火旺的大法是"养血、凉血、益血"，药用熟地黄、生地黄、当归，另用天门冬（代麦门冬）、人参、五味子生脉饮加地骨皮养阴益气，用黄芩、黄连泻火（《内障眼论》说"诸苦泻火热，则益水也"）。阴血为什么虚弱呢？因为阳不生、阴不长，春夏之令不行，甲胆不生化周身血气所致。

心火旺则热。《素问·刺热》说："心热病者，先不乐，数日乃热。热争则卒心痛，烦闷善呕，头痛面赤无汗。"心包代君受邪，心包络名膻中，《素问·灵兰秘典论》说："膻中者，臣使之官，喜乐出焉。"所以心病，先不乐。血虚火胜，心脑血管病，故卒心痛、头痛。火炎则烦、面赤。膻中气不舒则闷。火克肺金，肺不肃降则胃气逆而呕。汗为心液，心火内郁则伤心液，故无汗。

《兰室秘藏》眼耳鼻门论述阴火如下：

脾胃虚弱，心火大盛，则百脉沸腾，血脉逆行，邪害空窍……心者，君火也，主人之神，宜静而安，相火化行其令。相火者，包络也，主百脉皆荣于目，既劳役运动，势乃妄行，又因邪气所并而损血脉，故诸病生焉。凡医者不理脾胃及养血安神，治标不治本，是不明正理也。凡心包络之脉出于心中，以代心君之行事也，与少阳为表里……元气不行，胃气下流，胸中三焦之火及心火乘于肺，上入脑灼髓。

这里是因心火旺之日久所引起的三焦之火，心火日久克肺，上源之水日亏，必引三焦火起，此乃君临臣位，病轻。这与三焦火引起心火不一样，三焦火引起心火是臣临君位，病重。此处的"胸中三焦之火"指代君行事的心包络相火。《灵枢·五癃津液别》说："五谷之津液，和合而为膏者，内渗入于骨空，补益脑髓，而下流于阴股。阴阳不和，则使液溢而下流于阴，髓液皆减而下，下过度则虚，虚故腰背痛而胫酸。阴阳气道不通，四海闭塞，三焦不泻，津液不化，水谷并行肠胃之中，别于回肠，留于下焦，不得渗膀胱，则下焦胀，水溢则为水胀。"阴火"入脑灼髓"，"髓液皆减而下，下过度则虚，虚故腰背痛而胫酸。阴阳气道不通，四海闭塞，三焦不泻，津液不化，水谷并行肠胃之中，别于回肠，留于下焦，不得渗膀胱，则下焦胀，水溢则为水胀。"

《东垣试效方》中的烦躁发热论有如下论述：

《黄帝针经·五乱篇》云：气乱于心则烦，心密嘿俛首静伏云云。气在于心者，取手少阴心主之。咳嗽、烦冤者，是肾气之逆也。烦冤者，取足少阴。又云：烦冤者，取足太阴。仲景分之为二：烦也，躁也。盖火入于肺为烦，入于肾为躁。躁烦俱在于上。肾子通于肺母，大抵烦躁者，皆心火为之。心者，君火也。火旺则金铄水亏，惟火独存，故肺肾合而为烦躁焉。又脾经络于心中，心经起于脾中，二经相接，由热生烦。夫烦者，扰扰心乱，兀兀欲吐，怔忡不安；躁者，无时而热，冷汗自出，少时则止。《经》言阴躁者是也。仲景以栀子色赤而味苦入心，而治烦；以盐豉色黑而味咸，入肾而治躁，名栀子盐豉汤，乃神品之药也。若有宿食而烦者，栀子大黄汤主之。

又有虚热、实热、火郁而热者，如不能食而热，自汗气短者虚也，以甘寒之剂泻热补气。《经》言治热以寒，温而行之也。如能食而热，口舌干燥，大便难者，以辛苦大寒之剂下之，泻热补水。《经》云，阳盛阴虚，下之则愈。如阴覆其阳，火热不得伸，宜汗之。《经》云，体若燔炭，汗出而散者是也。凡治热者，当细分之，不可概论。

王冰曾说："百端之起，皆自心火生。"（王冰语见《保命集·病机论第七》）为什么百病从心火生呢？张子和说："百端之起，皆自心生。心者，火也，火生土之故也。"（《儒门事亲·卷一·服药一差转成他病说十》）如何治疗这种相火衰引起心火盛的病呢？张子和说："补肾水阴寒之虚，而泻心火阳热之实。"（《儒门事亲·刘河间先生三消论》）张氏又说："水湿未除，反增心火；火既不降，水反下注。"（《儒门事亲·卷三·饮当去水温补转剧论二十四》）水湿不化是由于三焦相火衰弱。相火衰弱、三焦元气不足是导致心火亢盛的主要原因，故欲降心火，必须升发少阳之气。

　　李东垣脾胃病的核心思想是少阳相火衰弱导致脾胃阳虚，以少阳太阴从本，火湿二气为纲领，《素问·刺热》说："热病先胸胁痛，手足躁，刺足少阳，补足太阴。"阴火——心火起于胸中，病起于少阳太阴，故治少阳太阴。又说："热病始手臂痛者，刺手阳明、太阴而汗出止。热病始于头首者，刺项太阳而汗出止。热病始于足胫者，刺足阳明而汗出止。热病先身重骨痛，耳聋好瞑，刺足少阴，病甚为五十九刺。热病先眩冒而热，胸胁满，刺足少阴、少阳。"阴火克肺金则手臂痛，故刺手阳明大肠经和太阴肺经。阴火上炎则头项病，故刺足太阳经。阴火乘脾土则冲脉热，冲脉走足阳明经和足少阴经，走足阳明经则胫病而刺足阳明，走足少阴经则身重、骨痛、耳聋、好瞑而刺足少阴。阴火起于心则胸胁痛，炎上则先眩冒热上，故"刺足少阴少阳"，以"少阳属肾，肾上连肺"。火炎上就燥，湿流下积水，同声相应，同气相求，乃遵《黄帝内经》之旨。少阳相火衰则阳虚，而生心火——阴火，故李东垣说"火与元气不两立"，即阳与阴火不两立，阳虚起阴火，阳旺则阴火熄灭。阴火胜则耗阴伤阳气。这是升阳散火汤、火郁汤证，火郁发之也。阳虚湿盛，李东垣谓"脾胃不足之源，乃阳气不足，阴气有余"，湿积不化则伤阴。这正是《金匮要略》八味肾气丸之证，方用泽泻、茯苓祛湿，桂枝、附子补阳化湿，牡丹皮清热凉血、活血化瘀，生地黄、山药、山茱萸滋阴。

　　血脉是个循环通道，有无出口呢？有，一是汗道，常说汗为心液；二是前阴，小便来源于血液也；三是小肠，《蠢子医》说"吾尝治病治小肠，以其血道能贯穿"，只因"小肠原是肝下口"，小肠门静脉注入肝，故"病在血分，多从小肠而出"。所以心火在血脉之中，一是从表疏散郁火，如升阳散火汤；二是通小便去心火，如导赤散、百合地黄汤之类；三是通下，如调胃承气汤、桃核承气汤。

调经升阳除湿汤

治女子漏下恶血，月事不调，或暴崩不止，多下水浆之物，皆由饮食失节，或劳伤形体，或素有心气不足。因饮食劳倦，致令心火乘脾，其人必怠惰嗜卧，四肢不收，困倦乏力，无气以动，气短上气，逆急上冲，其脉缓而弦，急按之洪大，皆中指下得之，脾土受邪也。脾主滋荣周身者也；心主血、血主脉，二者受邪，病皆在脉。脉者，血之府也。脉者，人之神也。心不主令，包络代之，故曰心之脉主属心系。心系者，包络、命门之脉。至月事因脾胃虚而心包乘之，故漏下月水不调也。况脾胃为血气、阴阳根蒂，当除湿去热，益风气上伸以胜其湿。又云：火郁则发之。

柴胡、羌活各半钱，防风一钱，蔓荆子七分，独活半钱，苍术一钱半，甘草（炙）一钱，升麻一钱，藁本一钱，当归（酒制）半钱，黄芪一钱半。

上㕮咀，如麻豆大，勿令作末，都作一服，以洁净新汲水五大盏，煎至一盏，去滓，空心腹中无宿食，热服之，待少时，以早饭压之，可一服而已。如灸足太阴脾经中血海穴二七或三七壮，立已。此药乃从权之法，用风胜湿，为胃下陷而气迫于下，以救其血之暴崩也；并血恶之物住后，必须黄芪、人参、当归之类数服以补之，于补气升阳汤中加以和血药便是也。若经血恶物下之不绝，尤宜究其根源，治其本经，只益脾胃，退心火之亢，乃治其根蒂也。若遇夏月白带下，脱漏不止，宜用此汤，一服立止。

凉血地黄汤

治妇人血崩，是肾水阴虚，不能镇守包络相火，故血走而崩也。

生地黄半钱，黄连三分，黄柏二分，黄芩一分，知母二分，羌活三分，柴胡三分，升麻二分，防风三分，藁本二分，当归半钱，甘草一钱，细辛二分，荆芥穗一分，川芎二分，蔓荆子一分，红花少许。

上㕮咀，都作一服，水三大盏，煎至一盏，去渣，稍热服，空心食前。

心之阴火必上炎。《脾胃论·脾胃胜衰论》说："胃病则气短精神少而生大热，有时而显火上行，独燎其面。"《脾胃论·随时加减用药法》说："散寒气，泻阴火之上逆。"

《难经·三难》说："脉有太过不及，有阴阳相乘，有复有溢……遂上鱼为溢，为外关内格，此阴乘之脉也。"

心火外散证。《脾胃论》升阳散火汤：

治男子妇人四肢发热，肌热，筋痹热，骨髓中热，发困，热如燎，扪之烙手，此病多因血虚而得之。或胃虚过食冷物，抑遏阳气于脾土，火郁则发之。

生甘草二钱，防风二钱五分，炙甘草三钱，升麻、葛根、独活、白芍药、羌活、人参以上各五钱，柴胡八钱。

上件咬咀。每服秤半两，水三大盏，煎至一盏，去渣，稍热服。忌寒凉之物，及冷水月余。

《兰室秘藏·杂病》柴胡升麻汤

治男子妇人四肢发困热，筋骨热，表热，如火燎于肌肤，扪之烙人手。夫四肢者，属脾；脾者，土也。热伏地中，此病多因血虚而得之也。又有胃虚过食冷物，郁遏阳气于脾土之中，并宜服之。

羌活、升麻、葛根、白芍药、人参、独活各五钱，柴胡三钱，甘草（炙）三钱，防风二钱半，生甘草二钱。

上件咬咀，如麻豆大，每服五钱，水三盏，煎至一盏，去滓，温服，忌寒冷之物。

《兰室秘藏·杂病》火郁汤

治五心烦热，是火郁于地中，四肢者，脾土也，心火下陷于脾土之中，郁而不得伸，故经云：火郁则发之。

升麻、葛根、柴胡、白芍药各一两，防风、甘草各五钱。

上咬咀每服五钱，水二大盏，入连须葱白三寸，煎至一盏，去渣，稍热，不拘时候服。

《脾胃论》的升阳散火汤，《兰室秘藏》将柴胡改为三钱名"柴胡升麻汤"，其病机一是脾胃阳虚不生营卫血气，脾病血虚，"此病多因血虚而得之"；二是"过食冷物，郁遏阳气于脾土之中"，脾主四肢、肌肤，故四肢发热、肌热、表热，如火燎于肌肤，扪之烙人手，同样是阳气怫郁热病。甚则"心火下陷于脾土之中，郁而不得伸"，导致"五心烦热"，则是火郁汤证了。升阳散火汤是阳气怫郁脾土之中，火郁汤是心火——阴火下陷脾土之中，是有轻重区别的。四肢乃皮肤、肌肉、血脉、筋、骨五体病，即三焦腑腠理病。

《素问·阴阳别论》说"肝之心谓之生阳"，《素问·逆调论》说"肝一阳也，心二阳也"，《素问·四气调神大论》说"逆春气，则少阳不生，肝气内变"，"春气之应养生之道也。逆之则伤肝，夏为寒变，奉长者少"，就是说，春夏阳气不升，相火、心火二火不足，脾胃阳虚，湿气下流于下焦肾肝，则脾肾肝三脏受水湿，故《素问·示从容论》说："二火不胜三水。"

《素问·示从容论》说："今夫脉浮大虚者，是脾气之外绝，去胃外归阳明也。夫二火不胜三水，是以脉乱而无常也。四肢懈惰，此脾精之不行也。喘咳者，是水气并阳明也。血泄者，脉急血无所行也。若夫以为伤肺者，由失以狂也。不引《比类》，是知不明也。夫伤肺者，脾气不守，胃气不清，经气不为使，真脏坏决，经脉傍绝，五脏漏泄，不衄则呕。此二者不相类也，譬如天之无形，地之无理，白与黑相去远矣。"脾胃阳虚，营卫血气绝于外，则脾、肾、肝三脏有水气逆阳明肺而喘咳，血中伏火沸腾则血泄。肺天气主脾胃、大小肠、三焦、膀胱，肺伤则不能生营卫血气，故云"伤肺者，脾气不守，胃气不清，经气不为使，真脏坏决，经脉傍绝，五脏漏泄，不衄则呕"。故《灵枢·小针解》说："所谓五脏之气已绝于内者，脉口气内绝不至，反取其外之病处与阳经之合，有留针以致阳气，阳气至则内重竭，重竭则死矣，其死也无气以动，故静。所谓五脏之气已绝于外者，脉口气外绝不至，反取其四末之腧，有留针以致其阴气，阴气至则阳气反入，入则逆，逆则死矣，其死也阴气有余，故躁。"《伤寒论·辨脉法》说："上焦怫郁，脏气相熏，口烂蚀断也。中焦不治，胃气上冲，脾气不转，胃中为浊，荣卫不通，血凝不流。若卫气前通者，小便赤黄，与热相搏，因热作使，游于经络，出入脏腑，热气所过，则为痈脓。若阴气前通者，阳气厥微，阴无所使，客气内入，嚏而出之，声嗢咽塞，寒厥相逐，为热所拥，血凝自下，状如豚肝，阴阳俱厥，脾气孤弱，五液注下。（脾气绝于外）下焦不阖，清便下重，令便数难，脐筑湫痛，命将难全。"

《脾胃论·胃虚脏腑经络皆无所受气而俱病论》有如下论述：

夫脾胃虚，则湿土之气溜于脐下（田按：水湿下流则克肾、膀胱，阳气不升），肾与膀胱受邪。膀胱主寒，肾为阴火，二者俱弱，润泽之气不行。大肠者，庚也，燥气也，主津，小肠者，丙也，热气也，主液。此皆属胃，胃虚则无所受气而亦虚，津液不濡，睡觉口燥咽干，而皮毛不泽也。甲胆，风也，温也，主生化周身之血气；丙小肠，热也，主长养周身之阳气。亦皆禀气于胃，则能浮散也，升发也。胃虚则胆及小肠温热生长之气俱不足，伏留于有形血脉之中，为热病，为中风（田按：知中风之源乎？），其为病不可胜纪（田按：心火乘于土而伤脾胃气，即是伤三焦，三焦伤即元气不足），青、赤、黄、白、黑五腑皆滞。三焦者，乃下焦元气生发之根蒂，为火乘之，是六腑之气俱衰也。

腑者，府库之府，包舍五脏及形质之物而藏焉。且六腑之气，外无所主，内有所受，感天之风气而生甲胆，感暑气而生丙小肠，感湿化而生戊胃，感燥气而生庚大肠，感寒气而生壬膀胱，感天一之气而生三焦，此实父气，无形也。风、寒、暑、湿、燥、火，乃温、热、寒、凉之别称也，行阳二十五度，右迁而升浮降沉之化也，其虚也，皆由脾胃之弱。

总之，李东垣详细深入阐述了内伤阳虚热病的方方面面，请参阅拙著《五运六气解读脾胃论》，此不赘述。

《脾胃论·脾胃盛衰论》载：肾水反来侮土，所胜者妄行也。作涎及清涕，唾多、溺多，而恶寒者是也。土火复之，及三脉为邪，则足不任身，足下痛，不能践地，骨之无力，喜睡，两丸冷，腹阴阴而痛，妄闻妄见，腰脊背胛皆痛。干姜（君），白术（臣），苍术（佐），附子（佐炮，少许），肉桂（佐去皮，少许），川乌头（臣），茯苓（佐），泽泻（使），猪苓（佐）。夫饮食入胃，阳气上行，津液与气，入于心，贯于肺，充实皮毛，散于百脉。脾禀气于胃，而灌溉四旁，荣养气血者也……

草豆蔻丸

治脾胃虚而心火乘之，不能滋荣上焦元气，遇冬肾与膀胱之寒水旺时，子能令母实，致肺金大肠相辅而来克心乘脾胃，此大复其仇也。经云：大胜必大复。故皮毛血脉分肉之间，元气已绝于外，又大寒大燥二气并乘之，则苦恶风寒，耳鸣，及腰背相引胸中而痛，鼻息不通，不闻香臭，额寒脑痛，目时眩，目不欲开。腹中为寒水反乘，痰唾沃沫，食入反出，腹中常痛，及心胃痛，胁下急缩，有时而痛，腹不能努，大便多泻而少秘，下气不绝，或肠鸣，此脾胃虚之极也。胸中气乱，心烦不安，而为霍乱之渐。膈咽不通，噎塞，极则有声，喘喝闭塞。或日阳中，或暖房内稍缓，口吸风寒则复作。四肢厥逆，身体沉重，不能转侧，头不可以回顾，小便溲而时躁。此药主秋冬寒凉大复气之药也。

泽泻（一分，小便数减半），柴胡（二分或四分，须详胁痛多少用），神曲、姜黄（以上各四分），当归身、生甘草、熟甘草、青皮（以上各六分），桃仁（汤洗，去皮尖，七分），白僵蚕、吴茱萸（汤洗去苦烈味，焙干）、益智仁、黄芪、陈皮、人参（以上各八分），半夏（一钱，汤洗七次），草豆蔻仁（一钱四分，面裹烧，面熟为度，去皮用仁），麦蘖面（炒黄，一钱五分）。

上件一十八味，同为细末，桃仁另研如泥，再同细末一处研匀，汤浸蒸饼为丸，如梧桐子大。每服三五十丸，熟白汤送下，旋斟酌多少。

神圣复气汤

治复气乘冬，足太阳寒气，足少阴肾水之旺；子能令母实，手太阴肺实，反来侮土，火木受邪。腰背胸膈闭塞，疼痛，善嚏；口中涎，目中泣，鼻中流浊涕不止；或如息肉，不闻香臭；咳嗽痰沫，上热如火，下寒如冰。头作阵痛，目中流火，视物䀮䀮，耳鸣耳聋，头并口鼻，或恶风寒，喜日阳。夜卧不安，常觉痰塞，膈咽不通，口失味，两胁缩急而痛，牙齿动摇，不能嚼物。阴汗出，前阴冷，行步欹侧，起居艰难，掌中寒，风痹麻木，小便数而昼多夜频，而欠，气短喘喝，少气不足以息，卒遗失无度。妇人白带，阴户中大痛，牵心而痛，鼇黑失色；男子控睾牵心腹，阴阴而痛；面如赭色，食少，大小便不调，烦心霍乱，逆气里急而腹痛；皮色白，后出余气，腹不能努，或肠鸣；膝下筋急，肩胛大痛，此皆寒水来复，火土之杂也。

黑附子（炮裹，去皮脐），干姜（炮，为末，以上各三分），防风（锉如豆大）、郁李仁（汤浸，去皮尖，另研如泥）、人参（以上各五分），当归身（酒洗，六分），半夏（汤泡七次）、升麻（锉，以上各七分），甘草（锉）、藁本（以上各八分），柴胡（锉如豆大）、羌活（锉如豆大）（以上各一钱），白葵花（五朵，去心细剪入）。

上件药都一服，水五盏，煎至二盏，入：

橘皮（五分），草豆蔻仁（面裹烧熟，去皮）、黄芪（以上各一钱）。

上件入在内，再煎至一盏，再入下项药：

生地黄二分（酒洗），黄柏（酒浸）、黄连（酒浸）、枳壳（以上各三分）。

以上四味，预一日另用新水浸，又以：

细辛（二分），川芎（细末），蔓荆子（以上各三分）。

预一日用新水半大盏，分作二处浸。此三味并黄柏等煎正药作一大盏，不去渣，入此浸者药，再上火煎至一大盏，去渣，稍热服，空心。又能治啮颊、啮唇、啮舌，舌根强硬等证，如神。忌肉汤，宜食肉，不助经络中火邪也。大抵肾并膀胱经中有寒，元气不足者，皆宜服之。

李东垣脾胃学说的核心思想是抓《黄帝内经》标本中气理论从本气的少阳太阴火湿，然后辅佐以春肝夏心秋肺冬肾矣。

李东垣阳虚阴火说师从张元素，《此事难知》载"易老解利法"——九味羌活汤，本方由羌活、防风、苍术、细辛、川芎、白芷、生地黄、黄芩、甘草九味组成，张元素明确指出生地黄是"治少阴心热"——阴火的，黄芩是"治太阴肺热"的，阴火必伤肺也。苍术、甘草安太阴脾，羌活安足太阳，白芷安足阳明，细辛安足少阴，川芎安足厥阴，风药升少阳祛湿，风寒湿在下，阴火在上，是明确的三联证。

一些病因不明的疾病多属于脾胃阳虚三联证，如白塞氏综合征、红斑狼疮、类风湿等皆是。

李东垣阴火证不但要分气虚发热、阳虚发热、血虚发热，还要和《素问·评热病论》邪热陷入胸背发热区分。

第五章

五运六气
体质寒燥湿生热病

　　自然界所有生物都决定于其地区天地之气的主宰，以及物种的限制，比如北方的苹果、大枣，南方的香蕉、椰子，北极熊，南极企鹅。《素问·离合真邪论》说："天地温和，则经水安静；天寒地冻，则经水凝泣；天暑地热，则经水沸溢；卒风暴起，则经水波涌而陇起。夫邪之入于脉也，寒则血凝泣，暑则气淖泽……"这就是说，某地某生物的出生必定会受到当地当时水土气候的影响。人受到寒燥气候的影响则无汗，人受到暑热气候的影响则多汗，笔者称这是五运六气体质人，用这种五运六气理论在临床中观察到这样的患者太多了，如辰戌、卯酉、丑未年出生的人多不出汗或上半身出汗下半身不出汗，或但头汗、余处无汗，这样的患者表闭无汗，而阳气怫郁生热，热郁日久，热盛阴虚。《灵枢·刺节真邪》说："阴气不足则内热，阳气有余则外热，两热相搏，热于怀炭，外畏绵帛，衣不可近身，又不可近席；腠理闭塞则汗不出，舌焦唇槁，腊干嗌燥……""人气在外，皮肤缓，腠理开，汗大泄，血气减，肉淖泽。寒则地冻水冰，人气在中，皮肤致，腠理闭，汗不出，血气强，肉坚涩。"治疗此种"腠理闭塞"的热病，必须"开鬼门"才能泻热。《黄帝内经》对这种五运六气体质多有描述。

　　《素问·本病论》说：

　　"辰戌之岁……民病面赤心烦，头痛目眩也，赤气彰而热病欲作也。"

　　辰戌年是太阳寒水司天，寒凉气候，这年出生的人多表闭无汗而阳气怫郁在内，心火内郁"赤气彰而热病欲作"则见"面赤心烦，头痛目眩"。

　　"卯酉之年……民病厥逆而哕，热生于内，气痹于外，足胫酸疼，反生心

悸懊热，暴烦而复厥。"

卯酉年是阳明凉燥司天，凉燥气候，燥谓次寒，这年出生的人多表闭无汗而阳气怫郁在内，心火内郁，"热生于内，气痹于外""心悸懊热"。

"丑未之年……民病伏阳在内，烦热生中，心神惊骇，寒热间争。以成久郁，即暴热乃生，赤风气瞳翳，化成郁疠，乃化作伏热内烦，痹而生厥，甚则血溢。"

丑未年是太阴湿土司天，"伏阳在内，烦热生中，心神惊骇，寒热间争。以成久郁，即暴热乃生，赤风气瞳翳，化成郁疠，乃化作伏热内烦"。外湿郁闭，湿流下则厥，热郁血分甚则血溢。

"巳亥之岁……民病伏阳，而内生烦热，心神惊悸，寒热间作。日久成郁，即暴热乃至，赤风肿翳，化疫，温疠暖作，赤气彰而化火疫，皆烦而燥渴，渴甚治之以泄之可止。"

"寅申之岁……民病面赤心烦，头痛目眩也，赤气彰而温病欲作也。"

"寅申之年……民病上热，喘嗽血溢。久而化郁，即白埃翳雾，清生杀气，民病胁满悲伤，寒鼽嚏嗌干，手拆皮肤燥。"

巳亥年厥阴风木司天、寅申年少阳相火司天，都有"民病伏阳，而内生烦热，心神惊悸，寒热间作。日久成郁，即暴热乃至，赤风肿翳，化疫，温疠暖作，赤气彰而化火疫""民病上热"者。

《素问·气交变大论》说："岁水太过，寒气流行，邪害心火。民病身热烦心……""岁木不及，燥乃大行……复则炎暑流火，湿性燥，柔脆草木焦槁，下体再生，华实齐化，病寒热疮疡、痱胗痈痤。"

《素问·五常致大论》说："阳明司天，燥气下临，肝气上从，苍起木用而立，土乃眚；凄沧数至，木伐草萎，胁痛目赤，掉振鼓栗，筋痿不能久立。暴热至，土乃暑，阳气郁发，小便变，寒热如疟，甚则心痛，火行于槁，流水不冰。""太阳司天，寒气下临，心气上从，而火用丹起，金乃眚；寒清时举，胜则水冰。火气高明，心热烦，嗌干善渴，鼽嚏，喜悲数欠，热气妄行，寒乃复，霜不时降，善忘，甚则心痛。"

《素问·六元正纪大论》说："凡此太阳司天之政……

初之气，地气迁，气乃大温，草乃早荣，民乃厉，温病乃作，身热头痛呕吐，肌腠疮疡。

二之气，大凉反至，民乃惨，草乃遇寒，火气遂抑，民病气郁中满，寒乃始。

三之气，天政布，寒气行，雨乃降。民病寒，反热中，痈疽注下，心热瞀闷，不治者死。

四之气，风湿交争，风化为雨，乃长乃化乃成，民病大热少气，肌肉萎，足痿，注下赤白。"

"凡此阳明司天之政，气化运行后天，天气急，地气明，阳专其令，炎暑大行……民病咳嗌塞，寒热发暴，振栗癃闭，清先而劲，毛虫乃死，热后而暴，介虫乃殃，其发躁，胜复之作，扰而大乱，清热之气，持于气交。

初之气，地气迁，阴始凝，气始肃，水乃冰，寒雨化。其病中热胀，面目浮肿，善眠鼽衄、嚏欠呕，小便黄赤，甚则淋。

二之气，阳乃布，民乃舒，物乃生荣。厉大至，民善暴死。

三之气，天政布，凉乃行，燥热交合，燥极而泽，民病寒热。

四之气，寒雨降，病暴仆，振栗谵妄，少气嗌干引饮，及为心痛，痈肿疮疡，疟寒之疾，骨痿血便。

五之气，春令反行，草乃生荣，民气和。

终之气，阳气布，候反温，蛰虫来见，流水不冰，民乃康平，其病温。"

以上都是运气产生的热病，特别是辰戌年、卯酉年、丑未年寒燥湿阴性寒冷之气加临，最能生热，并提出"伏阳"生热的病理变化。与此相应的人，在辰戌、卯酉、丑未年出生的人，往往寒燥湿阴性寒冷之气束闭体表，怕冷，不出汗，或但头汗出，或上半身出汗、下半身不出汗，往往阳气怫郁生热，肺不通调水道、三焦水道不通而生水湿。表闭则伤肺，并且最多伤肺导致脾胃病，如《素问·示从容论》说："夫伤肺者，脾气不守，胃气不清，经气不为使，真脏坏决，经脉傍绝，五脏漏泄，不衄则呕。"于此可知，五运六气体质热病，没有外邪，是寒燥湿体质郁闭于表，导致阳气郁发生热病，与《黄帝内经》《伤寒论》相同，是肺不通调水道、三焦水道不通而生水湿，与《黄帝内经》《伤寒论》阳虚不化生水湿及李东垣脾不运化生水湿不同，但同样是三联证。

　　总之，从《黄帝内经》到《伤寒论》的伤寒热病三联证，到李东垣的内伤热病三联证，再到笔者的五运六气体质三联证，形成了中医阳伤热病三联证体系，笔者将这一新理论系统整理出来，可见其实用性、系统性、严密性，对中医临床有切实重大的指导意义，值得在中医临床中推广普及。

第六章

中医阳伤热病的治则

关于中医阳伤热病三联证的治疗，虽有外感伤寒热病寒→热→水三联证和内伤脾胃阳虚→阴火→水湿下流三联证之分，但都是因郁所致火热和水饮，故治疗大法以开郁为主。

郁证在少阳三焦腑腠理。腠理郁结，《黄帝内经》提出来"开鬼门，洁净府"二法，《素问·六元正纪大论》有五郁治法，谓"木郁达之，火郁发之，土郁夺之，金郁泄之，水郁折之"。王冰注："木郁达之，谓吐之令其调达。火郁发之，谓汗之令其疏散。土郁夺之，谓下之令无壅碍。金郁泄之，谓渗泄解表利小便也。"有汗、吐、下三法。刘完素有开通玄府闭塞和解除阳热怫郁，即开发郁结、解散热郁，用药以经方为主，参以刘完素表里双解法，腠理不足多参李东垣治疗方法。腠理属于由细胞组成的间隙，解腠理就是解肌，《伤寒论》说"桂枝本为解肌"，故桂枝汤、葛根汤都是解肌治疗腠理郁结的方剂。顾名思义，柴葛解肌汤（柴胡、葛根、甘草、黄芩、羌活、白芷、芍药、桔梗）也是，解肌多是风药。刘河间"开发郁结""开发怫热结滞"的"开通玄府"法，就是治疗少阳三焦腑腠理郁闭的大法。张仲景、刘河间、李东垣等善用风药、虫药开通玄府腠理，如麻黄汤、麻黄升麻汤、升麻鳖甲汤、鳖甲煎丸、大黄䗪虫丸、续命汤、升阳散火汤、升降散、防风通圣散、九味羌活汤等。

第一节
外感伤寒热病寒→热→水三联证

　　《素问·阴阳应象大论》说："天之邪气，感则害人五脏。"五脏外应皮、肉、脉、筋、骨五体，故外感邪气往往从皮毛内传，如《素问·调经论》说："风雨之伤人也，先客于皮肤，传入于孙脉，孙脉满则传入于络脉，络脉满则输于大经脉，血气与邪并客于分腠之间，其脉坚大，故曰实。"《素问·皮部论》说："是故百病之始生也，必先客于皮毛。邪中之则腠理开，开则入客于络脉，留而不去，传入于经，留而不去，传入于腑，廪于肠胃。邪之始入于皮也，泝然起毫毛，开腠理；其入于络也，则络脉盛，色变；其入客于经也，则感虚乃陷下；其留于筋骨之间，寒多则筋挛骨痛；热多则筋弛骨消，肉烁䐃破，毛直而败。"邪必伤形，失治则层层深入。《灵枢·百病始生》说："虚邪之中人也，始于皮肤，皮肤缓则腠理开，开则邪从毛发入，入则抵深，深则毛发立，毛发立则淅然，故皮肤痛。留而不去，则传舍于络脉，在络之时，痛于肌肉，故痛之时息，大经乃代。留而不去，传舍于经，在经之时，洒淅喜惊。留而不去，传舍于输，在输之时，六经不通，四肢则肢节痛，腰脊乃强。留而不去，传舍于伏冲之脉，在伏冲之时，体重身痛。留而不去，传舍于肠胃，在肠胃之时，贲响腹胀，多寒则肠鸣飧泄，食不化，多热则溏出糜。留而不去，传舍于肠胃之外、募原之间，留着于脉，稽留而不去，息而成积。或著孙脉，或著络脉，或著经脉，或著输脉，或著于伏冲之脉，或著于膂筋，或著于肠胃之募原，上连于缓筋，邪气淫泆，不可胜论。"

　　《灵枢·刺节真邪》说："虚邪之中人也，洒淅动形，起毫毛而发腠理。其入深，内搏于骨，则为骨痹。搏于筋，则为筋挛。搏于脉中，则为血闭不通，则为痈。搏于肉，与卫气相搏，阳胜者则为热，阴胜者则为寒，寒则真气去，去则虚，虚则寒。搏于皮肤之间，其气外发，腠理开，毫毛摇，气往来行，则为痒；留而不去，则痹；卫气不行，则为不仁。虚邪偏客于身半，其入深，内居荣卫，荣卫稍衰，则真气去，邪气独留，发为偏枯。其邪气浅者，脉偏痛。虚邪之入于身也深，寒与热相搏，久留而内著，寒胜其热，则骨疼肉枯；热胜其寒，则烂肉腐肌为脓，内伤骨，内伤骨为骨蚀。有所疾前筋，筋屈不得伸，邪气居其间而不反，发为筋瘤。有所结，气归之，卫气留之，不得反，津液久留，合而为肠瘤。久者数岁乃成，以手按之柔。已有所结，气归之，津液留之，邪气中之，凝结日以易甚，连以聚居，为昔瘤，以手按之坚。有所结，深中骨，气因于骨，骨与气并，日以益大，则为骨瘤。有所结，中于肉，宗气归之，邪留而不去，有热则化而为脓，无热则为肉瘤。凡此数气者，其发无常处，而有常名也。"《灵枢·顺气一日分为四时》说："夫百病之所始生者，必起于燥湿寒暑风雨、阴阳喜怒、饮食居处，气合而有形，得脏而有名。"故《素问·阴阳应象大论》说："邪风之至，疾如风雨。故善治者治皮毛，其次治肌肤，其次治筋脉，其次治六腑，其次治五脏。治五脏者，半死半生也。"告诫人们要及早治疗。

五脏，《黄帝内经》以横膈膜上下分之，横膈膜之上为心肺，三阳主之；横膈膜之下为肝脾肾，三阴主之。此分法见载于《素问·阴阳离合论》，并以三阴为主，三阳上应之。《素问·金匮真言论》说："言人身之阴阳，则背为阳，腹为阴……故背为阳，阳中之阳，心也；背为阳，阳中之阴，肺也；腹为阴，阴中之阴，肾也；腹为阴，阴中之阳，肝也；腹为阴，阴中之至阴，脾也。"这种分法的解剖基础是横膈膜，即横膈膜之上的背胸为天为阳，其中有心肺系统，包括心、心包、肺三脏和小肠、三焦、大肠三腑，就是手三阳三阴；横膈膜之下的腹部为地为阴，其中有肝肾脾系统，包括肝、肾、脾三脏和胆、膀胱、胃三腑，就是足三阴三阳。其实，以横膈膜分上下天地阴阳是以表里分，横膈膜之上的太阳阳明心肺主表，横膈膜之下的土类主里，肝脾肾在里。

以人体横膈膜解剖生理为基础的这一分法，以背为阳、腹为阴，正是《伤寒论》"病发于阳""病发于阴"论治的基础。

外感伤寒热病寒→热→水三联证，六淫是外邪，必须从人体祛逐出去，所以《黄帝内经》用针以"汗泄"之为主。"汗泄""开鬼门"，即开少阳三焦腑腠理玄府，郁者发之。

横膈膜分天地阴阳，三阳为天、降，三阴为地、升。《素问·太阴阳明论》说："阴气从足上行至头，而下行循臂至指端；阳气从手上行至头，而下行至足。故曰阳病者上行极而下，阴病者下行极而上。故伤于风者，上先受之；伤于湿者，下先受之。"手三阴三阳"上行极而下"，足三阴三阳"下行极而上"，"伤于风者，上先受之；伤于湿者，下先受之"，即风热"上先受之"，阴湿"下先受之"。此横膈膜上下分手足三阴三阳，《灵枢·阴阳系日月》论述详细，读者可参阅。（图 6-1）

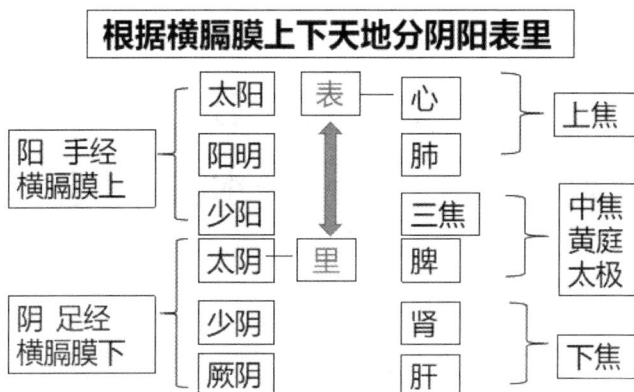

根据横膈膜上下天地分阴阳表里

图 6-1　横膈膜上下分天地阴阳表里

表者，横膈膜之上主天主阳，三阳主表，在手经。病发于阳和阳仪系统是大表部。大言之，身体躯壳皮、肌肉、脉、筋、骨五体皆属于表部。

表部包括太阳和阳明，太阳主表，不是膀胱经，是"心部于表"，心阳卫外固表；阳明主表，不是胃经，是肺主皮毛。心营肺卫主表为表之表在一身皮表，不但肺所主皮毛接触外气，肺脏也吸入外气，统主表。心脏肺脏胸中为表之里，心肺居胸中，属上焦。

凡外感邪气侵犯人体必从表入，不出太阳心阳之表和阳明肺皮毛之表，不可能只伤心营不伤肺卫，也不可能只伤肺卫而不伤心营。不过伤寒伤人阳气以伤太阳阳气营气为主，称作"寒伤营"；温病伤人阴气以阳明阴气卫气为主，称作"风伤卫";太阳阳明合病则两伤营卫矣。

里者,横膈膜之下主地主阴,三阴主里,在足经。病发于阴和阴仪系统是大里部。里部包括太阴脾、少阴肾、厥阴肝、腑道,膈下腹部为里之里,骶骨部为里之表。肝脾肾六腑居腹中,属中下焦,脾腑土类属中焦,肝肾属下焦。三焦所分,风寒在下,燥热在上,火湿在中。

另有脏腑之表里,人人皆知;不知者,司天在泉之表里和标本中气之表里也。司天在泉:三阳太阳和三阴太阴互为司天在泉为表里,二阳阳明和二阴少阴互为司天在泉为表里,一阳少阳和一阴厥阴互为司天在泉为表里。先天太阳心命门主表阳气,后天肺脾气味生成的神主里。

第二节
内伤脾胃阳虚→阴火→水湿下流三联证

《素问·阴阳应象大论》说:"水谷之寒热,感则害于六腑。"此腑包括脾在内。《素问·六节藏象论》说:"脾、胃、大肠、小肠、三焦、膀胱者,仓廪之本,营之居也,名曰器,能化糟粕,转味而入出者也。其华在唇四白,其充在肌,其味甘,其色黄,此至阴之类,通于土气。"腑属于土气,脾胃为病。此以腰脐上下分脏腑,腰脐之上为五脏,腰脐之下为至阴土气腑类。腑在下为阴,阳根于阴宜升。脏在上为阳,阴根于阳宜降。

《灵枢·阴阳系日月》说:"天为阳,地为阴……腰以上为天,腰以下为地……腰以上者为阳,腰以下者为阴。"《素问·六微旨大论》说:"天枢之上,天气主之;天枢之下,地气主之;气交之分,人气从之,万物由之。此之谓也……气之升降,天地之更用也……升已而降,降者谓天;降已而升,升者谓地。天气下降,气流于地;地气上升,气腾于天,故高下相召,升降相因,而变作矣……夫物之生从于化,物之极由乎变,变化之相薄,成败之所由也。故气有往复，用有迟速，四者之有，而化而变，风之来也。"《素问·至真要大论》说："身半以上，其气三矣，天之分也，天气主之。身半以下，其气三矣，地之分也，地气主之。以名命气，以气命处，而言其病。半，所谓天枢也。"《金匮要略·水气病脉证并治》说："诸有水者，腰以下肿，当利小便，腰以上肿当发汗乃愈。"又云："夫水病人，目下有卧蚕，面目鲜泽，脉伏，其人消渴。病水腹大，小便不利，其脉沉绝者，有水，可下之"。"从腰以上必汗出，下无汗，腰髋弛痛，如有物在皮中状，剧者不能食，身疼重，烦躁，小便不利，此为黄汗，桂枝加黄芪汤主之"；"治风水，脉浮为在表，其人或头汗出，表无他病，病者但下重，从腰以上为和，腰以下当肿及阴，难以屈伸"，防己黄芪汤主之（服后当如虫行皮中，从腰下如冰，后坐被上，又以一被绕腰以下，温令微汗，差）。"肾著之病，其人身体重，腰中冷，如坐水中，形如水状，反不渴，小便自利，饮食如故，病属下焦，身劳汗出，衣里冷湿，久久得之，腰以下冷痛，腹重如带五千钱，甘姜苓术汤主之。"这是根据《素问·至真要大论》提出的"其在皮者，汗而发之"，"其下者，引而竭之"的原则，采取因势利导的方法，制定了发汗、利尿、峻下逐水三个主要治疗方法。腰以上肿，在上近表，当用汗法，使停留在身体上部的水气从汗液排出；若腰以下肿，在下属里，当以利尿为法，使潴留在身体下部的水气从小便排泄；如果水气壅盛，深痼难化，则非发汗、利水之所宜，又当用峻下逐水的方法荡逐水邪。以上三法，亦即《素问·汤液醪醴论》"开鬼门，洁净府"，"去菀陈莝"治法的具体体现。"开鬼门"即发汗法，"洁净府"即利大小便法。"去菀陈莝"即攻逐法。在《金匮要略·水气病》篇中，越婢汤、甘草麻黄汤属于汗法，防己茯苓汤为汗利两法，蒲灰散则属于利尿法的具体运用。治腰以下水肿者有牡蛎泽泻散、五苓散等，治腰以上水肿者有小青龙汤等。至于"下"法，在此篇中有其论而无其方。可参考《金匮要略·痰饮病》篇中的十枣汤、己椒苈黄丸、甘遂半夏汤等。治疗水气病的方法，无论是发汗、利尿、峻下逐水，都属于"实则泻之"的方法，亦即属于治标的范畴。但从水气病的性质来看，应属于阳虚阴盛，本虚标实。故在临床治疗水气病患者时，每先用以上三法急治其标，以祛水邪，而后再进温补，缓治其本。同时也应注意到，人体是一有机整体，上下表里、脏腑经络相互联系，不可截然分为上下，因此发汗法与利大小便法，可相参合，灵活运用。

以脏腑分天地阴阳。胃、小肠、胆、大肠、膀胱等腑，皆是阳气不足而不升；脾、心、肝、肺、肾等脏，皆是火热而不降。《内外伤辨惑论·重明木郁则达之之理》对此作了详细论述，谓："故六阳之气生于地，则曰阳本根于阴。以人身言之，是六腑之气，生发长散于胃土之中也。既阳气鼓舞万象有形质之物于天，为浮散者也；物极必反，阳极变阴，既六阳升浮之力在天，其力尽，是阳道终矣，所以鼓舞六阴有形之阴水在天，在外也。上六无位，必归于下，此老阳变阴之象也，是五脏之源在于天者也。天者，人之肺以应之，故曰阴本源于阳，水出高源者是也。人之五脏，其源在肺，肺者背也，背在天也，故足太阳膀胱寒生长，其源在申，故阴寒自此而降，以成秋收气寒之渐也。降至于地下，以成冬藏，伏诸六阳在九泉之下者也。故五脏之气生于天，以人身，是五脏之气，收降藏沉之源出于肺气之上，其流下行，既阴气下行沉坠，万化有形质之物皆收藏于地，为降沉者也；物极必反，阴极变阳，既六阴降沉之力在地，其力既尽，是阴道终矣，是老阴变阳，乃初九无位，是一岁四时之气，终而复始，为上下者也，莫知其纪，如环无端。"五脏之源在肺天，位于天背；六腑之源在胃土，位于土地九泉之下。一年分为六气，以卦六爻喻之，"上六无位"指坤卦最上爻，"初九无位"指乾卦最下爻。上下都是物极必反之位。

《脾胃论·脾胃虚则九窍不通论》有如下记载：五脏禀受气于六腑，六腑受气于胃。六腑者，在天为风、寒、暑、湿、燥、火，此无形之气也。胃气和平，荣气上升，始生温热。温热者，春夏也，行阳二十五度。六阳升散之极，下而生阴，阴降则下行为秋冬，行阴道，为寒凉也。胃既受病，不能滋养，故六腑之气已绝，致阳道不行，阴火上行。五脏之气，各受一腑之化，乃能滋养皮肤血脉筋骨，故言五脏之气已绝于外，是六腑生气先绝，五脏无所禀受，而气后绝矣。肺本收下，又主五气，气绝则下流，与脾土叠于下焦，故曰重强。胃气既病则下溜。经云：湿从下受之，脾为至阴，本乎地也，有形之土，下填九窍之源，使不能上通于天，故曰五脏不和，则九窍不通。胃者，行清气而上，即地之阳气也，积阳成天，曰清阳出上窍，曰清阳实四肢，曰清阳发腠理者也。脾胃既为阴火所乘，谷气闭塞而下流，即清气不升，九窍为之不利。胃之一腑病，则十二经元气皆不足也。气少则津液不行，津液不行则血亏，故筋骨皮肉血脉皆弱，是气血俱羸弱矣。"是以老年阳气不足重腑。所以李东垣发明内伤阳气导致的脾胃阳虚→阴火→水湿下流三联证同样用发汗法，但李东垣改革发汗法为升浮助阳法。李东垣认为"大抵脾胃虚弱，阳气不能生长，是春夏之令不行""脾胃不足，皆是血病"。"大抵脾胃虚弱，阳气不能生长，是春夏之令不行，五脏之气不生。脾病则下流乘肾，土克水，则骨乏无力，是为骨蚀，令人骨髓空虚，足不能履地，是阴气重叠，此阴盛阳虚之证。大法云，汗之则愈，下之则死。若用辛甘之药滋胃，当升当浮，使生长之气旺。言其汗者，非正发汗也，为助阳也。"（《脾胃论·脾胃胜衰论》）。直接传承张仲景《伤寒例》"阴盛阳虚"发汗法，并变发汗法为升浮阳气法，大圣人智慧啊！李东垣多用"升阳"助汗法，如升阳益气汤、升阳顺气汤、升阳散火汤、升阳除湿汤、升阳除湿防风汤、升阳汤、升阳柴胡汤、升阳举经汤、升阳去热和血汤、升阳调经汤、升阳益血汤等。

　　李东垣《内外伤辨惑论》说："既脾胃有伤，则中气不足，中气不足则六腑阳气皆绝于外，故《经言》五脏之气已绝于外者，是六腑之元气病也……心肺者，天之气。故《难经》解云：心肺之气已绝于外，以其心主荣，肺主卫。荣者血也，脉者血之府，神之所居也。卫者，元气七神之别名，卫护周身，在于皮毛之间也。肺绝则皮毛先绝，神无所根据，故内伤饮食，则亦恶风寒，是荣卫失守，皮肤间无阳以滋养，不能任风寒也。皮毛之绝，则心肺之本亦绝矣。盖胃气不升，元气不生，无滋养心肺，乃不足之证也……不足之证，便作外伤风寒表实之证，而反泻心肺，是重绝其表也，安得不死乎？……内伤不足之病，表上无阳，不能禁风寒也，此则常常有也，之……其恶风寒也，盖脾胃不足，荣气下流，而乘肾肝，此痿厥气逆之渐也。若胃气平常，饮食入胃，其荣气上行，以舒于心肺，以滋养上焦之皮肤腠理之元气也。既下流，其心肺无有禀受，皮肤间无阳，失其荣卫之外护，故阳分皮毛之间虚弱，但见风见寒，或居阴寒处，无日阳处，便恶之也，此常常有之，无间断者也。但避风寒，及温暖处，或添衣盖，温养其皮肤，所恶风寒便不见矣。是热也，非表伤寒邪，皮毛间发热也，乃肾间脾胃下流之湿气，闭塞其下，致阴火上冲，作蒸蒸而躁热，生彻头顶，傍彻皮毛，浑身躁热，作须待袒衣露居，近寒凉处即已，或热极而汗出而亦解。"故少腹六腑有病会在头项背有反应，所以少腹有病，可以取肩背药穴治，肩背有病，可以取少腹药穴治。《素问·长刺节论》说："病在少腹有积，刺皮䯏以下至少腹而止，刺侠脊两傍四椎间，刺两髂髎季胁肋间，导腹中气热下已。"

　　李东垣最重要的贡献是继承《黄帝内经》阳不生阴不长理论，阳虚生心火——阴火，阴火蒸腾血分伤阴，阳虚水湿盛，湿盛阴虚，阳虚阴火同病，燥湿同病，少阳太阴火湿同病。这是生成疑难杂病及肿瘤的根源。这类人不出汗或少汗，或上半身有汗、下半身无汗。

第 三 节
创建新的中医基础理论体系

　　《灵枢·营卫生会》说："太阴主内，太阳主外。"《素问·阴阳离合论》说"外者为阳，内者为阴"，又说"中身而上，名曰广明，广明之下，名曰太阴"，王冰注："《灵枢经》曰天为阳，地为阴，腰以上为天，腰以下为地。分身之旨，则中身之上属于广明，广明之下属太阴也。又心广明藏，下则太阴脾藏也。"王冰之注合于《伤寒论》六经欲解时图，心主太阳在上，即心藏于广明；太阴脾在下，即太阴脾藏于下。太阳主外感病，太阴主内伤病。《伤寒论》外感伤寒以首伤太阳心为主，《脾胃论》内伤病以太阴脾为主。

　　无论外感，还是内伤，还是五运六气体质，都可以形成阳伤→症状热→症状水湿三联证，笔者称之为中医临床三联证体系。这一新理论的建立，有系统性，实用性强，逻辑性严密，对临床应用有很大指导意义，且易学易懂。

一、先天心命门和后天脾神命门

精卵结合生成胚胎是先天遗传物质 DNA 的基础，是形成形体的基础。其受母血供养才能生长发育成胎儿，从五脏来说，其生成的第一个脏器官是心脏，由心脏血脉的供养胚胎才能发育长大，所以心是先天之本，然后才能继续生成其他脏腑组织，肾是后生成的，不可能是先天之本。故《素问·灵兰秘典论》说"心为君主之官"，《说文解字》记载以心为中心的"心为土脏"之说，肝肺脾肾为四佐。

胎儿在出生那一刻，首先肺门打开呼吸天之五气，接着脾门打开摄纳饮食五味，五气五味在肠胃和合生成营卫血气神，以滋养先天形体。于是笔者提出先后天心肺脾三本说，先天有心本命门，后天有肠胃腑神命门，后天神舍于先天心合一，然后上注于目，为目命门矣。

这后天肠胃腑神命门属脾土类，则以脾土为中心，心肺肝肾为四佐。所以人体生命是双结构，即"形与神俱"，"形"以先天之本心土为中心，"神"以后天之本脾土为中心（图 6-2）。后天之"神"注入先天之本心，天人合一才是个体人生命双结构的完整生命体。

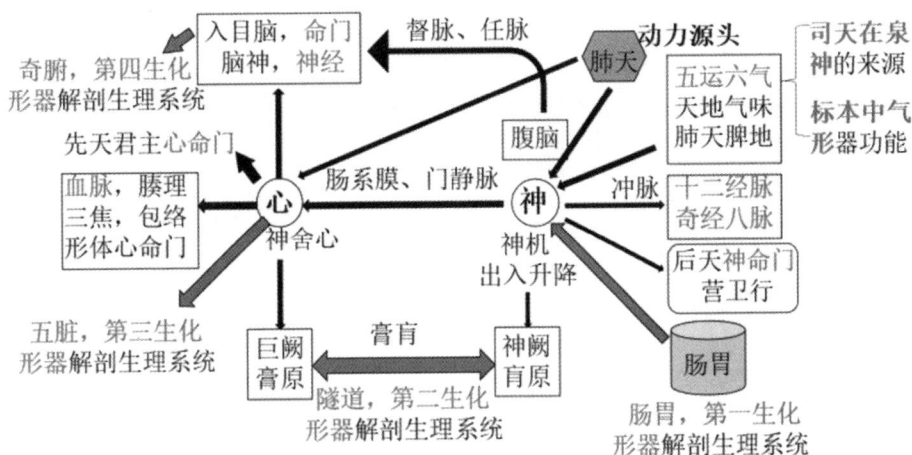

图 6-2　先后天形神——心神合一形成示意图

心和心包络主血脉循环系统，循环于三焦腑腠理灌溉滋养全身，并主代谢。

肺脾神命门——天气地味摄入气味生成营卫血气神，并伴摄入大量微生物细菌，形成微生物菌群系统，微生物菌群积聚土类腑道能帮助消化水谷食物生成营卫血气，营卫血气旺能够抑制腑道微生物细菌成灾，故《素问·脏气法时论》说"气味合而服之，以补精益气"。由于不同地区和不同年份的气味不同，其所生成的微生物群也不同，从而导致不同地区不同年份人的体质禀赋也不同，再加上个人饮食习惯不同，每个人发病也不同，故《素问》有一篇《异法方宜论》专门论述这种情况，并在五运六气七篇大论讨论"司岁备物"论述五运和六气气味对各种生物生长发育的影响，这说明风水理论的重要性。五气与五味相互作用得二十五，故《黄帝内经》有阴阳二十五种人的不同禀赋体质；六气与五味得三十年不同禀赋体质等。

这个问题，我早在2002年出版的《中医运气学解秘——医易宝典》中就谈到了 ❶，又在2007年出版的《医易生命科学》一书中作了进一步的探讨 ❷。《黄帝内经》认为，物候是天象反映的重要佐证，《素问·五运行大论》曾明确指出日月五星运动的天象是"候之所始"。因此，五运和六气的五行演化律影响着生物的生长发育，如《素问·五运行大论》说：

帝曰：岁有胎孕不育，治之不全，何气使然？岐伯曰：六气五类，有相胜制也，同者盛之，异者衰之，此天地之道，生化之常也。故

厥阴司天，毛虫静，羽虫育，介虫不成；在泉，毛虫育，倮虫耗，羽虫不育。

少阴司天，羽虫静，介虫育，毛虫不成；在泉，羽虫育，介虫耗不育。

太阴司天，倮虫静，鳞虫育，羽虫不成；在泉，倮虫育，鳞虫不成。

少阳司天，羽虫静，毛虫育，倮虫不成；在泉，羽虫育，介虫耗，毛虫不育。

---

❶ 田合禄：《中医运气学解秘——医易宝典》第300页，山西科学技术出版社，2002。

❷ 田合禄：《医易生命科学》第87–91页，山西科学技术出版社，2007。

阳明司天，介虫静，羽虫育，介虫不成；在泉，介虫育，毛虫耗，羽虫不成。

太阳司天，鳞虫静，倮虫育；在泉，鳞虫耗，倮虫不育。

诸乘所不成之运，则甚也。故气主有所制，岁立有所生，地气制己胜，天气制胜己，天制色，地制形，五类衰盛，各随其气之所宜也。故有胎孕不育，治之不全，此气之常也。

表 6-1　五运对生物禀赋的影响表

动植物		谷	果	虫	畜	人
丁壬 木运	敷和年 平气	麻	李	毛	犬	助肝系，生心系， 荥穴
	委和年 不及	稷（土） 稻（金）	枣（土） 桃（金）❶	毛（木） 介（金）	犬（木） 鸡（金）	邪伤肝木
	发生年 太过	麻（木） 稻（金）	李（木） 桃（金）	毛（木） 介（金）	犬（木） 鸡（金）	助肝木克脾土
戊癸 火运	升明年 平气	麦	杏	羽	马	助心系，生脾系， 腧穴
	伏明年 不及	豆（水） 稻（金）	栗（水） 桃（金）	鳞（水） 羽（火）	彘（水） 马（火）	邪伤心火
	赫曦年 太过	麦（火） 豆（水）	杏（火） 栗（水）	羽（火） 鳞（水）	羊（火） 彘（水）	助心火克肺金
甲己 土运	备化年 平气	稷	枣	倮	牛	助脾系，生肺系， 经穴
	卑监年 不及	豆（水） 麻（木）	栗（水） 李（木）	倮（土） 毛（木）	牛（土） 犬（木）	邪伤脾土
	敦阜年 太过	稷（土） 麻（木）	枣（土） 李（木）	倮（土） 毛（木）	牛（土） 犬（木）	助脾土克肾水

---

❶ 徐振林注：原文"李"，当改为"桃"。

续表

动植物		谷	果	虫	畜	人
乙庚金运	审平年平气	稻	桃	介	鸡	助肺系，生肾系，合穴
	从革年不及	麻（木）麦（火）	李（木）杏（火）	介（金）羽（火）	鸡（金）羊（火）	邪伤肺金
	坚成年太过	稻（金）黍（火）	桃（金）杏（火）	介（金）羽（火）	鸡（金）羊（火）	助肺金克肝木
丙辛水运	静顺年平气	豆	栗	鳞	彘	助肾系，生肝系，井穴
	涸流年不及	黍（火）稷（土）	杏（火）枣（土）	鳞（水）倮（土）	彘（水）牛（土）	邪伤肾水
	流衍年太过	豆（水）稷（土）	栗（水）枣（土）	鳞（水）倮（土）	彘（水）牛（土）	助肾水克心火

从上表可以看出，当中运不及时，植物类的气化，是所胜之气与所不胜之气兼化（乘我弱而来，兼行其胜者之化）：如木运不及则兼金及土化，谷果土金兼化；火运不及则兼水及金化，谷果水金兼化；土运不及则兼木及水化，谷果水木兼化；金运不及则兼火及木化，谷果木火兼化；水运不及则兼土及火化，谷果火土兼化。而动物类的气化，是本气与所不胜之气兼化：如木运不及，畜虫木金兼化；火运不及，畜虫火水兼化；土运不及，畜虫土木兼化；金运不及，畜虫金火兼化；水运不及，畜虫土木兼化。可是当中运太过时，无论是植物类的气化，还是动物类的气化，都是本气与所不胜之气齐化（齐，是向我夺取，使我他同化）：如木运太过，木金齐化；火运太过，火水齐化；土运太过，土木齐化；金运太过，金火齐化；水运太过，水土齐化。在中运为平气时，动、植物都是同者受助。

表 6-2 六气对生物生长发育的影响

动植物及人		助五虫	制五虫	人	五谷果
厥阴风木 巳亥年	司天	毛虫静（木） 羽虫育（火）	介虫不成（金）	生我者受害，肾水病	苍（木）丹（火） 李（木）杏（火） 麻（木）麦（火）
	在泉	毛虫育（木）	羽虫不育（火） 倮虫耗（土）	肝木克脾土	
少阴君火 子午年	司天	羽虫静（火） 介虫育（金）	毛虫不成（木）	生我者受害，肝木病	丹（火）白（金） 杏（火）桃（金） 麦（火）稻（金）
	在泉	羽虫育（火）	介虫耗不育（金）	心火克肺金	
太阴湿土 丑未年	司天	倮虫静（土） 鳞虫育（水）	羽虫不成（火）	生我者受害，心火病	黅（土）玄（水） 枣（土）栗（水） 稷（土）豆（水）
	在泉	倮虫育（土）	鳞虫不成（水）	脾土克肾水	
少阳相火 寅申年	司天	羽虫静（火） 毛虫育（木）	倮虫不成（土）	生我者受害，肝木病	同厥阴巳亥年
	在泉	羽虫育（火）	介虫耗（金） 毛虫不育（木）	相火克肺金	
阳明燥金 卯酉年	司天	介虫静（金） 羽虫育（火）	介虫不成（金）	生我者受害，脾土病	同少阴子午年
	在泉	介虫育（金）	羽虫不成（火） 毛虫耗（木）	肺金克肝木	
太阳寒水 辰戌年	司天	鳞虫静（水） 倮虫育（土）	鳞虫不成（水）	生我者受害，肺金病	同太阴丑未年
	在泉	鳞虫育（水）	倮虫不育（土） 羽虫耗（火）	肾水克心火	

"静"，含既不生育，也不耗损的意思。凡"育"者为助，"不成""不育""耗"者为制。《素问·五常政大论》说，六气在司天、在泉及左右间不同的气位对五类动物有着制约的作用，即"同者盛之，异者衰之，此天地之道也，生化之常也"，"五类衰盛，各随其气之所宜也。故有胎孕不育，治之不

全，此气之常也"。所谓"同者盛之"，指动物的五行属性与气、运的五行属性相同，得气、运之助而利于其生长发育。即《素问·六元正纪大论》所说："厥阴所至为毛化，少阴所至为羽化，太阴所至为倮化，少阳所至的羽化，阳明所至为介化，太阳所至为鳞化，德化之常也。"所谓"异者衰之"，指动物的五行属性与气、运的五行属性不同，对其生长发育不利或有损耗。

二、中医阳伤热病三联证体系

腠理是三焦腑，心包络主血脉，腠理中有心包络血脉络脉，有心包络血脉大血管，三焦主水道、通元气，所以三焦腑腠理，一是水道，二是血道，三是气道。水、血、气皆秉于厥阴三焦相火之功能。相火正常则水道、血道、气道畅通，水道、血道、气道畅通则体康年寿，天年百岁。相火太过不及则水道、血道、气道不通，水道、血道、气道不通则发百病。另外，腠理还有经脉系统，调节治疗血道、水道、气道。张仲景创建了治疗血病、水病、气病第一方剂——当归芍药散。《金匮要略·妇人杂病脉证并治》说："妇人腹中诸疾痛，当归芍药散主之。"此方不仅养血活血，还排水湿，水饮、瘀血又导致气滞。此方不仅治妇人，也治男子下焦有水湿者。凡是男女面色萎黄，或苍白贫血，或有浮肿，或有黄褐斑，皮肤干燥，缺乏光泽，手掌干燥发黄、性欲减退、头晕头痛，以及抑郁、焦虑、烦躁紧张，心慌心悸、心神不宁，都可以治疗。泽泻、茯苓、白芍利小便通利水湿，清利三焦腑腠理水道，《名医别录》说"白术，消痰水，逐皮间风水结肿……利腰脐间血"，川芎、当归、白芍养血活血，安心宁神，通三焦腑腠理血道，水饮清利，血脉流通，三焦腑气道畅通，则疾病消除。若下焦寒盛，并导致上焦有阴火，则用温经汤。当归芍药散偏重于水饮瘀血，温经汤偏重于寒邪。

癌是基因病，是细胞自身变异生成，由细胞组成的腠理是三焦腑，三焦腑腠理是血、水、气运行的通道，不通则气滞、水停、血瘀，从而形成肿瘤。气滞、水饮、血瘀是形成肿瘤癌变的基本病理变化。创建中医阳伤－郁热－水病三联证体系，三焦腑腠理理论的形成，完善了中医脏腑理论，对中医临床有非常重要的指导意义。

概括起来说，横膈膜之上上焦的疾病"病发于阳"，一是以外感病邪陷胸背心肺心包络为主，其次是内伤阴火病及李东垣说的邪下病上的肩背疾病。横膈膜之下中焦疾病"病发于阴"，一是以标本中气从本的少阳太阴病——肠胃腑道命门病为主，特别是厥阴从中气少阳之病为主；其次是痞证及邪高痛下病，再次是肺主肠胃腑道；横膈膜之下下焦病，一是邪高痛下之病，其次是水湿下流关元膀胱的疾病，再次是肺主肠胃腑道病。

水湿下流于肾可伤害五脏。《灵枢·经脉》说："肾足少阴之脉，起于小指之下，邪走足心，出于然骨之下，循内踝之后，别入跟中，上踹内，出腘内廉，上股内后廉，贯脊属肾络膀胱；其直者，从肾上贯肝膈，入肺中，循喉咙，挟舌本；其支者，从肺出络心，注胸中。"

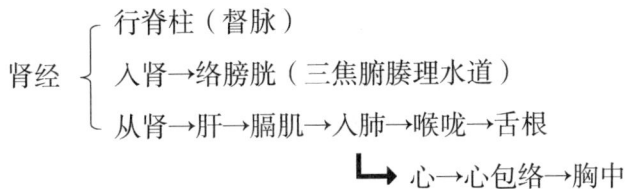

$$肾经\begin{cases}行脊柱（督脉）\\入肾\to络膀胱（三焦腑腠理水道）\\从肾\to肝\to膈肌\to入肺\to喉咙\to舌根\\\qquad\qquad\hookrightarrow 心\to心包络\to胸中\end{cases}$$

心和心包络主动脉血，肺肾主静脉血。《灵枢·本输》说："少阳属肾，肾上连肺，故将两脏。三焦者，中渎之腑也，水道出焉，属膀胱，是孤之腑也。"肾、膀胱主三焦腑水道的下出口，肺主皮毛玄府汗孔是三焦腑水道的外出口，肺和肾膀胱共同调节着三焦腑水道功能。《灵枢·五癃津液别》说："天暑衣厚则腠理开，故汗出；寒留于分肉之间，聚沫则为痛。天寒则腠理闭，气涩不行，水下流于膀胱，则为溺与气。"李东垣《脾胃论》有肾之脾胃病，并用神圣复气汤治疗下焦重证寒湿。

三焦腑腠理既主诸气，又主通调水道，以及血道。肌肉之内就是腠理，腠理是水道、血道、气道，而脾主肌肉，所以说脾主水、脾统血。循环系统的动脉静脉的络脉——微循环位于腠理，属于心包络主血脉范畴。腠理腔隙充满了流动的津液（西医称作组织液），这就是三焦水道，在三焦相火的气化下产生了元气，故又称气道。所以三焦腑腠理中有一个人体血脉循环流动大网络和一个津液循环流动大网络，但归属有异，血脉循环流动大网络属于心脏、心包络主管；津液循环流动大网络属于三焦主管；同时也是人体元气循环流动的大网络。这三大循环流动的大网络主宰着人体生命的生长壮老死。好比自然界，土地是靠河流之水滋养的，在人体脾胃属土，脾胃主肌肉，肌肉就是土地，滋养土地肌肉的是三焦腑水道。故《中藏经·论三焦虚实寒热生死逆顺脉证之法》载："三焦者，人之三元之气也。号曰中清之腑，总领五脏、六腑、荣卫、经络，内外上下左右之气也。三焦通则内外左右上下皆通也，其于周身灌体，和内调外，荣左养右，导上宣下，莫大于此也……三焦之气和则内外和，逆则内外逆，故云，三焦者，人之三元之气也，宜修养矣"。因为三焦腑腠理有以上三大循环流动网络，故能"总领五脏、六腑、荣卫、经络，内外、上下、左右之气也。三焦通，则内外、左右、上下皆通也。其于周身灌体，和内调外，荣左养右，导上宣下，莫大于此也"。然而，心包络与三焦相表里，说明心包络和三焦具有主宰者的地位，故李东垣称其为命门。

三焦腑腠理是神道。首先，先天之血脉系统和后天之经脉系统都融汇在肌肉腠理结构中，既有血脉系统的络脉，也有经脉系统的络脉。其次，后天之"神"既能注舍血脉有形系统，又能运行经脉无形系统，使形神合一。"形与神俱"是生命存活和健康的唯一标准。《灵枢·天年》载："五脏皆虚，神气皆去，形骸独居而终矣"。形神相守则生，形神分离则死。《素问·八正神明论》载："血气者，人之神"。《灵枢·营卫生会》说："血者，神气也"。血气即是"神"。《灵枢·痈疽》载："血气已调，形神乃持"，营卫周流不休于腠理。既然三焦腑腠理是营、卫、血、气的通道，即神的通道。神包括营、卫、血、气、津液、神气，所以说"精、气、津、液、血、脉，余意以为一气耳"，此六气以"五谷与胃为大海"（《灵枢·决气》），可知此六气乃源于一"胃气"也。

三焦腑腠理以通为用。腠理腔隙不但是元气、营卫血气、津液及神气的通道，还外通汗孔，内通细胞内外交换之微孔道。腠理既然是三焦腑道，腑道则是以通为用，郁结不通就是病。

三焦腑腠理协调阴阳。腠理既是元气、阳气的通道，也是血液、津液的通道。气血津液精神一气贯通，调和阴阳，使人这个生命体达到正常活动，《素问·生气通天论》概括为"阴平阳秘，精神乃治；阴阳离决，精气乃绝"。

腠理腔隙通道是气血津液精神运行的主干道，腠理体表的玄府与外界自然界接触，是天人互交的通道，腠理体内的玄微府与细胞相通，进行新陈代谢交换，内外交换属于络脉生理功能。

三焦腑腠理连通膜原。三焦腑腠理是细胞排列间的腔隙，细胞外有胞膜，腠理胞膜贯通一身，肠系膜、横膈膜都包括在内，所以三焦腑腠理连通着一身细胞之膜原。

其郁热有阳气怫郁和阴火怫郁之分。

张仲景《伤寒论》桂枝麻黄各半汤阳气怫郁多在肤表，小柴胡汤、栀子豉汤、四逆散怫热多在横膈膜之上。李东垣的阴火怫郁多在血脉、膻中胸部、腋下、背部、头部等，阴火乘于脾土表现在热中、四肢、头面、肌肉等部位。

三、腠理的病理

《灵枢·营卫生会》载："外伤于风，内开腠理，毛蒸理泄，卫气走之，固不得循其道，此气慓悍滑疾，见开而出，故不得从其道，故命曰漏泄。"腠理开，热则从纹理毛孔蒸泄，古人对这种发病现象，命名为"漏泄"。李东垣针对这一病理创建了安胃汤，用药乌梅、五味子、炙甘草、黄连、升麻、生甘草，清热固泄，乌梅、五味子、炙甘草酸甘温补肝生阳固表祛风，黄连、升麻、生甘草苦甘寒清血热解毒，主治汗出过多，致半身不遂，偏风痿痹。

《素问玄机原病式·六气为病》载："玄府者，无物不有，人之脏腑、皮毛、肌肉、筋膜、骨髓、爪牙，至于世之万物，尽皆有之，乃气出入升降之道路门户也……'出入废则神机化灭，升降息则气立孤危。故非出入则无以生长化收藏，是以升降出入，无器不有。'人之眼、耳、鼻、舌、身、意、神识能为用者，皆由升降出入之通利也，有所闭塞者，不能为用也，若目无所见，耳无所闻，鼻不闻臭，舌不知味，筋痿骨痹，齿腐，毛发堕落，皮肤不仁，肠不能渗泄者，悉由热气怫郁，玄府闭塞而致，气液、血脉、荣卫、精神不能升降出入故也"。所以，"'血气者人之神，不可不谨养也'，故诸所运用，时习之则气血通利，而能为用；闭塞之则气血行微，而其道不得通利，故劣弱也。若病热极甚则郁结，而气血不能宣通，神无所用，而不遂其机，随其郁结之微甚，有不用之大小焉，是故目郁则不能视色，耳郁则不能听声，鼻郁则不能闻香臭，舌郁则不能知味，至如筋痿骨痹，诸所出不能为用，皆热甚郁结之所致也"。由于三焦腑腠理不通，故"气液、血脉、荣卫、精神不能升降出入"，而导致"眼、耳、鼻、舌、身、意、神识"皆病。

腠理的疏密影响着汗孔的开合和汗液的排泄。在正常情况下，卫气充盈于腠理之中，控制和调节腠理之开合。正如《灵枢·本脏》所说："卫气者，所以温分肉，充皮肤，肥腠理，司开合者也"。若腠理紧密则汗孔多闭，体表无汗，若腠理疏松则汗孔多开，体表有汗。所以腠理的疏密直接影响到汗液的多少，进而调节人体的津液代谢和体温的高低。在病理情况下，腠理开则令汗出，可致伤津脱液。《灵枢·决气》载："津脱者，腠理开，汗大泄。"《素问·举痛论》载："寒则腠理闭……炅则腠理开，荣卫通，汗大泄，故气泄。"《素问·生气通天论》载："开阖不得，寒气从之，乃生大偻。陷脉为瘘，留连肉腠。俞气化薄，传为善畏，及为惊骇。营气不从，逆于肉理，乃生痈肿。魄汗未尽，形弱而气烁，穴俞以闭，发为风疟。"腠理是外邪入侵人体的门户。腠理致密可提高人体抗病能力，防止外邪入侵，风寒外邪侵袭人体可发作感冒等病证；腠理闭郁，肺气不宣，卫气不得外达，在表的风寒之邪难出，可引发恶寒发热、无汗等症。

由于腠理郁结不通，就会导致气滞、水液停滞、血液凝滞等一系列病变，郁结日久则成瘤。郁有气郁、血郁、湿郁、痰郁、食郁、火郁等，或云气、血、痰、食、饮五种病邪的郁积，可以产生多种代谢综合征。所以腠理病有多方面的表现。第一，少阳三焦相火不足，阳气不能卫外固表，六淫外邪易于侵犯人体而得病，《伤寒论·伤寒例》所述，有四时主气为病和非时之气为病；或出现《黄帝内经》所言"腠理闭塞，玄府不通"，王冰注谓"玄府闭密而热生"；或《伤寒论》说的"阳气怫郁在表""阳微结"；或《素问玄机原病式》说的"腠理闭密，阳气怫郁，不能通畅，则为热"，甚则"阳热发则郁""阳热易为郁结"。一是因"热"致"郁";二是因"郁"致"热","热"与"郁"互为因果，紧密关联；三是因"肠胃阳气怫郁而为热"等。病因是肺失常先"自伤"，其次是外淫或内伤；病变在气，病机是郁结，病位在腠理。第二，肺气"自伤"，三焦腑腠理不通。第三，阳不生阴不长，发生阳虚三联证，中部脾胃气虚，上部阴火，下部寒湿。第四，少阳三焦相火亢盛，而"阳热发则郁""阳热易为郁结"。第五，是七情内伤。《素问·生气通天论》载："怒则气逆，甚则呕血及飧泄，故气上矣。喜则气和志达，荣卫通利，故气缓矣。悲则心系急，肺布叶举，而上焦不通，荣卫不散，热气在中，故气消矣。恐则精却，却则上焦闭，闭则气还，还则下焦胀，故气不行矣。寒则腠理闭，气不行，故气收矣。炅则腠理开，荣卫通，汗大泄，故气泄矣。惊则心无所倚，神无所归，虑无所定，故气乱矣。劳则喘息汗出，外内皆越，故气耗矣。思则心有所存，神有所归，正气留而不行，故气结矣。"

《灵枢·刺节真邪论》载：有所结，中于筋，筋屈不得伸，邪气居其间而不反，发为筋瘤。有所结，气归之，卫气留之，不得复反，津液久留，合而为肠瘤，久者数岁乃成，以手按之柔。有所结，气归之，津液留之，邪气中之，凝结日以易甚，连以聚居，为昔瘤，以手按之坚。有所结，深中骨，气因于骨，骨与气并，日以益大，则为骨瘤。有所结，中于肉，宗气归之，邪留而不去，有热则化而为脓，无热则为肉瘤。郁结成瘤矣。

总之，三焦腑腠理在人体无处不在，腠理腑以通顺为用，通则安，闭塞不通则病。各种致病因素都能造成腠理腑的通顺异常，导致腠理腑郁滞、甚至闭塞不通，这必然影响营卫血气、津液、神气、真气的流通、运转、渗灌，从而导致身体各部分相应的脏腑以及组织机构功能失常，而发生各种不同的病变。因此，腠理腑病是以腠理郁滞、闭塞不通为特征的众多疾病，腠理不通生百病。腠理是细胞与细胞排列组合之间的间隙，《黄帝内经》称作溪谷。

所有细胞组合成人体的肌肉，肌肉就是人体的大地，大地流淌着大大小小的河流溪谷，河流流向湖泊大海。（图6-3）

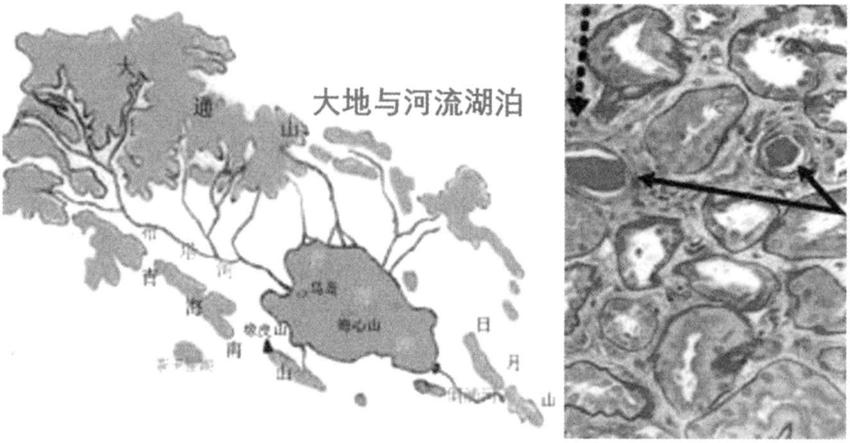

图 6-3　大地与河流的关系，即肌肉与腠理（溪谷）的关系

四、腠理病治则

综上所述，《黄帝内经》全面论述了腠理理论，腠理具备能通能出入的腑功能，腠理病就是三焦腑病，腠理病不足要大补营卫血气，而腠理郁结《黄帝内经》提出来"开鬼门，洁净府"二法。《素问·六元正纪大论》有五郁治法，谓"木郁达之，火郁发之，土郁夺之，金郁泄之，水郁折之"。王冰注："木郁达之，谓吐之令其调达。火郁发之，谓汗之令其疏散。土郁夺之，谓下之令无壅碍。金郁泄之，谓渗泄解表利小便也。"有汗、吐、下三法。刘完素有开通玄府闭塞和解除阳热怫郁，即开发郁结、解散热郁，用药以经方为主，参阅刘完素表里双解法。腠理不足多参李东垣治疗方法。腠理属于细胞之间的间隙，解腠理就是解肌，《伤寒论》载"桂枝本为解肌"，故桂枝汤、葛根汤、柴葛解肌汤都是治疗腠理郁结的方剂。刘河间"开发郁结""开发怫热结滞"的"开通玄府"法，就是治疗腠理郁闭的大法，张仲景、刘河间、李东垣等善用风药、虫药开通玄府腠理，如麻黄汤、麻黄升麻汤、升麻鳖甲汤、鳖甲煎丸、大黄䗪虫丸、小续命汤、越橘丸、升阳散火汤、四逆散、升降散、防风通圣散、九味羌活汤等。

三焦腑腠理是水道、气道、血脉之道、经脉之道、营卫之道、新陈代谢之道。其病变既有气滞、水饮痰、凝血之堵塞，还有营卫血气之不足，这是治疗的重点：首先是补营卫血气不足，二是理气通滞，三是活血化瘀，四是梳理水饮痰，清理新陈代谢之物。张仲景常用桂枝汤、柴胡汤剂治疗。

《神农本草经》说："牡桂：味辛，温。主上气咳逆，结气喉痹，吐吸，利关节，补中益气。久服通神，轻身不老。""菌桂：主百病，养精神，和颜色，为诸药先聘通使。久服轻身不老，面生光华，媚好常如童子。"《本草经集注》说："味辛，温，无毒。主上气咳逆，结气，喉痹，吐吸。心痛，胁风，胁痛，温通筋脉，止烦出汗，利关节，补中益气。久服通神，轻身不老。"可知桂枝辛温能"补中益气"而生营卫血气神，故"主百病，养精神，和颜色"，营卫通而"利关节"，"吐吸"能调肺宣肃主治"上气咳逆""喉痹"。总之，桂枝辛温补少阳三焦相火，温脾胃生营卫血气神气，肥三焦腑腠理。

《神农本草经》说白芍"主邪气腹痛，除血痹，破坚积寒热，止痛，利小便，益气"，可知白芍活血化瘀祛积止痛，还能"利小便"祛水饮痰。

《神农本草经》柴胡："气味苦、平，无毒。主心腹肠胃中结气，饮食积聚，寒热邪气，推陈致新。久服轻身、明目、益精。"可知柴胡"主心腹肠胃中结气，饮食积聚，寒热邪气"的关键，是柴胡能开通上焦"推陈致新"主新陈代谢，"味苦"能通降肠胃腑道以生化营卫血气，故云"久服轻身、明目、益精"。《素问·脏气法时论》说"气味合而服之，以补精益气"。

《神农本草经》说甘草"味甘，平。主五脏六腑寒热邪气，坚筋骨，长肌肉，倍力，金创，解毒。久服轻身、延年"。

通滞理气用枳实。《神农本草经》说枳实"主大风在皮肤中如麻豆苦痒，除寒热结，止痢，长肌肉，利五脏，益气轻身。"《名医别录》枳实："除胸胁痰癖，逐停水，破结实，消胀满，心下急痞痛，逆气，胁风痛，安胃气，止溏泄，明目。"

半夏生姜治疗痰饮，黄芩、甘草、白芍苦甘寒入血分清血热。

从上述可知，桂枝汤和四逆散（柴胡、白芍、枳实、甘草）、小柴胡汤是治疗少阳三焦腑腠理的常用方药。

当然还有很多治疗腠理的方药，如雷公藤（雷公藤多苷片，苦、辛、凉。

有大毒。祛风，解毒，杀虫。外用治风湿性关节炎，皮肤发痒，杀蛆虫、孑孓，灭钉螺，毒鼠）、钩藤、地龙、香橼、佛手、木瓜、连翘、丝瓜络、桑枝、蜈蚣、水蛭、三七、麻黄、防己、黄芪、黄芪桂枝五物汤、麻黄升麻汤、防风通圣散等都可选用。

五、小结

《黄帝内经》全面阐释了腠理理论。腠理是三焦腑，一名玄府，其解剖部位在组织间隙，有阳腑的生理特性，是水、血、气的通道，营卫血气不通则成病理郁结，藏污纳垢，百病生焉。治疗大法是解郁，有"开鬼门，洁净府"二法，"开鬼门"是开阖玄府，有提壶揭盖之功；"洁净府"的"洁"则是清理腑道，祛除郁结之物，恢复腠理功能。

第四节
伏 气 病

中医阳伤热病都是伏气为病。《素问·阴阳应象大论》说：

冬伤于寒，春必温病。

春伤于风，夏生飧泄。

夏伤于暑，秋必痎疟。

秋伤于湿，冬生咳嗽。

《灵枢·论疾诊尺》说：

冬伤于寒，春生病热；

春伤于风，夏生飧泄肠澼。

夏伤于暑，秋生疟；

秋伤于湿，冬生咳嗽。

是谓四时之序也。

《素问·疟论》说："此皆得之夏伤于暑，热气盛，藏于皮肤之内，肠胃之外，此荣气之所舍也。此令人汗空疏，腠理开，因得秋气，汗出遇风，及得之以浴，水气舍于皮肤之内，与卫气并居。"这就是说，暑热也可以变成伏气"藏于皮肤之内"，不只是寒邪"藏于肌肤"。经文明确指出，是伏暑外感秋凉之气、浴水凉气，卫阳怫郁生热的。寒邪是病因，寒邪伤阳生水饮（治疗水饮有汗法，如小青龙汤、五苓散等；有下法，如苓桂术甘汤、桂枝去桂加茯苓白术汤等），阳气怫郁生热（治疗热有辛散、清泄、下法等法）。何廉臣《重订广温热论》说："伏气有二：伤寒伏气，即春温夏热病也；伤暑伏气，即秋温冬温病也。邪伏既久，血气必伤，故治法与伤寒、伤暑正法大异；且其气血亦钝而不灵，故灵其气机，清其血热，为治伏邪第一要义。"因此伏气病最多气滞、水饮、痰瘀等病理产物，是形成疑难杂病及各种癌病的根源。中医阳伤热病，既有燥热、湿热之分，也有气分、血分之别，临证需要仔细鉴别。从"热气盛，<u>藏于皮肤之内，肠胃之外，此荣气之所舍也</u>"得知，伏气必伤营血及瘀血。

《素问·本病论》说：

"丑未之年……民病伏阳在内，烦热生中，心神惊骇，寒热间争。以成久郁，即暴热乃生，赤风气瞳翳，化成郁疠，乃化作伏热内烦，痹而生厥，甚则血溢。"

丑未年是太阴湿土司天，"伏阳在内，烦热生中，心神惊骇，寒热间争。以成久郁，即暴热乃生，赤风气瞳翳，化成郁疠，乃化作伏热内烦"。

"巳亥之岁……民病伏阳，而内生烦热，心神惊悸，寒热间作。日久成郁，即暴热乃至，赤风肿翳，化疫，温疠暖作，赤气彰而化火疫，皆烦而燥渴，渴甚治之以泄之可止。"

就是巳亥年厥阴风木司天、寅申年少阳相火司天，都有"民病伏阳，而内生烦热，心神惊悸，寒热间作。日久成郁，即暴热乃至，赤风肿翳，化疫，温疠暖作，赤气彰而化火疫""民病上热"者。

《素问·气交变大论》说："岁水太过，寒气流行，邪害心火，民病身热烦心……"

《素问·五常致大论》说："阳明司天，燥气下临，肝气上从，苍起木用而立，土乃眚，凄沧数至，木伐草萎，胁痛目赤，掉振鼓栗，筋痿不能久立。暴热至，土乃暑，阳气郁发，小便变，寒热如疟，甚则心痛，火行于稿，流水不冰。"

以上都是运气产生的热病，特别是辰戌年、卯酉年、丑未年寒燥湿阴性寒冷之气加临，最能生热，并提出"伏阳"生热的病理变化。与此相应的人，在辰戌、卯酉、丑未年出生的人，往往寒燥湿阴性寒冷之气束闭体表，怕冷，不出汗，或但头汗出，或上半身出汗、下半身不出汗，往往阳气怫郁生热，肺不通调水道、三焦水道不通而生水湿。于此可知，五运六气体质热病，没有外邪，是寒燥湿体质郁闭于表，导致阳气郁发生热与《黄帝内经》《伤寒论》相同，是肺不通调水道、三焦水道不通而生水湿。

李东垣阳虚三联证有阴火伏郁和水湿伏郁。

综合以上论述可知，体表郁闭有三种情况，其一是外感邪气郁闭于表，阳气怫郁生热，此热病皆伤寒外感之类也；其二是运气体质束表导致阳气怫郁，此类无外感邪气；其三是李东垣阴火沸腾血分及寒湿积聚下半身，此类也没有外感邪气。三者都能导致伏气热入血分、五脏及皮、肉、脉、筋、骨等，形成顽固疾病。三者都有表证，虽不一定有外邪，但都需要解表为第一要义，扶正透邪出外。《素问·阴阳应象大论》说"善治者治皮毛"，"治皮毛"即治表。2023 年 2 月 16 日下午笔者治疗 26 例患者，有 11 人初诊"开鬼门"发汗。

总之，从《黄帝内经》到《伤寒杂病论》的伤寒热病三联证，到李东垣的内伤热病三联证，再到笔者的五运六气体质三联证，形成的中医阳伤热病三联证体系，都以伏气发病为主，是对中医基础理论的完善，对中医临床有切实重大指导意义，值得在中医临床中推广普及。

附录：伏气发展史

《素问·热论》对伤寒热病下了定义，谓"夫热病者，皆伤寒之类也……人之伤于寒也，则为病热"，确立了"热病"的病因是"伤于寒"，寒是病因，热是症状，不是"伏寒化热"，更不是"寒邪入里化热"，那寒与热的关系是什么呢？《素问·水热穴论》说："帝曰：人伤于寒而传为热何也？岐伯曰：夫寒盛则生热也。"是寒盛而生热。王冰注："寒者冬气也，冬时严寒，万类深藏，君子固密不伤于寒，触冒之者乃名伤寒。其伤于四时之气皆能为病，以伤寒为毒者，最成杀厉之气，中而即病者，名曰伤寒，不即病者，寒毒藏于肌肤，至夏至前变为温病，夏至后变为热病。然其发起，皆为伤寒致之，故曰热病者，皆伤寒之类也。"王注又说："寒毒藏于肌肤，阳气不得散发而内怫结，故伤寒者反为病热。"伤寒即伤于寒是病因，病热是症状。王冰之注皆本于张仲景《伤寒论》，不是王冰的创见，一见于《伤寒论·伤寒例》，一见于《伤寒论》第 23、48 条"面色缘缘正赤者，阳气怫郁在表……若发汗不彻，不足言，阳气怫郁不得越"。于是北宋伤寒学家韩祗在《伤寒微旨论》中大昌"伤寒乃怫阳为患"之说。王冰"夏至前变为温病，夏至后变为热病"说本于《素问·热论》，谓："凡病伤寒而成温者，先夏至日者为病温，后夏至日者为病暑。"

"冬伤于寒，春必温病""冬伤于寒，春生病热""寒毒藏于肌肤，至夏至前变为温病，夏至后变为热病""凡病伤寒而成温者，先夏至日者为病温，后夏至日者为病暑"之说被后世医家演变为伏气温病学说，与新感外感温病不同，其不同点是，伏气温病、暑病、热病的病因还是寒邪，只是把症状热换成了病名——温病、暑病，与新感温病、暑病是不一样的。

张仲景《伤寒例》概括说"伤寒之病，多从风寒得之"，而称之为"伤寒热病"，并进一步申诉说"是以辛苦之人，春夏多温热病，皆由冬时触寒所致……从立春节后，其中无暴大寒，又不冰雪；而有人壮热为病者，此属春时阳气，发于冬时伏寒，变为温病"，这种"伤寒热病"是因"冬时伏寒"导致的"热病"，属于"四时之气"——"四时正气为病"，其与"时行之气"——"时行疫气"导致的"冬温""寒疫"是不同的，《伤寒例》说"从春分以后，至秋分节前，天有暴寒者，皆为时行寒疫也。三月四月，或有暴寒，其时阳气尚弱，为寒所折，病热犹轻；五月六月，阳气已盛，为寒所折，病热则重；七月八月，阳气已衰，为寒所折，病热亦微。其病与温及暑病相似，但治有殊耳"，"其冬有非节之暖者，名曰冬温。冬温之毒，与伤寒大异"。这说明中医外感热病有三种：

第一，四时正气即四时主气导致的新感外感热病，所谓"其伤于四时之气，皆能为病"也。《伤寒例》说："《阴阳大论》云：春气温和，夏气暑热，秋气清凉，冬气冷冽，此则四时正气之序也。"如"从霜降以后，至春分以前，凡有触冒霜露，体中寒即病者，谓之伤寒也。九月十月，寒气尚微，为病则轻；十一月十二月，寒冽已严，为病则重；正月二月，寒渐将解，为病亦轻。此以冬时不调，适有伤寒之人，即为病也。"此属新感伤寒也。

其病"病发于阳"或"病发于阴"，有伤寒、温病、火湿、疫病等之分。

第二，"时行之气"——"时行疫气"导致的"冬温""寒疫"热病，如2003年的"非典"SARS病毒疫病和2019年的新冠肺炎疫病，并为此专门设置了"发热门诊"。这种疫病多是两感疫病，但不同于《素问·热论》说的表里两经"两感于寒"者，是先感于一种邪气，后又感受另一种邪气，张仲景称作"又感异气"，如2019年发生的新冠肺炎疫病就是冬末先感受非时少阳相火之气，后又感受寒湿之气而发病的，则属于两感外感疫病。

第三，《伤寒论·伤寒例》提出外感伏气为病，如"冬伤于寒，春必温病""寒毒藏于肌肤，至夏至前变为温病，夏至后变为热病""凡病伤寒而成温者，先夏至日者为病温，后夏至日者为病暑"之说，这是寒邪伏藏肌肤导致的温病、暑病、热病，寒邪是病因，并将温、暑、热症状演变为病名温病、暑病、热病，这种温病、暑病、热病均与外感寒邪有关，属于《难经》"伤寒有五"的"广义伤寒"提出广义的伤寒有五种，即中风、伤寒、湿温、热病、温病，与伤于寒的狭义伤寒不同。这种伤寒伏邪热病不同于四时新感病，治法大异。

"冬伤于寒，春必温病""寒毒藏于肌肤，至夏至前变为温病，夏至后变为热病""凡病伤寒而成温者，先夏至日者为病温，后夏至日者为病暑"之说是伤寒热病，而"冬不藏精，春必病温"是阴精亏损的温病，没有寒邪伏气。二者不可同日语，伤寒热病逐邪第一，精亏温热病补阴液第一，切记！切记！

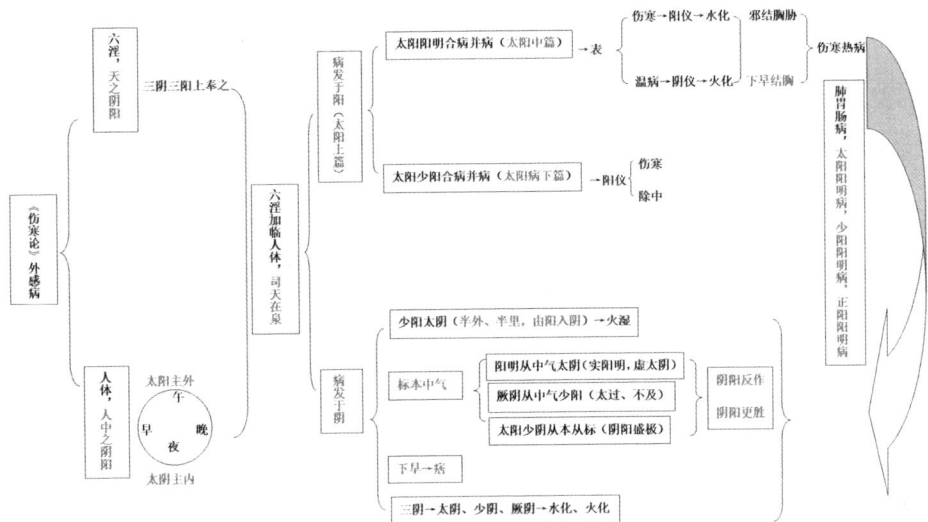

图 6-4　外感病示意图

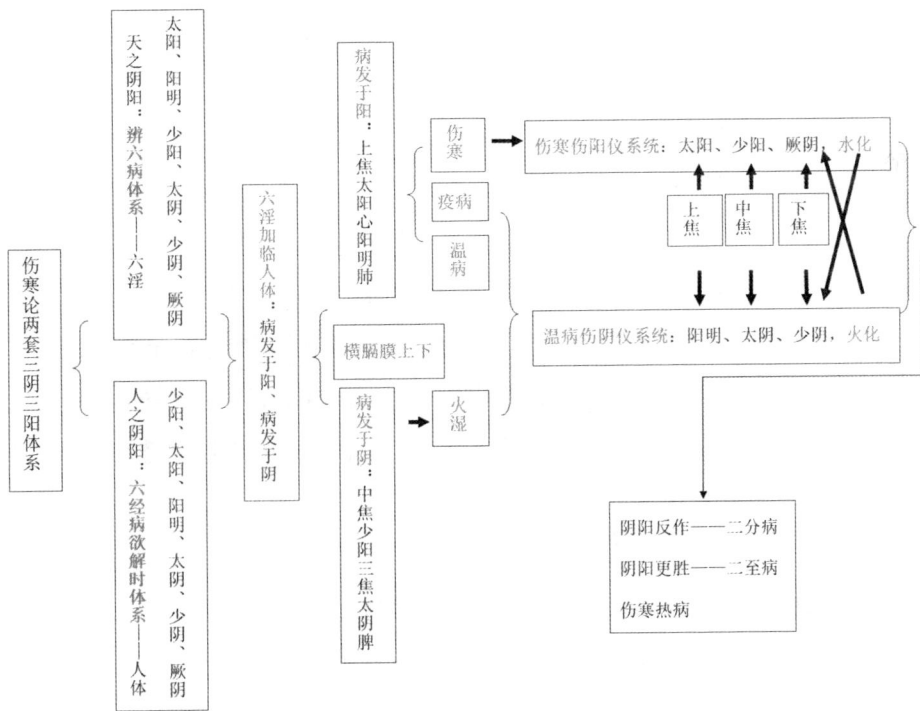

图 6-5　《伤寒论》两套三阴三阳示意图

伤寒、温病、火湿、疫病四种，虽然都属于新感外感病，但伤寒、温热、湿热三类属于四时正气为病，不传染、不流行；疫病属于非时之气为病，具有传染性、流行性，两者不可混淆。而伤寒伏气热病，虽然属于四时正气为病，但往往延时发作，不同于四时新感外感病。

《伤寒论·伤寒例》提出伤于寒更感异气则变为温虐、风温、温毒、温疫四种病，谓伤于寒"若更感异气，变为他病者，当依后坏病证而治之。若脉阴阳俱盛，重感于寒者，变成温疟。阳脉浮滑，阴脉濡弱者，更遇于风，变为风温。阳脉洪数，阴脉实大者，更遇温热，变为温毒，温毒为病最重也。阳脉濡弱，阴脉弦紧者，更遇温气，变为温疫。以此冬伤于寒，发为温病"。在先伤于寒为热病的基础上，又重新感受寒、风、温热、温气之邪气，变为杂气病，使病情更加复杂，所以应该按"坏病证而治之"。疫病多属于此类病。张仲景在《伤寒论·伤寒例》认为，中风、伤寒、温病、温虐、风温、温毒、暑病、温疫、寒疫、冬温等 10 种热病都与外感寒邪有关，归纳为"皆伤寒之类也"，故书名《伤寒论》，以"发热"为主证，张仲景直称之为"伤寒热病"。

虽然都是"伤寒热病"，但病情有浅深，治法当不同，必须"随证治之"。如《伤寒论》第 23、48 条的"阳气怫郁"在表的轻证当用小剂辛温小发其汗，如桂枝麻黄各半汤；若"阳气怫郁"加重变热，则用辛温辛凉合剂，如大青龙汤、麻杏石甘汤、越婢汤是也，可治郁热在肌肤、肺；小柴胡汤是热气怫郁在胸胁，栀子豉汤则是心火怫郁在心，等等不一也，当依"坏病证而治之"。特别是冬温、寒疫之新感疫病与"冬伤于寒，春必温病""寒毒藏于肌肤，至夏至前变为温病，夏至后变为热病""凡病伤寒而成温者，先夏至日者为病温，后夏至日者为病暑"的伏邪为病治法大异，冬温、寒疫疫病解毒逐邪为第一要义，而伏寒温病暑病要视邪伏病位而定，或汗或下或吐随之，但必以祛伏寒源头为第一要义，视标本缓急而定。

寒邪郁闭皮肤在表轻证，或只发痒或发湿疹，稍重则面色红赤，进一步则郁于胸中、胸胁、心中、肺中、胸背、颈项、四肢等处，可随证治之。王冰深悉此理，他在注《素问·热论》"人之伤于寒也，则为病热，热虽甚不死"时指出："寒毒薄于肌肤，阳气不得散发，而内怫结，故伤寒者反为热病。"北宋伤寒大家韩祗和深知张仲景《伤寒论》"阳气怫郁"之旨和王冰注的精神，他在《伤寒微旨论》中说："夫伤寒之病，医者多不审察病之本源，但只云病伤寒，即不知其始阳气郁结，而后成热病矣。"（韩祗和著：《伤寒微旨论》，北京：中医古籍出版社，影印文渊阁《四库全书》本，1986：738.）又说："寒毒薄于肌肤，阳气不得散发而怫结，故伤寒反为热病也。"于是他得出结论："伤寒之病本于内伏之阳为患也。"韩祗和弃寒邪之病因，只抓"内伏之阳"导致的热证，从而定制辛凉解表法，为后世温病派奠定了理论基础，但却偏离了张仲景伤寒热病，寒邪是伤寒热病的病因、热是伤寒热病的症状这一基本理论，基于这一基本理论，张仲景在治疗伤寒热病时往往是寒热药并用，至白虎汤证时才用辛凉重剂解表，但也有粳米、炙甘草温里。

张仲景遵从《黄帝内经》提出"伏气病"的概念，却引起了后世医家的争鸣。

喻嘉言以"冬伤于寒，春必病温"主三阳，"冬不藏精，春必病温"主少阴，"既冬伤于寒，又冬不藏精"同时并发则属于两感，其说有可取之处。而陈其昌认为悉"归少阳掌握""全赖一少阳之气为之流贯于其间"（《寒温穷源》）。

笔者认为，韩祗和"伤寒之病本于内伏之阳为患"和陈其昌认为悉"归少阳掌握"是找到了伤寒热病的底板，但言之未尽。"冬伤于寒"藏于肌肤，至"春必病温"，至"夏必病暑"，寒是病因，寒包括寒燥湿三邪，号称"伤寒之类"，温、暑是热病症状，寒毒之所以能藏于肌肤是因为少阳腑肌肤腠理阳气不足，不能祛逐寒邪外出，少阳阳气反被寒邪怫郁于内，张仲景称作"阳气怫郁"，这是"寒毒薄于肌肤，阳气不得散发，而内怫结，故伤寒者反为热病"的轻证，怫郁于胸胁、胸中、肺、结胸则加重矣，甚者导致心火内郁成郁火，则出现心烦、心中窒塞、心中懊恼或谵语等症状，心主营血主血脉，郁火伤及营血多发斑疹、疮疡、痈疽、动脉硬化、静脉曲张等证候。总之，伤寒热病是少阳三焦相火、太阳心火为病，病位多涉及阳明肺及心包络血脉。寒邪藏伏必伤人阳气，阳气受伤，水湿不化，故有水气停聚，所以《黄帝内经》设置《素问·水热穴论》专论水热病。王好古在《阴证略例》《此事难知》中认为，肺热可以逆传入心出现谵语妄言，不一定是胃热。并且邪高病下，脏腑相连，往往导致横膈膜之下腹腔内各种脏腑组织发病。而且横膈膜之下腹腔内各种脏腑组织病久了还可以逆上导致横膈膜之上的脏器组织发病，如奔豚气之类是也。最后严重者则导致奇恒之腑病。

伤寒热病，不仅"伤寒之类"外入寒邪导致热病，更多的是患者自身寒燥湿体质导致的热病，临床往往屡屡见之，同样需要发汗解表升阳散火。

对于《素问·热论》提出的伤寒日传一经说，张仲景认为过于死板，不符合临床，于是他修订为一二日、二三日、三四日等，并在《伤寒论》第4条说"伤寒一日，太阳受之，脉若静者为不传，颇欲吐，若躁烦脉数急者，为传也"，第5条说"伤寒二三日，阳明少阳证不见者，为不传也"，松散了日传一经说。

以上是言寒邪伤三阴三阳经的发病情况，在经未入于腑者"开鬼门"可汗而已，入于腑者可下"洁净府"而已，若入于脏营卫俱伤而"五脏不通，则死矣"。

伏寒热病，《灵枢》称作"寒热病""热病"，《素问》有"刺热论""评热病论"等。《灵枢·五变》说："小骨弱肉者，善病寒热……颧骨者，骨之本也。颧大则骨大，颧小则骨小。皮肤薄而其肉无，其臂懦懦然……然臂薄者，其髓不满，故善病寒热也。"

关于"伏气"说，其实《黄帝内经》早有论述，如《素问·阴阳应象大论》说：

冬伤于寒，春必温病。

春伤于风，夏生飧泄。

夏伤于暑，秋必痎疟。

秋伤于湿，冬生咳嗽。

《素问·疟论》说夏暑藏于皮肤之间、《素问·风论》说风藏于皮肤之间，说明四时之气都可以发生伏气之病，伏邪久而成积。《灵枢·贼风》说："于湿气藏于血脉之中，分肉之间，久留而不去……此亦有故邪留而未发……"《素问·缪刺论》说："夫邪之客于形也，必先舍于皮毛，留而不去入舍于孙脉，留而不去入舍于络脉，留而不去入舍于经脉，内连五脏，散于肠胃，阴阳俱感，五脏乃伤。"这都是伏邪为病。《灵枢·五变》说："余闻百疾之始期也，必生于风雨寒暑，循毫毛而入腠理，或复还，或留止，或为风肿汗出，或为消瘅，或为寒热，或为留痹，或为积聚。"此言外感邪气"循毫毛而入腠理"，或"留止"，或为"风肿"，或"留痹"，或"积聚"等都是伏邪为病。据此张鑫等指出，伏邪具有"或"性"动态时空""隐匿""自我积聚""潜证导向"的特征。邪气潜伏于身，没有固定处所，是动态变化的，如《灵枢·刺节真邪》说："虚邪之入于身也深……有所结，中于筋，筋屈不得伸，邪气居其间而不反，发为筋瘤……有所结，气归之，卫气留之，不得复反，津液久留，合而为肠瘤，久者数岁乃成，以手按之柔……有所结，气归之，津液留之，邪气中之，凝结日以易甚，连以聚居，为昔瘤，以手按之坚……有所结，深中骨，气因于骨，骨与气并，日以益大，则为骨瘤……有所结，中于肉，宗气归之，邪留而不去，有热则化而为脓，无热则为肉瘤。凡此数气者，其发无常处，而有常名也。"《灵枢·百病始生》说："是故虚邪之中人也，始于皮肤，皮肤缓则腠理开，开则邪从毛发入，入则抵深，深则毛发立，毛发立则淅然，故皮肤痛。留而不去，则传舍于络脉，在络之时，痛于肌肉，其病时痛时息，大经乃代。留而不去，传舍于经，在经之时，洒淅喜惊。留而不去，传舍于输，在输之时，六经不通，四肢则肢节痛，腰脊乃强。留而不去，传舍于伏冲之脉，在伏冲之时，体重身痛。留而不去，传舍于肠胃，在肠胃之时，贲响腹胀，多寒则肠鸣飧泄，食不化，多热则溏出麋。留而不去，传舍于肠胃之外、募原之间，留著于脉，稽留而不去，息而成积。或著孙脉，或著络脉，或著经脉，或著输脉，或著于伏冲之脉，或著于膂筋，或著于肠胃之募原，上连于缓筋，邪气淫泆，不可胜论。黄帝曰：愿尽闻其所由然。岐伯曰：其著孙络之脉而成积者，其积往来上下，臂手孙络之居也，浮而缓，不能句积而止之，故往来移行肠胃之间，水凑渗注灌，濯濯有音，有寒则䐜满雷引，故时切痛。其著于阳明之经，则挟脐而居，饱食则益大，饥则益小。其著于缓筋也，似阳明之积，饱食则痛，饥则安。其著于肠胃之募原也，痛而外连于缓筋，饱食则安，饥则痛。其著于伏冲之脉者，揣揣应手而动，发手则热气下于两股，如汤沃之状。其著于脊筋，在肠后者，饥则积见，饱则积不见，按之不得。其著于输之脉者，闭塞不通，津液不下，孔窍干壅，此邪气之从外入内，从上下也。黄帝曰：积之始生，至其已成奈何？岐伯曰：积之始生，得寒乃生，厥乃成积也。黄帝曰：其成积奈何？岐伯曰：厥气生足悗，悗生胫寒，胫寒则血脉凝涩，血脉凝涩则寒气上入于肠胃，入于肠胃则䐜胀，䐜胀则肠外之汁沫迫聚不得散，日以成积。卒然多食饮，则脉满，起居不节，用力过度，则络脉伤，阳络伤则血外溢，血外溢则衄血，阴络伤则血内溢，血内溢则后血，肠胃之络伤，则血溢于肠外，肠外有寒，汁沫与血相抟，则并合凝聚不得散而积成矣。卒然外中于寒，若内伤于忧怒，则气上逆，气上逆则六输不通，温气不行，凝血蕴裹而不散，津液涩渗，著而不去，而积皆成矣。"伏邪的重要特点是非常隐蔽，在邪气未发作时，无论是患者，还是医生都难以察觉，所以患者无主诉，临床无证可辨，即所谓潜证。在各种诱因下，最后由量变到质变突然发作。这就是最早的"伏气"说，伏气又称伏邪，伏气之名，最早见于《伤寒论·平脉法》，谓："师曰：伏气之病，以意候之，今月之内，欲有伏气。假令旧有伏气，当须脉之。"而伏邪之名，最早见于《温疫论》，谓："此邪伏膜原，即使汗之，热不能解。必俟伏邪已溃，表气渐行于内，精元自内达表，此时表里相通，大汗淋漓，邪从外解，此名战汗，当即脉静身凉而愈。"关于伏气之病，历代医家有不同的见解，有的医家认为有伏气，而且各家对伏气的病因性质及所伏部位认识也不一致，有的医家则根本否定伏气的存在。现就笔者对伏气病的认识辨析如下。

凡持伏气说者，无不推源于《黄帝内经》。认为"冬伤于寒，春必病温"，是指冬季感受寒邪，伏藏体内，至春季发为温病。这就是他们所谓《黄帝内经》的"伏寒化温"说，视为"温病伏邪病因学说的最早理论根据"（教材《温病学》绪论）。

清·钱潢不承认这是"伏寒化温"说。他在《伤寒溯源集》中说："经文之以伤于寒而曰春必温病者，盖借天地四时，以喻人身之阴阳脏腑，天人一致之理也。非谓冬月为寒邪所伤，至春而后为温病也。"寄瓢子在《温热赘言》中也说："冬伤于寒者，乃冬伤寒水之脏，即冬不藏精之互词，何得以寒邪误解，安有寒邪内入，相安无事，直待春时始发之理。"清·邵新甫说："冬伤于寒，春必病温者，重在冬不藏精也。盖烦劳多欲之人，阴精久耗，入春则里气大泄，木火内燃，强阳无制，燎原之势，直从里发。"（《临证指南》按语）陈平伯也不赞成"伏寒化温"说，谓"冬令严寒，阳气内敛，人能顺天时而固密，则肾气内充，命门为三焦之别使，亦得固腠理而护皮毛。虽当春令升泄之时，而我身之真气，则内外弥纶，不随升令之泄而告匮。纵有客邪，安能内侵"？故《黄帝内经》虽"立言归重于冬，非谓冬宜藏而他时可不藏精也。即春必病温之语，亦是就近指点。总见里虚者表不固，一切时邪，皆易感受"（《温热经纬·陈平伯外感温病篇》）。钱潢、寄瓢子、邵新甫、陈平伯四人的论述重点是冬不藏精，春必病温，不承认"伏寒"说。邵新甫认为"冬不藏精"是指肾精水耗伤，肝肾阴虚，故相火燎原，从里外发，至春少阳之气生发之时而病温。陈平伯则认为"冬不藏精"是指三焦少阳阳气，即阳精。阳精固密，邪安能侵入？总之，他们认为，"冬伤于寒"不是春天温病的直接病因，以寒邪潜伏来解释春温之病缺乏根据，因为春温没有"伤于寒"的证候，没有"寒化温"的过程。这句经文仅仅指出内因在外感病发病过程中所起的主导作用，并不说明"伏寒化温"，也不能说是"伏气温病"病因学说的最早理论根据。其实他们混淆了"冬伤于寒，春必病温"和"冬不藏精，春必病温"，这是两个不同的概念，"冬伤于寒，春必病温"属于冬伤于寒的伏寒说，"冬不藏精，春必病温"属于冬伤肾精说，怎能同日而语！

　　《伤寒论·伤寒例》说："春气温和，夏天暑热，秋天清凉，冬气冰冽，此则四时正气之序也。冬时严寒，万类深藏，君子固密，则不伤于寒，触冒之者，乃名伤寒耳……不即病者，寒毒藏于肌肤，至春变为温病，至夏变为暑病。暑病者，热极重于温也。是以辛苦之人，春夏多温热病者，皆由冬时触寒而致，非时行之气也。""从立春节后，其中无暴大寒，又不冰雪，而有人壮热为病者，此属春时阳气，发于冬时伏寒，变为温病。"《黄帝内经》明确提出寒邪内伏之事，但没有提出邪伏部位的问题，是《伤寒论·伤寒例》首创"伏寒变为温病"说，即"伏寒热病"说。《伤寒论·伤寒例》此说乃寒邪伏藏导致阳气怫郁的热病，即"寒毒藏于肌肤，至春变为温病，至夏变为暑病"，仍属于四时正气为病，不是热从里发，不是"伏气温病"，需要解表。而"冬不藏精，春必病温"，才是"伏气温病"，需要直清里热。其实《伤寒论·伤寒例》的四时正气病里已经包含了新感温病说，但直到明清才加以完善新感温病说而已。

从魏晋至宋元的医家多宗《伤寒论·伤寒例》之说，直到明代吴又可才奋起批判《伤寒论·伤寒例》的伏气学说。他说："所言冬时严寒所伤，中而即病者为伤寒，不即病者，至春变为温病，至夏变为暑病。然风寒所伤，轻则感冒，重则伤寒。即感冒一证，风寒所伤之最轻者，尚尔头疼身痛、四肢拘急、鼻塞声重，痰嗽喘急、恶寒发热，当即为病，不能容隐，今冬时严寒所伤，非细事也，反能藏伏过时而发耶……何等中而不即病者，感则一毫不觉，既而延至春夏，当其已中之后，未发之前，饮食起居如常，神色声气，纤毫不异，其已发之证，势不减伤寒？况风寒所伤，未有不由肌表而入，所伤皆营卫，所感均系风寒，一者何其蒙懵，藏而不知，一者何其灵异，感而即发。同源而异流，天壤之隔，岂无说耶？既无其说，则知温热之源，非风寒所中矣。"（《温疫论·伤寒例正误》）吴又可大胆向千古旧说宣战，干脆否定伏气学说，一针见血地指出人体感邪不可能"藏伏过时而发"，他的用意在申明"温热之源非风寒所中"，然又称所感"异气"为伏邪，首创"伏邪"之名，谓"温疫之为病，非风、非寒、非暑、非湿，乃天地间别有一种异气所感"，"此邪伏于募原"。既谓外感"异气"，则属外感温病范畴，其感而即发，不当因其感传受邪部位在里而称为伏邪，以致混淆了外感病与内伤病的界限。以苦心力学之士，尚不免智者千虑之失，尚何怪后人之无从取法，青白不分哉！甚矣学问之难也！

清·刘松峰亦否认伏寒说，谓："人伤于寒，岂能稽留在身，俟逾年而后病耶。"（《松峰说疫》）清·柳宝诒亦反对寒伏肌肤说，谓："若皮肤有卫气流行之处，岂容外邪久伏？""其所受之寒……断无伏于肌肤之理。"（《温热逢源》）

吴又可所倡外感"伏邪"说，使伏气温病学说突破了"伏寒"这一病因上的旧说，推动了病因学说的发展，得到后世一些医家的支持，并不断扩充其内容。叶天士《三时伏气外感篇》就指出不同季节有不同的伏气病。叶子雨说：

"伏气之为病，六淫皆有，岂仅一端。"刘吉人在《伏邪新书》中开卷就指出："感六淫而不即病，过后方发者，总谓之曰伏邪。夫伏邪有伏燥，有伏寒，有伏风，有伏湿，有伏暑，有伏热。已发者，而治不得法，病情隐伏，亦谓之伏邪；有初感治不得法，正气内伤，邪气内陷，暂时假愈，后仍复作者，亦谓之伏邪。有已发治愈，而未能尽除病根，遗邪内伏又复发，亦谓之伏邪。"把伏邪的范围，由"伏寒"扩大为"六淫伏邪"，这符合《黄帝内经》四时伏邪说。由于病因的扩大，使伏气温病的范围大为扩充。如沈宗淦说："伏气为病，皆自内而之外，不止春温一病。盖四时之气皆有伏久而发者，不可不知也。"（《温热经纬·仲景伏气温热篇》）这种"伏邪"病因学说的发展，是病因学说的畸形发展，证诸临床，并不符合实际情况。他们没有认识到感受外邪由口鼻吸受传里发病外传，与内伤火病由内发病外传的区别，故统称之为"伏邪"。虽然外邪传里发病再外传，需要的时间可能比由表部受邪发病的时间长一些，但尚仍属外感病范围，为实邪。如柳宝治说："伏温是外感中常有之病，南方尤多，非怪证也。"（《温热逢源》）南方多湿热病，湿热之邪由口鼻吸入传里发病再外传，薛生白《湿热病篇》论述甚详，此不赘言。内伤火病，因虚而起病，属内伤范围，为虚火，必须审别清楚。后来一些医家有所察觉醒悟，于是开始扬弃外感"伏邪"说，重新寻求在临床中常见的内生外发火热病证的病因。何廉臣在论述伏气温病病因时就避开旧论，重视于"温热"二字，直截了当地说："凡伏气温热皆是伏火。"（《重订广温热论》）揭开了伏气温病的真正病因及病理变化本质的千古之谜，首次明确"伏火"为伏气温病的共同病因，并进一步明确指出"伏火"包括君火相火二气，认为"发自少阳胆经者，必相火炽"，"发于太阴肺经者，必君火被内风相煽，蒸肺津而消胃液"，"肝络郁而相火劫液""心络郁而君火烁阴"（《重订广温热论》）。至此，伏气温病发生了天翻地覆性的大革命，发生了根本性的质的变化，已由外感六淫"伏邪"说，转变为内伤君相二火的"伏火"说。认定由内达外的发热病，即是内伤火病。这对认识由内达外发热病的病因病理、临床证候、诊断、治疗及用药，无疑将是十分重要的。何氏将他的"伏火"学说，概括为一因、二纲、四目。一因即"伏火"这一病因；二纲即燥火、湿火二大纲领；四目即兼、挟、复、遗四个子目。盖"温热皆伏火",但"同一伏火,而湿火与燥火,判然不同"(《重订广温热论》),故何氏以湿火证治与燥火证治,作为大纲。心火乘于脾土,火土二家为病而生湿火。刘河间、李东垣、朱丹溪均有此说。相火蒸腾灼阴伤液而为燥火,故何氏谓"湿火与燥火,判然不同。"这是对朱丹溪"湿热、相火为病甚多"(《格致余论·叙》)说的发挥。何氏认为燥火、湿火之辨尚不能尽"伏火"治法之全貌,故又纬之以兼、挟、复、遗四目。其论治伏火与兼邪的关系谓:"治法以伏邪(火)为重,他邪为轻,故略治他邪,而新病即解。"(《重订广温热论·论温热兼证疗法》)论治伏火与挟邪的关系则主张:"以挟邪为先,伏邪(火)为后,盖清其挟邪,而伏邪(火)始能透发,透发方能传变,传变乃可解利也。"(《重订广温热论·温热挟症疗法》)论复症则赅其食复、劳复、自复、怒复、四损、四不足之复的治法。论遗症则详列二十二症之异治。此论重点突出,观点明确,纲举目张,形成颇为系统的辨治体系。

今人王季儒在《温病刍言》中中肯地说:"阴虚内热就是温病的伏邪。"阴虚火旺则发热。"阴虚"包括营血之虚和肾水之虚,"内热"包括君相二火亢盛。伏气温病学说,经过几千年激烈的争鸣,直到今天才确立了合符客观实际的名副其实的内容。不过应该为其正名,名正才能言顺。所以,伏气温病应改名为内伤火病,脱离温病范畴,纳入内伤轨道。

再从伏气的内伏部位及外发途径辨析:晋唐时期,对伏气部位的认识,多袭《伤寒论·伤寒例》"寒毒藏于肌肤"说,后世医家在实践中大多舍弃《伤寒论·伤寒例》意见,又提出邪伏少阴、邪伏膜原和邪伏血气三种主要观点。

庞安常首创"邪伏少阴"(《伤寒总病论》)说,其后周禹载、叶天士、喻嘉言、张路玉、章虚谷、王孟英、柳宝诒等人均宗邪伏少阴说,而柳宝诒对此阐发最详,柳宝诒说:"其所受之寒,无不伏于少阴,断无伏于肌肤之理。""邪伏少阴,随气血而动,流行于诸经,或乘经气之虚而发,或挟新感之邪而发。其发也,或由三阳而出,或由肺胃;最重者热不外出,而内陷于手足厥阴;或肾气虚,不能托邪,而燔结于少阴。是温邪之动,路径多歧,随处可发"(《温热逢源》)。柳氏还把伏少阴之邪,分为少阴伏寒和少阴伏温两种情况。谓"伏寒化热，由少阴而发，每有骨节烦疼，腰脊强痛之证"，此由少阴外发太阳也；"若伏温化热，由少阴而出，间有不涉于胃者"，此由少阴外发太阳阳明也。柳氏既认为"皮肤有卫气流行"，不能"容外邪久伏"，而少阴肾为元气、卫气生发之处（《黄帝内经》曰"卫出下焦"），生命之根蒂，岂能容忍客邪盘踞耶？可见柳氏之说，有自相矛盾之处，认理欠真，也是学力未到矣。可见医之为道，非博识不能至其简约，非精不能明其理，难矣哉！

仔细推敲审度《温热逢源》一书原文，其"伏寒化热"一说，实际上应是少阳之气不足，生发之气下陷于肾，阳不生阴不长，心火偏盛于上的病理变化，故柳氏谓"寒邪化热而发之证，外虽微有形寒，而里热炽甚，不恶风寒，骨节烦痛，渴热少汗"（《温热逢源》）。其实，外微有形寒是阳虚的表现，不是感受外邪，此乃认证之差讹。阳虚卫气不流行，津液郁结凝阻络脉，则骨节烦疼。其"伏温化热"一说，实际上应是肾水亏损，水不养相火，相火蒸腾的病理变化。故柳氏谓"伏温由少阴而发，外出于三阳经证，内结于胃腑，则见阳明腑证……不归于胃腑，而即窜入厥阴者，在手厥阴则神昏谵语，烦躁不寐，甚则狂言无序，或蒙闭不语。在足厥阴则抽搐蒙痉，昏眩直视，甚则循衣摸床"（《温热逢源》）。相火亢盛，其势燎原，外发三阳，内烁三阴，其证最危重，预后多不良。

吴又可首创"邪伏膜原"说，其后薛生白、俞根初、蒋问斋、张锡纯等人均主张此说。但吴氏指其为"杂气"内伏之地，薛氏指其为湿热入舍之所，俞氏、蒋氏、张氏则指其为冬寒久伏之处。如俞根初《通俗伤寒论》说："伏温内发，新寒外束，有实有虚，实邪多发于少阳膜原，虚邪多发于少阴血分阴分。"蒋问斋《医略十三篇》说："伏邪者，冬寒伏于膜原之间，化热伤阴，表里分传，多为热证。"张锡纯《医学衷中参西录》更是大张此说："寒气之中人也，其重者即时成病，即冬令之伤寒也；其轻者微受寒侵，不能即病。由皮肤内侵，潜伏于三焦脂膜之中，阻塞气化之升降流通，即能暗生内热，迫至内热积而益深，又兼春回阳生，触发其热，或更薄受外感，以激发其热，是以其热自内暴发，而成温病，即后世方书所谓伏气成温也。"从张氏所述，可以悟觉以下三个问题：一是寒伤少阳，生发之气下陷，三焦之气不能周流贯通全身，阳不生阴不长，心火内生；二是心火借春末夏至前君火主时之时，可增加心火偏盛之势；三是新感外邪引动内伤火病而发病。准此，则伏气温病是指内伤火病兼感外邪。少阳主膜原人皆知之，太阴主膜原则鲜为人知。如张隐庵说："太阴在内主膜原。"（《黄帝内经素问集注》）薛生白亦主少阳、太阴同主膜原说，谓"膜原者，外通肌肉，内近胃腑，即三焦之门户，实一身之半表半里也"（《湿热病篇》）。少阳三焦不能通调水道，脾失健运不能运输津液，加之心火乘脾，热蒸湿动，故湿火之邪多居膜原。其外发途径，薛氏认为多在"阳明、太阴"二经；吴又可认为在"太阳居多，阳明次之，少阳又次之"；薛氏和吴氏各执其偏，一重于里，一重于表，故蒋氏合二家之说，认为膜原邪气外发多"表里分传"。

　　章虚谷力倡"邪伏血、气之中"，有"荣血中伏热之邪"（《温热经纬·内经伏气温热篇》）。并认为"温病初由伏邪，随气血流行，在诸经中，及其邪之发也，不知从何经而动。既发之后，各随其邪所在之经而治之"（《温热经纬·仲景伏气温病篇》）。心主君火，心主血脉，心火亢盛必伏于血脉之中。三焦主相火，三焦主气，相火亢盛必走于气分。故云君相二火亢盛必伏于血、气之中。俞根初、王孟英、何康臣等人均倡此说。如俞根初说："虚邪多发于少阴血分阴分。"王孟英说："伏气温病，自里出表，乃先从血分而后达于气分。"（《温热经纬·叶香岩外感温热篇》）内伤之火伏于血、气之中，此为正论，可师可法。

　　总之，伏气温病的病因病理、内伏部位、外发途径，通过长期的临床实践在其漫长的发展过程中，经过历代医家的激烈争鸣和不断的临床总结，重新寻找到了伏气温病的病因是"伏火"，内伏部位在血、气之中，外发途径为表里六经。

　　手少阴心主君火，相火下有足少阴肾水承之，故古人有火伏少阴的见证。少阳三焦主相火，故古人有火伏少阳的见证。君火走血分，相火走气分，故古人有火伏血、气的见证。

　　其实外感"伏邪"说，《伤寒论》多有阐释。如《伤寒论》第23、48条的"阳气怫郁"在表的当小发其汗，而麻杏石甘汤、越婢汤则是"阳气怫郁"在肺，小柴胡汤则是热气怫郁在胸胁，栀子豉汤则是心火怫郁在心，等等不一也，当依"坏病证而治之"。特别是冬温、寒疫之新感疫病与"冬伤于寒，春必温病""寒毒藏于肌肤，至夏至前变为温病，夏至后变为热病""凡病伤寒而成温者，先夏至日者为病温，后夏至日者为病暑"的伏邪为病治法大异，冬温、寒疫疫病解毒逐邪为第一要义，而伏寒温病暑病要视邪伏病位而定，或汗或下或吐随之，但必以祛伏寒源头为第一要义，视标本缓急而定。

《伤寒论》汗、吐、下误治后的条文见下：

太阳篇 49 条

阳明篇 11 条

太阴篇 2 条

厥阴篇 4 条

霍乱篇 1 条

其中不见少阳和少阴的条文。太阳、阳明、厥阴三篇合为 64 条属于"病发于阳"，太阴、霍乱二篇合为 3 条属于"病发于阴"。看来汗、吐、下的误治主要来源于"病发于阳"诸篇，由于汗、吐、下的误治，一是导致病邪由浅表向深里传变，可以深入经络、脏腑、气血形成痼疾，往往形成外感伏邪藏匿身体内损害身体，多生气滞；二是导致肺的宣发、肃降功能失调，使肺的出入升降和代谢功能失常，而出现气滞、痰饮、水气、血瘀等病理产物而形成内生病邪伏匿身体内损害身体。所以伏邪有外邪和内邪之分。这就是伏邪发生的病理特点。

既然有伏邪存在，就必然有伏邪存在的表现，如颈项僵强头晕，肩背困重如压石头，肩背按压疼痛，无汗畏寒怕冷，或汗出怕风，或但头汗出，或上热下寒，或阳气怫郁，或胸痛胸闷，或水肿痰饮，或体节疼痛，或默默不欲饮食，或进食汗出，或进食无汗，或大小便不调等不同表现。

伏邪的发病部位，或只"病发于阳"，或只"病发于阴"，或表里同病。

总之，伏邪的潜伏病位，虽有藏于肌肤、肌肉、膜原、脏腑、气、血之不同异名，统一名之在少阳三焦腑腠理，因为腠理在肌肤、肌肉、脏腑之中，腠理中有血道、气道，一言以蔽之，伏邪藏匿腠理。

伏邪所伏时间不等，有的几天，有的几个月，有的几年或几十年。

伏邪发病，或因新感引动，或因季节引动，或因情志引动，或因积邪太重引动，总之不一而已。

伏邪发病特点，或久病反复发作，或有周期性发作，或有时间性发作，或病位固定，或病位不固定，总之会根据患者的体质及病性不同而有不同表现。

伏邪的治疗总原则只有一个，即开通透邪法，那就是《伤寒论》给的"开通"上焦太阳阳明，谓"上焦得通，津液得下，胃气因和，身濈然汗出而解"，恢复肺的宣发、肃降及出入升降、代谢功能，通过汗、吐、下之法把病邪祛逐体外，于是就出现了各种排病现象。"上焦得通"有两个含义：一是说肺的宣发功能从外通，"汗出而解"（肺主天气，"清阳为天"，"清阳发腠理"《素问·阴阳应象大论》），"开鬼门"也；二是说肺的肃降功能从里通，"津液得下，胃气因和"而解。肺主天气，天气下降，"天气下为雨""浊阴出下窍"（《素问·阴阳应象大论》）即是"津液得下"。肺主肃降，天气下降而津液润通其下，"胃气因和"就无"胃家实"了，"洁净府"也。治疗方法尽在《伤寒杂病论》——《伤寒论》《金匮要略》之中，就不一一列举了。总之，万病不离腠理六经，万病不治求太极。

《黄帝内经》云：正气存内，邪不可干。邪气之所以内伏，必是正气不足。所以治疗伏邪，不论是从外解，还是从内解，必以扶正祛邪为常法。

太阳主外，太阴主内，排除病邪之出路，外出者从太阳在表以汗（包括泪、衄、斑疹等），内出者从太阴在里以吐下（包括咳痰涎、吐、泻、便、尿、经带、矢气、嗳气、呃逆等）。这个排病过程先是"病发于阳"的部位见热、汗、吐、呕或痰涎，后见"病发于阴"的部位而见腹泻、腹痛、小便、经带等。

"病发于阳"可以导致许多种病证，如体表外壳病、"半在里，半在外"、胃家实、蓄血证、蓄水证、热入血室等。

寒邪郁闭皮肤在表轻证，或只发痒或发湿疹，稍重则面色红赤，进一步则郁于胸中、胸胁、心中、肺中、胸背、颈项等处，可随证治之。

不仅如此，当笔者理解了五运六气体质说之后，临床中发现五运六气体质说亦存在伤寒热病，即伤寒类之热病，即寒燥湿阴邪类，如阳明卯酉和太阳辰戌年出生的人，多出汗少或无汗，而多火热病，当属于伤寒热病范畴。其实李东垣的阳虚阴火病亦当属于伤寒热病范畴内。这样虽然扩大了伤寒热病的范围，却非常适合临床应用。

张仲景不仅将《黄帝内经》以症状为名的"热病"改造为以病因为名的"伤寒"，并将《素问·热论》的"狭义伤寒"发展为《难经》的"广义伤寒"，而且将病因和症状分别隶属于两套三阴三阳体系中。病因六淫属于外来的天之阴阳，将其归属于《素问·六元正纪大论》和《素问·热论》中的三阴三阳次序，为太阳→阳明→少阳→太阴→少阴→厥阴，这一套三阴三阳系统是风寒暑湿燥火六淫的代名词，称作"某某之为病"，并根据病邪进入人体的途径不同，分为"病发于阳"和"病发于阴"两个大病位，笔者称作三阴三阳辨证；而其寒热症状属于人体之阴阳，为六经欲解时的三阴三阳次序，为少阳→太阳→阳明→太阴→少阴→厥阴，源于《素问·四时刺逆从论》，称作"某某病"，并以横膈膜上下为界，三阳在横膈膜之上（包括阳仪系统），三阴在横膈膜之下（包括阴仪系统），邪结横膈膜之上，病发横膈膜之下，称作"邪高痛（病）下"，笔者称作六经辨证。

张仲景以春夏秋冬四时论四时正气为病，却以春分秋分二分（卯酉赤道线）为界论疫病，秋分至春分得非时之温热发为冬温疫病，春分至秋分得非时之寒冷发为寒疫病，继承发展了《黄帝内经》五疫说和五之气至二之气的温疫说。

外感天之阴阳的六淫，要以三阴三阳来辨证，辨六淫属性，名"某某之为病"。人感受六淫，要以人之阴阳六经辨证，辨病位病势，名"某某病"。

"伏邪"就如"冬眠"的动物或冬藏的植物，会在适当环境下复苏而发病。

第五节
中医阳伤热病三联证体系发病

　　无论是《黄帝内经》《伤寒论》的外感寒邪伤阳气发病，还是李东垣《脾胃论》的内伤阳气发病，都是因为阳气不足而发病。从外感来说，阳气固秘守外则外邪不得入侵人体，《素问·生气通天论》说："苍天之气，清净则志意治，顺之则阳气固，虽有贼邪，弗能害也。"从内伤来说，阳气健旺，脾胃腐熟水谷生化营卫血气神，则常有天命，正气存内，邪不可干。发病都是因为阳气不足矣。《素问·生气通天论》说："阳气者，若天与日，失其所则折寿而不彰，故天运当以日光明，是故阳因而上卫外者也。"那么人体的阳气是什么呢？是君火和相火，相火寄予肝胆，故《素问·逆调论》说："肝一阳也，心二阳也。"肝应春风，故《素问·阴阳应象大论》说"阳之气，以天地之疾风名之"，风性为阳。《素问·刺禁论》说"心部于表"。肝主春气，心主夏气，所以《素问·四气调神大论》说："春三月……此春气之应养生之道也，逆之则伤肝，夏为寒变，奉长者少……逆春气，则少阳不生，肝气内变。逆夏气，则太阳不长，心气内洞。"少阳三焦相火和太阳心君火，则是少阳相火起主导作用，先有"少阳不生"，后有"太阳不长"，故称肝为将军之官，将军的职责就是防卫边防和平定内乱的。故《素问·生气通天论》说："风者，百病之始也。"《素问·风论》说："风者，百病之长也。"风为百病之始之长，就是阳气为百病之始，并演变成"卫气为百病之母"。风之阳性趋上，故风府、风池、风门诸穴在上，因为头为诸阳之会。而《素问·疟论》说："卫气一日一夜大会于风府，其明日日下一节。"卫气者，阳也。"邪气客于风府"，"卫气之所在，与邪气相合，则病作"，可知病的发作，必是正邪相争。

　　将军之所以有此本事，是因为三焦相火的寄予。而少阳三焦相火腐熟水谷而生营卫，卫气才是人体阳气生发的主力军，所以《黄帝内经》非常重视卫气，设有《卫气》《卫气行》《卫气失常》来专门论述卫气理论。

左侧阳仪系统阳气病就是风病，《黄帝内经》有《素问·风论》《灵枢·九宫八风》。《素问·风论》说："风之伤人也，或为寒热，或为热中，或为寒中，或为疠风，或为偏枯，或为风也，其病各异，其名不同，或内至五脏六腑，不知其解……风气藏于皮肤之间，内不得通，外不得泄，风者善行而数变，腠理开则洒然寒，闭则热而闷，其寒也则衰食饮，其热也则消肌肉，故使人怢栗而不能食，名曰寒热。"《灵枢·九宫八风》说："风从其所居之乡来为实风，主生长养万物；从其冲后来为虚风，伤人者也，主杀，主害者。"《灵枢·刺节真邪》说："大风在身，血脉偏虚，虚者不足，实者有余，轻重不得，倾侧宛伏，不知东西，不知南北，乍上乍下，乍反乍复，祛倒无常……真气者，所受于天，与谷气并而充身者也。正气者，正风也，从一方来，非实风，又非虚风也。邪气者，虚风之贼伤人也，其中人也深，不能自去。正风者，其中人也浅，合而自去，其气来柔弱，不能胜真气，故自去。虚邪之中人也，洒淅动形，起毫毛而发腠理。其入深，内搏于骨，则为骨痹。搏于筋，则为筋挛。搏于脉中，则为血闭不通，则为痈。搏于肉，与卫气相搏，阳胜者则为热，阴胜者则为寒，寒则真气去，去则虚，虚则寒。搏于皮肤之间，其气外发，腠理开，毫毛摇，气往来行，则为痒；留而不去，则痹；卫气不行，则为不仁。虚邪偏客于身半，其入深，内居荣卫，荣卫稍衰，则真气去，邪气独留。发为偏枯。其邪气浅者，脉偏痛。"《金匮要略》有《中风历节病脉证并治》《五脏风寒积聚病脉证并治》两篇。风善行数变，故除外感风病，做多杂病。因为厥阴风从中气少阳相火，所以张子和说"风从火断"，即看少阳相火的盛衰，少阳相火盛则风火亢盛，少阳相火衰则风阳不足，无论是风火亢盛，还是风阳不足，都容易产生气滞、痰饮、郁瘀，故怪症顽症多从风治。因为厥阴风从少阳相火，所以张子和说"休治风，休治燥，治得火时风燥了"。《金匮要略·中风历节病脉证并治》有"侯氏黑散"治"治大风，四肢烦重，心中恶寒不足者"，从"心中恶寒不足"看，当属风阳不足者。而"风引汤""除热瘫痫"，当属风火亢盛。而《金匮要略·血痹虚劳病脉证并治》的"薯蓣丸"更是治"虚劳诸不足，风气百疾"，自然属风阳不足了。

　　《伤寒论》太阳病上篇是专讲"心部于表"阳气卫外固表的,讲未病防治。《素问·四气调神大论》说:"是故圣人不治已病治未病,不治已乱治未乱,此之谓也。夫病已成而后药之,乱已成而后治之,譬犹渴而穿井,斗而铸锥,不亦晚乎?"太阳病中篇就是讲"病已成而后药之"的。张仲景非常重视营卫防御系统。《伤寒论·平脉法》说:

　　寸口卫气盛,名曰高。荣气盛,名曰章。高章相搏,名曰纲。卫气弱,名曰惵;荣气弱,名曰卑;惵卑相搏,名曰损。卫气和,名曰缓;荣气和,名曰迟;迟缓相搏,名曰沉。

　　寸口脉缓而迟,缓则阳气长,其色鲜,其颜光,其声商,毛发长。迟则阴气盛,骨髓生,血满,肌肉紧薄鲜硬。阴阳相抱,荣卫俱行,刚柔相得,名曰强也。

　　寸口脉微而涩,微者卫气不行,涩者荣气不逮,荣卫不能相将,三焦无所仰,身体痹不仁。荣气不足,则烦疼口难言。卫气虚,则恶寒数欠。三焦不归其部,上焦不归者,噫而酢吞;中焦不归者,不能消谷引食;下焦不归者,则遗溲。

　　寸口脉微而涩,微者卫气衰,涩者荣气不足。卫气衰,面色黄,荣气不足,面色青。荣为根,卫为叶,荣卫俱微,则根叶枯槁而寒栗、咳逆、唾腥、吐涎沫也。

　　趺阳脉浮而芤,浮者卫气衰,芤者荣气伤,其身体瘦,肌肉甲错,浮芤相抟,宗气衰微,四属断绝。

　　《金匮要略·中风历节病脉证并治》说:

　　寸口脉迟而缓,迟则为寒,缓则为虚,营缓则为亡血,卫缓则为中风。

　　荣气不通,卫不独行,荣卫俱微,三焦无所御,四属断绝,身体羸瘦,独足肿大,黄汗出,胫冷。

　　这是张仲景对营卫理论的高度简约概括阐述。因为营卫运行于三焦腠理以养形体,所以营卫伤则"三焦无所仰"而病。故察营卫盛衰"必先度其形之肥瘦"(《素问·三部九候论》),《素问·灵兰秘典论》说心"主不明则十二官危,使道闭塞而不通,形乃大伤",心主神主血脉,如果血脉神道闭塞不通，形体失养乃大伤。营卫生于水谷精微，宗气亦生于水谷精微，所以营卫衰则"宗气衰微"。胃气上行于手太阴肺脉，所以从寸口脉可以诊断营卫的盛衰，故《伤寒论》首出脉诊——《辨脉法》《平脉法》。

《素问·阴阳应象大论》说："天之邪气，感则害人五脏。"

《素问·缪刺论》说：

"夫邪之客于形也，必先舍于皮毛，

留而不去，入舍于孙脉，

留而不去，入舍于络脉，

留而不去，入舍于经脉，内连五脏，散于肠胃，阴阳俱感，五脏乃伤。此邪之从皮毛而入，极于五脏之次也，如此则治其经焉。

今邪客于皮毛，入舍于孙络，留而不去，闭塞不通，不得入于经，流溢于大络，而生奇病也。"

《灵枢·百病始生》说："是故虚邪之中人也，始于皮肤，皮肤缓则腠理开，开则邪从毛发入，入则抵深，深则毛发立，毛发立则淅然，故皮肤痛。

留而不去，则传舍于络脉，在络之时，痛于肌肉，其痛之时息，大经乃代。

留而不去，传舍于经，在经之时，洒淅喜惊。

留而不去，传舍于输，在输之时，六经不通，四肢则肢节痛，腰脊乃强。

留而不去，传舍于伏冲之脉，在伏冲之时，体重身痛。

留而不去，传舍于肠胃（腑），在肠胃之时，贲响腹胀，多寒则肠鸣飧泄，食不化，多热则溏出麋。

留而不去，传舍于肠胃之外、募原之间。

留著于脉，稽留而不去，息而成积。或著孙脉，或著络脉，或著经脉，或著输脉，或著于伏冲之脉，或著于膂筋，或著于肠胃之募原，上连于缓筋，邪气淫泆，不可胜论。"

《素问·阴阳应象大论》说："故善治者治皮毛，其次治肌肤，其次治筋脉，其次治六腑，其次治五脏。治五脏者，半死半生也。"

百病"始于皮肤"，有两种传变：一是皮毛→肌肤→筋骨→脏腑通过五体传入脏腑（以风寒为主，无细菌、病毒）；二是通过皮毛入肺呼吸道、消化道、泌尿道（肺主胃、小肠、大肠、三焦、膀胱。胃小肠大肠为消化谷道，三焦膀胱为泌尿水道）的黏膜入侵传变（以温热为主，与摄入的气味所带入的细菌、病毒有关）。

风寒暑湿燥火"天之邪气"侵入人体的路径大致是皮毛→孙络→络脉→经脉→脏腑从外到内逐渐入侵的过程。《黄帝内经》反复通过"留而不去""传舍""著"强调邪气可以藏伏定植于某一病位，并通过"入舍""传舍""或著""散""淫泆"等词生动形象地描绘出邪气从病灶向外的转移、蔓延和扩散的病理现象，癌症的转移就是这一现象。

《素问·疟论》说："卫气之所在，与邪气相合，则病作……疟气随经络，沉以内薄，故卫气应乃作……疟气者，必更盛更虚，当气之所在也，病在阳，则热而脉躁；在阴，则寒而脉静；极则阴阳俱衰，卫气相离，故病得休；卫气集，则复病也。（邪气不与卫气相争则不发病）"

《素问·风论》说："风气与太阳俱入，行诸脉俞，散于分肉之间，与卫气相干，其道不利，故使肌肉膹膜而有疡，卫气有所凝而不行，故其肉有不仁也。"

《灵枢·邪气脏腑病形》说："虚邪之中身也，洒淅动形；正邪之中人也微，先见于色，不知于身，若有若无，若亡若存，有形无形，莫知其情。"《灵枢·官能》说"邪气之中人也，洒淅动形，正邪之中人也微，先见于色，不知于其身，若有若无，若亡若存，有形无形，莫知其情。"所谓"正邪"，指四时正气——主气邪气。"虚邪"，指四时客气——非时之气邪气。

《灵枢·九宫八风》说："风从其所居之乡来为实风，主生长养万物；从其冲后来为虚风，伤人者也，主杀，主害者。"所谓"实风"即"正邪"，冲后来的"虚风"即"虚邪"。

《灵枢·百病始生》说："风雨寒热不得虚，邪不能独伤人。卒然逢疾风暴雨而不病者，盖无虚，故邪不能独伤人。此必因虚邪之风，与其身形，两虚相得，乃客其形，两实相逢，众人肉坚。其中于虚邪也，因于天时，与其身形，参以虚实，大病乃成。"

主气——正邪、客气——虚邪是有季节时间性的，谓之"天忌"，如《素问·八正神明论》说："八正者，所以候八风之虚邪以时至者也。四时者，所以分春秋冬夏之气所在，以时调之也，八正之虚邪，而避之勿犯也。以身之虚，而逢天之虚，两虚相感，其气至骨，入则伤五脏……故曰：天忌不可不知也。"

《灵枢·岁露论》说："乘年之衰，逢月之空，失时之和，因为贼风所伤，是谓三虚。"

"虚邪"客气的传变规律，《素问·脏气法时论》说："夫邪气之客于身也，以胜相加，至其所生而愈，至其所不胜而甚，至于所生而持，自得其位而起。"有阴阳相加和五行相加两种。

第 六 节
百病少阳先，怪顽腠理通

无论是寒邪伤阳，还是内伤阳气不足，都是少阳受伤发病。少阳之上是相火，太阴之上是湿土，所以张子和说"万病能将火湿分，彻开轩岐无缝锁"。少阳和太阴，少阳占主导地位。李东垣在《医学发明》"病有逆从，治有反正论"中说："坤元一正之土，虽主生长，阴静阳躁，禀乎少阳元气乃能生育也。"所谓百病从脾胃生的实质，是百病少阳为先。《黄帝内经》说厥阴从中气少阳，厥阴主风，所以说风为百病长。风性为阳，就是风阳为百病长，卫阳为百病母。

少阳三焦腑是腠理，所以少阳病则腑道腠理闭塞不通，百病生焉。少阳腑腠理之中有气道、水道、血道、经络之道等，首先是少阳之气不升，气道元气气滞，需要补充三焦元气，梳理气滞。补充少阳阳气用辛甘温药，有大小阳旦汤、黄芪、人参、炙甘草等，梳理气滞则用风药，辛香走窜发散、芳香开窍，总之用入肺辛味药，因为肺主一身之气，入肺风药升阳，有辛温、辛凉之分。开发胸中大气，激活宗气。辛温风药升阳泻肺凉燥之气，辛凉风药泻郁火补肺，李东垣往往辛温辛凉风药同用，如升阳散火汤，辛甘温药有羌活、独活、防风、炙甘草、人参等风药，辛甘凉有升麻、柴胡、葛根、白芍、生甘草等风药。张元素《医学启悟》"风升生"类记载风药约 20 来种。若肃降有问题还可以用霜桑叶、枇杷叶、苏叶、杏仁、莱菔子等药。

其次，少阳三焦腑腠理有水道，水道不通，日久成痰饮，所以疏通水道，一是用利小便药，二是化痰除湿药。

再次，少阳三焦腑腠理有血道，需要用养血活血化瘀药。

总之在治疗方面，以治疗主一身之气的肺为主，以入肺辛味药为主，注重肺的宣肃，"开鬼门，洁净府"。"开鬼门"是宣、是汗法，辛开腠理，一是用发汗法，如麻黄汤、桂枝汤、葛根汤、麻黄加术汤、麻杏苡甘汤、麻杏石甘汤、麻黄细辛附子汤、升麻鳖甲汤、侯氏黑散、薯蓣丸等；二是李东垣说的升阳即是汗法。"洁净府"有吐、下两法，涌吐药可以"洁净府"，如瓜蒂散等；泻下药也可以"洁净府"（谷道），如承气汤类；利小便药也是"洁净府"（水道），如五苓散、苓桂术甘汤、栝楼瞿麦丸等。其实下瘀血汤、抵当汤、抵当丸、当归芍药散、大黄䗪虫丸等都有"洁净府"的功能。

第 七 节
治心先升阳，阳升血自旺

《素问·灵兰秘典论》说："心者，君主之官也……主不明则十二官危，使道闭塞而不通，形乃大伤，以此养生则殃，以为天下者，其宗大危，戒之戒之。"

从阳气说，心主夏三月阳气最旺时。但夏阳来源于春天阳气之升，故《素问·四气调神大论》说："春三月……此春气之应养生之道也，逆之则伤肝，夏为寒变，奉长者少……逆春气，则少阳不生，肝气内变。逆夏气，则太阳不长，心气内洞。"所以《素问·逆调论》说："肝一阳也，心二阳也。"可知少阳不生则心阳不足。何况《素问·上古天真论》说"六八，阳气衰竭于上"，《灵枢·天年》说"五十岁，肝气始衰……六十岁，心气始衰"，说明肝阳不升，则心阳不足，治心必须升阳。

从心血来说，阳生阴长，阳不升阴不长，心血自亏，阴火自旺。《素问·阴阳应象大论》说："年四十，而阴气自半也。"《素问·五常致大论》说："阴精所奉其人寿，阳精所降其人夭。"所以笔者认为，治血先升阳，阳升血自旺，血旺阴火灭，这就是李东垣升阳散火汤、火郁汤的病因病机。

第七章

《黄帝内经》六经舌诊

明代王肯堂《医镜》说"凡病俱见于舌"，并将舌象和脏腑经络联系起来，至《伤寒舌鉴》有六经舌诊，《重订通俗伤寒论》有"六经舌苔"一节专讲外感六经的舌诊。王肯堂《医镜》舌诊以舌尖候心肺，中间候脾胃，两边候肝胆，舌根候肾，一不尊《黄帝内经》文献，二不符合生理解剖。笔者根据《黄帝内经》六经标本中气理论特开设以内伤为主的六经舌诊，并根据生理解剖，定位舌尖候心脑，中间候脾胃，两边候肝肺，舌根部候肾和腑，经过 30 多年的临床应用多有效验，在笔者的临床五诊（运气诊、胸背诊、腹骶诊、舌诊、脉诊）中舌诊占有重要的地位，今公布于众，敬请同道指教。

第 一 节
《黄帝内经》六经舌诊图

笔者总结《黄帝内经》《伤寒论》有关六经脏腑的诊断部位，创建了新的六经脏腑舌诊系统，敬请同道指教。

《素问·阴阳应象大论》说："左右者，阴阳之道路也；水火者，阴阳之征兆也。"《素问·天元纪大论》说："左右者，阴阳之道路也；水火者，阴阳之征兆也；金木者，生成之终始也。"经文说得明白，左右察肝肺阴阳升降，上下察心肾水火阴阳更胜，肝木生阳气升浮，肺金生阴气降沉，枢机在中宫黄庭太极之少阳三焦太阴脾，全在标本中气理论之中，舌诊应之，人多不知道。《素问·刺禁论》说："肝生于左，肺藏于右，心部于表，肾治于里，脾为之使，胃为之市。"从面北可知，肝左肺右、心上肾下、脾胃在中是《黄帝内经》的诊断定式。标本中气理论是《黄帝内经》舌诊六经定位的基础。春应肝系统，夏应心系统，秋应肺系统，冬应肾系统，中应脾系统，这也是五脏病应该诊察的部位。

从经脉来说，心开窍于舌，脾开窍于口，"脾足太阴之脉……连舌本，散舌下"，"肾足少阴之脉……循喉咙，挟舌本"。从膜腠来说，脾、胃、大肠、小肠，三焦内膜通于舌，故其病变可显见于舌。因此，舌为心、肾、脾胃之外候。所以俞根初在《通俗伤寒论》将舌分部脏腑与三焦相统一，认为"心属上焦，故舌尖主上焦；肾属下焦，故舌根主下焦；脾胃属中焦，故舌中主中焦。另小肠与胃同属中焦，故布舌中，大肠与肾同属下焦，故布舌根，而舌之两边属脾"，而没有肺肝，实属遗憾。（图7-1）

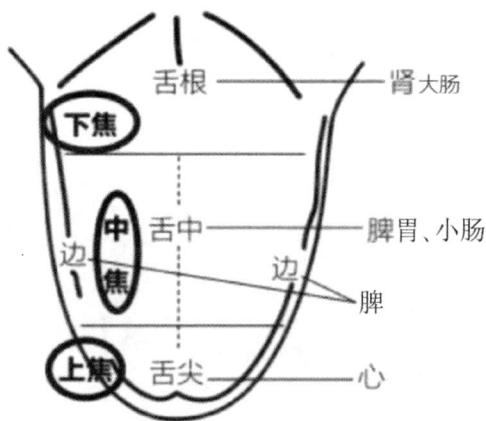

图7-1 《通俗伤寒论》舌诊图

不过俞根初认为**舌膜**"由三焦腠理直接胃肠"，俞氏谓其"白滑如苔"，甚至可见到"或燥或涩，或黄或黑"等的征象，舌膜"主三焦内膜所统"是对的。

清代张振鋆所辑《厘正按摩要术》验舌苔门中载一全舌图（图7-2）。图中左肝右肺的说法，即是根据后天八卦方位图提出的。离卦位南，离主心，故舌尖属心。坎卦位北，坎主肾，故舌根属肾。震卦位左东，震主肝，故舌左边属肝。兑卦位右西，兑主肺，故舌右边属肺。

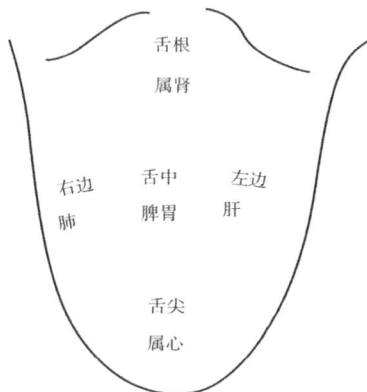

图 7-2 《厘正按摩要术》舌诊图

左手脉诊阳仪系统心肝肾，右手脉诊阴仪系统肺脾命门。

《素问·阴阳应象大论》说"心开窍于舌"，心为君火，少阳相火代君行事，二主寒热。又心主血液血脉，寒热温度是通过血脉中的血液传递到全身各处的。通过观察舌质可以知道寒热温度。《素问·五脏生成》说"心之合脉也，其荣色也"，所以舌诊首先是观察舌质色脉神。

《素问·金匮真言论》说"脾开窍于口"，《灵枢·脉度》说"脾气通于口，脾和则口能知五谷矣"。知五谷味是舌。脾主湿，舌上苔皆属于湿。

笔者根据《厘正按摩要术》和人体解剖图画出新人体六经舌诊图。

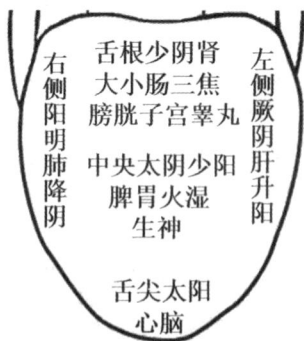

图 7-3 《黄帝内经》六经舌诊示意图

现在人的舌诊多以舌两边主肝胆，笔者认为不妥，没有《黄帝内经》文献依据，更缺乏生理学和解剖学的支持，所以笔者依据《黄帝内经》文献和解剖学绘出六经舌诊图（图7-3）。

第 二 节
修订《重订通俗伤寒论·六经总诀》
（参张子和"标本中气歌""辨十二经水火分治法"修定）

以六经钤万病，为确定之总诀。

少阳、太阴从本为中心，万病能将火湿分，彻开轩岐无缝锁。凡治内伤病，必先能治火湿。凡治火湿病，必先能治少阳。少阳之为病，实证多属于火，火太过太阴阴虚舌红无苔，甚则燥化。少阳虚形冷恶寒，太阴阳虚多湿，证多属于水，火不及舌淡多苔。

少阳从本为相火，厥阴从中火是家，风从火断汗之宜，休治风与燥，治得火时风燥了。

太阴从本湿上坐，阳明从中湿是我，燥能祛湿，湿能润燥，燥与湿兼下之可。

太阳少阴标本从，阴阳二气相包裹，湿同寒，热同火，寒热到头无两说。

第三节
《黄帝内经》六经诊法

　　《黄帝内经》重视六经，有六经生理、病理、诊断、治法、用针、用药之论述，但有外感、内伤之不同。今摘其诊法概述于下。

一、六经总论

　　《灵枢·营卫生会》说："太阴主内，太阳主外。"此言太阳心阳主外固表，《素问·刺禁论》说"心部于表"。太阳之气行于三阳。太阴湿土主三阴，《素问·太阴阳明论》说："阴者，地气也，主内……阴受湿气……伤于湿者，下先受之……太阴为之行气于三阴。"
　　太阳主夏一阴生，夏至发病要分明；太阴主冬一阳生，冬至发病心肺重。外感病以司天在泉为主，内伤病以标本中气为主。

二、外感六经诊法

　　太阳阳明心肺尊，位居胸腔治国家；
　　病发于阳分寒温，太阳阳明有分合；
　　太阳阳明伤寒病，麻黄汤剂见分明；
　　太阳阳明温病发，葛根汤剂起沉疴。
　　太阳阳明司开阖，少阳运枢营卫神。
　　太阴湿土行三阴，少阴厥阴肾肝跟；
　　阴阳顺接定吉凶，寒热胜复变化多。
　　太阴厥阴开阖司，肾为胃关枢少阴。

此三阴三阳以横膈膜分上下见于《素问·阴阳离合论》，阳根于阴。外感先上焦，次中焦，后下焦。

三、内伤六经诊法

少阳太阴病发阴，位居神阙黄庭内；少阳太阴火湿沤，营卫血气生神气；万病能将火湿分，彻开轩岐无缝锁。火湿主宰在少阳，少阳之为病，实证多属于火，虚证多属于水。大小阳旦主少阳，理中四逆太阴脾。

少阳从本为相火，厥阴从中火是家，风从火断汗之宜，休治风与燥，治得火时风燥了。太阴从本湿上坐，阳明从中湿是我，燥能祛湿，湿能润燥，燥与湿兼下之可。左右阴阳升降休，阴阳反作病发阳，厥阴从中少阳衰，肝心伤寒从水化；阳明从中太阴衰，肺肾温病从火化。

太阳少阴标本从，阴阳二气相包裹，湿同寒，热同火，寒热到头无两说。二至阴阳更胜兮，心肾交互既济差。

此以横膈膜之下腹部脾胃命门为本，胃腑命门营卫血气从左右以升降。内伤先中焦，次左右阴阳反作，后上下阴阳更胜。

四、看舌就是看少阳太阴

从心开窍于舌和脾主五谷味可知，看舌主要是看少阳相火和太阴脾湿，正如张子和所说"万病能将火湿分，彻开轩岐无缝锁"。

少阳相火代君行令，所以看舌，就是看"火湿"，火反映在舌质，湿反映在舌苔，少苔、无苔是火多，苔多、苔厚是湿多，调少阳太阴就是调舌苔。

董仲舒《春秋繁露·五行相胜》说"土者，君之官""中央者，君官也"。说明太阴脾和少阳三焦有主宰人体生命的生理功能。太阴、少阳一阴一阳，合之曰太极，《医易通说》说："中五者太极也，四方者四象也，中五之极临制四方，五行皆得中五，乃能生成，所谓物物各有一太极也。"太极之两仪，又以少阳为主导，所谓"大哉乾元，万物资始，乃统天"，即统领天下之意。故《中藏经》说："三焦者……总领五脏、六腑、荣（即营字）卫、经络，内外左右上下之气也。"中气即胃气，故《黄帝内经》说有胃气则生，无胃气则死。这就是孤的主宰之义。

神生于脾胃，舍于心，藏于血脉。脾胃主肌肉，肌肉主形体。心之华在于色，脾胃所生营卫血气充于血脉。《素问·移精变气论》说"色脉者，上帝之所贵也，先师之所传也。上古使僦贷季理色脉而通神明，合之金木水火土四时八风六合，不离其常，变化相移，以观其妙，以知其要，欲知其要，则色脉是矣。色以应日，脉以应月，常求其要，则其要也。夫色之变化，以应四时之脉，此上帝之所贵，以合于神明也……得神者昌，失神者亡。"所以舌诊主要是看神、色、形体。色包括舌质之色及苔之色，形包括舌质之形和苔之形，以及舌质之变和苔之燥润。色应日看少阳相火，脉应月看太阴水湿。

五、左右阴阳仪病——春分秋分二分病

左右肝肺阴阳升降出现问题，一是厥阴、少阳不升导致阴火舌两边淡红，左厥阴肝不升有郁堵而右阳明肺不降，还能出现舌两边凸出；二是右阳明肺金太过不降，克左边厥阴肝木不升，也会造成舌两边凸出。

下面这位患者是一个脾胃阴阳俱虚的患者，导致左右肝肺升降失常的舌象，舌左右凸起，舌尖小是心血气不足。

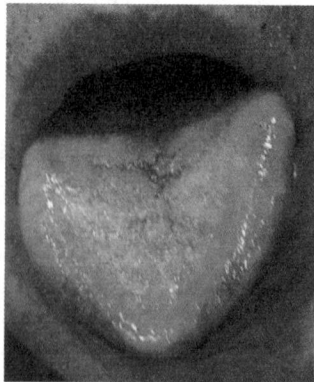

图 7-4　二分病舌象示例 1（本章舌象彩图详见书末附篇）

1. 厥阴从中气少阳主肝心阳气

人们常说，肝常有余，脾常不足，其实这只说明肝木克脾土的一面。从厥阴从中气少阳一面看，常常是厥阴少阳阳气不足导致脾胃阳虚，肝脾一起阳虚，导致阴火和水湿症状的发生。

少阳、太阴火湿病，以脾胃为病变中心，清阳不左升，浊阴不右降。《灵枢·阴阳清浊》说"清浊相干，命曰乱气"，气乱则三焦不治，《伤寒论·辨脉法》说："三焦相混，内外不通，上焦怫郁，脏气相熏，口烂蚀断也（阴火也）。中焦不治，胃气上冲（不降），脾气不转（不升），胃中为浊，荣卫不通，血凝不流。若卫气前通者，小便赤黄，与热相搏，因热作使，游于经络，出入脏腑，热气所过，则为痈脓。若阴气前通者，阳气厥微，阴无所使，客气内入，嚏而出之，声嗢咽塞（《灵枢·经脉》说'脾太阴脉……挟咽'），寒厥相追，为热所拥，血凝自下，状如豚肝，阴阳俱厥，脾气孤弱，五液注下（不升），下焦不阖，清便下重，令便数难（便秘），脐筑湫痛，命将难全。"

脾胃虚，则脾、胃、小肠、大肠、三焦、膀胱土类皆病，会导致五脏四肢百骸皆病。

黄庭太极是生命攸关之处，《素问·三部九候论》说少阳太阴主之，并说：

帝曰：决死生奈何？岐伯曰：形盛脉细，少气不足以息者危；形瘦脉大，胸中多气者死。形气相得者生。参伍不调者病。三部九候皆相失者死；

上下左右之脉相应如参舂者病甚；

上下左右相失不可数者死。

中部之候虽独调，与众脏相失者死；

中部之候相减者死；

目内陷者死。

帝曰：何以知病之所在？岐伯曰：察九候，独小者病，独大者病，独疾者病，独迟者病，独热者病，独寒者病，独陷下者病。

以左手足上上去踝五寸按之，右手足当踝而弹之，其应过五寸以上，蠕蠕然者不病；其应疾，中手浑浑然者病；中手徐徐然者病；其应上不能至五寸，弹之不应者死。是以脱肉身不去者死。中部乍疏乍数者死。其脉代而钩者，病在络脉。

九候之相应也，上下若一，不得相失。一候后则病，二候后则病甚，三候后则病危。所谓后者，应不俱也。察其腑脏，以知死生之期，必先知经脉，然后知病脉，真脏脉见者，邪胜，死也。足太阳气绝者，其足不可屈伸，死必戴眼。

帝曰：冬阴夏阳奈何？

岐伯曰：九候之脉，皆沉细悬绝者为阴，主冬，故以夜半死。

盛躁喘数者为阳，主夏，故以日中死。

是故寒热病者，以平旦死。

热中及热病者，以日中死。

病风者，以日夕死。

病水者，以夜半死。

其脉乍疏乍数乍迟乍疾者，日乘四季死。

形肉已脱，九候虽调，犹死。

七诊虽见，九候皆从者不死。所言不死者，风气之病及经月之病，似七诊之病而非也，故言不死。若有七诊之病，其脉候亦败者死矣，必发哕噫。必审问其所始病，与今之所方病，而后各切循其脉，视其经络浮沉，以上下逆从循之，其脉疾者不病，其脉迟者病，脉不往来者死，皮肤著者死。

中部即指黄庭太极——人部，由少阳、太阴组成。所谓"中部之候相减者死"，减者衰减，指脾胃虚衰不足，无营卫血气——神者死。所谓"中部之候虽独调，与众脏相失者死"，众脏指心、肝、肺、肾四脏，是说四佐心、肝、肺、肾四脏不与脾胃协调者死。心、肝、肺、肾分布在黄庭太极的上下左右，故云"上下左右之脉相应如参舂者病甚，上下左右相失不可数者死"，舂者，捣米石臼、石舂，虚则陷下。形容"其脉乍疏乍数乍迟乍疾者"。左右指左右阴阳升降反作，上下指上下阴阳更胜。

少阳相火是人体红太阳，太阴脾土是形质，少阳相火红太阳是主宰。如印度《六问奥义书》说："惟太阳为生命，惟太阴为原质，凡此一切有形体者，皆原质也。故原质即形体。"就是说少阳相火红太阳是生命的主宰者——本质，太阴脾土是有形原质。

黄庭的发病是因为少阳相火不足导致脾胃生病。所以其治疗原则，首先是补少阳相火不足，张仲景用大小阳旦汤——桂枝汤、小建中汤，李东垣用补中益气汤。少阳相火不足引起阴火，李东垣用补脾胃泻阴火升阳汤，或根据症状选用辛开苦降的半夏泻心汤、甘草泻心汤、生姜泻心汤等。

上夏下冬，二至病，冬阴和水"夜半死"，夏阳和火热"日中死"，寒热病者"平旦死"，病风者"日夕死"，日中在上，夜半在下，平旦在左，日夕在右，上下左右也。"平旦死"者阳气不出（从六经欲解时图看，阳气平旦出于少阳，日夕在阳明阳气入，左右阴阳是肝肺），最终决定于"上去踝五寸"光明穴——目命门反应区，"目内陷者死"是阳衰（春夏阳仪系统，肝一阳，心二阳，皆开窍于目）。

2. 根在腑道

前文笔者从《黄帝内经》研究得出目脑命门根源于土类小肠（关元）、膀胱（中极）、三焦（石门）及胃、大肠天生之阳腑。《素问·阳明脉解》说："四肢者，诸阳之本也。"《灵枢·终始》说："阳者主腑，阳受气于四末。"故《灵枢·九针十二原》说"六腑有十二原，十二原出于四关，四关主治五脏，五脏有疾当取之十二原"。那么"四关"是什么呢？《灵枢·小针解》解释《灵枢·九针十二原》的"粗守关"谓"粗守关者，守四肢"，说明"四关"在四肢。《灵枢·小针解》将《灵枢·九针十二原》的"四末"解释为"四末之腧"，"腧"指穴位，所以"四末之腧"指《灵枢·本输》的五输穴。因为手三阳下合于足三阳，故《灵枢·本输》说"六腑皆出足之三阳，上合于手者也"，《灵枢·邪气脏腑病形》说："胃合入于三里，大肠合入于巨虚上廉，小肠合入于巨虚下廉，三焦合入于委阳，膀胱合入于委中央，胆合入于阳陵泉。"可知《黄帝内经》独重"胫部"的原因了，故有《灵枢·根结》《灵枢·卫气》"根结"之说。《灵枢·根结》说：

足太阳根于至阴，溜于京骨，注于昆仑，入于天柱、飞扬也。

足少阳根于窍阴，溜于丘墟，注于阳辅，入于天容、光明也。

足阳明根于厉兑，溜于冲阳，注于下陵，入于人迎、丰隆也。

手太阳根于少泽，溜于阳谷，注于小海，入于天窗、支正也。

手少阳根于关冲，溜于阳池，注于支沟，入于天牖、外关也。

手阳明根于商阳，溜于合谷，注于阳溪，入于扶突、偏历也。

《灵枢·卫气》说：

足太阳之本在跟以上五寸中，标在两络命门。命门者，目也。

足少阳之本在窍阴之间，标在窗笼之前，窗笼者，耳也。

足少阴之，在内踝下上三寸中，标在背腧与舌下两脉也。

足厥阴之本在行间上五寸所，标在背腧也。

足阳明之本在厉兑，标在人迎颊挟颃颡也。

足太阴之本在中封前上四寸之中，标在背腧与舌本也。

手太阳之本在外踝之后，标在命门之上一寸也。

手少阳之本在小指次指之间上二寸，标在耳后上角下外眦也。

手阳明之本在肘骨中上至别阳，标在颜下合钳上也。

手太阴之本在寸口之中，标在腋内动也。

手少阴之本在锐骨之端，标在背腧也。

手心主之本在掌后两筋之间二寸中，标在腋下三寸也。

并说："知六腑之气街者，能知解结契绍于门户；能知虚实之坚软者，知补泻之所在。能知六经标本者，可以无惑于天下。"

而在下合穴中又独重足三里、巨虚上下廉、委阳、委中及足光明穴处。

六腑精华功能是什么？是后天生成营卫血气，生神，养先天形体，故能用六腑之原治五脏病。五脏六腑有病取其十二原。

肠胃腑道是十二经脉之海，经脉有365穴，故《灵枢·九针十二原》说："经脉十二，络脉十五，凡二十七气以上下。所出为井，所溜为荥，所注为腧，所行为经，所入为合，二十七气所行，皆在五腧也。节之交，三百六十五会……所言节者，神气之所游行出入也。""小针之要……粗守形，上守神。"所谓"形"者，先天形体也；所谓"神"者，腑道生成之营卫血气也，神气运行 365 穴位。故《灵枢经》卷一第一篇《九针十二原》讲"守形"与"守神"的关系，第二篇《本输》讲以"四末之腧"为本，第三篇《小针解》解释《九针十二原》，第四篇《邪气脏腑病形》讲有形的脏腑之病。接着《灵枢经》卷二讲《根结》《寿夭刚柔》《官针》《本神》《终始》，《灵枢经》卷三讲《经脉》《经别》《经水》，一环扣一环，递进展开，正所谓"知其要者，一言而终，不知其要，流散无穷"啊！

春生少阳之气不足，肝心寒变，邪冷恶寒，少阳三焦相火伤也。

《素问·脉解》说："所谓少气善怒者，阳气不治，阳气不治则阳气不得出，肝气当治而未得，故善怒，善怒者名曰煎厥。"肝阳虚不升的肝郁煎厥，舌诊多见舌两边及舌尖舌质红，而余处有苔。

《素问·阴阳别论》说："一阴一阳结，谓之喉痹。"

《素问·阴阳类论》说："一阴一阳代绝，此阴气至心，上下无常，出入不知，喉咽干燥，病在土脾。""三阳一阴，太阳脉胜，一阴不能止，内乱五脏，外为惊骇。"

《素问·阴阳别论》说："所谓阳者，胃脘之阳也。"脾主四肢，四肢为诸阳之主。所以阳气在脾胃，根源在少阳三焦相火，少阳三焦相火衰则五脏阳气竭。《素问·汤液醪醴论》说："其有不从毫毛而生，五脏阳以竭也。（脾胃阳）津液充廓，其魄独居，（水气独存），孤精于内，气耗于外，形不可与衣相保，此四极急而动中，是气拒于内，而形施于外，治之奈何？岐伯曰：平治于权衡，去宛陈莝，微动四极，温衣，缪刺其处，以复其形。开鬼门，洁净府，精以时服，五阳已布，疏涤五脏，故精自生，形自盛，骨肉相保，巨气乃平。"《灵枢·小针解》说："所谓五脏之气已绝于内者，脉口气内绝不至，反取其外之病处与阳经之合，有留针以致阳气，阳气至则内重竭，重竭则死矣，其死也无气以动，故静。所谓五脏之气已绝于外者，脉口气外绝不至，反取其四末之腧，有留针以致其阴气，阴气至则阳气反入，入则逆，逆则死矣，其死也，阴气有余，故躁。"

少阳三焦相火衰，心阳亦不足，水湿流下，二火不胜脾肾肝三水。如《素问·示从容论》说："今夫脉浮大虚者，是脾气之外绝，去胃外归阳明也。夫二火不胜三水，是以脉乱而无常也。四肢懈惰，此脾精之不行也。喘咳者，是水气并阳明也。血泄者，脉急血无所行也。若夫以为伤肺者，由失以狂也。不引《比类》，是知不明也。夫伤肺者，脾气不守，胃气不清，经气不为使，真脏坏决，经脉傍绝，五脏漏泄，不衄则呕。"于是有水气病痰饮病发作。

李东垣脾胃学说就是本于标本中气理论中厥阴从中气少阳不足立论的，名少阳春气不足，春夏之令不行，导致脾胃阳虚而生百病。李东垣在《医学发明》中说："坤元一正之土，虽主生长，阴静阳躁，禀乎少阳元气乃能生育也"，所以"大抵脾胃虚弱，阳气不能生长，是春夏之令不行"，阳不生阴不长而心血不足，脾不生营血，故"脾胃不足，皆是血病"。

《灵枢·天年》说："五十岁，肝气始衰……六十岁，心气始衰……七十岁，脾气虚，皮肤枯。"肝心春夏之令不行，于是阳气衰退。《素问·上古天真论》说人40岁左右阳气衰退，阳气衰退则阳不生、阴不长，故《素问·阴阳应象大论》说人"年四十，而阴气自半也，起居衰矣"。春生少阳之气不足衰退，而太阴脾湿不化，阳虚生湿，接着是水谷不能生成营卫血气上奉而心火——阴火生，所以李东垣医学的核心是抓湿热、相火为病，如朱丹溪说"因见河间、戴人、东垣、海藏诸书，始悟湿热、相火为病甚多"（《格致余论·序》），并在《局方发挥》说："火、土二家之病""悉是湿热内伤之病。"但此湿火，既非外感湿火，也非秋冬伏暑湿火，乃是内伤阳虚导致的湿火，一年皆有，随时有轻重，开始少阳、太阴阳虚，日久血虚生阴火多在上，燥热在上，寒湿多在下，开始是火、湿二家为病，日久不愈，则湿邪蓄积而成水饮、痰，甚则为湿毒；阴火行血脉之中而成瘀；日久营卫血气不足，运行失常，甚则为火毒，加之痰饮、湿毒、瘀积而气滞，这是形成各种肿瘤的主要原因。

有些人总是认为，中医只是唯象医学，没有逻辑思维，其实这些人根本没有读懂《黄帝内经》，从以上论述可知，《黄帝内经》有非常严密的逻辑思维。

3. 阳明从中气太阴主肺肾阴气

阳明从中气太阴，阳明为肺金，太阴为脾土，乃是肺脾金土互生。《素问·经脉别论》是："饮入于胃，游溢精气，上输于脾。脾气散精，上归于肺，通调水道，下输膀胱。水精四布，五经并行，合于四时五脏阴阳，揆度以为常也。"《素问·五脏别论》说："胃者，水谷之海，六腑之大源也。五味入口，藏于胃以养五脏气，气口亦太阴也，是以五脏六腑之气味，皆出于胃，变见于气口。"此言脾土生肺金。《素问·五脏别论》说："夫胃、大肠、小肠、三焦、膀胱，此五者，天气之所生也，其气象天，故泻而不藏，此受五脏浊气，名曰传化之腑，此不能久留输泻者也。魄门亦为五脏使，水谷不得久藏。"肺主天气，此言肺金生脾土。肺金与脾土可以互生，亦可以互病。如《素问·示从容论》说："今夫脉浮大虚者，是脾气之外绝，去胃外归阳明也。夫二火不胜三水，是以脉乱而无常也。四肢懈惰，此脾精之不行也。喘咳者，是水气并阳明也。血泄者，脉急血无所行也。若夫以为伤肺者，由失以狂也。不引《比类》，是知不明也。夫伤肺者，脾气不守，胃气不清，经气不为使，真脏坏决，经脉傍绝，五脏漏泄，不衄则呕。"脾土不生肺金可导致喘咳，肺金不生脾土则"脾气不守，胃气不清，经气不为使，真脏坏决，经脉傍绝，五脏漏泄，不衄则呕"。

肺、脾主天地二气而金土互生，可知其气通天，营卫血气生在这里上输于肺，表现于寸口脉，从脉诊得之。十二经脉之海的冲脉生在这里，表现于关元。所以《扁鹊镜经》以"通天"为主，谓："人与天气，治化于肺之开阖……应天之气者，动而不息，故心肺相召，以行血气也。人与地气，生化于胞之嗣育……应地之气者，静而守位，故胞络藏精，长养脏真之本也。动静相召，上下相临，阴阳相错，刚柔相司，而变由生矣。"并论述以"奇恒"诊血脉"揆度"诊经脉的方法过程。

《素问·阴阳类论》说："二阳三阴至阴皆在，阴不过阳，阳气不能止阴，阴阳并绝，浮为血瘕，沉为脓胕。"

《素问·阴阳别论》说："二阳结谓之消……三阴结谓之水。"

相火不足，水湿不化，多生水湿病，始于脾胃土，盛于下焦，泛溢周身。

《灵枢·贼风》说：

此皆尝有所伤于湿气，藏于血脉之中，分肉之间，久留而不去。

《灵枢·百病始生》说：

厥气生足悗，悗生胫寒，胫寒则血脉凝涩，血脉凝涩则寒气上入于肠胃，入于肠胃则胀，胀则肠外之汁沫迫聚不得散，日以成积……若内伤于忧怒，则气上逆，气上逆则六输不通，温气不行，凝血蕴里而不散，津液涩渗，著而不去，而积皆成矣。

肠胃外在汁沫之聚和津液不渗都能水湿伏于血脉之中，日久形成痰饮、痰瘀、气滞，积聚成瘤。

水湿病，《金匮要略》有"水气病""痰饮咳嗽病"等。

脾胃阳虚，水湿下流于下焦、肾，水饮停聚，寒湿盛，水饮或泛溢周身，或痰饮，或奔豚，或犯心而见《素问·五常致大论》说的病变，或射肺，不一而足。脾胃阳虚→水湿停聚→蓄水证、奔豚证、水气、痰饮、浮肿、腹胀。

少阳相火衰弱有多种原因：

一是外感伤阳。《素问·生气通天论》说："因于寒……因于暑……因于湿……因于气……阳气乃竭。""阳气者，精则养神，柔则养筋。开阖不得，寒气从之，乃生大偻。"这是讲外感伤阳。

二是烦劳伤阳。《素问·生气通天论》说："阳气者，烦劳则张，精绝，辟积于夏，使人煎厥。目盲不可以视，耳闭不可以听，溃溃乎若坏都，汨汨乎不可止。"这是讲烦劳伤阳。

三是饮食伤阳。《脾胃论》说："阴精所奉其人寿，阳精所降其人夭。"阴精所奉，谓脾胃既和，谷气上升，春夏令行，故其人寿。阳精所降，谓脾胃不和，谷气下流，收藏令行，故其人夭，病从脾胃生。

四是情志伤阳。《素问·生气通天论》说："阳气者，大怒则形气绝而血菀于上，使人薄厥。"《素问·阴阳应象大论》说"暴喜伤阳"。这是讲情志伤阳。

五是年龄伤阳。《素问·上古天真论》说："五七，阳明脉衰，面始焦，发始堕。六七，三阳脉衰于上，面皆焦，发始白。七七，任脉虚，太冲脉衰少，天癸竭，地道不通，故形坏而无子也……六八，阳气衰竭于上，面焦，发鬓颁白。七八，肝气衰，筋不能动，天癸竭，精少，肾脏衰，形体皆极。八八，则齿发去。"肝气衰则阳气衰竭于上，阳不生阴不长则阴气亦衰竭，故云天癸竭。所以《素问·阴阳应象大论》说："年四十，而阴气自半也，起居衰矣。年五十，体重，耳目不聪明矣。年六十，阴痿，气大衰，九窍不利，下虚上实，涕泣俱出矣。"《灵枢·天年》说："五十岁，肝气始衰，肝叶始薄，胆汁始灭，目始不明。六十岁，心气始衰，苦忧悲，血气懈惰，故好卧。七十岁，脾气虚，皮肤枯。八十岁，肺气衰，魄离，故言善误。九十岁，肾气焦，四脏经脉空虚。百岁，五脏皆虚，神气皆去，形骸独居而终矣。"《素问·方盛衰论》则说"肝气虚，则梦见菌香生草，得其时则梦伏树下不敢起"。请看，五脏始于肝阳衰，肝衰及心阳不足，肝心阳仪系统已伤矣。

六是汗吐下误治伤阳。汗吐下伤人阳气，《伤寒论》有很多论述，此不赘述。

无论是《黄帝内经》和《伤寒杂病论》的寒、热、水三联证，还是李东垣的阳虚、阴火、水湿三联证，都有水湿存在，张仲景在《伤寒杂病论》中曾设专篇水气病、痰饮病加以论述，有湿、水、痰、饮之分别，还有血不利则为水之说，湿气弥漫，水气流走，饮聚松软，痰结积聚，治疗也有发汗、攻下、吐、利小便、化瘀等多种方法。李东垣善用风药升阳除湿。临床要详细鉴别。水湿流下焦者多。水湿痰饮、瘀、气滞等病理产物多是产生肿瘤的原因。

《灵枢·根结》说：

发于春夏，阴气少，阳气多，阴阳不调，何补何泻？发于秋冬，阳气少，阴气多，阴气盛而阳气衰，故茎叶枯槁，湿雨下归，阴阳相移，何泻何补。

李东垣在《脾胃论》中说：

大抵脾胃虚弱，阳气不能生长，是春夏之令不行，五脏之气不生。脾病则下流乘肾，土克水，则骨乏无力，是为骨蚀，令人骨髓空虚，足不能履地，是阴气重叠，此阴盛阳虚之证。

发于秋冬，阳气少，阴气多，阳气不能生长，是春夏之令不行，少阳三焦衰弱，脾不能运化水液，则下流于肾，肾主骨生髓，肾病则"骨髓空虚，足不能履地"。

《伤寒论·辨脉法》说：

中焦不治，胃气上冲，脾气不转，胃中为浊，荣卫不通，血凝不流。若卫气前通者，小便赤黄，与热相抟，因热作使，游于经络，出入脏腑，热气所过，则为痈脓。若阴气前通者，阳气厥微，阴无所使，客气内入，嚏而出之，声嗢咽塞，寒厥相追，为热所拥，血凝自下，状如豚肝，阴阳俱厥，脾气弧弱，五液注下。

中有脾胃阳虚，阳虚不能气化水湿则下流于肾，多太阴脾、少阴肾、厥阴肝三阴寒湿病证。

《金匮要略·水气病脉证并治》说：

肾水者，其腹大，脐肿腰痛，不得溺，阴下湿如牛鼻上汗，其足逆冷，面反瘦……寸口脉沉而迟，沉则为水，迟则为寒，寒水相搏。趺阳脉伏，水谷不化，脾气衰则鹜溏，胃气衰则身肿。少阳脉卑，少阴脉细，男子则小便不利，妇人则经水不通，经为血，血不利则为水，名曰血分……寸口沉而紧，沉为水，紧为寒，沉紧相搏，结在关元，始时当微，年盛不觉，阳衰之后，营卫相干，阳损阴盛，结寒微动，肾气上冲，喉咽塞噎，胁下急痛，医以为留饮而大下之，气击不去，其病不除。后重吐之，胃家虚烦，咽燥欲饮水，小便不利，水谷不化，面目手足浮肿。

《金匮要略·妇人杂病脉证并治》说：

妇人之病，因虚、积冷、结气，为诸经水断绝，至有历年，血寒积结胞门，寒伤经络。凝坚在上，呕吐涎唾，久成肺痈，形体损分；在中盘结，绕脐寒疝，或两胁疼痛，与脏相连；或结热中，痛在关元。脉数无疮，肌若鱼鳞，时着男子，非止女身。在下未多，经候不匀。冷阴掣痛，少腹恶寒，或引腰脊，下根气街，气冲急痛，膝胫疼烦，奄忽眩冒，状如厥癫，或有郁惨，悲伤多嗔，此皆带下，非有鬼神，久则羸瘦，脉虚多寒，三十六病，千变万端，审脉阴阳，虚实紧弦，行其针药，治危得安，其虽同病，脉各异源，子当辨记，勿谓不然。

这都是寒湿在下焦的病。

《脾胃论·胃虚脏腑经络皆无所受气而俱病论》有如下论述。

夫脾胃虚，则湿土之气溜于脐下（按：水湿下流则克肾、膀胱，阳气不升），肾与膀胱受邪。膀胱主寒，肾为阴火，二者俱弱，润泽之气不行。大肠者，庚也，燥气也，主津，小肠者，丙也，热气也，主液。此皆属胃，胃虚则无所受气而亦虚，津液不濡，睡觉口燥咽干，而皮毛不泽也。甲胆，风也，温也，主生化周身之血气；丙小肠，热也，主长养周身之阳气。亦皆禀气于胃，则能浮散也，升发也；胃虚则胆及小肠温热生长之气俱不足，伏留于有形血脉之中，为热病，为中风（按：知中风之源乎？），其为病不可胜纪（按：心火乘于土而伤脾胃气，即是伤三焦，三焦伤即元气不足），青、赤、黄、白、黑五腑皆滞。三焦者，乃下焦元气生发之根蒂，为火乘之，是六腑之气俱衰也。

腑者，府库之府，包舍五脏及形质之物而藏焉。且六腑之气，外无所主，内有所受，感天之风气而生甲胆，感暑气而生丙小肠，感湿化而生戊胃，感燥气而生庚大肠，感寒气而生壬膀胱，感天一之气而生三焦，此实父气、无形也。风、寒、暑、湿、燥、火，乃温、热、寒、凉之别称也，行阳二十五度，右迁而升浮降沉之化也，其虚也，皆由脾胃之弱。

木旺运行北越（按：越，《说文》训度，《集韵》训坠。即肝木落入肾水之中。木旺而令其母肾实，加之湿气下流入肾，肾水得肝木之助，侮克脾土），左迁入地，助其肾水，水得子助，入脾为痰涎，自入为唾，入肝为泪，入肺为涕，乘肝木而反克脾土明矣。当先于阴分补其阳气升腾，行其阳道而走空窍，次加寒水之药降其阴火，黄柏、黄连之类是也。先补其阳，后泻其阴，脾胃俱旺而复于中焦之本位，则阴阳气平矣。

《兰室秘藏·小儿门》有如下论述。

夫癍疹始出之证，必先见面燥腮赤，目胞亦赤，呵欠烦闷，乍凉乍热，咳嗽嚏喷，足稍冷，多睡惊，并疮疹之证。或生脓疱，或生小红癍，或生瘾疹，此三等不同，何故俱显上证而后乃出？盖以上诸证，皆太阳寒水起于右肾之下，煎熬左肾，足太阳膀胱寒水夹脊逆流，上头下额，逆手太阳丙火不得传导，逆于面上，故显是证。盖壬癸寒水克丙丁热火故也。诸癍证皆从寒水逆流而作也，医者当知此理，乃敢用药。夫胞者，一名赤宫，一名丹田，一名命门，主男子藏精施化，妇人系胞有孕，俱为生化之源，非五行也，非水亦非火，此天地之异名也，象坤土之生万物也。夫人之始生也，血海始净，一日、二日精胜其血，则为男子，三日、四日、五日血脉已旺，精不胜血，则为女子。二物相搏，长生先身，谓之神，又谓之精。道释二门言之，本来面目是也。其子在腹中十月之间，随母呼吸，呼吸者，阳气也，而生动作，滋益精气神，饥则食母血，渴则喝母血，儿随日长，皮肉、筋骨、血脉、形气俱足。十月降生，口中尚有恶血，啼声一发，随吸而下，此恶血复归命门胞中，僻于一隅，伏而不发，直至因内伤乳食，湿热之气下流，合于肾中，二火交攻，致营气不从，逆于肉理，恶血乃发。诸瘾疹皆出于膀胱壬水，其疮后聚肉理，归于阳明，故三番瘾始显之证，皆足太阳壬膀胱克丙小肠。其始出皆见于面，终归于阳明肉理，热化为脓者也。二火炽甚，反胜寒水，遍身俱出，此皆出从足太阳传变中来也。当外发寒邪，使令消散，内泻二火，不令交攻，其中令湿气上归，复其本位，可一二服立已，仍令小儿以后再无二番瘾出之患，此《内经》之法，览者详之。

按：皆因湿气下流于肾所致。

固真丸　治白带久下不止，脐腹冷痛，阴中亦然。目中溜火，视物眈眈然无所见。齿皆恶热饮痛，须得黄连细末擦之乃止。惟喜干食，大恶汤饮，此病皆寒湿乘其胞内，故喜干而恶湿。肝经阴火上溢走于标，故上壅而目中溜火。肾水侵肝而上溢，致目而无所见。齿恶热饮者，是阳明经中伏火也。治法当大泻寒湿，以丸药治之。故曰寒在下焦治宜缓，大忌汤散，以酒制白石脂、白龙骨以枯其湿，炮干姜大热辛泻寒水，以黄柏之大寒为因用，又为向导。故云"古者虽有重罪，不绝人之后"，又为之"伏其所主，先其所因"之意，又泻齿中恶热饮也。以柴胡为本经之使，以芍药五分导之。恐辛热之药大甚，损其肝经，故微泻之以当归身之辛温，大和其血脉，此用药之法备矣。

黄柏（酒洗）、白芍药，以上各五分；柴胡、白石脂（火烧赤，水飞，细研，日干），以上各一钱；白龙骨（酒煮，日干，水飞为末）、当归（酒洗），以上各二钱；干姜（炮）四钱。

上件除龙骨、白石脂水飞研外，同为细末，水煮面糊为丸，如鸡头仁大，日干，空心，多用白沸汤下。无令胃中停滞，待少时以早饭压之，是不令热药犯胃。忌生冷硬物、酒湿面。（《兰室秘藏·妇人门》）

按：水湿下流于肾，则肾水侵肝，致肝肾同病，所谓"下焦风寒合病"也，"非风药行经则不可……宜升举发散以除之"。此病多弦紧沉脉、弦长脉。宜生肾炎、膀胱炎、骨病等。

《黄帝内经灵枢·五癃津液别》说："五谷之津液，和合而为膏者，内渗入于骨空，补益脑髓，而下流于阴股。阴阳不和，则使液溢而下流于阴，髓液皆减而下，下过度则虚，虚故腰背痛而胫酸。阴阳气道不通，四海闭塞，三焦不泻，津液不化，水谷并行肠胃之中，别于回肠，留于下焦，不得渗膀胱，则下焦胀，水溢则为水胀，此津液五别之逆顺也。"少阳不足，太阴不化，水谷一来不能生化成营卫血气——神，二来水谷并行肠胃流于下焦为下焦胀满，或下肢浮肿。《黄帝内经素问·缪刺论》说："邪客于足太阴之络，令人腰痛，引少腹控䏚，不可以仰息，刺腰尻之解，两胂之上，是腰俞，以月死生为痏数，发针立已，左刺右，右刺左。"此乃脾湿引发腰痛。

4. 左右阳阳仪病小结

左右阴阳仪升降出现阴阳反作的舌象常见。

图 7-5 这位患者脾胃虚弱而中下部白苔，导致舌尖心脑有心火内郁而舌尖无苔，上焦不开导致舌两边阴阳升降反作。

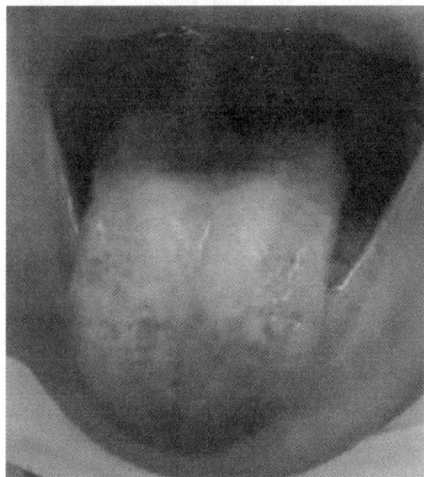

图 7-5 二分病舌象示例 2

图 7-6 是一位患有焦虑症、乳腺多发的高中生的舌象，中后部白苔，左侧肝气滞阳虚多水湿，右侧肺阴虚。左右阴阳反作。

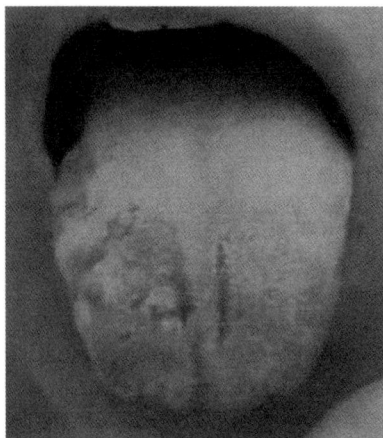

图 7-6　二分病舌象示例 3

图 7-7 是一位 50 岁腺肌症患者的左右阴阳分的舌象。

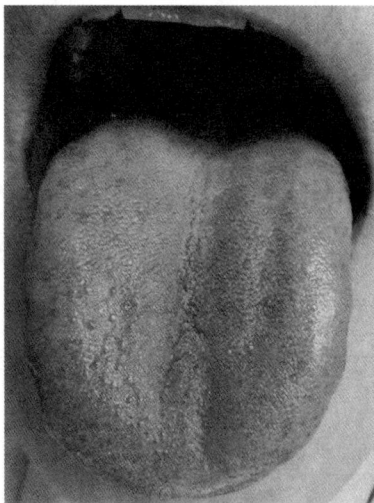

图 7-7　二分病舌象示例 4

图 7-8 这位患者是脾胃虚弱的舌象，心火——阴火下陷脾土之中，阴火日久伤阴，至下焦阴气不足。

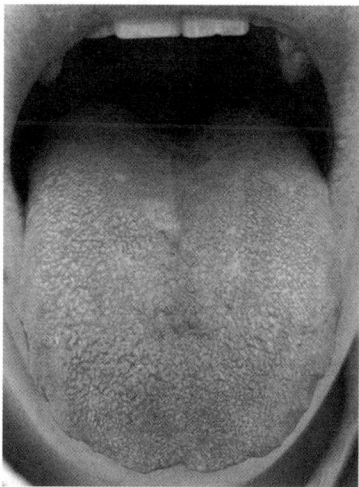

图 7-8 二分病舌象示例 5

六、太阳少阴从本从标有标本之变——夏至冬至二至病

上下者，阴阳之征兆也。

《素问·著至教论》说："三阳独至者，是三阳并至，并至如风雨，上为颠疾，下为漏病……三阳者，至阳也。积并则为惊，病起疾风，至如礔砺，九窍皆塞，阳气滂溢，干嗌喉塞。并于阴，则上下无常，薄为肠澼。此谓三阳直心，坐不得起，卧者便身全，三阳之病。"

《素问·阴阳类论》说："所谓三阳者，太阳也，至手太阴弦浮而不沉，决以度，察以心，合之阴阳之论。""二阴至肺，其气归膀胱，外连脾胃。""三阳为表，二阴为里。"

《素问·解精微论》说："夫人厥则阳气并于上，阴气并于下。阳并于上则火独光也；阴并于下则足寒，足寒则胀也。夫一水不胜五火，故目盲，是以冲风（迎风），泣下而不止。夫风之中目也，阳气内守于精，是火气燔目，故见风则泣下也。"

《素问·方盛衰论》说："雷公请问：气之多少，何者为逆？何者为从？黄帝答曰：阳从左，阴从右，老从上，少从下。是以春夏归阳为生，归秋冬为死；反之，则归秋冬为生。是以气多少，逆皆为厥。问曰：有余者厥耶？答曰：一上不下，寒厥到膝，少者秋冬死，老者秋冬生。气上不下，头痛颠疾，求阳不得，求阴不审，五部隔无征，若居旷野，若伏空室，绵绵乎属不满日。是以少气之厥，令人妄梦，其极至迷。三阳绝，三阴微，是为少气。是以肺气虚，则使人梦见白物，见人斩血借借，得其时则梦见兵战。肾气虚，则使人梦见舟船溺人，得其时则梦伏水中，若有畏恐。肝气虚，则梦见菌香生草，得其时则梦伏树下不敢起。心气虚，则梦救火阳物，得其时则梦燔灼。脾气虚，则梦饮食不足，得其时则梦筑垣盖屋。此皆五脏气虚，阳气有余，阴气不足，合之五诊，调之阴阳，以在《经脉》。"

《素问·调经论》说："帝曰：善。余已闻虚实之形，不知其何以生。岐伯曰：气血以并，阴阳相倾，气乱于卫，血逆于经，血气离居，一实一虚。血并于阴，气并于阳，故为惊狂。血并于阳，气并于阴，乃为炅中。血并于上，气并于下，心烦惋善怒。血并于下，气并于上，乱而喜忘。帝曰：血并于阴，气并于阳，如是血气离居，何者为实？何者为虚？岐伯曰：血气者，喜温而恶寒，寒则泣不能流，温则消而去之，是故气之所并为血虚，血之所并为气虚。帝曰：人之所有者，血与气耳。今夫子乃言血并为虚，气并为虚，是无实乎？岐伯曰：有者为实，无者为虚，故气并则无血，血并则无气，今血与气相失，故为虚焉。络之与孙脉俱输于经，血与气并，则为实焉。血之与气并走于上，则为大厥，厥则暴死，气复反则生，不反则死。"

《素问·水热穴论》说："黄帝问曰：少阴何以主肾？肾何以主水？岐伯对曰：肾者至阴也，至阴者盛水也；肺者太阴也，少阴者冬脉也，故其本在肾，其末在肺，皆积水也。帝曰：肾何以能聚水而生病？岐伯曰：肾者胃之关也，关闭不利，故聚水而从其类也。上下溢于皮肤，故为胕肿。胕肿者，聚水而生病也。帝曰：诸水皆生于肾乎？岐伯曰：肾者牝脏也，地气上者属于肾，而生水液也，故曰至阴。"

《金匮要略·水气病脉证并治》说："师曰：诸有水者，腰以下肿，当利小便；腰以上肿，当发汗乃愈。

师曰：寸口脉沉而迟，沉则为水，迟则为寒，寒水相搏，趺阳脉伏，水谷不化，脾气衰则鹜清，胃气衰则身肿。少阳脉卑，少阴脉细，男子则小便不利，妇人则经水不通，经为血，血不利则为水，名曰血分。

问曰：病者苦水，面目身体四肢皆肿，小便不利，脉之，不言水，反言胸中痛，气上冲咽，状如炙肉，当微咳喘，审如师言，其脉何类？师曰：寸口沉而紧，沉为水，紧为寒，沉紧相搏，结在关元，始时当微，年盛不觉。阳衰之后，荣卫相干，阳损阴盛，结寒微动，肾气上冲，喉咽塞噎，胁下急痛。医以为留饮而大下之，气击不去，其病不除。后重吐之，胃家虚烦，咽燥欲饮水，小便不利，水谷不化，面目手足浮肿。又以葶苈丸下水，当时如小差，食饮过度，肿复如前，胸胁苦痛，象若奔豚，其水扬溢，则浮咳喘逆。当先攻击冲气，令止，乃治咳；咳止，其喘自差。先治新病，病当在后。"

《金匮要略·妇人杂病脉证并治》说："妇人之病，因虚、积冷、结气，为诸经水断绝，至有历年，血寒积结胞门，寒伤经络。凝坚在上，呕吐涎唾，久成肺痈，形体损分；在中盘结，绕脐寒疝，或两胁疼痛，与脏相连；或结热中，痛在关元。脉数无疮，肌若鱼鳞，时着男子，非止女身。在下未多，经候不匀。冷阴掣痛，少腹恶寒，或引腰脊，下根气街，气冲急痛，膝胫疼烦，奄忽眩冒，状如厥癫，或有郁惨，悲伤多嗔，此皆带下，非有鬼神。久则羸瘦，脉虚多寒，三十六病，千变万端，审脉阴阳，虚实紧弦，行其针药，治危得安，其虽同病，脉各异源，子当辨记，勿谓不然。

问曰：妇人年五十，所病下利，数十日不止，暮即发热，少腹里急，腹满，手掌烦热，唇口干燥，何也？师曰：此病属带下，何以故？曾经半产，瘀血在少腹不去。何以知之？其证唇口干燥，故知之。当以温经汤主之。"

寒湿在下焦往往结于关元膀胱处则发硬或有条索结节、会阴有硬结节。如图7-9这位1963年9月12日癸卯年出生的女性患者，腹部关元膀胱处坠胀30年，会阴坠胀，肛门皮坠痛，腰骶部自觉厚硬七八年，疲乏无力，腿酸软无力，膝盖疼，心情抑郁始终无开心感。尿量少无力，时有便秘，后脑勺发紧，眼睛发紧，飞蚊症右眼重，双目内眦阵发性痒，外耳道炎20年，近一周外耳道出血，脊柱发凉怕风，遇到风流涕打喷嚏，下肢背部汗出，前腹部少，肠胃有息肉，2 年前胃底部有 27 个息肉，手术摘除。上火后头疼、眼睛疼，手心发热，出汗，盆腔炎，带下多，肚脐下、小腹有条索状结节，肺结节多年，晨起口苦。形成上热下寒体质，其舌象见图 7-9。寒湿在下郁结日久伤阴，不可盲目滋养；上焦有热，不可盲目清热解毒。

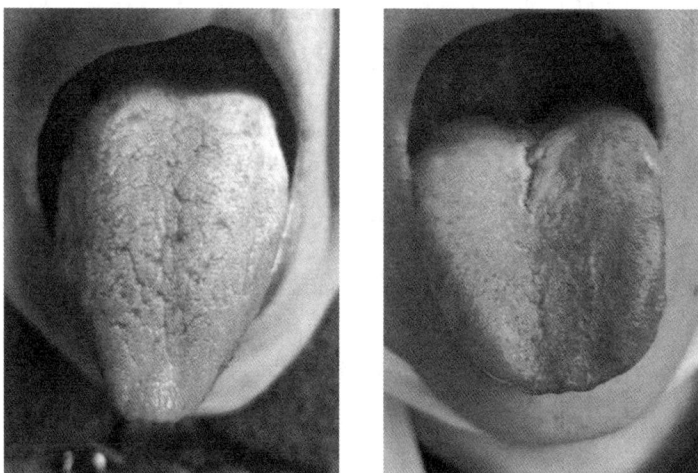

图 7-9 二至病舌象示例 1

这类患者，或夜间 11:00 ~ 12:00 心里冷，哆嗦，寒战，而且寒湿郁结日久必有瘀血，张仲景多用温经汤、栝楼瞿麦丸治疗。

夏至冬至二至病在《伤寒论》有明确记载。

1. 夏至病

看看《伤寒论·辨脉法》是怎么描述这种现象的。

"五月之时，阳气在表，胃中虚冷，以阳气内微，不能胜冷，故欲著复衣。十一月之时，阳气在里，胃中烦热，以阴气内弱，不能胜热，故欲裸其身。"

又说："问曰：凡病欲知何时得，何时愈。答曰：假令夜半得病者，明日日中愈；日中得病者，夜半愈。何以言之？日中得病夜半愈者，以阳得阴则解也；夜半得病，明日日中愈者，以阴得阳则解也。"

《伤寒论·伤寒例》又说："冬至之后，一阳爻升，一阴爻降也；夏至之后，一阳气下，一阴气上也。"

一年里的五月夏至，就是一天中的日中；一年里的十一月冬至，就是一天中的夜半。张仲景在这里说"五月之时，阳气在表，胃中虚冷"，这个时候正是盛夏季节，为什么会怕冷而"欲著复衣"呢？因为夏五月之时，盛阳向上、向外。一方面阳气得到了消耗而虚，一方面盛极则反，而一阴生于内。天人相应，善言天者，必有验于人，故在人则"阳气在表，胃中虚冷"。

夏至前后寒中，多发霍乱、伤寒、疟疾、痢疾等消化系统肠胃病。《素问·六元正纪大论》说："少阳司天之政……民病寒中，外发疮疡，内为泄满。故圣人遇之，和而不争。往复之作，民病寒热疟泄，聋瞑呕吐，上怫肿色变。"阳热在外，故"外发疮疡""上怫肿色变"。寒中，故"内为泄满"。寒中，脾胃、小肠、大肠、三焦、膀胱土类皆寒，表现在腹骶部寒凉，甚则膝以下外侧至足寒冷。针对这种夏至病，古人发明了治未病第一保健品——粽子，用粳米大枣甘温温中治疗寒中，用荷叶、竹叶、芦叶清除外热。

冬至前后热中，多发心肺系统疾病、白喉、猩红热等。《素问·六元正纪大论》说："太阳司天之政……三之气，天政布，寒气行，雨乃降。民病寒反热中，痈疽注下，心热瞀闷，不治者死。"寒在外，热在内，故"民病寒反热中"。因为"热中"，故"痈疽注下，心热瞀闷""欲裸其身"，口舌生疮溃疡等。

《伤寒论》第30条曰："更饮甘草干姜汤，夜半阳气还，两足当温。"为什么"夜半阳气还"呢？因为夜半是少阳三焦、胆所主时区，也就是相火所主时区，故曰"夜半阳气还"。故冬善病"痹厥、飧泄、汗出"。俗语说"冬吃萝卜夏吃姜，不找医生开药方"，就是这个道理。因为萝卜是凉性的，姜是温性的。夏天一阴生于内，"胃中虚冷"，所以要吃姜来温暖脾胃。冬天一阳生于内，"胃中烦热"，所以要吃萝卜来清除胃中烦热。这一现象就在我们的生活中，不过百姓日用而不知罢了，如夏五月的井水是清凉的，严冬的井水是温的。就一日而言，就是日中和夜半，日中得病"胃中虚冷"，等到夜半阳藏胃中，病就好了。反之，夜半得病"胃中烦热"，等到日中阴起胃中，病就好了。

不仅如此，《素问·六元正纪大论》也说："少阴所至，为热生（少阴之上，热气主之，外热），中为寒。太阳所至，为寒生（太阳之上，寒气主之。

外寒），中为温。"少阴与少阳同候，故有寒中。太阳之上为寒水，故与太阴一样都有热中。

夏寒中的代表图符是离卦☲及太极图中的黑点，冬热中的代表图符是坎卦☵及太极图中的白点（图7-10）。

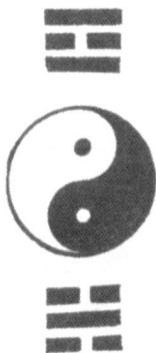

图7-10　夏至冬至寒中热中示意图

《素问·方盛衰论》说："至阴虚，天气绝；至阳盛，地气不足。阴阳并交，至人之所行。阴阳并交者，阳气先至，阴气后至。"至阴者，太阴脾水，水不足不能上升于天，故曰"天气绝"。至阳者，少阳三焦火，火有余则旱，无雨下降于地，故曰"地气不足"。能使阴气上升阳气下降，阴阳交通，这是有修养的人才能做到的事。

《灵枢·论疾诊尺》说："四时之变，寒暑之胜，重阴必阳，重阳必阴。故阴主寒，阳主热；故寒甚则热，热甚则寒；故曰寒生热，热生寒。此阴阳之变也。"故夏心主太阳，太阳之上，寒水主之；冬肾主少阴，少阴之上，热气主之。

那么在临床中，张仲景是如何处理这种特殊病证的呢？请看下文。

第176条：伤寒脉浮滑，此表有热，里有寒，白虎汤主之。（太阳病）

所有的伤寒注家，都认为"里有寒"显然有误，应作"里有热"。这真是天大的误会，梦呓之语。其实这里的"表有热，里有寒"，正是对"五月之时，阳气在表，胃气虚冷"的表述。这在《黄帝内经》里也有表述，如少阳司天之政，曰"风热参布，云物沸腾，太阴横流，寒乃时至，凉雨并起。民病寒中，外发疮疡，内为泄满。"白虎汤由知母、石膏、炙甘草、粳米四味组成，张仲景用知母、石膏清热，用炙甘草、粳米甘温温中。既然有人说白虎汤证是表里俱热，为什么张仲景不用甘寒生津养胃呢？反用炙甘草、粳米甘温药呢？真是误人子弟呀！

白虎汤是治少阳相火的主方，相火刑克肺金，病位在阳明燥金。少阳相火必克肺金，故叶天士曰"夏暑发自阳明"。

第 350 条：伤寒脉滑而厥者，里有热，白虎汤主之。(厥阴病)

这个"里有热"的"里"是指厥阴，少阳与厥阴相表里，故本条张仲景放在厥阴病篇，为什么伤寒家要把它理解成胃"里有热"呢？这与"里有寒"的"里"不在一个层次上。

正因为如此，张仲景才在第 168 条白虎加人参汤服法中注明"此方立夏后、立秋前乃可服。立秋后不可服。正月、二月、三月尚凛冷，亦不可与服之，与之则呕利而腹痛"(见《唐本伤寒论》，不见于《宋本伤寒论》)。立夏到立秋之间为夏三月，阳气在表，胃中虚冷，外热里寒，可服白虎加人参汤。因为白虎加人参汤治外热里寒。立秋以后，逐渐外寒里热，故不能服白虎加人参汤了。张仲景说得明白，奈何人们不懂其理，反"疑是后人所加"，弃而不用，可叹可悲啊！《金匮玉函经》白虎汤后也记载在立夏后到立秋前可用之，春三月及立秋后不可与的条文，并言"诸亡血虚家，亦不可与白虎汤，得之腹痛而利者，急当温之"。

宋林亿等在第 176 条原文下按说："前篇云：热结在里，表里俱热者，白虎汤主之。又云：其表不解，不可与白虎汤。此云：脉浮滑，表有热，里有寒者，必表里字差矣。又阳明一证云：脉浮迟，表热里寒，四逆汤主之。又少阴一证云：里寒外热，通脉四逆汤主之。以此表里自差，明矣。"其实，这正是张仲景对至阳、至阴的论述，白虎汤证热极(脉浮滑，厥阴少阳表里俱热，口渴舌燥而烦，欲饮)必有里寒，四逆汤证寒极(脉沉而微细，但欲寐，吐利，四肢厥逆)必有阳气外越上浮，怎么能用四逆汤证来证明白虎汤证的里寒呢？真是岂有此理。而如今的《伤寒论》教材多随其说，岂不误人子弟！

伤寒家们在这里混淆了三个层次界限。

第一，第176条的"表有热，里有寒"是白虎汤证（太阳病），时间在夏至前后，"表有热"是主证，是热证中的"里有寒"。

第二，阳明病第225条的"表热里寒"及少阴病第317条的"里寒外热"，"里寒"是主证，是四逆汤寒证中的"里寒"，"表热"是寒盛导致阳气不能收藏而浮越于外，俗称阴盛格阳、虚阳外越。阴盛可有三种表现：一是纯阴盛；二是阴盛导致阴火上浮，多胸膈头面部位出现疾病，如心肺病、咽喉病、五官病、脑血管病、神经病等；三是阴盛导致阴火外越，出现周身部位疾病，如疮疡、斑疹、发热、汗出、肿块、浮肿等，我统称之为少阳三焦相火衰而心火——阴火盛，并非虚阳上浮、外越。

第三，太阳病第168条白虎加人参汤证的"热结在里，表里俱热"及厥阴病350条白虎汤证的"里有热"，是少阳与厥阴相表里的"里有热"。

不能把三者放在一个层面讨论而混淆是非。白虎汤证属于"至阳"热病，四逆汤证属于"至阴"寒病，为什么要混为一谈？这样的伤寒大家还是不要为好，这是治人命的书啊，不能有半点含糊。

有白虎加人参汤，也有四逆加人参汤，一个壮火伤气，一个寒极伤气，故都用人参益气培元固本。

夏至病患者多肝心肺有热，舌前部舌质红，有芒刺，即草莓红点舌，舌中下有寒湿。

图7-11这位男患者，1978年9月12日（阴历）出生，戊午年，开始口腔溃疡，口唇发痒，里急后重，服药后症状改善。现肛门坠胀与胸闷交替出现，凌晨3~5点即醒。17~22点下肢易皮肤发痒，拔罐后起水疱。左肾囊肿。发白，唇暗红。中午、下午易出汗，手凉，怕冷，腿关节受冷疼痛。素食，进食荤类食物则皮肤发痒。鼻受凉则不通，受凉则咽痒，大便不成形7~8年，排气臭秽，肠鸣多。芒果过敏。20年前开始尿频，小腹不胀，服金匮肾气丸后缓解。牙龈出血。便溏。胆区从小不适，胆小。舌尖红杨梅点，少白苔，舌中裂纹，舌根苔白，略胖大，舌质前红后淡，苔干，舌形前宽大后瘦小（杵状指形态舌）。

从舌象看，肝心肺明显热重，故见口腔溃疡，口唇发痒；壮火食气，故见里急后重，肛门坠胀与胸闷交替出现，怕受凉；邪高痛下，故见肛门坠胀，下肢 17～22 点易皮肤发痒、左肾囊肿；腿关节受冷疼痛。经过调治后舌形基本恢复。

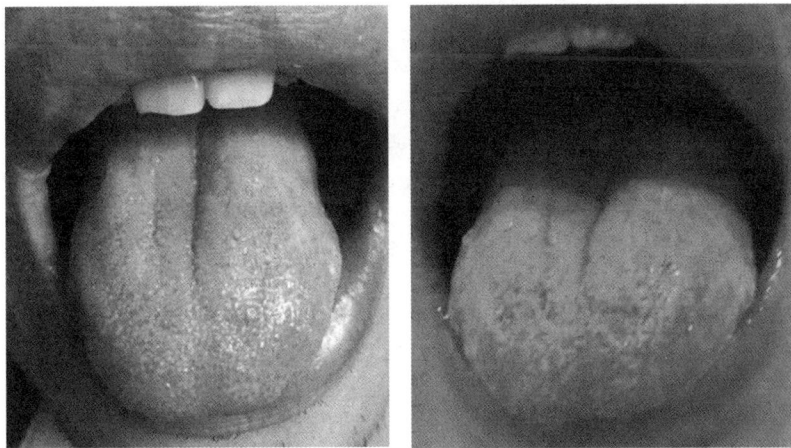

图 7-11 二至病舌象示例 2

这种舌象甚者为红紫舌。图 7-12 就是一位女患者肾病综合征透析 2 年后的舌象。这种倒杵状指舌象，多是上焦郁堵，血分有热，需要清除上焦血分有热，如黄连阿胶汤等。

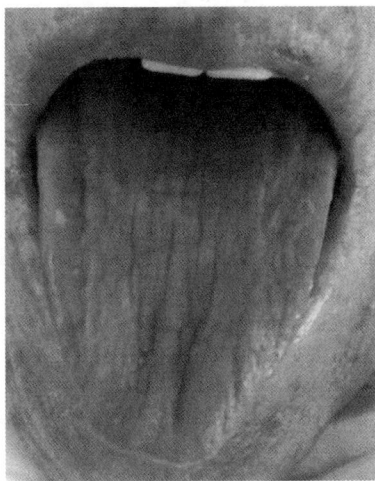

图 7-12 二至病舌象示例 3

2. 冬至病

第 390 条：吐已下断，汗出而厥，四肢不解，脉微绝，通脉四逆加猪胆汤主之。

通脉四逆汤是四逆汤重用干姜而成，再加猪胆汁就是通脉四逆加猪胆汤。四逆辈是治太阴脏寒的主方，寒极一阳来复，会出现"胃中烦热"，故用苦寒猪胆汁治之。《素问·六元正纪大论》说："太阴雨化，施于太阳。"于是当太阳司天之政时寒盛，"民病寒，反热中"。

第 315 条：少阴病，下利脉微者，与白通汤。利不止，厥逆无脉，干呕烦者，白通加猪胆汁汤主之。服汤后暴出者死，虚续者生。

白通加猪胆汁汤由葱白、干姜、附子、人尿、猪胆汁组成，张仲景用咸寒之人尿和苦寒之猪胆汁治"胃中烦热"导致的"干呕烦"。

第 317 条：少阴病，下利清谷，里寒外热，手足厥逆，脉微欲绝，身反不恶寒，其人面色赤，或腹痛，或干呕，或咽痛，或利止脉不出者，通脉四逆汤主之。

这就是张仲景对至阳、至阴的治方，明此则对《伤寒论》思过半矣。

《灵枢·刺节真邪》说："请言解论，与天地相应，与四时相副，人参天地，故可为解。下有渐洳，上生苇蒲，此所以知形气之多少也。阴阳者，寒暑也，热则滋雨而在上，根荄少汁。人气在外，皮肤缓，腠理开，汗大泄，血气减，肉淖泽；寒则地冻水冰，人气在中，皮肤致，腠理闭，汗不出，血气强，肉坚涩。当是之时，善行水者，不能往冰；善穿地者，不能凿冻；善用针者，亦不能取四厥；血脉凝结，坚搏不往来者，亦未可即柔。故行水者，必待天温冰释，穿地者必待冻解，而水可行、地可穿也。人脉犹是也。治厥者，必先熨调和其经，掌与腋、肘与脚、项与脊以调之，火气已通，血脉乃行，然后视其病，脉淖泽者，刺而平之，坚紧者破而散之，气下乃止。此所谓以解结者也。"

图 7-13 这位患者舌象的两边有两条明显的唾液线，水湿明显，有人称此为阴虚夹湿，不对，理不明，应该是湿郁伤阴。上半身热（如火炉），腿不热，脸，头，前胸出汗，余处无汗。口苦，小便黄烫。犯困，乏力，睡眠。因热吃

冰冻食物，胃胀时咳嗽，多年不愈，总是思虑自己是不是得了什么大病，导致失眠、焦虑、神经紧张。其实此乃下焦水湿太盛使肝郁，水饮郁滞积聚，用枳实导滞丸收功。

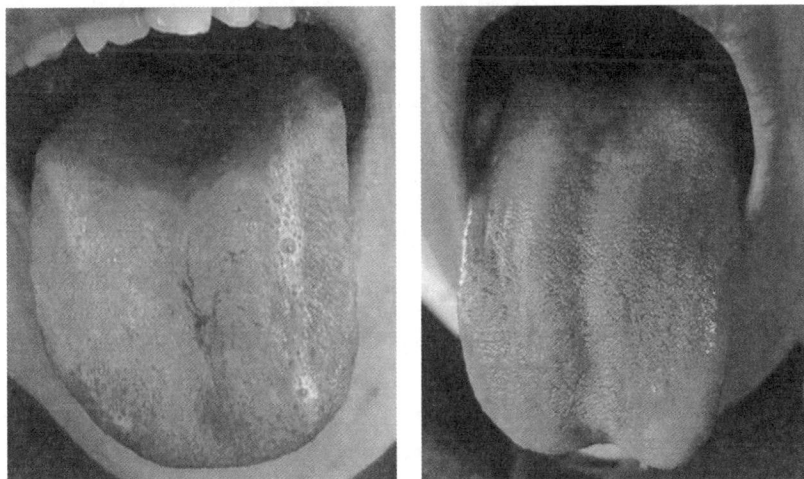

图 7-13　二至病舌象示例 4

3. 二至病小结

从中我们也可以看出张仲景治疗"至阳、至阴"的奥妙，即用白虎汤治疗"至阳"时，必须用甘温之品护卫脾土，以免寒气伤之；用四逆辈治疗"至阴"时，必须用血肉有情之品护卫心火，以免其飞越。经云：相火之下，水气承之；君火之下，阴精承之。这就是说，治相火要用水气，治君火必须用阴精——血肉之品。切记切记！

二分二至病。阴阳反作是春分秋分二分病，阴阳更胜是夏至冬至二至病。《素问·至真要大论》说："阳之动，始于温，盛于暑；阴之动，始于清，盛于寒。春夏秋冬，各差其分。故《大要》曰：彼春之暖，为夏之暑，彼秋之忿，为冬之怒。谨按四维，斥候皆归，其终可见，其始可知。此之谓也。帝曰：差有数乎？岐伯曰：又凡三十度也。帝曰：其脉应皆何如？岐伯曰：差同正法，待时而去也。《脉要》曰：春不沉，夏不弦，冬不涩，秋不数，是谓四塞……夫阴阳之气，清静则生化治，动则苛疾起，此之谓也……气至之谓至，气分之谓分，至则气同，分则气异，所谓天地之正纪也。"春分秋分在赤道线，南北半球分，太阳在南半球则北半球寒冷，太阳在北半球则南半球寒冷，故云"分则气异"。北半球夏至太阳在北回归线，北半球热；北半球冬至太阳在南回归线，北半球寒冷，故云"至则气同"。二分二至在东西南北四正位，春起于立春，夏起于立夏，秋起于立秋，冬起于立冬，四立在四维，故云"谨按四维"。厥阴起于立春，阳明起于立秋，阴阳反作的始点。太阳起于立夏，少阴起于立冬，阴阳更胜的始点，故《黄帝内经》重视四时八节之变，所以《素问·四气调神大论》说："夫四时阴阳者，万物之根本也，所以圣人春夏养阳，秋冬养阴，以从其根，故与万物沉浮于生长之门。逆其根，则伐其本，坏其真矣。故阴阳四时者，万物之终始也，死生之本也，逆之则灾害生，从之则苛疾不起，是谓得道。道者，圣人行之，愚者佩之。从阴阳则生，逆之则死，从之则治，逆之则乱。反顺为逆，是谓内格"。

第四节
阳伤热病三联证舌象

三联证上有症状热，下有症状水湿，水湿多必见舌苔，特别是下部水湿重者，舌苔厚腻，水郁不生肝木，肝郁气滞，肝不生血气，肝心血虚，阴火泛起，心肺受热，舌尖及舌两边红，根据舌苔厚薄及日期长短，有多种不同表现。

水湿盛为水，可选用真武汤、附子汤、肾着汤、五苓散等。开始肝郁气滞，可用越鞠丸，用苍术祛水湿，神曲健脾运化水湿，香附理气解肝郁，川芎活血化瘀，栀子清心火。舌两边红，可用枳实芍药散酸苦寒泻肝，枳实理气，芍药疏肝养血柔肝。

阳气郁遏脾土可用升阳散火汤，心火下陷脾土可用火郁汤、凉血地黄汤等。

图 7-14 这个舌象是典型的李东垣三联证舌，舌尖杨梅点的心有阴火内郁，中部脾胃虚，水湿在下焦。

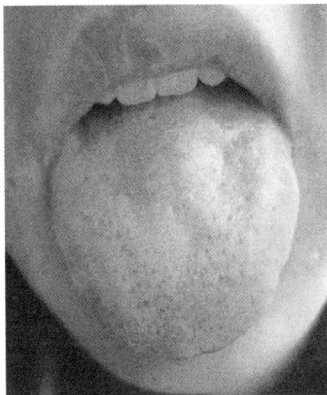

图 7-14 阳伤热病三联证舌象示例 1

图 7-15 这个舌象是脾胃气虚、阴火、水湿三联证，阴火水湿内郁明显的肥厚舌。

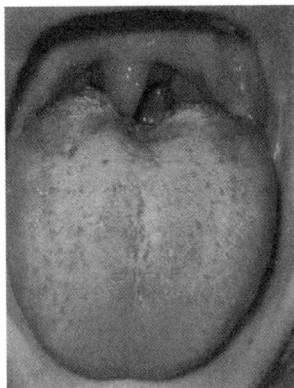

图 7-15 阳伤热病三联证舌象示例 2

图 7-16 这个舌象是脾胃气虚、阴火、水湿三联证，阴火内伤津液舌体瘦的舌象，脾阴虚有湿。

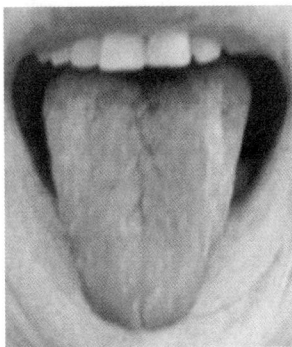

图 7-16 阳伤热病三联证舌象示例 3

图 7-17 这个舌象是脾胃气虚、阴火、水湿三联证，心火——阴火怫郁面色赤的舌象。

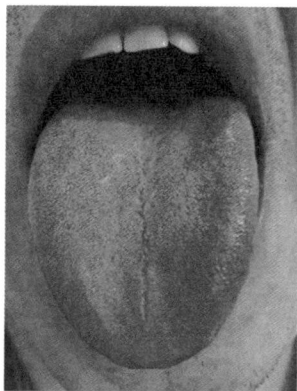

图 7-17   阳伤热病三联证舌象示例 4

图 7-18 这个舌象是脾胃气虚、阴火、水湿三联证，心火——阴火伏郁血分，舌质见红紫色，并伤营血见裂纹。患者症状夜里会加重。

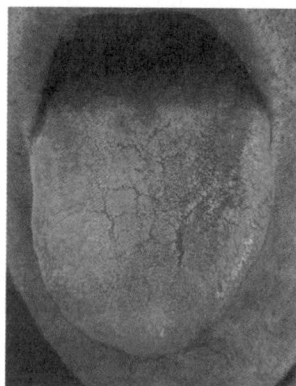

图 7-18   阳伤热病三联证舌象示例 5

图 7-19 这个舌象是脾胃气虚、阴火、水湿三联证，阴火气滞，水饮积聚，导致舌两边及根部凸起。患者症状阴天会加重。

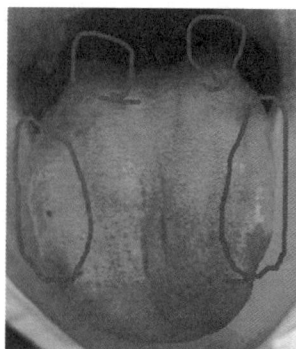

图 7-19   阳伤热病三联证舌象示例 6

图 7-20 这个舌象是脾胃气虚、阴火、水湿三联证，而水湿积聚下焦腰腹下肢，故见舌根部两边凸起，舌根部中间凹下去是肾虚。

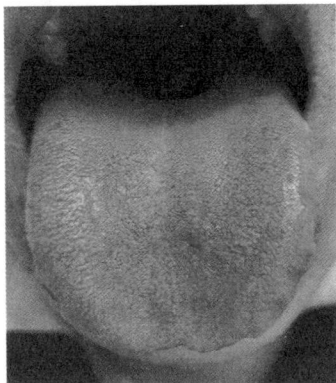

图 7-20 阳伤热病三联证舌象示例 7

图 7-21 这个舌象是脾胃气虚、阴火、水湿三联证，舌质淡红是素体阳虚，舌质暗是有瘀，舌两边唾液线告知有水饮积聚并以积聚下焦为主，故见舌根部白苔多，且两边凸起，舌尖凹和舌中间一条竖纹是心脑及颈椎脊柱有病。患者怕冷，着风寒、潮湿、阴天会加重。

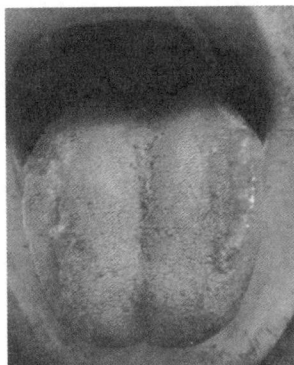

图 7-21 阳伤热病三联证舌象示例 8

图 7-22 这个舌象是脾胃气虚、阴火、水湿三联证，舌质淡红脾阳虚，脾阴虚湿盛，左右肝肺阴阳升降失常，致两边无苔。

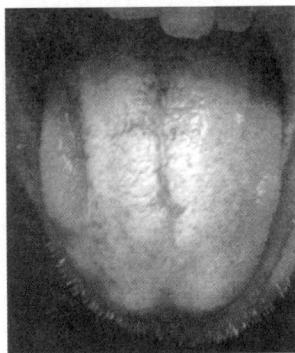

图 7-22 阳伤热病三联证舌象示例 9

图 7-23 这个舌象是脾胃气虚、阴火、水湿三联证，这个舌象与上个舌象同类，只是轻重不同罢了。

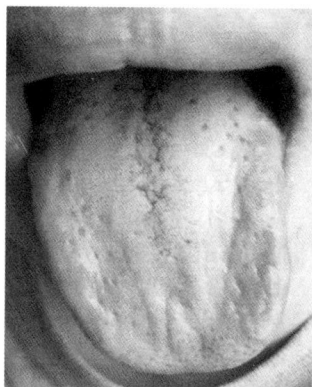

图 7-23　阳伤热病三联证舌象示例 10

图 7-24 这个舌象是脾胃气虚、阴火、水湿三联证，形成杵状舌，中上焦火湿郁结重，故舌质肥厚，见杨梅点和微黄苔。

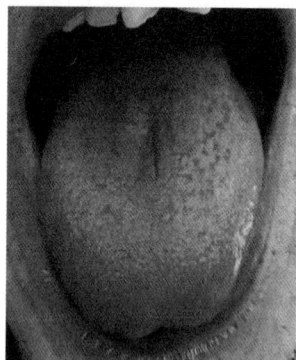

图 7-24　阳伤热病三联证舌象示例 11

图 7-25 这个舌象是脾胃气虚、阴火、水湿三联证，满舌黄腻苔，少阳三焦腑腠理水道窒塞。

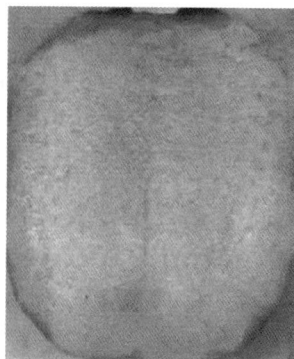

图 7-25　阳伤热病三联证舌象示例 12

图 7-26 这个舌象是脾胃气虚、阴火、水湿三联证，舌质淡红，舌体阳虚，脾阴虚湿盛，故舌中后部舌质裂纹苔厚腻。

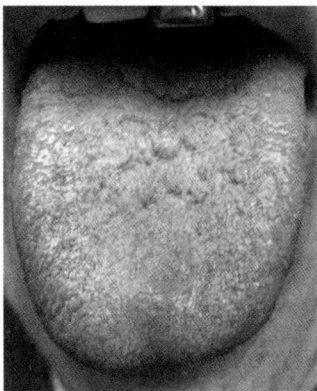

图 7-26 阳伤热病三联证舌象示例 13

图 7-27 这个舌象是脾胃气虚、阴火、水湿三联证，这个舌象与上个舌象同类，但比上个病重。

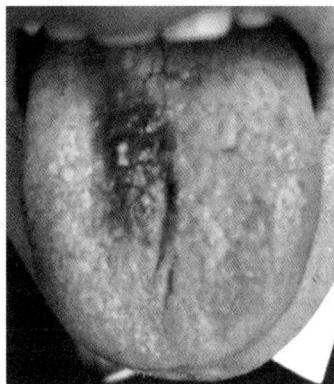

图 7-27 阳伤热病三联证舌象示例 14

图 7-28 这个舌象是脾胃气虚、阴火、水湿三联证，舌质淡红，心火郁结心脏，中下焦水湿积聚不化，湿结不化伤阴而致裂纹。

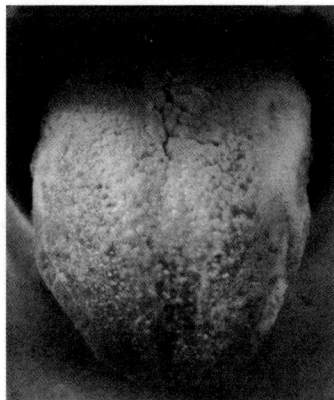

图 7-28 阳伤热病三联证舌象示例 15

图 7-29 这个舌象是脾胃气虚、阴火、水湿三联证，患者舌质淡白，舌体阳虚不化水湿，水饮积聚阻滞致舌体肥厚，舌面水滑，阴虚湿盛致中部有一深大竖裂纹，脊柱腰腿疼痛。属于栝楼瞿麦丸证。

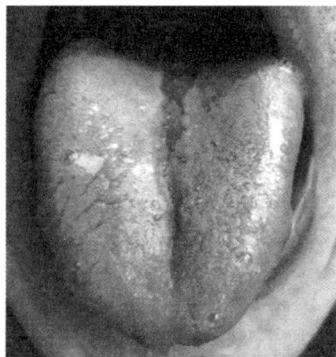

图 7-29　阳伤热病三联证舌象示例 16

图 7-30 这个舌象是脾胃气虚、阴火、水湿三联证，舌质淡红，黑腻苔，水饮停聚日久，气滞瘀结，致舌体肥厚。

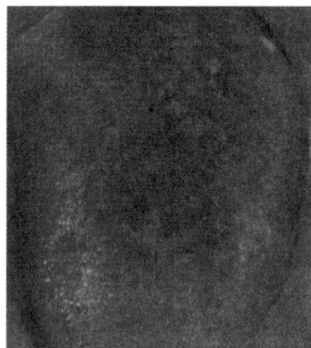

图 7-30　阳伤热病三联证舌象示例 17

图 7-31 这个舌象是脾胃气虚、阴火、水湿三联证，舌质淡红，脾阴虚血脉不足见上中下中部裂纹，脾虚不运见白腻苔。

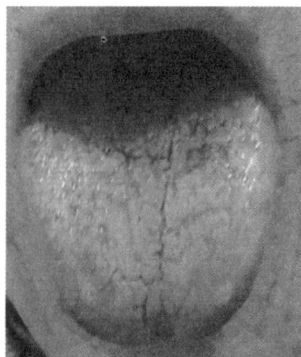

图 7-31　阳伤热病三联证舌象示例 18

第 五 节
五运六气临床三联证特殊脉象

一、鱼际脉

《难经·三难》说："脉有太过，有不及，有阴阳相乘，有覆有溢，有关有格，何谓也？然：关之前者，阳之动也，脉当见九分而浮。过者，法曰太过；减者，法曰不及。遂上鱼为溢，为外关内格，此阴乘之脉也。关之后者，阴之动也，脉当见一寸而沉，遂入尺为覆，为内关外格，此阳乘之脉也。故曰覆溢，是其真脏之脉，人不病而死也。"《金匮要略·五脏风寒积聚病脉证并治》说："诸积大法，脉来细而附骨者，乃积也。寸口，积在胸中；微出寸口，积在喉中；关上积在脐旁，上关上，积在心下；微下关，积在少腹；尺中，积在气冲。脉出左，积在左；脉出右，积在右；脉两出，积在中央，各以其部处之。"实际临床中鱼际脉肝心阳亢者少见，上鱼际脉多见于阳虚阴火证。《素问·脉要精微论》说："上附上，右外以候肺，内以候胸中，左外以候心，内以候膻中……上竟上者，胸喉中事也。"就是多见表部胸中心肺喉头症状，胸背之上为阳为表，是阴火炎上的集中部位，表现为阴火亢奋，不是肝阳亢奋。从脉形说是鱼际脉，鱼际脉的病机是阳虚阴火炎上，脉证多见头晕头昏头痛，失眠多梦，头鸣耳鸣，健忘疲劳，咽干口苦，皮肤瘙痒，颈项肩背不适等。

二、关部独大动脉

《伤寒论·辨脉法》说："阴阳相抟，名曰动。阳动则汗出，阴动则发热。形冷恶寒者，此三焦伤也。若数脉见于关上，上下无头尾，如豆大，厥厥动摇者，名曰动也。"《素问·脉要精微论》说："中附上，左外以候肝，内以候膈，右外以候胃，内以候脾。"

本条的阴阳是言表里。血脉运行中的营卫血气都是少阳三焦相火腐熟水谷化生来的，如果少阳三焦相火衰，在内不能生化营卫血气，在外不能温煦肌肉、充皮肤，于是形冷恶寒。三焦始于原始消化管，属于肠胃，故血脉始动见于"关上"，言脉出于中焦，上出于寸，下出于尺。张志聪说："有动脉之义，必有动脉之形。"见"关上"脉形态如豆大，无头无尾，厥厥跳动，脉以胃气、神气为根，这是动脉运行之源。前言脉的阴阳营卫二气，本条言脉始部位在中焦。这个动脉反映的是胃气之脉，就是少阳三焦元气之脉。为什么"动脉"动于关上呢？众所周知，当人感受寒邪后，汗孔闭塞，全身拘紧，营卫血气不得外泄，新陈代谢不得外泄，必致脉数，而且胃肠所生新的营卫血气输送不出去，故见关脉动也。笔者认为，关上动脉的形成多是上焦不通造成的，上焦不通，左阳不得升，右阴不得降，左右阴阳反作而气滞，于是导致关脉独大。若阴火乘于脾土则脉数。

三、尺脉

《素问·脉要精微论》说："尺外以候肾，尺里以候腹……下竟下者，少腹腰股膝胫足中事也。"《难经·三难》说："关之后者，阴之动也，脉当见一寸而沉，遂入尺为覆，为内关外格，此阳乘之脉也。"上竟上为上溢鱼际脉，下竟下为紧覆脉。伤阳热病寒湿流下焦，李东垣说寒湿甚者则"下寒如冰"，从脉形来说脉弦紧按之有力，脉之病机是寒湿凝滞下焦，脉证见"少腹腰股膝胫足"寒冷，"肝虚肾虚脾虚，皆令人体重烦冤"，"头痛，筋挛骨重，怯然少气，哕噫腹满，时惊，不嗜卧……脉浮而弦，切之石坚……浮而弦者，是肾不足也。沉而石者，是肾气内著也。怯然少气者，是水道不行，形气消索也。咳嗽烦冤者，是肾气之逆也……今夫脉浮大虚者，是脾气之外绝，去胃外归阳明也。夫二火不胜三水，是以脉乱而无常也。四肢懈惰，此脾精之不行也。喘咳者，是水气并阳明也。血泄者，脉急血无所行也。若夫以为伤肺者，由失以狂也。不引比类，是知不明也。夫伤肺者，脾气不守，胃气不清，经气不为使，真脏坏决，经脉傍绝，五脏漏泄，不衄则呕。"

第八章

五运六气临床三联证
常用代表方剂

第 一 节
伤寒热病三联证常用方

《素问·风论》说："风者，百病之长也，至其变化乃为他病也。"王冰注："长，先也。"《素问·骨空论》说："风者，百病之始也。"为什么"风"为百病之始呢？因为风性属阳，春风性温，阳气生发升浮向上。《素问·四气调神大论》说："春三月，此谓发陈，天地俱生，万物以荣……此春气之应养生之道也。逆之则伤肝，夏为寒变，奉长者少……逆春气则少阳不生，肝气内变。"经文说得明白，春天风阳升浮则"天地俱生，万物以荣"，"逆春气则少阳不生，肝气内变"，肝胆阳不生则夏心阳气不足，春肝夏心阳气不足，则天地不生，万物不荣，人即生病，故云风为百病之始。所谓"肝一阳也，心二阳也"。李东垣说"阳气不能生长，是春夏之令不行"导致的。这个阳气是"少阳春生之气"。李东垣说："胆者，少阳春生之气，春气升则万化安，故胆气春升，则余脏从之。"又说："甲胆，风也，温也，主生化周身之血气。"（《脾胃论·胃虚脏腑经络皆无所受气而俱病论》）《兰室秘藏·脾胃虚损论》说："足少阳甲胆者，风也，生化万物之根蒂也。《黄帝内经》云：履端于始，序则不愆。人之饮食入胃，营气上行，即少阳甲胆之气也。其手少阳三焦经，人之元气也。手足经同法，便是少阳元气生发也。胃气、谷气、元气、甲胆上升之气一也，异名虽多，只是胃气上升者也。"张元素说："胆属木，为少阳相火，发生万物；为决断之官，十一脏之主。"五运六气理论认为，厥阴从中气少阳相火，故张元素说胆为少阳相火。张志聪也说："胆主甲子，为五运六气之首，胆气升则十一脏腑之气皆升，故取决于胆也。所谓求其至也，皆归始春。"既然风为百病始，则治病当先治风，恢复"风升生"阳气之性以卫外。《素问·阴阳应象大论》说"气味辛甘发散为阳"，可知恢复风阳气之性当用"气味辛甘发散"的温性药物，《素问·脏气法时论》说药物"辛以润之，开腠理，致津液，通气也"，人们称之为风药，风药的特性是"发散"，"辛以润之，开腠理，致津液，通气也"。《素问·调经论》说："阳受气于上焦，以温皮肤分肉之间，今寒气在外，则上焦不通，上焦不通，则寒气独留于外，故寒栗……上焦不通利，则皮肤致密，腠理闭塞，玄府不通，卫气不得泄越，故外热。"如果阳虚不能卫外，感受寒邪则恶寒，"皮肤致密，腠理闭塞，玄府不通"，导致阳气怫郁则发热，这就是伤寒热病。

一、麻黄汤

【方剂来源】《伤寒论》。

【药物组成】麻黄三两（去节），桂枝二两（去皮），甘草一两（炙），杏仁七十个（去皮尖）。

【用法】上四味，以水九升，先煮麻黄，减二升，去上沫；内诸药；煮取二升半，去滓，温服八合。覆取微似汗，不须啜粥。余如桂枝法将息。

【主治】头痛，发热，身疼，腰痛，骨节疼痛，恶风，无汗而喘。

【方义】医家往往用《伤寒论》第35条"太阳病，头痛，发热，身疼，腰痛，骨节疼痛，恶风，无汗而喘者，麻黄汤主之"一条来解释，认为麻黄汤是治疗寒邪实证发汗的方剂，很不妥当。因为麻黄汤是治疗太阳阳明合病的方剂，第36条说"太阳与阳明合病，喘而胸满者，不可下，宜麻黄汤"。《素问·天元纪大论》说："阳明之上，燥气主之；太阳之上，寒气主之。"可知太阳阳明合病是寒燥二气为病，所以阳明病也有麻黄汤证，第232条说："脉但浮，无余证者，与麻黄汤。"脉浮是在表。可知麻黄汤是治疗寒燥二气的方剂。阳虚不能卫外是肝心病，《素问·脏气法时论》说："病在肝……急食辛以散之，用辛补之。"又说："病在肺……辛泻之。"肺本气是凉燥，辛温泻之。麻黄汤用桂枝炙甘草辛甘温补卫扶阳散寒，开腠理通玄府而泄郁热。治燥气润之以苦温，麻黄、杏仁是也。麻黄苦辛温。《伤寒来苏集》说"麻黄色青入肝，中空外直，宛如毛窍骨节状，故能旁通骨节，除身疼，直达皮毛"。杏仁温润是治凉燥第一品药，伤寒、温病都用之。麻黄、杏仁苦温平润燥气，既能宣肺气，又能肃降肺气。麻黄、杏仁、桂枝、甘草四药配伍，辛苦开泄，扶阳气，开腠理，通玄府，解郁闭，下逆气，则太阳阳明合病愈。太阳阳明合病在表，故"不可下"，不能一见阳明病就考虑用下法。

如果患者阳气不足，阳气怫郁稍重，可选用桂枝麻黄各半汤、桂枝二麻黄一汤。桂枝、麻黄都是风药。卫气怫郁在皮肤之间则痒。《灵枢·刺节真邪》说："虚邪……抟于肉，与卫气相抟……抟于皮肤之间，其气外发，腠理开，毫毛摇，气往来行，则为痒。"

因为麻黄辛苦开泄，扶阳气，开腠理，通玄府，解郁闭，所以清代邹澍《本经疏证》麻黄注："气味轻清，能彻上彻下，彻内彻外，故在里则使精血津液流通，在表则使骨节肌肉毛窍不闭，在上则咳逆头痛皆除，在下则癥坚积聚悉破也。"清代徐大椿《神农本草经百种录》麻黄注："能透出皮肤毛孔之外，又能深入积痰凝血之中。凡药力所不到之处，此能无微不至。"

二、大青龙汤

【方剂来源】《伤寒论》。

【药物组成】麻黄六两（去节），桂枝二两（去皮），甘草二两（炙），杏仁四十枚（去皮尖），生姜三两（切），大枣十枚（擘），石膏如鸡子大（碎）。

【用法】上七味，以水九升，先煮麻黄，减二升，去上沫，内诸药，煮取三升，去滓，温服一升，取微似汗。汗出多者，温粉粉之。一服汗者，停后服。若复服，汗多亡阳，遂虚，恶风、烦躁、不得眠也。若脉微弱，汗出恶风者，不可服之，服之则厥逆，筋惕肉瞤，此为逆也。

【主治】太阳中风，脉浮紧，发热，恶寒，身疼痛，不汗出而烦躁（第38条）；伤寒、脉浮缓，身不疼，但重，乍有轻时，无少阴证（第39条）。

【方义】大青龙汤由麻黄汤加生姜、大枣、石膏组成，肯定有麻黄汤阳虚不能卫外，感受寒邪则恶寒，"皮肤致密，腠理闭塞，玄府不通"导致阳气怫郁而发热的症状。但其郁热比较重，发热比麻黄汤高，故加辛凉石膏以散热，大青龙汤的郁热不在里，在肌肤。加辛温生姜助桂枝增强散寒之力，大枣补营血。且生姜、大枣、炙甘草能健脾生营卫血气。这类患者阳气虚不重，虽高烧不死人。青龙乃东方春季之神，可知其能扶助春升阳气以散寒卫外。

三、麻杏石甘汤

【方剂来源】《伤寒论》。

【药物组成】麻黄四两（去节），杏仁五十个（去皮尖），甘草二两（炙），石膏半斤（碎、绵裹）。

【用法】上四味，以水七升，煮麻黄，减二升，去上沫；内诸药，煮取二升，去滓，温服一升。

【主治】发汗后，下后，汗出而喘，无大热者（第63、162条）。

【方义】麻杏石甘汤是麻黄汤去桂枝加石膏，去桂枝说明不需要升阳，麻黄杏仁是治肺燥专药，因郁热在肺，故加石膏清肺热。

四、越婢汤

【方剂来源】《金匮要略·水气病脉证并治》。

【药物组成】麻黄六两，石膏半斤，生姜三两，大枣十五枚，甘草二两。

【用法】上五味，以水六升，先煮麻黄，去上沫，内诸药，煮取三升，分温三服。恶风者加附子一枚，炮。风水加术四两。

【主治】风水，恶风，一身悉肿，脉浮不渴，续自汗出，无大热。

【方义】本方是大青龙汤去桂枝、杏仁组成，去桂枝不用升阳，没有逆气在肺故去杏仁，脉浮是郁热在肌肤，故用麻黄、石膏解肌表的郁热和水，麻黄解表利水，生姜、大枣、甘草健脾以生营卫血气通经络。

患者若阳气弱，则用桂枝二越婢一汤。

五、葛根汤

【方剂来源】《伤寒论》。

【药物组成】葛根四两，麻黄三两（去节），桂枝二两（去皮），生姜三两（切），甘草二两（炙），芍药二两，大枣十二枚（擘）。

【用法】上七味，以水一斗，先煮麻黄、葛根，减六升，去白沫；内诸药，煮取三升，去滓，温服一升。覆取微似汗。余如桂枝法将息及禁忌。

【主治】太阳与阳明合病必自下利（第32条），太阳与阳明合病，不下利，但呕者（第33条），太阳病，项背强几几，无汗恶风（第31条）；太阳病，无汗而小便反少，气上冲胸，口噤不得语，欲作刚痉（《金匮要略》）。

【方义】医家多用第31条解释葛根汤，不妥。葛根汤同麻黄汤一样是太阳阳明合病的方剂，麻黄汤治太阳阳明合病伤寒，葛根汤治太阳阳明合病温病。葛根汤由桂枝汤加葛根、麻黄组成，而以葛根命名。《素问·至真要大论》说"风淫所胜，平以辛凉，佐以苦甘，以甘缓之，以酸泻之"。葛根是辛凉发散药治风温病，叶天士说温病初起在卫无汗也要发汗，故加麻黄发汗。太阴脾主肌肉，李东垣说脾胃病皆是阳气不足，故用桂枝汤——小阳旦汤补脾胃阳气，所以第16条说"桂枝本为解肌"，解肌卫表，用葛根、桂枝、麻黄、生姜发汗祛邪，而用芍药之酸寒泻之，甘草缓之。葛根汤治卫分风热病，不在肺。肺主卫主燥，肺外主皮毛，内主肺。大青龙汤郁热在皮毛，麻杏石甘汤郁热在肺，风热在卫伤燥则痉，葛根起阴气能治痉。本方有葛根、麻黄、桂枝、生姜四味风药"辛以润之，开腠理，致津液，通气也"。由于表闭肺失宣发肃降，九窍不开，肺不通调水道，水气上逆，故云"无汗而小便反少，气上冲胸，口

噤不得语，欲作刚痉"，"无汗"是皮毛汗孔外闭，"小便反少"是下窍闭，"口
噤"是上窍闭。《金匮要略》说"刚痉为病，胸满，口噤，卧不着席，脚挛急，
必齿介齿，可与大承气汤"，此乃肺不肃降上焦不开导致的胸满、肠道不通，
是里窍闭，故云大承气汤通里。可知刚痉外、内、上、下诸窍不通矣。刚痉是
水湿造成的，《黄帝内经》病机十九条说"诸痉项强，皆属于湿"。

　　《金匮要略》说：

　　太阳病，发汗太多，因致痉。

　　夫风病，下之则痉，复发汗，必拘急。

　　疮家，虽身疼痛，不可发汗，汗出则痉。

　　病者，身热足寒，颈项强急，恶寒，时头热，面赤，目赤，独头动摇，卒
口噤，背反张者，痉病也。

　　若发其汗者，寒湿相得，其表益虚，即恶寒甚。发其汗已，其脉如蛇，
暴腹胀大者，为欲解。脉如故，反伏弦者，痉。夫痉脉，按之紧如弦，直上
下行。

　　痉病有灸疮，难治。

　　太阳病，发热，脉沉而细者，名曰痉，为难治。

　　太阳病，其证备，身体强，几几然，脉反沉迟，此为痉，栝楼桂枝汤主之。

　　太阳病，发热汗出，而不恶寒，名曰柔痉。

　　痉是一种因汗下或郁热伤损筋脉抽搐的病，阴阳俱伤。刚痉是表实证，柔
痉是表虚证。痉、刚痉、柔痉是三种不同的病，但有共同的抽搐症状，要加以
鉴别。

六、小柴胡汤

　　【方剂来源】《伤寒论》。

　　【药物组成】柴胡半斤，黄芩三两，人参三两，半夏半升（洗），甘草
（炙）、生姜各三两（切），大枣十二枚（擘）。

　　【用法】上七味，以水一斗二升，煮取六升，去滓，再煎取三升，温服一

升，日三服。若胸中烦而不呕者，去半夏、人参，加栝楼实一枚；若渴者，去半夏，加人参合前成四两半、栝楼根四两，若腹中痛者，去黄芩，加芍药三两；若胁下痞硬者，去大枣，加牡蛎四两；若心下悸、小便不利者，去黄芩，加茯苓四两；若不渴、外有微热者，去人参，加桂枝三两，温服微汗愈；若咳者，去人参、大枣、生姜，加五味子半升、干姜二两。

【主治】伤寒五六日，中风，往来寒热，胸胁苦满，嘿嘿不欲饮食，心烦喜呕，或胸中烦而不呕，或渴，或腹中痛，或胁下痞硬，或心下悸、小便不利，或不渴、身有微热，或咳。半在表，半在里。

【方义】一般医家都认为小柴胡汤是少阳病的主方，那是不对的。小柴胡汤证的本质，不能代表少阳病的本质，小柴胡汤更不是少阳病的主方。《素问·天元纪大论》说："少阳之上，相火主之。"相火是少阳的本气，相火病才是少阳病的本质，有太过与不及。相火太过是大小白虎汤证，有三阳合病、少阳阳明病，厥阴病、气分病、血分病等，多火化；相火不及是大小阳旦汤证、大小补肝汤证、乌梅丸证等，多三阴病，多水化。

研究小柴胡汤证的本质关键是第97、96、148、230四条，这四条中的关键是第97条。

（1）邪入原因

第97条：血弱气尽，腠理开，邪气因入，与正气相搏，结于胁下，正邪分争，往来寒热，休作有时，嘿嘿不欲饮食，脏腑相连，其痛必下，邪高痛下，故使呕也，小柴胡汤主之。

第97条开首即言"血弱气尽"，营卫血气皆虚，属于素体正气虚弱，指出这是邪气侵犯人体的基本条件。所谓"邪之所凑，其气必虚""正气存内，邪不可干"也，所以血气虚弱是"邪气因入"的原因。

（2）邪入部位

张仲景说"邪气因入，与正气相搏，结于胁下"，指出"邪气"是结于胸胁，这是个病机概念，不是病位概念，有正虚的一面，有邪实的一面，李士懋称此为"半虚半实"，"虚实相兼"（《火郁发之》第52页，中国中医药出版社，2012年）。第97条明确指出小柴胡汤证的核心病机是邪结胸胁。

（3）发病症状

发病原因是"正邪分争"，症状见第97条的"往来寒热，休作有时，嘿嘿不欲饮食"，以及第96条的"往来寒热、胸胁苦满、嘿嘿不欲饮食、心烦、喜呕"。

（4）病位在横膈膜上下

张仲景将发作病位分为横膈膜之上的往来寒热、休作有时、胸胁苦满、心烦、喜呕和横膈膜之下的嘿嘿不欲饮食两部分，称作"邪高痛下"，是因为"脏腑相连，其痛必下"。脏指横膈膜之上的心肺，腑指横膈膜之下的脾、胃、大小肠、三焦、膀胱土类，不能按横膈膜上下的三阴三阳分。横膈膜之上为阳为天，属表；横膈膜之下为阴为地，属里，故第148条说"必有表，复有里也""半在里，半在外也"，"必有表""半在外"指邪结胸胁的原发症状"往来寒热、休作有时、胸胁苦满、心烦"及第148条的"头汗出，微恶寒，手足冷"；"复有里""半在里"指继发引起的"嘿嘿不欲饮食，喜呕"及第148条的"心下满，口不欲食，大便硬"土类里证。第270条说"伤寒三日，三阳为尽，三阴当受邪，其人反能食而不呕，此为三阴不受邪也"，说明不能食、呕是脾胃病。这是半在表、半在里，但不是病位在半表半里，没有成无己提出的半表半里病位。李士懋称作"半阴半阳"。

半在里阴部，涉及肺胃肾阴仪系统，故要和少阴肾作鉴别，云阳微结、纯阴结。

（5）脏腑相连，邪高痛下

关于"脏腑相连，其痛必下，邪高痛下"，医家解释多不恰当。小柴胡汤证的核心病机是邪结胸胁，导致胸胁苦满，上焦不通。而肺天之气主脾胃、大小肠、三焦膀胱腑道，肺在上，腑道在下，故云"脏腑相连，其痛必下，邪高痛下"。张仲景在第230条就对此病机作了解释，谓"阳明病，胁下硬满，不大便而呕，舌上白胎者，可与小柴胡汤，上焦得通，津液得下，胃气因和，身濈然汗出而解"。邪结胁下见"胁下硬满"即"胸胁苦满"。上焦不通肺失宣降，形成腑证"不大便而呕，舌上白苔"。服小柴胡汤"上焦得通，津液得下，胃气因和，身濈然汗出而解"。这才是"脏腑相连""邪高痛下"的注脚。邪结胸胁，故云"邪高"；"不大便而呕""嘿嘿不欲饮食""心下满，口不欲食"，故云"痛下"。

正因为肺主阳明，肺主天气主脾胃、大小肠、三焦膀胱土类腑道，故云"脏腑相连"。张仲景往往用小柴胡汤治疗"脏腑相连"病，除第97、96、148、230条外，还有229、231等条。

第229条：阳明病，发潮热，大便溏，小便自可，胸胁满不去者，与小柴胡汤。

第231条：阳明中风，脉弦浮大，而短气，腹都满，胁下及心痛，久按之气不通，鼻干，不得汗，嗜卧，一身及目悉黄，小便难，有潮热，时时哕，耳前后肿。刺之小差，外不解。病过十日，脉续浮者，与小柴胡汤。

第98条：得病六七日，脉迟浮弱，恶风寒，手足温，医二三下之，不能食，而胁下满痛，面目及身黄，颈项强，小便难者，与柴胡汤，后必下重。本渴饮水而呕者，柴胡不中与也，食谷者哕。

第266条：本太阳病不解，转入少阳者，胁下硬满，干呕不能食，往来寒热。尚未吐下，脉沉紧者，与小柴胡汤。

恶风寒、颈项强、胸胁满、胁下及心痛、潮热、鼻干、头汗出、不得汗、一身及目悉黄、耳前后肿、脉浮等都是肺脏所主的半在外表病。大便溏、小便难、腹都满、不能食、哕等都是半在里的腑证。

《素问·调经论》说："阳受气于上焦，以温皮肤分肉之间，今寒气在外，则上焦不通，上焦不通，则寒气独留于外，故寒栗……上焦不通利，则皮肤致密，腠理闭塞，玄府不通，卫气不得泄越，故外热。"《灵枢·大惑论》说："邪气留于上焦，上焦闭而不通……卫气留久于阴而不行。"张仲景将《黄帝内经》此机理概括为经典名句"邪气因入，与正气相搏，结于胁下，正邪分争，往来寒热，休作有时，嘿嘿不欲饮食，脏腑相连，其痛必下，邪高痛下（一作邪高病下）"，并以此作为伤寒热病的重要发病机制。

腑证中，大便溏、不大便、大便硬、不能食在胃肠谷道，小便难在三焦膀胱水道。《灵枢·邪客》说："五谷入于胃也，其糟粕、津液、宗气分为三隧，故宗气积于胸中，出于喉咙，以贯心肺，而行呼吸焉。"谷道出糟粕于肛门，津液注入水道，宗气积于胸中，主宰着谷道、水道，所以小柴胡汤证邪结胸胁，必宗气病、膻中气海病及心肺病，故小柴胡汤证有横膈膜上下邪高病下症状，且及水谷两道。宗气下走冲脉，冲脉起于关元膀胱丹田，故有丹田热之说。

（6）阳微结

第148条：伤寒五六日，头汗出，微恶寒，手足冷，心下满，口不欲食，大便硬，脉细者，此为阳微结，必有表，复有里也。脉沉，亦在里也。汗出，为阳微。仅令纯阴结，不得复有外证，悉入在里，此为半在里、半在外也。脉虽沉紧，不得为少阴病。所以然者，阴不得有汗，今头汗出，故知非少阴也。可与小柴胡汤。设不了了者，得屎而解。

第148条依据第97条血气虚弱体质提出"阳微结"的概念。《伤寒论·平脉法》说血气虚弱可见"寸口脉微而涩，微者卫气衰，涩者荣气不足"，《伤寒论》第50条说"以荣气不足，血少故也"，所以见"脉细"是常理。于此可知"阳微结"有两个意思，一是卫阳虚衰正气不足的一面；二是邪入结于胁下，表示邪结横膈膜之上表阳部，邪入不深，故云"阳微结"。这揭示了小柴胡汤证半虚半实、半在表半在里的本质。

（7）纯阴结

张仲景在第148条还提出"纯阴结"概念来与"阳微结"作鉴别，谓"纯阴结，不得复有外证，悉入在里"，就是纯阴无阳，阴盛阳衰，气血津液凝结不行，如通脉四逆汤证之类。张仲景并提出两条鉴别指征：一是脉象，二是症状。

脉象鉴别：第148条提出细、沉、沉紧三种脉象，其形成机理都与"血弱气尽，腠理开，邪气因入""阳微结"有关。血气虚弱则脉细，卫阳衰弱则脉沉、脉沉紧。因为小柴胡汤证半在里，脉沉主里，所以张仲景说"脉沉，亦在里也"。小柴胡汤的脉沉紧，不是少阴病的脉沉紧，因为纯阴结为纯里证，不得有表证，而小柴胡汤证半在里的脉沉紧有"头汗出"余处无汗的表证，"故知非少阴也"。

第148条虽然说"脉虽沉紧，不得为少阴病，所以然者，阴不得有汗，今头汗出，故知非少阴也"，但不是说少阴病不出汗。第283条说"病人脉阴阳俱紧，反汗出者，亡阳也，此属少阴"，少阴病纯阴无阳，阴盛阳衰，可见脉沉紧、无汗，若不是"但头汗出"，而是全身"反汗出"则是"亡阳"证候，此为亡阳脱证。李士懋说："无汗者，称亡阳证、少阴证；有汗者，亦称亡阳证、少阴证，这是少阴证的不同阶段、不同证型。无汗者，阳衰阴寒内盛；有汗者，阴寒格阳于外，呈格阳、戴阳，为阴阳离决。所以，亡阳证，非必皆有脱汗，有的阳气衰减直至死亡亦无汗，有的就出脱汗。"凡是涉及半在里腑道病，无论是寒，还是热，都可能见脉沉紧，如第135条"结胸热实，脉沉而紧"，第266条的"脉沉紧"。

症状鉴别：第一个是"阳微结"与"纯阴结"的区别，谓"阳微结，必有表，复有里也"，"纯阴结，不得复有外证，悉入在里"，鉴别点在于是不是有外证。

第二个是有无汗出的区别。谓"汗出为阳微（结）"，"阴不得有汗，今头汗出，故知非少阴也，可与小柴胡汤"。

外证是什么？谓"头汗出，微恶寒，手足冷"。里证是什么？谓"心下满，口不欲食，大便硬"。

其实，阳微结与纯阴结都具有外证和里证，少阴病亦有微恶寒、手足冷，所不同者，在于有无汗。"阴不得有汗，今头汗出，故知非少阴也"，只是恶寒、手足冷的程度不同罢了。

阳微结是邪结胸胁，在横膈膜之上天部阳部表部，郁热上炎，故头汗出。纯阴结在横膈膜之下，脉沉紧，阴盛阳衰，故无汗，如有汗则是亡阳脱汗。

（8）杂气病

第96条：伤寒五六日，中风，往来寒热，胸胁苦满，嘿嘿不欲饮食，心烦喜呕，或胸中烦而不呕，或渴，或腹中痛，或胁下痞硬，或心下悸、小便不利，或不渴、身有微热，或咳者，小柴胡汤主之。

第97条说小柴胡汤证的核心病机是邪结胸胁，往往在伤寒五六日、七八日、十几日发作，此乃张仲景《伤寒论·伤寒例》所说不即病的"伏气"为病。第96条所谓"伤寒五六日，中风"更是《伤寒论·伤寒例》说的"伤寒五六日"

伏气为病，更感"中风""异气"后的杂气为病。

（9）药物辨析

小柴胡汤的用药是根据"血弱气尽，腠理开，邪气因入，与正气相搏，结于胁下"的病机来制定的。因为血气虚弱，故用人参、炙甘草、大枣甘温健脾补血气充腠理温肌肤以扶正；用苦寒的柴胡、黄芩与辛温的半夏、生姜相配合辛苦开降以开通上焦，"上焦得通，津液得下"以和胃腑。《神农本草经》记载柴胡"气味苦、平，无毒，主心腹肠胃中结气，饮食积聚，寒热邪气，推陈致新"；黄芩"味苦，平，主诸热，黄疸，肠澼泄利，逐水，下血闭，恶疮疽蚀，火疡"，可知柴胡、黄芩有"洁净府"胃肠道的功能。《神农本草经》记载生姜"治胸满，咳逆上气，温中，止血，出汗，逐风湿痹，肠澼下利"；半夏"治伤寒寒热，心下坚，下气，喉咽肿痛，头眩，胸胀，咳逆，肠鸣，止汗"，半夏治胸胀、咳逆下气，生姜治胸满、咳逆上气，所以生姜、半夏具有辛温开胸散寒的功能，《金匮要略》小半夏汤治痰饮。半夏收于夏至一阴生时，阳盛转阴，有交通阴阳的作用。柴胡、黄芩治疗胸胁郁热。生姜、半夏开胸散寒治疗伏藏寒邪并水饮，柴胡、黄芩治疗症状郁热，人参、炙甘草、大枣治疗脾胃虚弱，所以小柴胡汤是个典型的治疗伤寒热病寒邪→郁热→水饮三联证的方剂。《黄帝内经》记载了半夏开通决渎之官三焦腑腠理调和阴阳的功能。《灵枢·邪客》说："此所谓决渎壅塞，经络大通，阴阳得和者也。愿闻其方……其汤方，以流水千里以外者八升，扬之万遍，取其清五升煮之，炊以苇薪，火沸，置秫米一升，治半夏五合，徐炊，令竭为一升半，去其滓，饮汁一小杯，日三，稍益，以知为度。故其病新发者，复杯则卧，汗出则已矣；久者，三饮而已也。"千里流水者，拟似三焦腑腠理溪谷河流之水，芦苇水中生物。对于秫米的解释，今人多依张介宾、李时珍及日人丹波元简之说，谓秫米即"糯小米""黏粟""糯粟""黄糯"，也就是黄黏米。但秫除为黏粟说之外，有医家认为秫米是指黏高粱米或高粱米。如明代的官修本草《本草品汇精要》引《图经》云："秫乃粟之黏者也，其苗高丈许，有节如芦，茎中有瓤，类通脱木而小白，叶长一二尺，实生茎端作穗。江南谓之粟，北土所谓萄萄者是也。然有二种，其黏者为秫，可以酿酒；不黏者为粟，但可作糜食耳。"通过上述植物特征的描述，可知秫米当为黏高粱米，而该书的插图正是高粱。既是官修本草，则非一人之见解，至少是著录本书的众医家中大部分人的认识。此外，从其文献来源看，这并非明代医家的新认识，至少著录《图经》的医家苏颂、刘禹锡等人也是这样认识秫米的。此外，清·吴鞠通及民国时期张锡纯均明确提及秫米就是高粱米。根据半夏秫米汤汤义，秫米应该与半夏一样是阴时收获物，是高粱米。《本草纲目》记载高粱米："甘涩，温，无毒。温中，涩肠胃，止霍乱。黏者与黍米功同。"高粱佛焰苞能清热止血，治一切失血之病。高粱根能利小便，以及膝痛，脚跟痛。《四川中药志》云："益中，利气，止泄，去客风顽痹。治霍乱，下痢及湿热小便不利。"高粱米酿酒通脉即用其温通之性。

小柴胡汤经过加减，最后只有柴胡、炙甘草两味不动，说明柴胡、炙甘草是小柴胡汤的基础方。邪结胸胁，上焦不通，心、心包络、肺功能失常，必然导致气滞，三焦水道不运，水饮积聚，血脉瘀，胃肠道不降，故用柴胡治"心腹肠胃中结气，饮食积聚，寒热邪气，推陈致新"，故以柴胡名方。

小柴胡汤的功能是"上焦得通，津液得下"，其本质是个主降的方剂，故《辅行诀五脏用药法要》加芍药称其为大阴旦汤，哪里有升发少阳的作用？况且其煎服法是"以水一斗二升，煮取六升，去滓，再煎取三升"，弃气用味，更不会有升发作用。所谓小柴胡汤能升发少阳之气，是因为小柴胡汤开通上焦的原因。上焦不通，则循行胸胁的少阳经郁结不升，上焦开通则少阳自然就升发了，所以小柴胡汤不是升发方剂，是降阴的方剂。

（10）小柴胡汤证系统

小柴胡汤证的核心病机是邪结胸胁，必然会影响到肺、心、心包、胸胁等，并继发胃肠系统、泌尿系统、生殖系统等多系统发病。胸胁部分有"胸中烦""胁下痞硬"，肺部的咳嗽、渴，心烦、心悸，表部的外微热，胃肠系统的"腹中痛"，泌尿系统的"小便不利"。

第96条和第101条指出小柴胡汤证是伤寒、中风杂气为病，有往来寒热、胸胁苦满、嘿嘿不欲饮食、心烦、喜呕五大证候。往来寒热、胸胁苦满是原发证，嘿嘿不欲饮食、心烦、喜呕是继发证。胸胁不开，心、胸有郁热则"心烦"或"胸中烦"，腑道不通则"不大便而呕"。又《素问·刺热论》说："心热病者……烦闷善呕，头痛，面赤，无汗。"可知心烦喜呕是心有郁热。

因为小柴胡汤证的核心病机是邪结胸胁，在横膈膜之上天阳部，可以影响到表里多种系统，故小柴胡汤方后列出七个加减变化：

①"胸中烦而不呕者，去半夏、人参，加栝楼实一枚。"邪结胸胁产生郁热而导致"胸中烦"。"胸中"指胸腔，是胸腔大气、宗气郁滞，与"心烦"在心的病位不同，第153条有"胸烦"，第77条有"胸中窒"。还没有产生脾胃腑道不通逆上之势或心内郁热而"不呕"，故去辛开降逆的半夏、补气津的人参，加瓜蒌开胸顺气并清热，是解决邪结胸胁之源头的。

②"若渴者，去半夏，加人参合前成四两半、栝楼根四两。"渴是胸中郁热伤津，是上焦不开，津液不下，导致胃中干燥，故用人参、天花粉补气津，可知不是水湿不化的渴。在第40条小青龙汤加减中也如是说"若渴者，去半夏，加栝楼根三两"，因为小青龙汤证"心下有水气"，故不加人参，专治上焦。

③"若腹中痛者，去黄芩，加芍药三两。"腹痛是太阴病的特征，太阴病273条说"腹满而吐……时腹自痛"，用桂枝加芍药汤治疗，第317条通脉四逆汤方后记载"腹中痛者，去葱，加芍药二两"，都是腹痛加芍药，可知芍药是治太阴脾营血不足的主药。第386条理中丸方后说"腹中痛者，加人参，足前成四两半"，即是补太阴脾的气津。第318条说"腹中痛者，加附子一枚"，这是有寒的腹痛。第96条的腹中痛，是胸胁苦满不开导致脾约形成的，属太阴病，故去苦寒的黄芩，而加芍药补脾阴通郁滞。小柴胡汤加芍药是大阴旦汤之义。

④"若胁下痞硬者，去大枣，加牡蛎四两。"这里的"胁下痞硬"与"心中痞硬"一样，是因"胸胁苦满"气滞营卫不运导致的"痞硬"，故用味咸入血的牡蛎软坚散结。而大枣甘温益气养津，不利于散结，故去之。

⑤"若心下悸、小便不利者，去黄芩，加茯苓四两。"此"心下悸"是因心下有水气所致，水气停聚则小便不利，参阅第356条茯苓甘草汤。黄芩苦寒不利于去水气而去之，加茯苓以利水。第40条小青龙汤方后也有"若小便不利、少腹满者，去麻黄，加茯苓四两"说。邪结胸胁，上焦不开，三焦水道不通，故有水饮停聚。

⑥"若不渴，外有微热者，去人参，加桂枝三两，温服微汗愈。""不渴"表

示热不重，津液不伤，故去补津液的人参。外有微热是表证不解，故加桂枝三两合炙甘草、生姜、大枣含桂枝汤义，成柴胡桂枝汤法，"温服微汗"以解表。

⑦"若咳者，去人参、大枣、生姜，加五味子半升、干姜二两。"此咳不是脾胃虚咳，是肝阳不升寒饮不化的咳嗽，不在脾胃在肝胆，故去补脾胃的人参、大枣、生姜，而用小补肝汤中的五味子、干姜温升肝阳以化水饮，如第40条小青龙汤即用干姜、五味子，第316条真武汤方后说"咳者，加五味子半升，细辛、干姜各一两"，第318条四逆散方后也说"咳者，加五味子、干姜各五分，并主下利"。

综以上所述可知，小柴胡汤证的病机核心是邪结上焦胸胁，从而演变出多种不同的症状变化，随证治之而已。

第144条：妇人中风七八日，续得寒热，发作有时，经水适断者，此为热入血室，其血必结，故使如疟状，发作有时，小柴胡汤主之。

《素问·评热论》说："月事不来者，胞脉闭也，胞脉者属心而络于胞中，今气上迫肺，心气不得下通，故月事不来也。"心肺不下通导致月事不来，符合小柴胡汤证邪高病下的病机。宗气"贯心肺"，邪结胸胁宗气病，必定使血脉病。"续得寒热，发作有时"如疟状是半在表，"热入血室，其血必结"是半在里心血脉病，故用小柴胡汤治疗。其余抵当汤、抵当丸、桃核承气汤、当归芍药散、下瘀血汤、大黄蟅虫丸等都是治疗血脉病的方剂。

第145条：妇人伤寒，发热，经水适来，昼日明了，暮则谵语如见鬼状者，此为热入血室，无犯胃气及上二焦，必自愈。

"热入血室"本是上焦宗气病，宗气源于中焦胃气，宗气主胃之大络虚里，所以要求"无犯胃气及上二焦"，注家不明此理，注多不妥。

其胸中烦、渴、咳、外热病位在横膈膜之上在表，腹中痛、小便不利病位在横膈膜之下在里。

第98条：得病六七日，脉迟浮弱，恶风寒，手足温，医二三下之，不能食，而胁下满痛，面目及身黄，颈项强，小便难者，与柴胡汤，后必下重。本渴饮水而呕者，柴胡不中与也，食谷者哕。

第99条：伤寒四五日，身热恶风，颈项强，胁下满，手足温而渴者，小

柴胡汤主之。

第98、99条为什么都有"颈项强"症状呢？因为小柴胡汤证的核心病机是邪结胸胁上焦不通，气海失常。《灵枢·海论》说："膻中者，为气之海，其输上在于柱骨之上下，前在于人迎。"柱骨上下、人迎就在颈项。这是小柴胡汤证的一个重要内容，包括口苦、咽干、目眩。《灵枢》的《癫狂》《寒热》两篇都是治疗颈项、头部疾病的。治疗有《灵枢·寒热病》颈项天牖五部。《素问·刺热病》有面部五脏热反应，治疗有胸椎3—7椎治五脏热及四肢治热。

邪结胸胁上焦不开，不但气海有病，宗气、血脉、虚里、头部（口苦、咽干、目眩）亦会病，包括现代说的胸腺、乳腺、食道、横膈膜等，所以小柴胡汤治疗范围非常广泛。《灵枢·邪客》说："宗气积于胸中，出于喉咙，以贯心肺，而行呼吸焉。营气者，泌其津液，注之于脉，化以为血，以营四末，内注五脏六腑，以应刻数焉。卫气者，出其悍气之疾，而先行于四末分肉皮肤之间而不休者也。"

《素问·平人气象论》说："胃之大络，名曰虚里。"位于左乳下心尖搏动之处，是宗气的表现，宗气以胃气为本，故称作胃之大络。杨上善注："虚里，城邑居处也。此胃大络，乃五脏六腑所禀居处，故曰虚里。"

《灵枢·邪客》说："宗气积于胸中，出于喉咙，以贯心肺，而行呼吸焉。"经文将宗气的生理功能概括为"贯心肺""行呼吸"两个方面。呼吸包括肺和横膈膜的作用，这两个功能在横膈膜之上，并涉及横膈膜之下的脏腑运动，符合小柴胡汤证半在表、半在里的病位概念。出喉咙还涉及语言、声音方面。宗气充养气海。《灵枢·刺节真邪》说："宗气留于海，其下者注于气街，其上者走于息道。故厥在于足，宗气不下，脉中之血，凝而留止。"宗气不下则血脉凝滞。留于气海的宗气一名大气。《灵枢·五味》说："其大气之抟而不行者，积于胸中，命曰气海，出于肺，循喉咽，故呼则出，吸则入。"气海的大气主肺呼吸，通调水道。张仲景将其用于治疗水肿病。清代喻昌著有"大气论"。《金匮要略·水气病脉证并治》说："阴阳相得，其气乃行，大气一转，其气乃散。"至清末民初张锡纯提出了大气下陷的理论，在临床得到广泛应用。于此可将宗气的生理功能概括为以下几个方面：

①走息道行呼吸。宗气是肺主司呼吸的根本动力。张锡纯说："肺之所以能呼吸者，实赖胸中大气。"肺呼吸带动横膈膜上下运动，从而带动全身气的运动，特别是胃肠生化营卫血气、神的运动。

②贯心脉推动血液的运行。《素问·平人气象论》说："胃之大络，名曰虚里，贯膈络肺，出于左乳下，其动应衣，脉宗气也。"说明宗气的盛衰决定着心脏搏动力的强弱，宗气决定着心脏搏动的频次和节律。

③宗气下注于气街。《黄帝内经》言"气街"有四：一者六腑气街，《灵枢·卫气》说："知六腑之气街者，能知解结契绍于门户。"二者头、胸、腹、胫四气街，《灵枢·卫气》说："气街：胸气有街，腹气有街，头气有街，胫气有街。故气在头者，止之于脑。气在胸者，止之膺与背腧。气在腹者，止之背腧与冲脉于脐左右之动脉者。气在胫者，止之于气街与承山、踝上以下。"三者足阳明经气街穴，《灵枢·卫气》说："气在胫者，止之于气街与承山、踝上以下。"四者，《灵枢·动输》说："夫四末阴阳之会者，此气之大络也，四街者，气之径路也。故络绝则径通，四末解则气从合，相输如环。"《灵枢·卫气失常》说："卫气之留于腹中，蓄积不行，苑蕴不得常所，使人支胁胃中满，喘呼逆息者……其气积于胸中者，上取之；积于腹中者，下取之……积于上者，泻人迎、天突、喉中；积于下者，泻三里与气街。"以上四点构成了《黄帝内经》气街理论的核心，而四气街理论核心却在"六腑之气街"。气街是个部位生理病理概念。为什么说"六腑之气街"是核心呢？因为六腑生成了营卫血气与神气。《灵枢·五味》说："谷始入于胃，其精微者，先出于胃，之两焦以溉五脏，别出两行，营卫之道。"胃肠腑道出营卫两道。《灵枢·本脏》说："六腑者，所以化水谷而行津液者也。""卫气者，所以温分肉，充皮肤，肥腠理，司关合者也……卫气和则分肉解利，皮肤调柔，腠理致密矣。"《灵枢·动输》说："营卫之行也，上下相贯，如环之无端。"《灵枢·营卫生会》说："中焦亦并胃中，出上焦之后，此所受气者，泌糟粕，蒸津液，化其精微，上注于肺脉，乃化而为血，以奉生身，莫贵于此，故独得行于经隧，命曰营气。"《灵枢·卫气》说："其气内干五脏，而外络肢节。其浮气之不循经者，为卫气；其精气之行于经者，为营气。阴阳相随，外内相贯，如环之无端。"《灵枢·营

卫生会》说："人受气于谷，谷入于胃，以传与肺，五脏六腑 皆以受气，其清者为营，浊者为卫，营在脉中，卫在脉外，营周不休，五十度而复大会，阴阳相贯，如环无端。"《素问·痹论》说："荣者，水谷之精气也，和调于五脏，洒陈于六腑，乃能入于脉也。故循脉上下，贯五脏，络六腑也。卫者，水谷之悍气也，其气慓疾滑利，不能入于脉也。故循皮肤之中，分肉之间，熏于肓膜，散于胸腹。"营卫两道，营行脉中，卫行脉外，营为阴主于心，卫为阳主于肺，故有阴阳之别。

④宗气统营卫之气

《灵枢·邪客》说："宗气积于胸中，出于喉咙，以贯心肺，而行呼吸焉。"《灵枢·刺节真邪》说："宗气留于海，其下者注于气街，其上者走于息道。"《灵枢·五味》说："其大气之抟而不行者，积于胸中，命曰气海，出于肺，循喉咽，故呼则出，吸则入。"《素问·平人气象论》说："胃之大络，名曰虚里，贯膈络肺，出于左乳下，其动应衣，脉宗气也。"可知宗气来源于水谷胃气和肺吸入的自然之气，亦是真气。《灵枢、刺节真邪论》说："真气者，所受于天，与谷气并而充身者也。"真气行于经脉。《素问·离合真邪论》说："真气者，经气也。"行于经脉的是营卫之气。《灵枢·五味》说："谷始入于胃，其精微者，先出于胃，之两焦以溉五脏，别出两行，营卫之道。"

《灵枢·营气》说："谷入于胃，乃传之肺，流溢于中，布散于外，精专者，行于经隧，常营无已，终而复始，是谓天地之纪。"《灵枢·邪客》说："营气者，泌其津液，注之于脉，化以为血，以荣四末，内注五脏六腑，以应刻数焉。"经文明确指出：营气是行于血脉中的水谷精微部分，所以称为"营阴"。营有营血和营气之分，营血入血脉谓"营在脉中"，营气入经脉行十二经谓"此营气之所行也"。

《灵枢·卫气》说："其浮气之不循经者，为卫气。"《灵枢·邪客》说："卫气者，出其悍气之慓疾，而先行于四末分肉皮肤之间，而不休者也。"经文明确指出，卫气是行于脉外的水谷慓悍部分，有温阳作用，所以称为"卫阳"。营有营血和营气之分，营血行于血脉系统，如《灵枢·五十营》所述，"行于脉内""目可视之""切可得之""刺可出血"；营气、卫气行于经脉系统，相携而行十四经脉及五脏六腑，如《灵枢·营气》《灵枢·营卫生会》所论述；而《灵枢·卫气行》则论卫气"行于脉外""外可度之""刺可出气"，另外昼行于阳、夜行于阴，行于脉外分布于四肢肌肉、皮肤之间及脏腑诸窍，所有腠理，实际就是三焦腑腠理的通道。《灵枢·动输》说："营卫之行也，上下相贯，如环之无端。"《灵枢·卫气》说："其浮气之不循经者，为卫气；其精气之行于经者，为营气。阴阳相随，外内相贯，如环之无端。"卫气者，卫阳之气也，主一身之阳气，主人体的基本温度。营气者，阴湿之气也，主人体的基本湿度。于此可知，宗气主全身营卫的循环运行，心主营，肺主卫，主营卫失调的一切疾病。

宗气源于脾胃之气和肺吸入的自然之气，供于心肺。宗气病也来源于两方面，来源于脾胃方面的多虚证，来源于外界自然之气的多实证。小柴胡汤证的核心是邪结胸胁，必然导致宗气为病，小柴胡汤可以治疗宗气病。宗气病以不足为主，第 97 条"血弱气尽"本身就是宗气虚，治疗有血府逐瘀汤、复脉汤、四逆散、升陷汤、补中益气汤等不同。

小柴胡汤证邪结胸胁，必然影响到胃的虚里，虚里专门诊察胃气心脏情况。《素问·平人气象论》说："胃之大络，名曰虚里，贯膈络肺，出于左乳下，其动应衣，脉宗气也。盛喘数绝者，则在病中；结而横，有积矣；绝不至曰死。乳之下其动应衣，宗气泄也。"虚里是胃经的大络，其络从胃贯膈而上络于肺，其脉气出现于左乳下第四、五肋间，即心尖搏动处，诸血脉之宗动力所在。搏动时手可以感觉得到，甚至眼可以看到衣服动，这是积于胸中的宗气鼓舞其跳动的结果。如果虚里搏动盛极急促，或数急而时有断绝之象，这是心力不支，宗气不足之象，是病在中的征象；如搏动来迟而有歇止横移指下，主有气机积滞，如脉气断绝而不至，主死；如果虚里跳动甚剧而外见于衣动，这是宗气失藏而外泄的现象。

诊察虚里包括两个含义，其一为搏动过疾，其二为搏动过强应衣，虚里动甚非大虚即大实，皆不吉之兆。宗气大泄则为大虚，如心阳欲脱、正气将绝等，大实之兆寸口必应有力，大虚之征寸口则显无力，因此诊虚里动甚又需参以寸口。临床上，虚里动甚常出现于高热喘咳、心悸怔忡、水肿等病，故危证、急证尤须诊察虚里以决死生。多见于急性心肺病。

第 229 条：阳明病，发潮热，大便溏，小便自可，胸胁满不去者，与小柴胡汤。

第 230 条：阳明病，胁下硬满，不大便而呕，舌上白胎者，可与小柴胡汤。上焦得通，津液得下，胃气因和，身濈然汗出而解。

第 231 条：阳明中风，脉弦浮大，而短气，腹都满，胁下及心痛，久按之气不通，鼻干，不得汗，嗜卧，一身及目悉黄，小便难，有潮热，时时哕，耳前后肿，刺之小差，外不解。病过十日，脉续浮者，与小柴胡汤。

第 229、230、231 三条都是有横膈膜之上胸胁满、胁下硬满、胁下痛半表证和横膈膜之下大便溏、不大便、小便难半里证，故用小柴胡汤。人们说第 231 条是三阳证，不妥。第 231 条有气短、气不通、嗜卧、胁下痛、心痛及浮大虚脉，当是宗气虚证，宗气"贯心肺，行呼吸"也。小柴胡汤加减证中就有心悸、肺咳。耳前后是三焦经，小便难是三焦膀胱病，涉及三焦膀胱水道病，乃胸中大气病也。

横膈膜之上胸胁满、胁下硬满、胁下及心痛可能是胸腺病或乳糜池、胸导管病。患者会说天突穴至剑突一段任脉处不舒服、堵塞。

（11）小柴胡汤脉象

小柴胡汤证素体是"血弱气尽"，血气衰弱，营卫不足，故脉细（第 37、148 条），第 60 条说"脉微细"是"内外俱虚故也"。半在表"阳微结"，半在里属阴，故"阳脉涩，阴脉弦（第 100、231 条）"，张仲景说"弦则为减"，半在里属阴减则虚寒，有水饮。半在外表，故见浮脉（第 37、231 条）。半在里有阴结，故见沉或沉紧脉（第 148、266 条）。

（12）小柴胡汤的战汗

第 101 条：伤寒中风，有柴胡证，但见一证便是，不必悉具。凡柴胡汤证而下之，若柴胡汤证不罢者，复与柴胡汤，必蒸蒸而振，却发热汗出而解。

第 149 条：伤寒五六日，呕而发热者，柴胡汤证具。而以他药下之，柴胡证仍在者，复与柴胡汤。此虽已下之，不为道，必蒸蒸而振，却发热汗出而解。

第230条：**阳明病，胁下硬满，不大便而呕，舌上白胎者，可与小柴胡汤。上焦得通，津液得下，胃气因和，身濈然汗出而解。**

小柴胡汤证的核心病机是邪结胸胁，在横膈膜之上大表部的表之里，故仍需从表解而发汗。振，本义是振动、抖动。《说文·手部》云："一曰奋也。"由此引申为奋起、振作。此言服小柴胡汤后，营卫血气逐渐恢复，奋起抗邪，祛逐邪气外出而发热汗出得解。

发汗"开鬼门"：凡是邪气在大表部都可以发汗，大表部包括：皮毛、横膈膜之上、阳仪系统、五体——皮毛、肌肉、血脉、筋、骨——五脏。濈，水行貌。濈然汗出，汗出津津的现象。形容少阳腠膜理水道流行而汗出。小柴胡汤，既能"开鬼门"（上焦得通，祛逐邪气），又能"洁净府"（胃气因和，生化营卫血气。小柴胡汤名大阴旦汤，就是能降阴气通腑道）。

下法"洁净府"：凡是邪气入腑就用下法。

吐法：邪气在肺胃用吐法。

（13）太阳小柴胡汤证转入阳明病、少阳病

小柴胡汤证，邪结胸胁，则循行胸胁的少阳亦郁结不升，不但有第185条说的"本太阳，初得病时，发其汗，汗先出不彻，因转属阳明也，伤寒发热无汗，呕不能食，而反汗出濈濈然者，是转属阳明也"，还有第266条说的"本太阳病不解，转入少阳者"，所以太阳病既有直传阳明病者，还有直传少阳病者，故有太阳阳明并病合病（横膈膜之上背阳表部，麻黄汤证，葛根汤证）和太阳少阳并病合病（阳仪系统，黄芩汤证），见六经欲解时图（图8-1）。如何鉴别传与不传呢？第4、5条说"伤寒一日，太阳

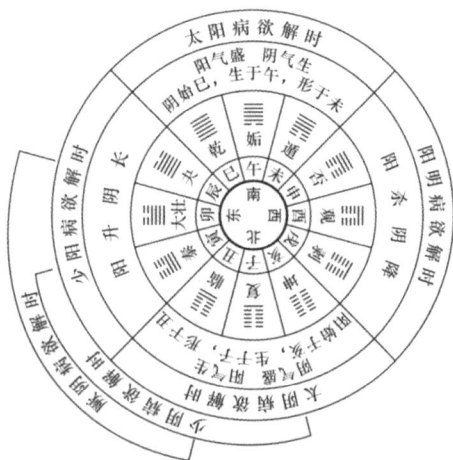

图8-1　六经欲解时图

受之，脉若静者，为不传；颇欲吐，若躁烦脉数急者，为传也；伤寒二三日，阳明、少阳证不见者，为不传也"。

（14）张仲景的舌诊

《伤寒论》《金匮要略》讲舌诊的共有 30 条，除去重复的还有 24 条，多见于太阳病和阳明病表部（《中医舌诊史话》，江苏科学技术出版社，1983 年），小柴胡汤证者 1 条。张仲景舌诊表现在舌质、舌苔、舌味三个方面。张石顽在《伤寒绪论》说："舌胎之名，始于长沙，以其邪气传里，如有所怀，故谓之胎。"

①舌苔诊

第 230 条：阳明病，胁下硬满，不大便而呕，舌上白胎者，可与小柴胡汤。上焦得通，津液得下，胃气因和，身濈然汗出而解。

小柴胡汤证的病位是半在表、半在里，半虚半实，半阴半阳，因半在里的半虚半阴，故见"舌上白苔"。脏结者两条。

第 129 条：何谓脏结？答曰：如结胸状，饮食如故，时时下利，寸脉浮，关脉细沉紧，名曰脏结，舌上白胎滑者，难治。

第 130 条：脏结无阳证，不往来寒热，其人反静，舌上胎滑者，不可攻也。

"脏结无阳证，不往来寒热"，应是无横膈膜之上的表证，属半在里的阴结，故见"舌上白苔滑"，"关脉细沉紧"，不可攻下。若仅仅"如结胸状，饮食如故"，邪尚在表，则"寸脉浮"。

第 221 条：心中懊憹，舌上胎者，栀子豉汤主之。

第 221 条是心火内郁，心火——阴火克肺，肺胃失运导致的"舌上苔"，因为阴火郁结在横膈膜之上，舌苔当以白苔为主。

《金匮要略·痉湿暍病脉证治》说："湿家，其人但头汗出，背强，欲得被复向火，若下之早则哕，胸满，小便不利，舌上如胎者，以丹田有热，胸中有寒，渴欲得水而不能饮，口燥烦也。"

胸中有寒是寒湿聚于上致见舌上白滑苔而渴不欲饮，丹田有热是郁热下注而口燥烦。

《金匮要略·腹满寒疝宿食病脉证治》说："病者腹满……舌黄未下者，下之黄自去。"此言肠胃有郁热。

《伤寒论·辨脉法》说："脉阴阳俱紧者，口中气出，唇口干燥，踡卧足冷，鼻中涕出，舌上胎滑，勿妄治也。到七日以来，其人微发热，手足温者，此为欲解。或到八日以上，反大发热者，此为难治。设使恶寒者，必欲呕也；腹内痛者，必欲利也。"此条既有唇口干燥，又有舌上滑苔，乃热郁上焦，脾胃不运生寒湿于下。本条是根据舌象结合脉证以判断预后和疾病转归变化的范例。这说明临床察舌，不仅能推断病势的进退、患者的生死存亡，而且也可以测知邪正消长和证候的变化情况，做到"见病知源"，"视别死生"。

②舌质诊

《金匮要略·惊悸吐衄下血胸满瘀血病脉证治》说："病人胸满，唇痿舌青，口燥，但欲嗽水不欲咽，无寒热，脉微大来迟，腹不满，其人言我满，为有瘀血。"

本条是对瘀血病因的审查。

《金匮要略·中风历节病脉证并治》第2条云："络脉空虚，贼邪不泻，或左或右，邪气反缓，正气即急，正气引邪，㖞僻不遂，邪在于络，肌肤不仁，邪在于经，即重不胜，邪入于府，即不识人，邪入于脏，舌即难言，口吐涎。"

舌难言是言舌质转动不灵活。

厥阴病335条说："伤寒一二日至四五日，厥者必发热，前热者后必厥，厥深者热亦深，厥微者热亦微。厥应下之，而反发汗者，必口伤烂赤。"

厥阴病见口舌糜烂是郁热伤口舌。

③舌味（感觉）诊

第137条：太阳病，重发汗而复下之，不大便五六日，舌上燥而渴，日晡所小有潮热，从心下至少腹硬满而痛不可近者，大陷胸汤主之。

"病发于阳"，"重发汗而复下之"导致胃中干燥有热，见"不大便五六日，舌上燥而渴，日晡所小有潮热"，因为胃中干燥有热而见"舌上燥而渴"，则用大陷胸汤（大黄、芒硝、甘遂）泻热逐水，破解通便。

第168条：伤寒，若吐、若下后，七八日不解，热结在里，表里俱热，时时恶风，大渴，舌上干燥而烦，欲饮水数升者，白虎加人参汤主之。

第 222 条：若渴欲饮水，口干舌燥者，白虎加人参汤主之。

第 168、222 两条是少阳病本证相火太过伤气分津液导致的"舌上干燥而烦"，与小柴胡汤证少阳病郁结是两个概念。

第 221 条：阳明病，脉浮而紧，咽燥口苦，腹满而喘，发热汗出，不恶寒，反恶热，身重。若发汗则躁，心愦愦，反谵语；若加温针，必怵惕，烦躁不得眠；若下之，则胃中空虚，客气动膈。心中懊恼，舌上胎者，栀子豉汤主之。

第 221 条是心火内郁而口苦，心火——阴火克肺，肺胃失运导致的"舌上苔"，因为阴火郁结在横膈膜之上，舌苔当以白苔为主。

第 236 条说：少阳之为病，口苦、咽干、目眩也。

胆病而口苦。

《金匮要略·痰饮咳嗽病脉证并治》说："腹满，口干舌燥，此肠间有水气，己椒苈黄丸主之。"

此言气不化津的口干舌燥。

（15）小柴胡汤的禁忌

第 98 条：得病六七日，脉迟浮弱，恶风寒，手足温，医二三下之，不能食，而胁下满痛，面目及身黄，颈项强，小便难者，与柴胡汤，后必下重。本渴饮水而呕者，柴胡不中与也，食谷者哕。

第 101 条：伤寒，中风，有柴胡证，但见一证便是，不必悉具。

第 267 条：若已吐、下、发汗、温针，谵语，柴胡汤证罢，此为坏病。知犯何逆，以法治之。

小柴胡汤不是少阳病的主方，所以小柴胡汤的禁忌，与少阳病的禁忌不同。

（16）小柴胡汤证小结

小柴胡汤证的来路是"病发于阳"不解，邪陷结于胸胁。

小柴胡汤证的核心病机是邪结胸胁。

小柴胡汤证是半虚半实。

小柴胡汤证的病位一半在横膈膜之上半表部、一半在横膈膜之下半里部，是半在表、半在里。张仲景将其概括为"邪高（在横膈膜之上表部）痛下（在横膈膜之下里部）"→"上焦得通，津液得下，胃气因和，身濈然汗出而解"，这一病机观贯穿整个《伤寒杂病论》之中。

横膈膜之上是天阳主表，皮毛为表之表，胸中为表之里，如果邪气在表之表不解，会下陷胸部有如下各种情况：

①邪陷胸中扰心的栀子豉汤类证。

②邪陷胸中扰肺的麻杏石甘汤证。

③邪陷胸胁的小柴胡汤类证。

④邪陷胸中的陷胸汤证，等等。

第131条："病发于阳而反下之，热入因作结胸；病发于阴而反下之，因作痞也。所以成结胸者，以下之太早故也。"横膈膜是一个很重要的生理解剖概念，横膈膜之上属于"病发于阳"，横膈膜之下属于"病发于阴"，横膈膜之上"病发于阳"误下成结胸，故"寸脉浮，关脉沉"，用陷胸汤治疗。脏结则"寸脉浮，关脉沉细紧"并下利。横膈膜之上是太阳心、阳明肺、少阳三焦三阳病，而心为神明之主，主明十二官安，主不明则十二官危，就是说心主血脉循环系统好了，十二官都好，故太阳病最后以复脉汤收尾。其中贯穿着水饮证（阳虚）和蓄血证（血瘀）。

（17）小柴胡汤证与少阳病不同

现在最大的问题是混淆了小柴胡汤证和少阳病，小柴胡汤证不是少阳病本证。《伤寒论》第263条说："少阳之为病，口苦，咽干，目眩也。"《素问·天元纪大论》说："少阳之上，相火主之。"少阳的本气是相火，"口苦，咽干，目眩"是相火太过（大小白虎汤证，三阳合病）不及（大小阳旦汤证）的反应，而小柴胡汤证是邪结胸胁的症状，病因病机完全不同，不得混淆。

（18）小柴胡汤类方

小柴胡汤类方就是为小柴胡汤证邪结胸胁的核心病机所导致心、心包络、肺、宗气、气海、颈项、头及五官、胸背、肝胆、横膈膜等发病的加减用法，详细请看以下解说。

"病发于阳"误治不解，邪陷于胸胁形成小柴胡汤证，胸胁苦满或胸满胁痛，心烦，上焦不开，胸中宗气不足气滞、气海生病及心火内郁生热，第96条称作"心烦"或"胸中烦"，人们多不清楚这个机理。轻者"心烦""胸中烦"，重者心火内郁则成栀子豉汤证，或郁结"心中"，或郁结"心下"（心募巨阙），而且"胸胁苦满"导致循行胸胁的肝胆郁结，然归根结底的起源是邪结胸胁的小柴胡汤证，属"柴胡证"，故仍用柴胡剂。

这就是伤寒热病，这种热病，不是"因寒化热"，更不是"寒邪入里化热"，而是寒邪郁闭于表导致阳气怫郁、心火内郁、气结胸胁所致。

第 165 条：伤寒，发热，汗出不解，心中痞硬，呕吐而下利者，大柴胡汤主之。

本条的发热、汗出不解、心中痞硬是横膈膜之上的表证，呕吐下利是横膈膜之下的里证，符合小柴胡汤证半在表、半在里的规律，故云"主之"。

关键是"心中痞硬"，《金匮要略·胸痹心痛短气病脉证治》说："胸痹心中痞，留气结在胸，胸满，胁下逆抢心，枳实薤白桂枝汤主之；人参汤亦主之。""心中痞，诸逆心悬痛，桂枝生姜枳实汤主之。"为什么"心中痞"？原因是邪气结胸——"留气结在胸"，是心中窒塞，当属于小柴胡汤证中"胸胁苦满"类似症状。为什么"硬"呢？第158条说"心下痞硬""此非结热，但以胃中虚，客气上逆，故使硬也"，第159条说"伤寒，服汤药，下利不止，心下痞硬"，原来是宗气胃虚客气上逆所致。而第165条是"心中痞硬"，其实这里的"痞硬"是因为邪结胸胁，营卫不行气滞营卫不通造成的。《素问·刺热》说："心热病者，先不乐，数日乃热，热争则卒心痛，烦闷善呕。"可知大柴胡汤证的"呕"是心热引起的。《素问·平人气象论》说："胃之大络名曰虚里，贯膈络肺，出于左乳下，其动应衣，脉宗气也。盛喘数绝者则病在中，结而横积矣，绝不至曰死。乳之下，其动应衣，宗气泄也。"所谓"心中痞硬"，当是"结而横积矣"。

大柴胡汤，是由小柴胡汤去掉健脾补气血的人参、炙甘草，加枳实、芍药构成的。因为邪不在横膈膜之下的脾胃，故去甘温的人参、炙甘草，"心中痞硬"是心中郁热太过，需要泻心热。《素问·脏气法时论》说："心主夏，手少阴太阳主治，其日丙丁，心苦缓，急食酸以收之。"心主夏，其火炎热性急，必须急饮食苦酸寒收之，使其缓和下来，故用枳实、芍药苦酸寒收敛心火，并以柴胡、黄芩、半夏、生姜开胸降逆，大枣补心血。因为有"下利"，大柴胡汤不应该有大黄。小柴胡汤加芍药乃大阴旦汤，阴气以沉降为顺，酸苦寒沉降顺其性也。

第 136 条：伤寒十余日，热结在里，复往来寒热者，与大柴胡汤。

"伤寒十余日……复往来寒热"说明邪气在表，而"热结在里"之"里"，指横膈膜之上的表之里，"热结在里"指第 165 条的"心中痞硬"。肝胆循行胸胁，今胸胁苦满则肝胆有郁热，实则泻其子，木实泻心，本条要与 165 条合看自明。大柴胡汤用芍药、枳实、生姜辛酸寒的小泻肝汤以泻肝热。

大柴胡汤证和四逆散证是小柴胡汤证邪结胸胁的郁热犯心，故以开胸为主，佐以枳实、芍药泻心热。栀子豉汤证是心脏本身心火内郁，故用栀子豉汤直接发散心火。于此可见张仲景逻辑思维的审慎。

第 103 条：太阳病，过经十余日，反二三下之，后四五日，柴胡证仍在者，先与小柴胡汤；呕不止，心下急，郁郁微烦者，为未解也，与大柴胡汤下之则愈。

本条是小柴胡汤证与大柴胡汤证的鉴别。虽然"太阳病，过经十余日"了，但小柴胡汤证仍在，故"先与小柴胡汤"开发胸结治疗。然医师没有用小柴胡汤，见小柴胡汤证有半里证"反二三下之"而误治。脾胃里虚导致宗气不足，"后四五日"出现"呕不止，心下急，郁郁微烦者，为未解也"，"呕不止，心下急"是心热郁，小柴胡汤证只是"喜呕"。《素问·逆调论》说"肝一阳也，心二阳也"，肝热及心，心热及肝，都用枳实、芍药苦酸寒泻其热。《辅行诀五脏用药法要》小泻心汤就是栀子配龙胆草加戒盐、酸醋，大泻心汤是龙胆草、栀子、豆豉加戒盐、苦参、升麻。

"郁郁微烦"，是因郁重出现的"微烦"，重点在郁，请参阅第 123 条调胃承气汤证："太阳病，过经十余日，心下温温欲吐，而胸中痛，大便反溏，腹微满，郁郁微烦，先此时自极吐下者，与调胃承气汤。若不尔者，不可与。但欲呕，胸中痛，微溏者，此非柴胡汤征，以呕，故知极吐下也。"第 123 条的

"心下温温欲吐，而胸中痛……郁郁微烦"，可知此郁在"胸中"，"心下"是心募穴，"胸中""心下"还在表部，是表"为未解也"，"与大柴胡汤下之则愈"，此"下之"是顺其性降下的意思，不是"攻下"。因为大柴胡汤中含有小泻肝汤——芍药、枳实、生姜，可知此"下之"非"攻下"之义。

第103条的关键是"心下急""郁郁微烦""呕不止"，反映的是心热郁，患者感觉紧张、拘急，可能按之还痛。

第104条：伤寒，十三日不解，胸胁满而呕，日晡所发潮热，已而微利，此本柴胡证，下之以不得利，今反利者，知医以丸药下之，此非其治也。潮热者，实也。先宜服小柴胡汤以解外，后以柴胡加芒硝汤主之。

本条有上焦不开的半表证，又有肠胃腑道不通积热半里证，"先宜服小柴胡汤以解外"治本，"后以柴胡加芒硝汤主之"以治"日晡所发潮热"之标。

第107条：伤寒八九日，下之，胸满，烦惊，小便不利，谵语，一身尽重，不可转侧者，柴胡加龙骨牡蛎汤主之。

本条是伤寒误下证，下后邪陷于胸胁，出现"胸满"，心火内郁伤神则烦，甚则谵语，心神伤则惊。伤寒阳虚水气不化则小便不利。这是典型的寒邪→郁热→水病三联证。烦惊、谵语热郁心与心包络，宗气"贯心肺"，病及宗气。

至于"一身尽重，不可转侧"则是肝湿郁。《金匮要略·五脏风寒积聚病脉证并治》说："肝中寒者，两臂不举，舌本燥，喜太息，胸中痛，不得转侧，食则吐而汗出也。"《金匮要略·水气病脉证并治》说："肝水者，其腹大，不能自转侧，胁下腹痛，时时津液微生，小便续通。"《伤寒论》第174条说："伤寒八九日，风湿相搏，身体疼烦，不能自转侧，不呕不渴，脉浮虚而涩者，桂枝附子汤主之。"第219条说："三阳合病，腹满，身重难于转侧，口不仁面垢，谵语，遗尿。发汗则谵语，下之则额上生汗，手足逆冷。若自汗出者，白虎汤主之。"因为病本是邪结胸胁，故用小柴胡汤治疗。此外桂枝、生姜、大枣有桂枝汤之义，可知柴胡加龙骨牡蛎汤是从柴胡桂枝汤转化而来，只是因为"胸满"阳气不足去芍药，至于去甘草乃大柴胡汤之义。然后加龙骨、牡蛎、铅丹、大黄、茯苓。其中桂枝茯苓是温阳化水治"小便不利""一身尽重，不可转侧"，龙骨、牡蛎、铅丹镇安心神，大黄治谵语。

小柴胡汤去甘草，加龙骨、牡蛎、铅丹、桂枝、茯苓、大黄而成柴胡加龙骨牡蛎汤。

第 146 条：伤寒六七日，发热，微恶寒，支节烦疼，微呕，心下支结，外证未去者，柴胡桂枝汤主之。

在《伤寒论》中只有两个方证，即"桂枝证"和"柴胡证"，说明桂枝汤和小柴胡汤的重要性，为什么重要？因为两方的病机属于"病发于阳"的表部，方后注说"桂枝法，加半夏、柴胡、黄芩；复如柴胡法"，即是在桂枝汤基础上加半夏、柴胡、黄芩、人参四味组成。桂枝汤扶阳固表之表，小柴胡汤开横膈膜之上半在里的上焦，心肺居上焦，主明则下安。桂枝汤是小阳旦主升阳气，小柴胡汤是阴旦汤的基础主降，可知柴胡桂枝汤有升降阴阳的功能。

根据《伤寒论》第 96 条"伤寒五六日，中风，往来寒热，胸胁苦满，嘿嘿不欲饮食，心烦喜呕，或胸中烦而不呕，或渴，或腹中痛，或胁下痞硬，或心下悸、小便不利，或不渴、身有微热，或咳者，小柴胡汤主之"可知，发热恶寒微呕是小柴胡汤证。根据《伤寒论》第 97 条"血弱气尽，腠理开，邪气因入，与正气相搏，结于胁下，正邪分争，往来寒热，休作有时，嘿嘿不欲饮食，脏腑相连，其痛必下，邪高痛下，故使呕也，小柴胡汤主之"可知小柴胡汤证是因为"血弱气尽，腠理开，邪气因入，与正气相搏，结于胁下，正邪分争，往来寒热，休作有时"。血气虚，邪气伏藏，正邪分争。"肢节"指四肢关节，主于脾胃。"支节烦疼"指脾胃所主四肢营卫不足，《伤寒论·平脉法》说："寸口脉微而涩，微者卫气不行，涩者荣气不逮。荣卫不能相将，三焦无所仰，身体痹不仁。荣气不足，则烦疼、口难言；卫气虚，则恶寒数欠。三焦不归其部，上焦不归者，噫而酢吞；中焦不归者，不能消谷引食；下焦不归者，则遗溲。"可知"支节烦疼"是营血虚。桂枝汤是调补营卫的主方。

《伤寒论》第 42 条云："太阳病，外证未解，脉浮弱者，当以汗解，宜桂枝汤。"《伤寒论》第 53 条云："病常自汗出者，此为荣气和。荣气和者，外不谐，以卫气不共荣气谐和故尔。以荣行脉中，卫行脉外，复发其汗，荣卫和则愈。"第 54 条云："病人脏无他病，时发热，自汗出，而不愈者，此卫气不和也，先其时发汗则愈，宜桂枝汤。"《伤寒论》第 16 条云："桂枝本为解肌，若其人脉浮紧，发热汗不出者，不可与之也，常须识此，勿令误也。"脾胃主肌肉，肌肉中是少阳三焦腑腠理，所以"解肌"就是解所以三焦腑腠理，就是温补脾胃生发阳气，脾胃生化营卫，就是通达三焦腑腠理中的营卫运行。人参、炙甘草、大枣补脾胃生气血，治疗血弱气尽。

伤寒发热恶寒、肢节烦疼是表证，"微呕，心下支结"是里证。《伤寒论辑义》卷三云："支节者……当是四肢之关节烦疼。"《伤寒明理论·烦热》说："烦疼，即是热疼。"是四肢郁热导致的关节烦疼。"心下支结"与"心下有水气""心下有痰饮"是一个病位，"支结"是一种胀满不散感。呕是上焦不开胃腑不降。

由上述可知，桂枝汤——小阳旦汤温补脾胃从左生发少阳三焦阳气，小柴胡汤——阴旦汤从右开发上焦以降，《伤寒论》第230条说"上焦得通，津液得下，胃气因和，身濈然汗出而解"。上焦太阳阳明心肺主之，心营肺卫，柴胡桂枝汤实乃三阳表部为病，桂枝汤、小柴胡汤都是发汗和剂。桂枝汤主阳仪系统少阳太阳表部，小柴胡汤主横膈膜之上太阳阳明表部，病位在三焦腑腠理，左右调阴阳之升降，两方合一，既能"开鬼门"，又能"洁净府"，扶正发汗祛邪，其中黄芩、白芍、甘草苦甘寒又可入营血分，清营血之热，而治发热恶寒"外证未去"。请参阅前文"腠理病治则"。

第147条：伤寒五六日，已发汗而复下之，胸胁满微结，小便不利，渴而不呕，但头汗出，往来寒热，心烦者，此为未解也，柴胡桂枝干姜汤主之。

本方由小柴胡汤、小补肝汤、桂枝甘草汤、甘草干姜汤、栝楼牡蛎散等加减组成。感受伤寒后，经过汗下不解，导致邪结胸胁，出现往来寒热、头汗出、心烦等表证，还有小便不利之里证。"胸胁满微结""往来寒热，心烦"本是邪结胸胁的小柴胡汤表证。用桂枝、干姜、炙甘草辛甘温补阳，温补少阳三焦和太阴脾以及从中气的厥阴肝。甘草干姜汤补脾阳，桂枝甘草汤补心阳，少阳、厥阴、少阴、太阴阳气都不足而腠理不开，但头汗出；水气不化而小便不利。阳不生阴不长而口苦口渴。栝楼牡蛎散治疗百合病烦渴。小柴胡汤加减法说"胁下痞硬者，去大枣，加牡蛎"，故"胸胁满微结"，加牡蛎以软坚散结。天花粉甘苦寒色白入肺清气分热而养阴，牡蛎咸寒入血分清血热，百合病百脉一宗在血分,《素问·热论》说"少阴病……口燥舌干而渴",所以栝楼牡蛎散能补心肺津血营卫以濡养身体。《灵枢·决气》说:"黄帝曰:余闻人有精、气、津、液、血、脉,余意以为一气耳,今乃辨为六名,余不知其所以然。岐伯曰:两神相搏,合而成形,常先身生,是谓精。何谓气?岐伯曰:上焦开发,宣五谷味,熏肤充身泽毛,若雾露之溉,是谓气。何谓津?岐伯曰:腠理发泄,汗出溱溱,是谓津。何谓液?岐伯曰:谷入气满,淖泽注于骨,骨属屈伸,泄泽补益脑髓,皮肤润泽,是谓液。何谓血?岐伯曰:中焦受气取汁,变化而赤,是谓血。何谓脉?岐伯曰:壅遏营气,令无所避,是谓脉。"

从上述可知,柴胡桂枝干姜汤能治横膈膜之上邪结胸胁上焦不开的肺不宣发肃降导致的心肺胸胁膺背部证候,如胸胁苦满、心烦心悸、肩背颈项、头脑痛、口苦口干口渴等,药用柴胡、黄芩、天花粉、牡蛎等;还可以治疗横膈膜之下三焦膀胱肝脾等脏腑阳气不足导致的大小腹痛、腹胀、小便不利、腰腿疼痛等,药用桂枝、干姜、炙甘草,桂枝可以补中益气,合理中丸主药炙甘草、干姜温中。小柴胡汤加减法有身热加桂枝发汗法。"胸胁满微结"则上焦不开,三焦膀胱水道不利见"小便不利"。总之,外治皮肤,内治脏腑。从"去滓再煎"看是用的小柴胡汤法,从"汗出便愈"知道是解表法。功能从小柴胡汤法,如第230条说:"上焦得通,津液得下,胃气因和,身濈然汗出而解。"

(19)针刺期门证

期门是厥阴肝的募穴,位于胸部第6肋间隙,前正中线旁开4寸处,可以治疗多种肝病引起的不同症状,包括肝及其经脉郁滞。

第108条:伤寒,腹满,谵语,寸口脉浮而紧,此肝乘脾也,名曰纵,刺期门。

第109条:伤寒,发热,啬啬恶寒,大渴欲饮水,其腹必满,自汗出,小便利,其病欲解,此肝乘肺也,名曰横,刺期门。

寸口脉浮紧是伤寒之脉,发热恶寒是伤寒之表证,上焦不开导致的"腹满"是里证,"谵语"是心病,伤于寒则表郁闭,上焦不开胸胁苦满则肝郁结。

肝为一阳主升浮,寒邪束闭阳气,肝及肝经必郁闭,肝郁克脾,脾虚名纵;肝郁侮肺,肺失宣降名横,都可以针刺期门解肝郁而愈。《灵枢·论勇》

说："勇士者……三焦理横，怯士者……其焦理纵。"所谓"三焦理横""其焦理纵"，是指三焦腑腠理间的营卫气血、津液充盈度饱满不饱满，纵是不饱满，横是饱满。

第142条：太阳与少阳并病，头项强痛，或眩冒，时如结胸，心下痞硬者，当刺大椎第一间、肺俞、肝俞，慎不可发汗；发汗则谵语，脉弦，五日谵语不止，当刺期间。

第143条：妇人中风，发热恶寒，经水适来，得之七八日，热除而脉迟身凉，胸胁下满，如结胸状，谵语者，此为热入血室也，当刺期门，随其实而取之。

太阳少阳并病合病属于阳仪系统疾病，厥阴肝亦属于阳仪系统，"头项强痛"属于阳仪系统疾病，不同于小柴胡汤证的"颈项强"，故治疗取背阳表部的大椎、肺俞、肝俞，不愈则刺肝募穴期门。肺俞主肺，肝俞主肝，肝肺主左右阴阳之升降而调节阴阳。头项强痛、发热恶寒、胸胁满、眩冒、如结胸状、心下痞硬、谵语属于横膈膜之上半表证，热入血室属于横膈膜之下半里证。

（20）小柴胡汤证与其他汤证的鉴别

小柴胡汤证的核心病机是邪结胸胁，属于大表部的表之里，其一，可与表之表证鉴别；其二，可与表之里证鉴别；其三，可与里证鉴别；其四，可与阳仪系统证鉴别；其五，可与阴仪系统证鉴别。

第37条：太阳病，十日已去，脉浮细而嗜卧者，外已解也。设胸满胁痛者，与小柴胡汤，脉但浮者，与麻黄汤。

外感伤寒中风在表之表用麻黄汤解之，若失汗误汗邪陷表之里胸胁成小柴胡汤。从脉象辨，脉但浮是麻黄汤证，脉细是血气虚衰则成小柴胡汤之脉，嗜卧是血气不足的表现，胸满胁痛是小柴胡汤半表证。

第103条：太阳病，过经十余日，反二三下之，后四五日，柴胡证仍在者，先与小柴胡汤；呕不止，心下急，郁郁微烦者，为未解也，与大柴胡汤下之则愈。

本条言小柴胡汤证与大柴胡汤证的鉴别。小柴胡汤证是邪结胸胁，郁热在胸胁。大柴胡汤证是邪结胸胁，胸胁郁热犯心，心热出现呕不止、心下急、郁郁微烦，心募穴在心下巨阙穴。《素问·刺热论》说："心热病者……烦闷善呕，头痛，面赤，无汗。"《素问·脏气法时论》说："心主夏，手少阴太阳主治，其日丙丁，心苦缓，急食酸以收之。"故用枳实、芍药苦酸寒治心热。

第 104 条：伤寒，十三日不解，胸胁满而呕，日晡所发潮热，已而微利，此本柴胡证，下之以不得利，今反利者，知医以丸药下之，此非其治也。潮热者，实也。先宜服小柴胡汤以解外，后以柴胡加芒硝汤主之。

本条言伤寒邪结胸胁，既有小柴胡汤证半表证胸胁满而呕，还有潮热半里证，先治表，后治里，故云"先宜服小柴胡汤以解外，后以柴胡加芒硝汤主之"。

第 100 条：伤寒，阳脉涩，阴脉弦，法当腹中急痛，先与小建中汤，不差者，小柴胡汤主之。

伤寒伤人阳气，阳虚阴盛，故见"阳脉涩，阴脉弦""腹中急痛"，当先用小建中汤扶阳散寒治疗腹痛。如果扶阳散寒不愈，可能是邪高痛下之腹痛，则用小柴胡汤开上焦治疗，或小柴胡汤加芍药治腹痛。

第 149 条：伤寒五六日，呕而发热者，柴胡汤证具。而以他药下之，柴胡证仍在者，复与柴胡汤。此虽已下之，不为逆，必蒸蒸而振，却发热汗出而解。若心下满而硬痛者，此为结胸也，大陷胸汤主之；但满而不痛者，此为痞，柴胡不中与之，宜半夏泻心汤。

伤寒邪结胸胁，可能是小柴胡汤证，也可能是"病发于阳"早下的结胸证，或"病发于阴"误下造成的痞证，必须加以鉴别。呕而发热属于小柴胡汤证，"心下满而硬痛"属于大陷胸汤结胸证，"但满而不痛"属于半夏泻心汤痞证。

七、四逆散

【方剂来源】《伤寒论》。

【药物组成】甘草（炙），枳实（破，水渍，炙干），柴胡，芍药。

【用法】上四味，各十分，捣筛，白饮和服方寸匕，日三服。

咳者，加五味子、干姜各五分，并主下利。

悸者，加桂枝五分。

小便不利者，加茯苓五分。

腹中痛者，加附子一枚，炮令坼。

泄利下重者，先以水五升，煮薤白三升，煮取三升，去滓，以散三方寸匕，内汤中，煮取一升半，分温再服。

【主治】少阴病，四逆，其人或咳，或悸，或小便不利，或腹中痛，或泄利下重者。

【方义】四逆散由柴胡甘草汤、芍药甘草汤、枳实芍药散三方组成。柴胡、炙甘草是小柴胡汤的基础药物，治疗邪结胸胁的郁热，枳实、芍药是大柴胡汤治"呕不止，心下急，郁郁微烦"的药物，芍药甘草汤是养营血的方剂，于此可知四逆散证是邪结胸胁郁热犯心，血脉郁闭营卫不输四末证，营行脉中，卫行脉外，相随环行无端。《灵枢·邪客》说："营气者，泌其津液，注之于脉，化以为血，以荣四末，内注五脏六腑，以应刻数焉。卫气者，出其悍气之慓疾，而先行于四末、分肉、皮肤之间，而不休者也，昼日行于阳，夜行于阴，常从足少阴之分间，行于五脏六腑。"但又不同于血虚不行四末的当归四逆汤证。

"少阴病四逆"点明了主题，《素问·脉要精微论》说："有脉俱沉细数者，少阴厥也。"汪机注："尺中有脉沉细数者，少阴气逆也。何者？尺脉不当见数，有数故言厥也。俱者言左右尺中也。"必是血脉不行四末而四逆，伏寒结胸胁而用小柴胡汤的基本药物柴胡、炙甘草。少阴病是指少阴标寒于外，本气"热郁"于内，寒邪伤阳则见加减法用五味子、干姜、桂枝、茯苓、附子温阳利水，用薤白开胸通利水道。这是伤寒热病的寒邪、热症、水气三联证，不能把四逆散归入少阳病去。咳、心悸是横膈膜之上心肺病，腹中痛、小便不利、下利是横膈膜之下消化道病，涉及呼吸系统、心血管循环系统、消化道系统、泌尿系统。《素问·评热病论》说："月事不来者，胞脉闭也。胞脉者，属心而络于胞中，今气上迫肺，心气不得下通，故月事不来也。"符合张仲景说的"邪高痛下"规律，故有枳实芍药散证。

四逆散证乃少阴标寒本热——犯心郁热重证。四逆散的主证是"四逆"，即手足逆冷，而邪结胸的郁热在心，血脉郁闭。

少阴之上，热气主之。少阴从本从标，主子丑寅三个月或一日三个时辰，所以四逆散证是标寒闭于外、心中郁热在内之证。因为其本是邪结于胸，故用小柴胡汤的柴胡、炙甘草治其邪结郁热，《素问·脏气法时论》说："心主夏，手少阴太阳主治，其日丙丁，心苦缓，急食酸以收之。"心主夏，其火炎热性急，必须急用苦酸寒收之，使其缓和下来，故用枳实、芍药苦酸寒散降收敛心火。

枳实、芍药见于大柴胡汤，第 165 条大柴胡汤证有"心中痞硬"，《金匮要略·胸痹心痛短气病脉证治》说："胸痹，心中痞，留气结在胸，胸满，胁下逆抢心，枳实薤白桂枝汤主之；人参汤亦主之。""心中痞，诸逆心悬痛，桂枝生姜枳实汤主之。"为什么"心中痞"？原因是邪气结胸，胸满、胁下逆抢心。

第 165 条：伤寒，发热，汗出不解，心中痞硬，呕吐而下利者，大柴胡汤主之。

本条的发热、汗出不解、心中痞硬是表证，呕吐下利是里证，符合小柴胡汤证的表里证规律，故云"主之"。

关键是"心中痞硬"。《金匮要略·胸痹心痛短气病脉证治》说："胸痹，心中痞，留气结在胸，胸满，胁下逆抢心，枳实薤白桂枝汤主之；人参汤亦主之。""心中痞，诸逆心悬痛，桂枝生姜枳实汤主之。"为什么"心中痞"？原因是邪气结胸，胸满、胁下逆抢心，是因为邪结胸胁，营卫不行的气滞营卫不通造成的。《素问·刺热》说："**心热病者，先不乐，数日乃热，热争则卒心痛，烦闷善呕。**"可知大柴胡汤证的"呕"是心热引起的。大柴胡汤，是由小柴胡汤去掉人参、炙甘草加枳实、芍药构成的，因为邪不在横膈膜之下的脾胃，故去甘温的人参、炙甘草，"心中痞硬"是因心中郁热太过，需要泻心热。并以柴胡、黄芩、半夏、生姜开胸降逆，大枣补心血。因为有"下利"，大柴胡汤不应该有大黄。小柴胡汤加芍药乃大阴旦汤，阴气以沉降为顺，酸苦寒沉降顺其性也。第 136 条大柴胡汤证，"伤寒十余日……复往来寒热"说明邪气在表，而"热结在里"之"里"，指横膈膜之上的表之里，"热结在里"指

第 165 条的"心中痞硬"。肝胆循行胸胁，今胸胁苦满则肝胆有郁而热，实则泻其子，木实泻心，本条与 165 条合看自明。大柴胡汤用芍药、枳实、生姜辛酸寒的小泻肝汤以泻肝热。第 103 条是小柴胡汤证与大柴胡汤证的鉴别。虽然"太阳病，过经十余日"了，但小柴胡汤证仍在，"可与小柴胡汤"开发胸结治疗。然医师没有用小柴胡汤，见小柴胡汤证有半里证"反二三下之"而误治，"后四五日"出现"呕不止，心下急，郁郁微烦者，为未解也"，"呕不止"是心热，小柴胡汤证只是"喜呕"。"郁郁微烦"，是因郁重出现的"微烦"，重点在郁，请参阅从第 123 条调胃承气汤证："太阳病，过经十余日，心下温温欲吐，而胸中痛，大便反溏，腹微满，郁郁微烦，先此时自极吐下者，与调胃承气汤。若不尔者，不可与。但欲呕，胸中痛，微溏者，此非柴胡汤征，以呕，故知极吐下也。"从第 123 条的"心下温温欲吐，而胸中痛……郁郁微烦"，可知此郁在"胸中"，"心下"是心募穴，"胸中""心下"还在表部，是表"为未解也"，"与大柴胡汤下之则愈"，此"下之"是顺其性降下的意思，不是"攻下"。因为大柴胡汤中含有小泻肝汤——芍药、枳实、生姜，可知此"下之"非"攻下"之义。第 103 条的关键是"心下急""郁郁微烦""呕不止"，反映的是心热，患者感觉紧张、拘急，可能按之还痛。

第 393 条：大病差后，劳复者，枳实栀子豉汤主之。

枳实三枚（炙）　栀子十四个（擘）　香豉一升（绵裹）

上三味，以清浆水七升，空煮取四升；内枳实、栀子，煮取三升，下豉，更煮五六沸，去滓，温分再服。复令微似汗。若有宿食者，内大黄如博棋子大五六枚，服之愈。

《诸病源候论》说："大病者，中风、伤寒、热劳、温虐之类也。"众所周知，栀子豉汤是治疗心中懊恼、虚烦不得眠、烦热、胸中窒、身热不去、心中结痛的方剂，加枳实是为了治疗"心中结痛""心中懊恼"，病在表，故云"令微似汗"愈。里有宿食加大黄。伤寒家多将栀子豉汤证解释为余邪郁结形成郁热留滞胸膈，热邪蕴郁胸膈，导致气机不能宣泄，气机闭塞导致胸阳被困，邪热无法外达，此种注释不妥当。

《金匮要略·妇人产后病脉证治》说产后腹痛、烦满不得卧，枳实芍药散主之。大麦粥。产后血虚，血虚有阴火——心火，血中伏火沸腾，心中窒塞，故烦满不得卧。《名医别录》说：大麦"味咸，微寒，无毒"。味咸入血分，凉血，养血，和胃。相伍宣畅气血，治疗产后气血郁滞之腹痛。

《金匮要略·五脏风寒积聚病脉证并治》说："心伤者，其人劳倦，即头面赤而下重，心中痛而自烦，发热，当脐跳，其脉弦，此为心脏伤所致也……邪哭使魂魄不安者，血气少也；血气少者属于心，心气虚者，其人则畏，合目欲眠，梦远行而精神离散，魂魄妄行。"

从以上条文可以看出，太阳阳明病伤寒发汗下后不解，导致心火内郁则成栀子豉汤证。"脉浮紧"是寒盛，寒盛则心有郁火。心内郁火伤血，心血日少，心火煎熬，心脉沸腾，心神不安，于是出现"微烦"→"虚烦"→"虚烦不得眠"→"心烦"→"烦躁不得眠"→"卧起不安"→"心愦愦"→"烦热"→"外有热"→"身热不去"→"发热汗出"→"咽燥口苦"等心火——阴火证，阴火由轻到重。心病脉郁滞的"心中懊憹"→"胸中窒"→"心中结痛"等症状也是由轻到重，并不是只有气机不通，更有血脉结滞。心火——阴火必克肺金，即多"病发于阳"，所以记载栀子豉汤的六条原文，太阳病三条，阳明病二条，厥阴病一条，属于"病发于阳"大表部。心火——阴火多有脾胃阳虚，邪高痛下，故有少气、呕、腹满等脾胃症状。栀子豉汤是用来散发心火的。《辅行诀五脏用药法要》的小泻心汤和大泻心汤就用栀子、淡豆豉。

《内外伤辨惑论》补中益气汤有如下说：

脾胃气虚，不能升浮，为阴火伤其生发之气，荣血大亏，荣气不营，阴火炽盛，是血中伏火日渐煎熬，血气日减，心包与心主血，血减则心无所养，致使心乱而烦。《素问·脉解》说："阳气不治，则阳气不得出，肝气当治而未得，故善怒，善怒者，名曰煎厥。"

《兰室秘藏·杂病门》对安神丸描述如下：

治心神烦乱，怔忡，兀兀欲吐，胸中气乱而热，有似懊憹之状，皆膈上血中伏火，蒸蒸然不安。

综上所述可知："病发于阳"的伤寒热病和"病发于阴"的伤寒热病是有区别的，"病发于阳"的伤寒热病，病因寒邪在表在上，症状热在表、五体热、五脏六腑热、血脉、下焦热等，邪高痛下；"病发于阴"的伤寒热病，病因寒邪在里在下，症状热在面、在心、在血脉等。四逆散证是热郁在心，不同于热郁脾土的升阳散火汤、火郁汤四肢手足烦热证。

八、栀子豉汤

【方剂来源】《伤寒论》。

【药物组成】栀子十四个（擘），香豉四合（绵裹）。

【用法】上二味，以水四个，先煮栀子得二分半；内豉，煮取一升半，去滓，分为二服，温进一服（得吐者，止后服）。

【主治】伤寒五六日，大下之后，身热不去，心中结痛，发汗后，水药不得入口为逆，若更发汗，必吐下不止。发汗吐下后，虚烦不得眠，若剧者，必反复颠倒，心中懊憹，烦热，胸中窒。

【方义】桂枝汤是扶阳固表证，麻黄汤、大青龙汤、葛根汤、白虎汤是太阳阳明合病伤寒与温病表证，瓜蒌薤白白酒汤、瓜蒌薤白半夏汤、瓜蒌薤白桂枝汤是伤寒中风导致宗气气滞不贯心脉痰瘀证，小柴胡汤证是邪结胸胁伤寒热郁胸胁证，大柴胡汤证是邪结胸胁热犯心脏证，四逆散证是寒邪闭表心脏热郁证，栀子豉汤证是伤寒中风误治心脏火郁证（《辅行诀五脏用药法要》大泻心汤有栀子豉汤，入血分加咸味戒盐，心肝同热加龙胆草），大陷胸汤证、十枣汤证、葶苈大枣泻肺汤是"病发于阳"早下导致上焦不开三焦膀胱水道不通证，大黄黄连泻心汤是心包络病证，麻杏石甘汤证是热郁肺证。上述诸证都是外感病在横膈膜之上表部汗、下误治导致的疾病，且伤寒与温病有别，心与肺有别，心脏与心包络有别，宗气与气海（颈项）有别，头项强痛与颈项强有别。心主君火，代君行事的心包络是相火，相火生脾土，少阳三焦相火在脾土，所以治疗心包络相火病的五泻心汤属于"病发于阴"的里部。于此可以看出张仲景的逻辑思维十分缜密，怎么能说中医没有逻辑思维，只有整体象思维呢？

张仲景对外感病，首先重视以横膈膜上下天地分的"病发于阳""病发于阴"，其次重视左右分阴阳升降春秋阳阳仪的青龙汤证和白虎汤证，第三是夏冬分的二至病朱雀汤证和真武汤证。

从栀子豉汤条文可以看出，是伤寒闭表，或太阳阳明病伤寒发汗下后不解，导致心火内郁造成栀子豉汤证。"脉浮紧"是寒盛，寒盛则心有郁火。心内郁火伤血，心血日少，心火煎熬，心脉沸腾，心神不安，于是出现"微烦"→"虚烦"→"虚烦不得眠"→"心烦"→"烦躁不得眠"→"卧起不安"→"心愦愦"→"烦热"→"外有热"→"身热不去"→"发热汗出"→"咽燥口苦"等心火——阴火证，阴火由轻到重。心病脉郁滞的"心中懊憹"→"胸中窒"→"心中结痛"等症状也是由轻到重，并不是只有气机不通，更有血脉结滞。心火——阴火必克肺金，即多"病发于阳"，所以记载栀子豉汤的六条原文，太阳病三条，阳明病二条，厥阴病一条，属于"病发于阳"大表部。心火——阴火多有脾胃阳虚，邪高痛下，故有少气、呕、腹满等脾胃症状。栀子豉汤是用来散发心火的。《辅行诀五脏用药法要》的小泻心汤和大泻心汤就用栀子、淡豆豉。

寒邪伤人阳气导致心火内郁，又失治误治导致阳虚，有表阳虚和里阳虚之分，阳虚不化导致水蓄，水蓄津液不能上奉导致心火失常而心有郁火，于是出现了栀子豉汤类的变证，加减有炙甘草、生姜、干姜、厚朴等，去其寒湿，这个论述线路非常清晰，类似于小柴胡汤加减法，古今贤达知者鲜矣，特撰著于此，供学者们指教。其实张仲景在《金匮要略》中有明示，《金匮要略·五脏风寒积聚病脉证并治》说："心伤者，其人劳倦，即头面赤而下重，心中痛而自烦，发热，当脐跳，其脉弦，此为心脏伤所致也……邪哭使魂魄不安者，血气少也；血气少者属于心，心气虚者，其人则畏，合目欲眠，梦远行而精神离散，魂魄妄行。"唯有李东垣知之，笔者在《五运六气解读脾胃论》名之为阳虚热病三联证。而伤寒家多将栀子豉汤证解释为余邪郁结形成郁热留滞胸膈，热邪蕴郁胸膈，导致气机不能宣泄，气机闭塞导致胸阳被困，邪热无法外达，此种注释不妥当。

《内外伤辨惑论》补中益气汤有如下说：

脾胃气虚，不能升浮，为阴火伤其生发之气，荣血大亏，荣气不营，阴火炽盛，是血中伏火日渐煎熬，血气日减，心包与心主血，血减则心无所养，致

使心乱而烦。（《素问·脉解》说："阳气不治，则阳气不得出，肝气当治而未得，故善怒，善怒者，名曰煎厥。"）

《兰室秘藏·杂病门》对安神丸描述如下：

治心神烦乱，怔忡，兀兀欲吐，胸中气乱而热，有似懊侬之状，皆膈上血中伏火，蒸蒸然不安。

第76条发汗后，阳气被伤而水饮聚肠胃，虽然导致水药不得入口，但没有呕吐，是治疗失误所致胃气不和，故云"逆"，逆指胃气不顺不能下行的水气上逆。如果再发其汗，重创脾胃阳气，"所谓阳者，胃脘之阳也"，会导致上吐下泻不止。发汗吐下后，肠胃机能紊乱，阳伤乱神，轻则虚烦卧不安，重则营血不生导致营血不养心，血不养心则心火起，于是出现"反复颠倒，心中懊侬"，即对坐卧不安心烦意乱的描述。第221条"阳明病，脉浮而紧"，是外感伤寒，外感伤寒则心火内郁，于是出现"咽燥口苦，腹满而喘，发热汗出，不恶寒，反恶热，身重"证，"咽燥口苦……发热汗出，不恶寒，反恶热，身重"是热在表证，"腹满而喘"是里证，"发热汗出"是第228条说的"但头汗出"身无汗，因身无汗，所以"不恶寒，反恶热""外有热，手足温"。肺不宣发肃降，导致"腹满而喘""饥不能食"，"胃中空虚"，脾胃不能生营血，心失营血之养则"怵惕，烦躁不得眠""心中懊侬"。故用形象象心的栀子发越心火，五谷之豆豉养营。

从第76条的"心中懊侬"，到第77条的"胸中窒"，再到第78条的"心中结痛"病情逐步加重，在这个过程中可能有脾胃病导致的少气、呕吐、腹满等症状。

栀子豉汤证多是从伤寒及其失治误治而得，因为伤寒病最多心火内郁。《素问·气交变大论》说："岁水太过，寒气流行，邪害心火，民病身热，烦心，躁悸，阴厥上下中寒，谵妄心痛。"《素问·至真要大论》说："太阳司天，寒淫所胜……血变于中……病本于心。"其实，第228条的"但头汗出"（即身余处无汗）最能代表栀子豉汤的病因病机，栀子清解内郁心火。栀子豉汤证"病发于阳"，病位在心，属太阳，当发汗宣郁降逆，非涌吐剂。所谓"得吐者，止后服"，乃言有人服用栀子豉汤后出现呕吐者，当停止服用栀子豉汤，可能是有水气上冲的人，因为栀子豉汤有发越的功能，此时要加生姜止呕，而服用栀子生姜豉汤。《金匮要略·腹满寒疝宿食病脉证治》乌头桂枝汤后说"得吐者，为中病"，所以止后服。

因为栀子苦寒伤阳，所以旧有脾胃阳虚腹泻者不易用，要用得配生姜、干姜、炙甘草等温中药，所以有栀子甘草豉汤、栀子生姜豉汤、栀子干姜汤、栀子厚朴汤等。

因为温病首先犯阳明肺，人们常常把白虎汤、栀子豉汤、猪苓汤称为"阳明起手三法"，把栀子豉汤证说成上焦余热，白虎汤证说成中焦气分邪热，猪苓汤证说成下焦湿热，很不妥当。其实三证病因都在上焦，白虎汤证和栀子豉汤证的病因不同，白虎汤证病因是相火暑热，病位在肺；栀子豉汤证病因是心的阴火，病位在心。后世医家有人将第221条也解释为三阳合病，以"脉浮而紧"解释为太阳伤寒，以"咽燥口苦"解释为少阳邪热，以"腹满而喘，发热汗出，不恶寒反恶热，身重"解释为阳明热盛，更是臆说。阳明肺主表主里，"阳明病，脉浮而紧""发热汗出，不恶寒，反恶热，身重""咽燥口苦"是阳明中风表证，"腹满而喘"是阳明里证。第189条说"阳明中风，口苦咽干，腹满微喘，发热恶寒，脉浮而紧"，第183条说"虽得之一日，恶寒将自罢，即自汗出而恶热也"。

若再发汗伤其津液，心血失养，并助长邪热，心神受伤，则出现心烦、神乱而谵语。若误用温针增热，伤其心血心神，则出现恐惧不安、烦躁、不得安卧症状。误用攻下，伤其脾胃，胃中空虚，舌上多苔，郁热陷入心胸，营卫血气亏损，心神失养起阴火，导致"心中懊憹"，主用栀子豉汤清其心火——阴火。栀子形似心脏色红入心，苦寒清心火。豆豉宣透胸中郁热，治"心中窒痛"。故《伤寒论》用栀子豉汤治疗"胸中窒""心中结痛""心中懊憹""心中急痛""心愦愦""心怵惕""心烦"等心病。

阳明病属于"病发于阳"，下之可能造成结胸，"不结胸"是排除了结胸证。表邪虽然没有陷入胸膈，还见于表则"其外有热"。"手足温"不是手足濈然汗出，一是说明肠胃腑道没有结聚，二是说明不是手足厥冷的热厥证发热。"心中懊憹"确定是热在心，知饥是胃热，不能食是脾寒，确定是伤寒脾胃病导致的阴火病。"但头汗出"余处无汗，说明热在横膈膜之上心胸，不在横膈膜之下，故主用栀子豉汤散发心火。

出现语言难出、多眠睡、烦躁不得眠、心烦、心中懊恼、心中结痛就是心病，谵语就是逆传心包。

九、大黄黄连泻心汤

【方剂来源】《伤寒论》。

【药物组成】大黄二两，黄连一两。

【用法】上二味，以麻沸汤二升渍之须臾，绞去滓，分温再服。

【主治】心下痞，按之濡，其脉关上浮。

【方义】大黄黄连泻心汤（麻沸汤）是小泻心包汤，大泻心包汤加芍药、炙甘草、干姜。大补心包络汤是小补心包络汤旋覆花、代赭石、竹叶、豆豉（旋覆花代赭石汤有人参、炙甘草、干姜补脾虚）加味。心包络代心行事，心包络主脉，行相火。病发于阴：五泻心汤，火生土。故置于"病发于阴"部。《辅行诀五脏用药法要》泻心包络，热在心包络面赤，补心包络，旋覆花代赭石汤，五泻心汤是理中丸的变化。

"病发于阴"下之成痞，下之伤相火而成痞。脉关上浮是心下有热，故用大黄黄连汤泻气分郁热，不用味。《辅行诀五脏用药法要》称大黄黄连泻心汤为小泻心（包）汤，知其为泻心包络郁热。张仲景将治疗心火郁的栀子豉汤和治疗心包络郁热的大黄黄连泻心（包）汤分开讲，知道其病位不同也。其余四泻心汤遵此规律，不再阐释。

《灵枢·邪客》说："少阴，心脉也。心者，五脏六腑之大主也，精神之所舍也，其脏坚固，邪弗能容也。容之则心伤，心伤则神去，神去则死矣。故诸邪之在于心者，皆在于心之包络。包络者，心主之脉也。"所以李东垣在《兰室秘藏》中说，"心与包络者，君火、相火也"，"心者，君火也。主人之神，宜静而安。相火代行其令。相火者，包络也，主百脉，皆荣于目。凡心包络之脉，出于心中，以代心君之行事也。与少阳为表里"，"少阴君火，君主无为，不行其令，相火代之，兼心包络之脉，出心系，分为三道。少阳相火之体无形，其用在其中矣"，"心主血，血主脉，二者受邪，病皆在脉。脉者，血之府也。脉者，人之神也。心不主令，包络代之。故曰：心之脉主属心系。心系者，包络命门之脉也。"李氏从生理上分析了心与心包络的关系，因为心包络代君行事，故将先天心命门称为心包络命门。《难经·十八难》说："手心主、少阳火（相火），生足太阴阳明土。"所以少阳三焦、手厥阴心包络与足太阴脾处于"病发于阴"。故《脾胃论·脾胃胜衰论》说："手厥阴为十二经之领袖，主生化之源。"《医学发明·病有逆从》说："厥阴心包乃包络，十二经之总也……手厥阴心包不系五行，是坤元一正之土，虽主生长，阴静阳躁，禀乎少阳元气，乃能生育也。"突出了心包络命门为十二经之本源，其根源在于心包络是相火。

　　心包络主血脉，血生精，于男子则为精，于女子则为卵，皆藏于肾，故李东垣在《东垣试效方·妇人门·带下论》说："夫手、足厥阴者，生化之源也。足厥阴主肝木，肝藏血；手厥阴命门包络相火，男子藏精施化，妇人系胞有孕，生化虽异，受病则同。"《兰室秘藏·小儿门·斑疹论》中说："夫胞者，一名赤宫，一名丹田，一名命门，主男子藏精施化，妇人系胞有孕，俱为生化之源，非五行也，非水亦非火，此天地之异名也，象坤土之生万物也。"心包络代君行事主脉而养育形体，可知此乃先天心命门说之发挥。《素问·评热病论篇》说："包脉者，属心而络于包中，今气上迫肺，心气不得下通，故月事不来也。"因为心包络主脉，所以"包脉者属心"即属于心包络。心包络所主之脉络于子宫中，心包络所主之脉不通于子宫则月事不来矣。

　　心包络的募穴在膻中，《灵枢·胀论》说："膻中者，心主之宫城也。"《素问·灵兰秘典论篇》说："膻中者，臣使之官，喜乐出焉。"《灵枢·海论》说："膻中者，为气之海，其输上在柱骨之上下，前在于人迎。"所以李东垣认为："三焦元气为父之气散也，包络相从母也，并行而不相离，母之元气也，故俱会于胸中。经云：膻中之分，父母居之，气之海也。"《医学发明·三焦统论》说："手少阳脉通于膻中。膻中者，臣使之官，为气之海。"此言三焦与心包络相表里，父为阳，母为阴，即三焦主阳元气、心包络主阴元气，此阴阳二元气会合于膻中气海，故乃以心包络命门为主。

《兰室秘藏·妇人门》崩漏治验中说："脾主滋荣周身者也；心主血，血主脉，二者受邪，病皆在脉。脉者，血之府也。脉者，人之神也。心不主令，包络代之，故曰心之脉主属心系。心系者，包络命门之脉。"就是说，血脉病都属心包络命门病。

十、大小补心汤（瓜蒌薤白白酒汤、瓜蒌薤白半夏汤、枳实薤白桂枝汤）

【方剂来源】《金匮要略》。

【药物组成】①瓜蒌薤白白酒汤：栝楼实一枚，薤白半斤，白酒七升。②瓜蒌薤白半夏汤：栝楼实一枚，薤白三两，半夏半斤，白酒一斗。③枳实薤白桂枝汤：枳实四枚，厚朴四两，薤白半斤，桂枝一两，栝楼一枚。

【用法】①上三味，同煮，取二升，分温再服。②上四味，同煮，取四升，温服一升，日三服。③上五味，以水五升，先煮枳实、厚朴，取二升，去滓，内诸药，煮数沸，分温三服。

【主治】胸痹不得卧，心痛彻背，背痛彻心；胸痹心中痞，留气结在胸，胸满，胁下逆抢心。

【方义】邪结胸胁而胸痹，胸痹上焦不开则宗气气滞，胸痹气滞呼吸有障碍则不得卧，宗气气滞不能贯心脉运行则心中痞，或胁下逆抢心。大小泻心（脏）汤，乃治宗气郁滞，心脉不通方。上焦不开，一是水道不通而多痰饮，二是心脉不运多瘀血，痰瘀经络不通则痛。心肺居横膈膜之上，背为胸中之腑，背为阳，阳中之阳心也，阳中之阴肺也，所以会心痛彻背，背痛彻心。《名医别录》记载"（瓜蒌）实主胸痹"，祛除顽痰宿饮；薤白"去水气，温中散结气"，性滑涤痰祛瘀。《神农本草经》记载半夏辛温开胸，《名医别录》说半夏"清心腹胸胁痰热结满""伤寒寒热，心下坚"；《本草纲目》引甄权《药性论》云"除瘤瘿气"，引张元素《洁古珍珠囊》云"消肿散结"。白酒其气轻扬走窜开上焦通血脉经络。枳实，《神农本草经》记载"味苦寒。主治大风在皮肤中，如麻豆苦痒，除寒热热结，止痢，长肌肉，利五脏"。《名医别录》记载"味酸，微寒，无毒。主除胸胁淡癖，逐停水，破结实，消胀满，心下急，痞痛，逆气，胁风痛，安胃气，止溏泄，明目"。厚朴，《神农本草经》记载"味苦温。治中风伤寒头痛，寒热惊气，血痹死肌"，《名医别录》记载"主温中，益气，消痰，下气，治霍乱及腹痛，胀满，胃中冷逆，胸中呕逆不止，泄痢，淋露，除惊，去留热，止烦满，厚肠胃。"可知枳实、厚朴有理气通经逐水祛痰饮的作用。桂枝温阳散寒化水。

宗气源于脾胃之气，宗气虚心脉不通，可用人参汤——理中丸补宗气。

《金匮要略》说："胸痹，胸中气塞，短气，茯苓杏仁甘草汤主之，橘枳姜汤亦主之。"

茯苓杏仁甘草汤（茯苓三两，杏仁五十个，甘草一两）主要是开肺利水。橘枳姜汤（橘皮一斤，枳实三两，生姜半斤）主要是理气通经。橘皮，《神农本草经》记载"味辛温，治胸中瘕热气，利水谷。久服去臭下气，通神"，《名医别录》记载"主下气，止呕咳，除膀胱留热，下停水，五淋，利小便，主脾，不能消谷，气冲胸中，吐逆，霍乱，止泄，轻身长年"。枳实、厚朴、橘皮都是治宗气气滞，上焦气滞水道不通的。

十一、大小陷胸汤丸、十枣汤、葶苈大枣泻肺汤

【方剂来源】《伤寒论》《金匮要略》。

【药物组成】大陷胸丸：大黄半斤，葶苈子半升（熬），芒硝半升，杏仁半升（去皮尖，熬），白蜜。大陷胸汤：大黄六两（去皮），芒硝一升，甘遂一钱匕。小陷胸汤：黄连一两，半夏半升（洗），栝楼实大者一枚。十枣汤：芫花（熬），甘遂，大戟，大枣。葶苈大枣泻肺汤：葶苈子（熬令黄色，捣丸如弹子大），大枣十二枚。

【用法】大陷胸丸：上四味，捣筛二味；内杏仁、芒硝合研如脂，和散，取如弹丸一枚；别捣甘遂末一钱匕，白蜜二合，水二升，煮取一升，温，顿服之。一宿乃下。如不下，更服，取下为效。禁如药法。大陷胸汤：上三味，以

水六升，先煮大黄取二升，去滓，内芒硝，煮一两沸；内甘遂末，温服一升。得快利，止后服。小陷胸汤：上三味，以水六升，先煮栝楼，取三升，去滓；去诸药，煮取二升，去滓，分温三服。十枣汤：上三味，等分，各别捣为散；以水一升半，先煮大枣肥者十枚，取八合去滓，内药末。强人服一钱匕，羸人服半钱。温服之，平旦服。若下后病不除者，明日更服加半钱，得快下利后，糜粥自养。

【主治】结胸，按之痛，寸脉浮，关脉沉。大陷胸丸：结胸者，项亦强，如柔痉状；大陷胸汤：伤寒六七日，结胸热实，脉沉而紧，心下痛，按之石硬，水结在胸胁也，但头微汗出者，太阳病，重发汗而复下之，不大便五六日，舌上燥而渴，日晡所小有潮热。从心下至少腹硬满而痛不可近者。小陷胸汤：小结胸病，正在心下，按之则痛，脉浮滑。十枣汤：太阳中风，下利呕逆，表解者，乃可攻之。其人漐漐汗出，发作有时，头痛，心下痞硬满，引胁下痛，干呕短气，汗出不恶寒者，此表解里未和。葶苈大枣泻肺汤：肺痈，喘不得卧，支饮不得息。

【方义】"病发于阳"寒邪郁闭于表，宗气气滞影响心肺运行心脉及呼吸而形成大小补心汤证，失汗误汗邪陷胸胁形成小柴胡汤证、大柴胡汤证、四逆散证、栀子豉汤证、热入血室证、枳实芍药散证等，偏于心及血脉；早下邪陷胸膈上焦不开，水道不通，则形成水饮大陷胸汤证、十枣汤证、葶苈大枣汤证、麻杏石甘汤证等，偏于肺及三焦膀胱水道。

结胸邪陷胸膈，在横膈膜之上表之里半在表，故寸脉浮；水饮凝结横膈膜之下半在里，故关脉沉。因为偏于肺和三焦膀胱水道，所以大陷胸丸用杏仁理肺气，葶苈子泻肺，大黄、芒硝苦咸寒推陈致新，泻热破结，荡涤实邪，甘遂俊逐水饮，破其结滞，并用白蜜甘缓护中。葶苈大枣泻肺汤以治肺为主，十枣汤、葶苈大枣泻肺汤则用大枣护中。大陷胸汤重点泻热破结，荡涤实邪，兼顾水饮，故去治肺的葶苈子、杏仁。十枣汤重点破逐水饮，故用甘遂、芫花、大戟三味集中荡涤水饮。

葶苈子，《神农本草经》记载："味辛寒。治癥瘕积聚结气，饮食寒热，破坚逐邪，通利水道。"

十二、苓桂甘枣汤、苓桂术甘汤

【方剂来源】《伤寒论》。

【药物组成】第65条苓桂甘枣汤：茯苓半斤，桂枝四两（去皮），甘草二两（炙），大枣十五枚（擘）。第67条苓桂术甘汤：茯苓四两，桂枝三两（去皮），白术，甘草各二两（炙）。

【用法】苓桂甘枣汤：上四味，以甘澜水一斗，先煮茯苓，减二升；内诸药，煮取三升，去滓，温服一升，日三服。作甘澜水法：取水二斗，置大盆内，以杓扬之，水上有珠子五六千颗相逐，取用之。苓桂术甘汤：上四味，以水六升，煮取三升，去滓，分温三服。

【主治】苓桂甘枣汤：发汗后，其人脐下悸者，欲作奔豚。苓桂术甘汤：伤寒，若吐、若下后，心下逆满，气上冲胸，起则头眩，脉沉紧，发汗则动经，身为振振摇者。

【方义】伤寒寒邪本自伤人阳气，阳伤不化自生水气。伤寒汗吐下，一是伤阳气，二是伤阴气，而且寒邪陷胸影响水道运行，必然会产生水饮症状，所以肠胃会积聚水饮，而脉沉紧，患者感觉肠胃水饮流动如奔豚、心下逆满上冲胸，如坐船在水上运行晕船一样身体晃摇头晕、心慌，甚则呕吐。故用茯苓、桂枝、炙甘草温阳利水，大枣、白术健脾制水。特别是苓桂甘枣汤温阳利水作用强大。

十三、五苓散

【方剂来源】《伤寒论》。

【药物组成】猪苓十八铢（去皮），泽泻一两六铢，白术十八铢，茯苓十八铢，桂枝半两（去皮）。

【用法】上五味，捣为散，以白饮和服方寸匕，日三服。多饮暖水，汗出愈。如法将息。

【主治】太阳病，发汗后，大汗出，胃中干，烦躁不得眠，欲得饮水者，少少与饮之，令胃气和则愈。若脉浮，小便不利，微热消渴，中风发热，六七日不解而烦，有表里证，渴欲饮水，水入则吐者，名曰水逆，伤寒，汗出而渴，发汗已，脉浮数，烦渴者。

【方义】苓桂甘枣汤证、苓桂术甘汤证是水饮停聚胃肠谷道，而五苓散则是水饮停聚少腹三焦膀胱水道，故用泽泻、茯苓、猪苓通利水道，用桂枝温阳化气，白术白饮健脾制水。因为三焦膀胱水道上属于肺通调水道，又不在胃肠谷道，故云"多饮暖水，汗出愈"，多饮暖水于胃肠可以渗泄入三焦膀胱水道协助促使膀胱水外排。

十四、真武汤

【方剂来源】《伤寒论》。

【药物组成】茯苓、芍药、生姜各三两（切），白术二两，附子一枚（炮，去皮，破八片）。

【用法】上五味，以水八升，煮取三升，去滓，温服七合，日三服。

苦咳者，加五味子半升、细辛、干姜各一两。

若小便利者，去茯苓。

若下利者，去芍药，加干姜二两。

若呕者，去附子，加生姜足前为半斤。

【主治】第82条：太阳病发汗，汗出不解，其人仍发热，心下悸，头眩，身瞤动，振振欲擗地。第316条：少阴病，二三日不已，至四五日，腹痛，小便不利，四肢沉重疼痛，自下利者，此为有水气。其人或咳，或小便利，或下利，或呕者。

【方义】苓桂甘枣汤证、苓桂术甘汤证是水饮停聚胃肠谷道，五苓散则是水饮停聚少腹三焦膀胱水道，而真武汤证则是水在肾。故本方用茯苓、芍药、生姜散寒利水，白术、附子温补脾肾。

更多有关水饮病，请参阅《金匮要略》水气病、痰饮病篇。

十五、肾著汤（甘姜苓术汤）

【方剂来源】《金匮要略》。

【药物组成】甘草二两，白术二两，干姜四两，茯苓四两。

【用法】上四味，以水五升，煮取三升，分温三服，腰中即温。

【主治】肾着之病，其人身体重，腰中冷，如坐水中，形如水状，反不渴，小便自利，饮食如故，病属下焦，身劳汗出，衣（一作表）里冷湿，久久得之，腰以下冷痛，腹重如带五千钱。

【方义】小便自利，说明不是三焦水道水湿停聚。饮食如故，说明水湿没有停聚肠道。腰中冷，腰以下冷痛，腹重如带五千钱，说明水湿停在少腹盆腔（盆腔积液）。故重用茯苓利水湿，干姜白术甘草健脾运化水湿。于此可以看出古人精湛的解剖知识啊！

十六、芍药甘草汤、芍药甘草附子汤

【方剂来源】《伤寒论》。

【药物组成】芍药甘草汤：芍药、甘草（炙）各四两。芍药甘草附子汤：芍药、甘草各三两（炙），附子一枚（炮，去皮，破八片）。

【用法】芍药甘草汤：上二味，以水三升，煮取一升五合，去滓，分温再服。芍药甘草附子汤：上三味，以水五升，煮取一升五合，去滓，分温三服。

【主治】第30条：腿脚抽筋。第68条：发汗病不解，反恶寒者，虚故也。

【方义】现代医学认为腿抽筋是因为缺钙，是肾阳虚造成钙流失的，多用温补肾阳、祛风除湿、舒筋活络法治疗。可是《黄帝内经》病机十九条说"诸痉项强，皆属于湿"，脾主湿，湿太过不及都能引起腿脚抽筋疼病。所以张仲景用芍药甘草汤治疗腿脚抽筋，是从脾阴虚着手治疗，芍药甘草汤既滋补脾阴养筋脉，芍药又利小便除湿。发汗既伤阳，又伤阴，故加附子温阳除湿。

十七、当归芍药散

【方剂来源】《金匮要略》。

【药物组成】当归三两,芍药一斤,茯苓四两,白术四两,泽泻半斤,芎劳半斤(一作三两)。

【用法】上六味,杵为散,取方寸匕,酒和,日三服。

【主治】妇人腹中诸疾痛,妇人怀娠,腹中疔痛。

【方义】脾虚则水湿流下,脾虚不生营血则血虚,故用当归芍药散利水补血、活血化瘀。《金匮要略·水气病脉证并治》说"血不利则为水,名曰血分",腹中诸疾痛,是水与血俱结于腹部。本方白芍、泽泻、茯苓利小便通利水湿,清利三焦腑腠理水道。白术健脾运化水湿,《名医别录》说"白术,消痰水,逐皮间风水结肿……利腰脐间血"。川芎、当归、白芍养血活血化瘀,通三焦腑腠理血道,水饮清利,血脉流通,三焦腑气道畅通,则疾病消除。本方不仅养血活血,还排水湿,水饮、瘀血又导致气滞。此方不仅治妇人,也治男子下焦有水湿者。凡是男女面色萎黄,或苍白贫血,或有浮肿,或有黄褐斑,皮肤干燥,缺乏光泽,手掌干燥发黄、性欲减退、头晕头痛,以及抑郁、焦虑、烦躁紧张,心慌心悸、心神不宁,都可以治疗。若下焦寒盛,并导致上焦有阴火,则用温经汤。当归芍药散偏重于水饮瘀血,温经汤偏重于寒邪。

十八、抵当汤

【方剂来源】《金匮要略》。

【药物组成】水蛭三十个(熬),虻虫三十个(熬,去翅足),桃仁二十个(去皮尖),大黄三两(酒浸)。

【用法】上四味,为末,以水五升,煮取三升,去滓,温服一升。

【主治】妇人经水不利下,亦治男子膀胱满急有瘀血者。

【方义】本方治瘀血在血室、膀胱。用水蛭、虻虫、桃仁活血化瘀,大黄逐瘀出下。

十九、大黄甘遂汤

【方剂来源】《金匮要略》。

【药物组成】大黄四两，甘遂二两，阿胶二两。

【用法】上三味，以水三升，煮取一升，顿服之，其血当下。

【主治】妇人少腹满如敦状，小便微难而不渴，生后者，此为水与血俱结在血室也。

【方义】本方治水血结于血室，方用大黄逐瘀，甘遂逐水，阿胶补血。

从以上当归芍药散、大黄甘遂汤、抵当汤可以看出，水湿下流于少腹，不仅可以形成三焦腑腠理水血俱结疾病，由于水停血瘀还往往导致三焦腑腠理气滞，则有枳实芍药散治疗，用枳实理气疏通三焦腑腠理。水道、血道、气道俱在三焦腑腠理。

二十、当归四逆汤、当归四逆加吴茱萸生姜汤

【方剂来源】《伤寒论》。

【药物组成】当归三两，桂枝三两（去皮），芍药三两，细辛三两，通草二两，大枣二十五枚（擘，一法十二枚），甘草二两（炙）。【生姜半斤（切）吴茱萸二升】

【用法】上七味，以水八升，煮取三升，去滓，温服一升，日三服。〔上九味，以水六升、清酒六升和，煮取五升，去滓，温分五服（一方，水酒各四升）〕

【主治】手足厥寒，脉细欲绝，其人内有久寒，营卫不足寒厥证。

【方义】方用桂枝汤加吴茱萸、细辛温补营卫以通腠理四末，当归补血。阳气不足则有心火，寒则聚水小便不利，故用通草清热利水。通草甘淡微寒，《本草经疏》说入手少阴、太阳，足少阴、太阳。

二十一、桂枝去芍药加麻辛附子汤

【方剂来源】《金匮要略》。

【药物组成】桂枝三两，生姜三两，甘草二两，大枣十二枚，麻黄二两，细辛二两，附子一枚（炮）。

【用法】上七味，以水七升，煮麻黄，去上沫，内诸药，煮取二升，分温三服，当汗出，如虫行皮中，即愈。

【主治】气分，心下坚大如盘，边如旋杯，水饮所作。

【方义】此乃水湿为病。《金匮要略·水气病脉证并治》说："水之为病，其脉沉小，属少阴……水，发其汗即已。脉沉者，宜麻黄附子汤。"其证"气分，心下坚大如盘，边如旋杯"之有形，必是水受严寒结冰。《素问·举痛论》说"寒气客于小肠膜原之间，络血之中，血泣不得注于大经，血气稽留不得行，故宿昔而成积矣"，严寒水冰，得阳气则气化冰释，故用桂枝汤去芍药扶阳，用麻黄细辛附子汤发汗蒸化冰水。《金匮要略·痉湿暍病脉证治》防己黄芪汤方后说"下有陈寒者加细辛"，附子附子复阳，麻黄发其阳，所以桂枝去芍药加麻辛附子汤能扶阳（少阳厥阴）复阳（太阴少阴）解冰释结散寒。内含甘草麻黄汤治里水。此证"或卒然痛死不知人，有少间复生者"（《素问·举痛论》）。

二十二、续命汤

【方剂来源】《金匮要略》。

【药物组成】麻黄、桂枝、当归、人参、石膏、干姜、甘草各三两，芎䓖一两，杏仁四十枚。

【用法】上九味，以水一斗，煮取四升，温服一升，当小汗，薄覆脊，凭几坐，汗出则愈，不汗更服，无所禁，勿当风。并治但伏不得卧，咳逆上气，面目浮肿。

【主治】治中风痱，身体不能自收，口不能言，冒昧不知痛处，或拘急，不得转侧。（姚云与大续命同，并治妇人产后去血者及老人小儿）

【方义】方中麻黄汤治太阳阳明心肺合病表证，人参、干姜、炙甘草、当归、川芎温中健脾以补气血治里证，表里同治，心肺脾三本同治，石膏散发阳气怫郁之热。续命汤为什么名"续命"呢？因为肺脾生神，神舍于心，形与神俱是人体健康的唯一标准，有神则生，神去则死，续命汤心肺脾同治，形神合一，故名续命汤。

二十三、"病发于阳"发病次序对应方剂

下表是对治表方剂的总结，便于读者查阅。

"病发于阳"发病次序一览表

天之阴阳⇩	风寒暑湿燥火，天之邪气，感则害人五脏，从皮、肉、筋、脉、骨五体入				
横膈膜之上（解剖）	头、五官、胸胁部、颈项部、横膈膜 宗气、气海、心、肺、心包络、血脉				
病发于阳 表之表	太阳阳明合病并病，三阳合病，太阳少阳合病并病，少阳阳明病 伤寒（寒燥湿）：麻黄汤证、大小青龙汤证 温病（风火热）：葛根汤证、白虎汤证 伤寒伤阳仪系统，水化；温病伤阴仪系统，火化				
表之里	失汗误汗		误下		
	肺	麻杏石甘汤证 越婢汤证 越婢加半夏汤证	结胸水道	葶苈大枣泻肺汤证 大陷胸丸 大陷胸汤证 十枣汤证	横膈膜之下 病发于阴 心包络
	心胸	大小补心汤证（气道） 大小泻心汤证 小柴胡汤证（胸胁）	痞		大黄黄连泻心汤证 附子泻心汤证 半夏泻心汤证 生姜泻心汤证 甘草泻心汤证 旋覆花代赭石汤证
	心	大柴胡汤证 四逆散证 栀子豉汤证			

续表

邪高病下 ⬇	奔豚证：苓桂甘枣汤证，苓桂术甘汤证
	承气汤证：谷道
	蓄水证：五苓散证（水道）
	热入血室证：血道
	蓄血证：抵当丸证、抵当汤证、桃核承气汤证
	承气汤证：调胃承气汤证、小承气汤证、大承气汤证

肺外通皮毛汗孔，内主脾胃小肠大肠三焦膀胱。（图 8-2）

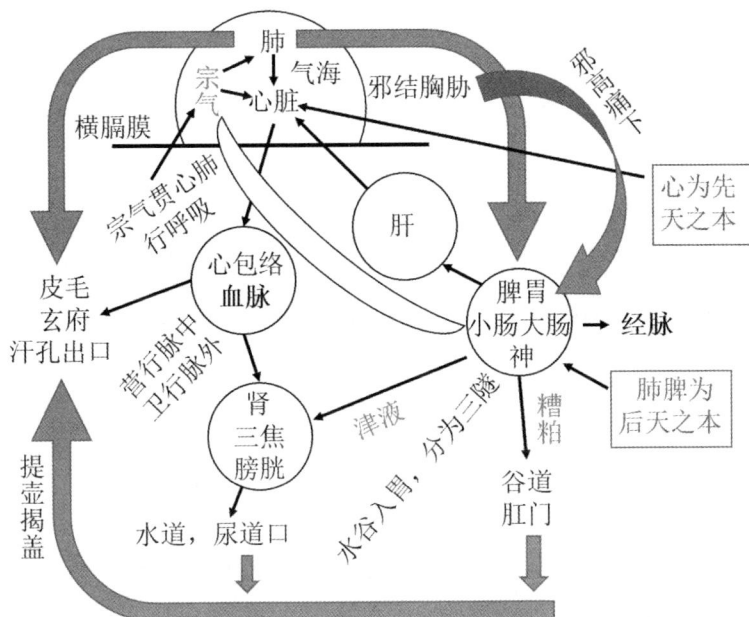

图 8-2 肺与内外之联系

邪在表之表不解，则陷入横膈膜之上的胸中会有不同的表现。《灵枢·五乱》说：

"卫气逆行，清浊相干，

乱于胸中，是谓大悗。

故气乱于心，则烦心密嘿，俯首静伏；

乱于肺，则俯仰喘喝，接手以呼；

乱于肠胃，则为霍乱；

乱于臂胫，则为四厥；

乱于头，则为厥逆，头重眩仆。"

通过笔者的研究发现，张仲景医圣已经研究出疾病发展态势的"靶向方剂"和"靶向药物"，简称"靶方""靶药"，如小柴胡汤是治疗邪结胸胁的"靶方"，栀子豉汤是治疗心火内郁的"靶方"，麻杏石甘汤是治疗肺郁热的"靶方"，柴胡是邪结胸胁的"靶药"，栀子是散心火内郁的"靶药"，葶苈子是泻肺有积液的"靶药"，杏仁是治肺燥的"靶药"，充分说明靶向治疗不是西医学的发明，张仲景医圣早已运用自如。

二十四、复脉汤

【方剂来源】《伤寒论》。

【药物组成】甘草四两（炙），生姜三两（切），人参二两，桂枝三两（去皮），生地黄一斤（酒洗），阿胶二两，麦门冬半斤（去心），麻仁半升，大枣三十枚（擘）。

【用法】上九味，以清酒七升，水八升，先煮八味，取三升，去滓；内胶烊消尽，温服一升，日三服。

【主治】伤寒，脉结代，心动悸。

【方义】桂枝、炙甘草、生姜、大枣乃桂枝汤去白芍加人参、酒以升阳，阳升阴生，炙甘草、人参大补三焦元气，用生地黄、麦冬、麻仁、阿胶养阴津阴血，本方虽阴阳气血双补，但以补阳为主。

二十五、跌打丸

【方剂来源】《中国药典》。

【药物组成】气微腥，味苦。三七 64g，当归 32g，白芍 48g，赤芍 64g，桃仁 32g，红花 48g，血竭 48g，北刘寄奴 32g，骨碎补（烫）32g，续断 320g，苏木 48g，牡丹皮 32g，乳香（制）48g，没药（制）48g，姜黄 24g，三棱（醋制）48g，防风 32g，甜瓜子 32g，枳实（炒）32g，桔梗 32g，甘草 48g，关木通 32g，自然铜（煅）32g，土鳖虫 32g。

【用法】上 24 味，粉碎成细粉，过筛，混匀。每 100g 粉末加炼蜜 100～120g 制成大蜜丸，即得。口服，一次 1 丸或 2 丸，一日 2 次，黄酒送服。

【主治】活血散瘀，消肿止痛。用于跌打损伤，瘀血肿痛，闪腰岔气，脑出血，脑梗，尿血，中风半身不遂。

【方义】现代药理研究证明：

方中的三七具有止血功能，有收缩局部血管，缩短凝血时间，增加凝血酶和血小板，抑制纤溶酶等作用；三七又具有抗凝功能，能抑制血小板聚集，降低全血黏度，促进纤溶和瘀血的吸收。

乳香、没药具有改善微循环、抗炎、镇痛、生肌作用。

骨碎补能促进骨对钙的吸收，有一定改善软骨细胞、推迟细胞退行性变、降低骨关节病变率的功能，且有明显镇静、镇痛作用。

红花能显著抑制血小板聚集，提高纤维蛋白的溶解活性，抗血栓形成。

当归有抗血栓、促进红细胞生成作用。

白芍有镇痛作用。

赤芍、牡丹皮能抑制血小板聚集，还能止痛抗炎。

桃仁可延长出、凝血时间，改善微循环，还可镇痛、抗炎。

自然铜能促进骨痂生长。

土鳖虫具有抗血栓形成和溶解血栓作用。

血竭有抑制血小板聚集以及抗炎作用。

刘寄奴有促进血液循环作用。

续断有止血、镇痛、促进组织再生作用。

苏木可促进微循环、镇痛、抗炎。

姜黄、三棱能抑制血小板聚集、降低血黏度。

防风、桔梗有抗炎、镇痛等作用。

枳实可抑制血栓形成。

甘草有镇痛、抗炎等作用。

第二节
李东垣阳虚热病三联证常用代表方

李东垣对治疗脾胃阳虚→阴火→水湿三联证创建了很多临床实效方剂，笔者阐释其要者于下。

一、九味羌活汤

别名：大羌活汤（《医方类聚》卷六十二引《经验秘方》）、羌活冲和汤（《伤寒全生集》卷二）、冲和汤（《医统》卷十四）、神解散（《寿世保元》卷二）、羌活散（《嵩崖尊生》卷十五）。《洁古家珍》载此方，有方名而无内容，方见《此事难知》。本方改为丸剂，名"九味羌活丸"（见《中国药典》）。

【方剂来源】《此事难知》。

【药物组成】羌活（太阳），防风（少阳），苍术（太阴脾），细辛（少阴肾），川芎（厥阴肝），白芷（阳明），生地黄（少阴心热），黄芩（太阴肺热），甘草（缓里急，和诸药）。

【用法】水煎服。若急汗，热服，以羹粥投之；若缓汗，温服之。

【主治】解利伤寒。主外感风寒湿邪，恶寒发热，无汗头痛。肢体骨节酸痛，口中苦而微渴，苔薄白，脉象浮或浮紧者；春可治温，夏可治热，秋可治湿，四时时疫，脉浮紧，发热恶寒，头痛，骨节烦疼之表证；水病，腰以上肿者；痘出不快。

【方义】这是李东垣老师张元素为脾胃阳虚→阴火→水湿创建的三联证方剂，用羌活、防风、细辛、川芎、白芷、苍术诸风药升阳除湿，生地黄、甘草补心血敛阴火，黄芩清肺热，既治伤寒，亦治内伤杂病。因其效如神，故称神解散。

二、补脾胃泻阴火升阳汤

【方剂来源】《脾胃论》。

【药物组成】柴胡一两五钱，甘草（炙）、黄芪（臣）、苍术（泔浸，去黑皮，切作片子，日曝干，锉碎炒）、羌活各一两，升麻八钱，人参（臣）、黄芩各七钱，黄连（去须，酒制）五钱（炒，为臣为佐），石膏少许。（长夏微用，过时去之，从权）。

【用法】上件㕮咀，每且三钱，水二盏，煎至一盏，去渣，大温服，早饭后、午饭前，间日服。服药之时，宜减食，宜美食。服药讫，忌语话一二时辰许，及酒、湿面、大料物之类，恐大湿热之物，复助火邪而愈损元气也。亦忌冷水及寒凉淡渗之物及诸果，恐阳气不能生旺也。宜温食及薄滋味，以助阳气。大抵此法此药，欲令阳气升浮耳，若渗泄淡味，皆为滋阴之味，为大禁也。虽然，亦有从权而用之者。如见肾火旺及督、任、冲三脉盛，则用黄柏、知母酒洗讫，火炒制加之，若分两则临病斟酌，不可久服，恐助阴气而为害也。小便亦或涩，当利之，大便涩，当行之，此亦从权也，得利，则勿再服。此虽立食禁法，若可食之物，一切禁之，则胃气失所养也，亦当从权而食之，以滋胃也。

【主治】今饮食损胃，劳倦伤脾，脾胃虚则火邪乘之，而生大热，当先于心分补脾之源，盖土生于火，兼于脾胃中泻火之亢甚，主生化之源；足阳明为十二经之海，主经营之气，诸经皆禀之。言阳明，厥阴与何经相并而为病，酌中以用药，如权之在衡，在两则有在两之中，在斤则有在斤之中也。所以言此者，发明脾胃之病，不可一例而推之，不可一途而取之，欲人知百病皆由脾胃衰而生也，毫厘之失，则灾害立生。假如时在长夏，于长夏之令中立方，谓正当主气衰而客气旺之时也，后之处方者，当从此法加时令药，名曰补脾胃泻阴火升阳汤。

【方义】脾胃阳虚是本，所以用黄芪、人参、炙甘草大补三焦元气（阳气），即补脾胃阳气，用柴胡、升麻、羌活风药升发阳气以除湿，使阳生阴长，行春夏之令。用黄连、黄芩泻心肺阴火，苍术祛水湿，这是李东垣针对脾胃阳虚导致阴火、水湿三联证创制的有名方剂，临床应用有奇效。

三、升阳散火汤

【方剂来源】《脾胃论》《内外伤辨惑论》。

【药物组成】生甘草二钱，防风二钱五分，炙甘草三钱，升麻、葛根、白芍药、羌活、独活、人参以上各五钱，柴胡八钱。

【用法】上件㕮咀。每服秤半两，水三大盏，煎至一盏，去渣，稍热服。忌寒凉之物，及湿面、酒、五辛、大料物之类。

【主治】治男子妇人四肢发热，肌热，筋痹热，骨髓中热，发困，热如燎，扪之烙手，此病多因血虚而得之。或胃虚过食冷物，抑遏阳气于脾土，火郁则发之。

【方义】脾胃阳虚不得生化营卫血气可以导致血虚发热，另因生冷食物抑遏脾胃阳气于脾土之中，脾主肌肉、四肢，所以男子、妇人四肢发热，肌热，筋痹热，骨髓中热，发困，热如燎，扪之烙手。其实肌肉中都是三焦腑腠理热。升阳散火汤用人参、炙甘草补三焦脾胃元气治本，芍药甘草补营血之虚（脾胃为营之居），防风、羌活、独活风药升阳化湿解郁，柴胡、升麻、葛根升阳散火。

四、火郁汤

【方剂来源】《兰室秘藏》。

【药物组成】升麻、葛根、柴胡、白芍药各一两，防风、甘草各五钱。

【用法】上㕮咀，每服五钱，水二大盏入连须葱白三寸，煎至一盏，去渣，稍热不拘时候服。

【主治】治五心烦热，是火郁于地中，四肢者脾土也，心火下陷于脾土之中，郁而不得伸，故经云：火郁则发之。

【方义】本方证为升阳散火汤重证，心火下陷于脾土之中，不只是脾胃本身郁热，故以升麻、葛根、柴胡、白芍药、甘草升阳散发心中阴火为主，配以防风、葱白发散风寒。脾土主肌肉即是地，肌肉内是三焦腑腠理，即四肢腠理热。

火郁汤的重点是心火——阴火下陷脾土之中，升阳散火汤的重点是寒冷食物抑遏阳气于脾土。

五、补中益气汤

【方剂来源】《脾胃论》。

【药物组成】黄芪（病甚，劳役热者一钱），甘草（以上各五分，炙），人参（去节，三分，有嗽去之），当归身（三分，酒焙干，或日干，以和血脉），橘皮（不去白，二分或三分，以导气，又能益元气，得诸甘药乃可，若独用泻脾胃），升麻（二分或三分，引胃气上腾而复其本位，便是行春升之令），柴胡（二分或三分，引清气，行少阳之气上升），白术（三分，降胃中热，利腰脐间血）。

【用法】上件药㕮咀。都作一服，水二盏，煎至一盏，量气弱气盛，临病斟酌水盏大小，去渣，食远，稍热服。

如伤之重者，不过二服而愈；若病日久者，以权立加减法治之。如腹中痛者，加白芍药五分，炙甘草三分。如恶寒冷痛者，加去皮中桂一分或三分（桂心是也）。如恶热喜寒而腹痛者，于已加白芍药二味中更加生黄芩三分或二分；如夏月腹痛，而不恶热者亦然，治时热也。如天凉时恶热而痛，于已加白芍药、甘草、黄芩中，更少加桂。如天寒时腹痛，去芍药，味酸而寒故也，加益智三分或二分，或加半夏五分、生姜三片。如头痛，加蔓荆子二分或三分。如痛甚者，加川芎二分；如顶痛脑痛，加藁本三分或五分。如苦痛者，加细辛二分，华阴者。诸头痛者，并用此四味足矣；如头上有热，则此不能治，别以清空膏主之。如脐下痛者，加真熟地黄五分，其痛立止；如不已者，乃大寒也，更加肉桂（去皮）二分或三分。《内经》所说少腹痛，皆寒证，从复法相报中来也。经云：大胜必大复，从热病中变而作也，非伤寒厥阴之证也（仲景以抵当汤并丸主之，乃血结下焦膀胱也）。如胸中气壅滞，加青皮二分；如气促，少气者，去之。如身有疼痛者，湿，若身重者，亦湿，加去桂五苓散一钱。如风湿相搏，一身尽痛，加羌活、防风、藁本根以上各五分，升麻、苍术以上各一钱，勿用五苓，所以然者，为风药已能胜湿，故别作一服与之；如病去，勿再服，以诸风之药，损人元气，而益其病故也。如大便秘涩，加当归梢一钱；闭涩不行者，煎成正药，先用一口，调玄明粉五分或一钱，得行则止，此病不宜下，下之恐变凶证也；如久病痰嗽者，去人参；初病者，勿去之；冬月或春寒，或秋凉时，各宜加去根节麻黄五分；如春令大温，只加佛耳草三分，款冬花一分；如夏月病嗽，加五味子三十二枚，麦门冬（去心）二分或三分；如舌上白滑苔者，是胸中有寒，勿用之；如夏月不嗽，亦加人参三分或二分，并五味子、麦门冬各等分，救肺受火邪也；如病患能食而心下痞，加黄连一分或三分；如不能食，心下痞，勿加黄连；如胁下痛，或胁下急缩，俱加柴胡三分，甚则五分。上一方加减，是饮食劳倦，喜怒不节，始病热中，则可用之；若末传为寒中，则不可用也，盖甘酸适足益其病尔，如黄芪、人参、甘草、芍药、五味子之类也。今详《内经》《针经》热中寒中之证列于下。《调经论》云：血并于阳，气并于阴，乃为炅中。血并于上，气并于下，心烦惋善怒。又云：其生于阴者，得之饮食居处，阴阳喜怒。又云：有所劳倦，形气衰少，谷气不盛，上焦不行，下脘不通，胃气热，热气熏胸中，故曰内热。阴盛生内寒，厥气上逆，寒气积于胸中而不泻；不泻则温气去，寒独留；寒独留则血凝泣；血凝泣则脉不通，其脉盛大以涩，故曰寒中。先病热中证者，冲脉之火附二阴之里，传之督脉；督脉者，第二十一椎下长强穴是也。与足太阳膀胱寒气为附经督脉，其盛也，如巨川之水，疾如奔马，其势不可遏。太阳寒气，细细如线，逆太阳寒气上行，冲顶入额，下鼻尖，入手太阳于胸中，手太阳者，丙，热气也；足膀胱者，壬，寒气也。壬能克丙，寒热逆于胸中，故脉盛大。其手太阳小肠热气不能交入膀胱经者，故十一经之盛气积于胸中，故其脉盛大。其膀胱逆行，盛之极，子能令母实，手阳明大肠经金，即其母也，故燥旺，其燥气挟子之势，故脉涩而大便不通。以此言脉盛大以涩者，手阳明大肠脉也。《黄帝针经》曰：胃病者，腹䐜胀，胃脘当心而痛，上支两胁，膈咽不通，饮食不下，取三里以补之。若见此病中一证，皆大寒，禁用诸甘酸药，上已明之矣。

【主治】夫胃为水谷之海，饮食入胃，游溢精气，上输于脾；脾气散精，上归于肺；通调水道，下输膀胱；水精四布，五经并行，合于四时五脏阴阳，揆度以为常也。若饮食失节，寒温不适，则脾胃乃伤。喜、怒、忧、恐，损耗元气。既脾胃气衰，元气不足，而心火独盛。心火者，阴火也。起于下焦，其系于心。心不主令，相火代之。相火，下焦胞络之火，元气之贼也。火与元气不两立，一胜则一负。脾胃气虚，则下流于肾，阴火得以乘其土位，故脾证始得，则气高而喘，身热而烦，其脉洪大而头痛，或渴不止，其皮肤不任风寒，而生寒热。盖阴火上冲，则气高喘而烦热，为头痛，为渴，而脉洪。脾胃之气下流，使谷气不得升浮，是春生之令不行，则无阳以护其营卫，则不任风寒，乃生寒热，此皆脾胃之气不足所致也。然而与外感风寒所得之证，颇同而实异，内伤脾胃，乃伤其气，外感风寒，乃伤其形；伤其外为有余，有余者泻之，伤其内为不足，不足者补之。内伤不足之病，苟误认作外感有余之病，而反泻之，则虚其虚也。实实虚虚，如此死者，医杀之耳！然则奈何？惟当以辛甘温之剂，补其中而升其阳，甘寒以泻其火则愈矣。经曰：劳者温之，损者温之。又云：温能除大热，大忌苦寒之药，损其脾胃。脾胃之证，始得则热中，今立治始得之证。

【方义】黄芪：黄芪、炙甘草甘温之气味上升，能补卫气之散解，实其表也。黄芪益皮毛而闭腠理，不令自汗。黄芪甘温，泻热补气。黄芪、人参、炙甘草补中益气。《脾胃论》清暑益气汤下云："脾虚，缘心火亢甚而乘其土也；其次肺气受邪，为热所伤，必须用黄芪最多，甘草次之，人参又次之，三者皆甘温之阳药也。脾胃虚，三者为必用药。脾始虚，肺气先绝（田按：脾土不生肺金），故用黄芪之甘温，以益皮毛之气，而闭腠理，不令自汗而损其元气也。"黄芪甘温，泻火补元气，实表虚，止自汗。实表益卫。

人参：人参之甘，补元气，补中益气，补血，泻热火（阴火）。《脾胃论》麻黄人参芍药汤云：人参益三焦（麻黄桂枝汤作上焦）元气不足而实其表。《脾胃论》清暑益气汤下云："仲景之法，血虚以人参补之，阳旺则能生阴血也。更加当归和血。又宜少加黄柏，以救肾水。盖甘寒泻热火，火减则心气得平而安也。如烦乱犹不能止，少加黄连以去之，盖将补肾水，使肾水旺而心火自降，扶持地中阳气矣。"人参甘温泻火补中益气。

炙甘草：心火乘脾，须炙甘草之甘温，以泻火热——阴火而补脾胃中元气。

黄芪、炙甘草、人参，以上三味，除湿热、烦热之圣药也。

白术：苦甘温，其味苦除胃中湿热，利腰脐间血。白术、人参、炙甘草苦甘温，补脾胃元气以缓中。白术、苍术甘苦温，除湿补中益气。

升麻、柴胡：苦平，味薄，阴中之阳，引脾胃中下陷清气上升行阳道及诸经，生发阴阳之气，以滋春气之和。又引黄芪、人参、甘草甘温之气上行，充实腠理，使阳气得卫外而为固。并缓带脉之缩急（大虚腹皮急缩）。《脾胃论》清暑益气汤下云："脾胃不足之证，须少用升麻，乃足阳明、太阴引经之药也。使行阳道，自脾胃中右迁，少阳行春令，生万化之根蒂也。更少加柴胡，使诸经右迁，生发阴阳之气，以滋春之和气也。"升麻引胃气上腾而复其本位，便是行春升之令，柴胡引清气行少阳之气上升。从阴引阳而补上气之药，上气不足，胃气与脾气下溜，从阴引阳而补上气之药。《脾胃论》调中益气汤下云："上气者，心肺上焦之气。阳病在阴，从阴引阳，宜以入肾肝下焦之药，引甘多、辛少之药，使升发脾胃之气，又从而去其邪气于腠理皮毛也。"柴胡少用取气有升发作用，《伤寒论》大量用柴胡，且再煎去气留味则降，大补阴气，不可不知。

陈皮：导气，又能益元气，得诸甘药乃可，若独用泻脾胃。陈皮散滞气，又能助阳气上升。青皮、陈皮苦辛温，散胸中滞气。苦温，益气调中升阳。气乱于胸，为清浊相干，用去白橘皮以理之，又能助阳气之升，以散滞气，助诸甘辛为用也。食不下，乃胸中有寒，胃上有寒或气塞涩滞，加青皮、陈皮、木香，此三味为定法（《医学发明》）。

当归：治大便虚坐不得，或大便了而不了，腹中常逼迫，血虚血涩。和血养血。和血脉。

胃气不行春夏之令，阳不生阴不长则心火——阴火伏于血脉之中，补中益气汤只是补气用于行春夏之令，虽能除血虚发热，却不能泻阴火，故《内外伤辨惑论》在补中益气汤下有朱砂安神丸专门从权治疗阴火症状。

李东垣从多方面多层次论述了脾胃阳虚导致阴火、水湿症状，并创建了诸多方剂，如升阳益胃汤、升阳益气汤、升阳除湿汤、升阳除湿防风汤、升阳汤、升阳柴胡汤、升阳举经汤、升阳去热和血汤、升阳调经汤、升阳益血汤等。

六、安神丸

【方剂来源】《兰室秘藏》

【药物组成】黄连一钱五分酒洗，朱砂一钱水飞，酒生地黄、酒当归身、甘草各五分。

【用法】上件除朱砂水飞外，捣四味为细末同和匀，汤浸蒸饼为丸如黍米大，每服十五丸，津唾咽下，食后。

【主治】治心神烦乱，怔忡，兀兀欲吐，胸中气乱而热，有似懊之状，皆膈上血中伏火，蒸蒸然不安，以养上焦之元气。

【方义】以镇阴火之浮越，以养上焦之元气。经云：热淫所胜，治以甘寒，以苦泻之，以黄连之苦寒去心烦除湿热。为君以甘草、生地黄之甘寒泻火，补气滋生阴血为臣，以当归补血不足，以朱砂纳浮留之火而安神明也。

安神丸重点是"膈上血中伏火"，用黄连、甘草苦甘寒泻心火除湿热，生地黄、当归、甘草补心血以敛心火，朱砂纳浮留之火而安神。

火郁汤重点则是散发心火下陷脾土之中（升麻、葛根、柴胡、白芍药、生甘草、防风、葱白）。

升阳散火汤的重点是寒冷食物抑遏阳气于脾土（升麻、柴胡、葛根、白芍药、生甘草、防风、羌活、独活、人参、炙甘草）。脾土主肌肉，肌肉内是三焦腠膜理，肌肉中有郁热即郁热在三焦腠膜理，属于心包络血脉疾病。

安神丸要与栀子豉汤、四逆散、大黄黄连泻心汤鉴别，栀子豉汤是发散心火内郁窒塞的心中懊恼，四逆散是发散心火郁闭，大黄黄连泻心汤清泻心包络血脉中的热。

心火下陷于脾土，容易形成"脾瘅"病。《素问·脉要精微论》说："瘅成为消中。"王冰注："瘅，谓湿热也。"《素问·奇病论》说："有病口甘者……此五气之溢也，名曰脾瘅。夫五味入口，藏于胃，脾为之行其精气，津液在脾，故令人口甘也；此肥美之所发也，此人必数食甘美而多肥也，肥者令人内热，甘者令人中满，故其气上溢，转为消渴。"可知"脾瘅"就是湿热病。

心脾火土为病（火湿病）可以导致肺胃病。《素问·阴阳别论》说："二阳之病发心脾，有不得隐曲，女子不月。其传为风消，其传为息贲者，死不治。"二阳就是阳明肺，肺主胃、小肠、大肠、三焦、膀胱水谷两道及营卫之气。心脾病乃先后天命门病。心火——阴火必克肺金，脾虚不生肺金，故云二阳肺病发于心脾。《难经·三十九难》说："其左为肾，右为命门。命门者，诸精神之所舍也，男子以藏精，女子以系胞，其气与肾通。"所以男子"有不得隐曲，女子不月"都与心脾先后天命门有直关系。

由此可知，李东垣继承了张仲景医圣"靶方""靶药"的"不传之秘"，"靶方"如安神丸治"膈上血中伏火"，火郁汤治心火下陷脾土之中，升阳散火汤治阳气郁遏脾土之中，栀子豉汤治心火郁心脏，四逆散治寒邪郁闭于表而心火内郁；"靶药"如生地黄补血凉血，黄连甘草苦甘寒清泻心脏血分热，栀子豆豉苦辛寒清散心脏气分热，枳实芍药酸苦寒缓心脏急迫，升麻、柴胡、葛根、白芍药、生甘草散发肌肉郁热，与桂枝解肌肉风寒形成鲜明对比，都是治疗心脏、心包络循环系统的重要方药。它们与复脉汤、通脉四逆汤、当归四逆汤、血府逐瘀汤等共同构建成治疗循环系统寒热疾病的工程方药。循环系统疾病包括心脏本身和心包络血管（血脉）两部分。方药还有升麻鳖甲汤、犀角地黄汤、四妙勇安汤等。

所谓"心火下陷脾土之中"，不是说心火下陷到脾脏，是指心火随心包络血脉注入到肌肉中、三焦腠膜理里，可以直入细胞；所谓"抑遏阳气于脾土"，也是指阳气郁遏到肌肉中、三焦腠膜理里，所以导致"男子妇人四肢发热，肌热，筋痹热，骨髓中热，发困，热如燎，扪之烙手"，治疗大法就是"解肌"腠理中热，风寒用"桂枝解肌"开腠理，热用"升麻、柴胡、葛根、白芍药、生甘草""解肌"中腠理郁热。伤寒热病还有《伤寒六书》柴葛解肌汤（柴胡、葛根、白芍、甘草、羌活、白芷、桔梗）。

　　循环系统疾病，除先天性疾病外，主要是后天性疾病，有动脉粥样硬化、原发性高血压、慢性支气管及肺部疾病、感染、内分泌疾病、血液病、营养代谢性疾病、自主神经功能失调：心脏神经症、风湿热、结缔组织系统疾病（如系统性红斑狼疮等）、肾病等。主要症状有呼吸困难（常见于左心衰竭、心包积液、原发性肺动脉高压等）、心悸、胸痛（常见于心肌缺血、心肌梗死、心包炎、肺梗死、心脏神经症、主动脉夹层分离）、水肿（右心衰竭）、发绀、咯血、晕厥等，主要特征有震颤、心脏扩大、正常心音变异、额外心音等。

七、"病发于阴"发病次序对应方剂

地之阴阳 ⇓	水谷之寒热，感则害于六腑；地之湿气，感则害皮肉筋脉 饮食劳倦，阴阳喜怒	
横膈膜之下	脾、胃、胆、小肠、大肠、三焦、膀胱、生殖器、肾、肝	
病发于阴 里之里 ⇓	**少阳太阴合病，厥阴少阳病，太阴阳明病** 水谷寒热。厥阴从中气少阳以风火，阳明从中气太阴以燥湿	
里之里 ⇓	**厥阴从中气少阳以风火**	**阳明从中气太阴以燥湿**
	大小建中汤 补中益气汤 安神丸 升阳散火汤 火郁汤 补脾胃泻阴火升阳汤 逍遥丸 乌梅丸	通宣理肺丸 清燥理肺汤 理中丸 四逆汤类
邪低病上 里之表 骶骨肩背 ⇑	草豆蔻丸 神圣复气汤	

　　综上可知，外感"病发于阳"以邪结胸膈、心、肺、心包络的病变为主，

涉及邪高病下。外感内伤"病发于阴"以脾胃虚病变为主，阴火蒸腾于上，外发四肢肌肉，水湿在下。邪结则气滞，气滞则水饮停聚、血脉瘀阻，从而引发各种疾病，特别是肿瘤等。

第三节
自　拟　方

一、升降阴火汤

【方剂来源】自拟。

【药物组成】升麻，柴胡，葛根，生白芍，生甘草，杏仁，苏叶，霜桑叶，枇杷叶，莱菔子，浙贝，荷叶，梨皮，桑白皮。

【用法】水煎服。

【主治】心肺阴火，舌尖杨梅点，不大便，痒疹等。

【方义】本方由火郁汤加味组成，火郁汤升阳散阴火，阴火克肺金，肺不宣降，导致痒疹、不大便、咳嗽等，则用杏仁、苏叶、霜桑叶、枇杷叶、荷叶、莱菔子、浙贝、梨皮、桑白皮宣降肺气。（三叶二皮汤）

二、八味升降散

【方剂来源】自拟。

【药物组成】僵蚕，蝉蜕，姜黄，大黄，姜汁，黄酒，蜂蜜，车前子，竹叶，芦根，白茅根。

【用法】水煎服，或做丸散。

【主治】心肺阴火，三焦腠膜理郁热，舌尖或满舌杨梅点，不大便，痒疹等。

【方义】龚廷贤《万病回春·瘟疫门》有"内府仙方"："僵蚕二两，姜黄、蝉蜕各二钱半，大黄四两，姜汁打糊为丸，重一钱一枚。治肿项大头病、虾蟆瘟病。大人服一丸，小儿减半，蜜水调服，立愈。"杨栗山于《伤寒温疫条辨》云："是方不知始自何氏，《二分晰义》改分量服法，名为赔赈散，予更其名曰升降散。""炼蜜丸又名太极丸。"改后之升降散：白僵蚕酒炒二钱，全蝉蜕去土一钱，广姜黄去皮三钱，川大黄生四钱，合研匀。病轻者分四次服，最重者分二次服。黄酒两盅，蜜一两，调匀冷服。

杨氏将其列为治温15方之总方，称其主治"表里三焦大热，其证不可名状者，此方主之。如头痛眩晕，胸膈胀闷，心腹疼痛，呕哕吐食者；如内烧作渴，上吐下泻，身不发热者；如憎寒壮热，一身骨节酸痛，饮水无度者；如四肢厥冷，身凉如冰，而气喷如火，烦躁不宁者；如身热如火，烦渴引饮，头面浮肿，其大如斗者；如咽喉肿痛，痰涎涌盛，滴水不能咽者；如遍身红肿发块如瘤者；如斑疹杂出，有似丹毒风疮者；如胸高胁起胀痛，呕如血汁者；如血从口鼻出或目出，或牙缝出、毛孔出者；如血从大便出甚如烂瓜肉，屋漏水者；如小便涩淋如血滴点作疼不可忍者；如小便不通，大便火泻无度，腹痛肠鸣如雷者；如便清泻白，足重难移者；如肉筋惕者；如舌卷囊缩，或舌出寸许，绞扰不住，音声不出者；如谵语狂乱，不省人事，如醉如痴者；如头痛如破，腰痛如折，满面红肿，目不能开者；如热盛神昏，形如醉人，哭笑无常；如手舞足蹈，见神见鬼，似疯癫狂祟者；如误服发汗之药变为亡阳之证而发狂叫跳，或昏不识人者。外证不同，受邪不一，凡未曾服过他药者，无论十日、半月、一月，但服此散，无不辄效也。"统计升降散所治约70余证，包括了叶氏所说的卫气营血各个传变阶段的病变。以其受邪则一，故皆予升降散治之。

僵蚕、蝉蜕释义

升降散以僵蚕为君，辛咸性平，气味俱薄，轻浮而升，善能升清散火，祛风除湿，清热解郁，为阳中之阳。蝉蜕为臣，甘咸性寒，升浮宣透，可清热解表，宣毒透达，为阳中之阴。二药皆升而不霸，无助热化燥、逼汗伤阴之弊。

温病的本质是郁热。"火郁发之"，务使郁伏于里之热邪透达于外而解，这就是治温病三字诀中的"透"。僵蚕、蝉蜕,二药皆升浮宣透,故可透达郁热。温病初起之表证,皆是热郁阳遏不达所致,故温病初起,僵蚕、蝉蜕即可用之。若热邪深陷气分乃至血分,其热邪闭郁的程度更重,虽已无表证,亦当透达郁热。僵蚕、蝉蜕功在疏透郁热,非为表证之专设,故杨氏治温15方中皆用之,充分体现了透邪外达贯穿温病治疗的始终这一学术见解。

张锡纯为近代温病名家,以善用白虎著称。其治温病共列九方,除治温病阴伤之滋阴清燥汤、滋阴固下汤二方外,其余七方,皆用蝉蜕,也体现了透邪外达的原则。张氏于《医学衷中参西录》中,并未提及《伤寒温疫条辨》,或未见此书,然其见解,与杨氏如出一辙。张氏除用蝉蜕透散之外,更随症加用薄荷、连翘等,助其透散之力。

三、四物封髓丹

【方剂来源】自拟。

【药物组成】生地黄 30 克,当归 30 克,白芍 30 克,川芎 30 克,炒黄柏 30 克,西砂仁 20 克,甘草 10 克。

【用法】水煎服,每日 1 剂分 3 次服。

【主治】阴火,上热下寒。

【方义】封髓丹出自《奇效良方》卷二十一方:黄柏三两,砂仁一两半,甘草一两。为细末,煮糊为丸,梧桐子大,每服五十丸。用肉苁蓉半两切碎,酒浸一夜,次日早煎三五沸,去渣,以酒送下。功能降心火,益肾水。

一般人都认为黄柏是泻相火的,那么此方为什么能"降心火,益肾水"?其实,黄柏味苦入心,寒清心火。再配以甘草成甘苦寒。张元素《医学启源》药性要旨说"甘苦寒泻血热",可知此方是名副其实的"降心火"。心火旺则克肺金,使水之上源日亏而导致肾水日少,今心火得清,肺金安宁,上源之水下流不断,还有咸温的肉苁蓉入肾滋补肾水,自然就能"益肾水"了。张元素《医学启源》药性生熟用法说"黄连、黄芩、黄柏,治病在头面及手梢皮肤者,须酒炒之,借酒力上升也",故此方以酒送服,以清在上之心火。砂仁辛温,温中健脾，补土固肾，故曰封髓。其功主要是治在上之心火，故郑钦安说此方"能治一切虚火上冲，牙疼，咳嗽，喘促，面肿，喉痹，耳肿，目赤，鼻塞，遗尿，滑精诸证，屡获奇效，实有出人意外，令人不解者⋯⋯至平至常，至神至妙"，"在上则有牙疼、喘促、耳面肿诸症，在下则有遗尿、淋、浊、带诸症⋯⋯以此方治之，真有百发百中之妙"（《医理真传》卷二）。李东垣在《脾胃论》中就说：须少加黄连以助黄柏之力泻心火补肾水，就是通过泻心火、清肺热而达到补肾水的目的。

　　笔者用四物汤加封髓丹组成四物封髓丹。四物汤补心血以敛阴火，黄柏、甘草苦甘化阴入血分治疗血分阴火沸腾，砂仁、甘草辛甘温化阳生发极而降入于肾，于此达到"降心火，益肾水"的目的，临床速效。《丹溪心法》说："四物汤加炒黄柏，是降火补阴之妙剂，甚者加龟板。"阴虚证本难治，用四物汤加炒黄柏，降火补阴。

第九章

五运六气临床三联证医案

　　医生看病是天职，看好患者不值得炫耀，每个医生都能写医案，但写好医案的关键是讲明理、法、方、药，核心是理法，方药为次。现在西医有很多疾病都是原因不明，没有理法，只能对症治疗，所以疗效不理想，中医跟风跑，名曰方证相应。就方药来说，《黄帝内经》按天地人三因用药，重视药物气味，如《素问·至真要大论》说"风淫所胜，平以辛凉，佐以苦甘，以甘缓之，以酸泻之"（如葛根汤、桂枝加葛根汤），"风淫于内，治以辛凉，佐以苦，以甘缓之，以辛散之"（如白虎汤），"风化于天，清反胜之，治以酸温，佐以甘苦"，"风司于地，清反胜之，治以酸温，佐以苦甘，以辛平之"（如乌梅丸、大小补肝汤）。于此可知道《黄帝内经》给出了完完整整的组方原则，一方水土养一方人，"异法方宜"，要根据不同地区的人用本地区的中药治疗效果更好。

　　中医临床三联证医案约包括三个方面，第一是《黄帝内经》《伤寒论》的伤寒热病三联证医案，第二是《脾胃论》的脾胃阳虚阴火水湿三联证医案，第三是笔者五运六气体质三联证医案，这是笔者的原创理论体系，完善丰富了中医临床基础理论，对中医临床有重大指导意义。中医临床三联证中最多的是伏气病，病程长，几个月甚至几十年，疑难杂证，病情复杂，表里阴阳寒热虚实错杂，最宜详细审查。

　　有人说伏气病都在三阴，此说不妥当，三阳也有伏气病。

医案 1

某男，出生于 1998 年（戊寅年初之气）。

2022 年 5 月 17 日初诊（微信网诊）

发热，身痛，咳嗽，咽痛，口唇干，新冠核酸检测报告阳性。

舌诊：舌前部红，舌中后部白苔及裂纹。

脉诊：无。

诊断：新型冠状病毒感染。

处方：苏叶 6 克，防风 10 克，升麻 10 克，生石膏 30 克，黄芩 10 克，知母 10 克，栀子 6 克，天冬 10 克，玉竹 20 克，竹叶 20 克，生白术 20 克，茯苓皮 30 克，干姜 6 克，炙甘草 10 克，当归 6 克。

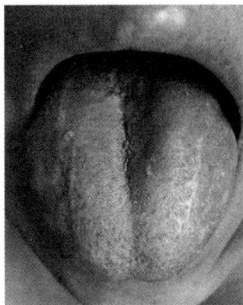

5 剂，饭后服，多喝稀粥，第一次服药发汗。

按：患者出生于戊寅年，2022 年是壬寅年，少阳相火司天，又在三之气少阳主气之中而有复气天凉束表，且患者寒中。此在《伤寒论·伤寒例》中称作寒疫。从中医的角度来说，新冠就是外感病，首先犯肺是常理，故表现为发热、身痛、咳嗽、咽痛等表证。选用麻黄升麻汤，以苏叶易麻黄治疗。

2022 年 5 月 23 日复诊

服上药发汗后就不再发热、身痛，第四天核酸检测报告阴性，稍有咳嗽。

按：新冠肺炎在中医看来属于外感病，治疗上首先祛逐邪气，根据患者体质加以扶助正气，杀死病毒不是首要目标，死病毒遗留在体内反会造成后遗症。

医案 2

某男，出生于 2014 年（甲午年）阴历十一月。

2021 年 8 月 5 日初诊（微信网诊）

反复咳嗽，食欲不佳。近日可能吹空调受寒，发热（最高 38.5℃），鼻塞，流涕，咽痛，咳嗽，咽稍充血，厌食，恶寒。

舌诊： 舌质淡红，中后部白苔。

脉诊： 双关脉大。

诊断： 感冒。

处方： 防风 6 克，羌活 6 克，苏叶 6 克，芦根 10 克，生石膏 20 克，生姜 6 克，茯苓 10 克，炙甘草 6 克，大枣 3 枚，牛蒡子 10 克。

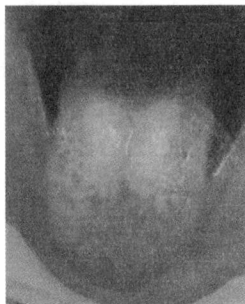

5 剂，首服发汗，饭后服，日 3 次，禁忌生冷辛辣。

2021 年 8 月 9 日复诊

上药服用一剂，发烧即退，体温正常，余症状都明显缓解。

按： 患者出生于甲午年，甲运湿土太过，气为热燥，肺燥热而脾湿，所以经常咳嗽，食欲不振。近日外感风寒而发热恶寒、鼻塞、流涕、咽痛。用《重订通俗伤寒论》苏羌达表汤加减解表发散郁热而愈。

医案 3

某男，出生于 2018 年阴历六月二十八日（戊戌年三之气）。

2021 年 8 月 28 日初诊（微信网诊）

反复咳嗽气喘 1 年余。现反复咳嗽气喘，偶有低热，面黄肌瘦，时便秘时腹泻，每天打喷嚏，揉鼻子，揉眼睛。西医诊断为过敏性鼻炎、过敏性结膜炎、中耳炎、鼻窦炎。

某医予服小青龙汤加味，服用后患者家属反映只缓解了一天，继续服用效果不佳。

诊断：咳喘。

处方：葛根 20 克，麻黄 3 克，桂枝 6 克，生白芍 6 克，炙甘草 6 克，生姜 6 克，大枣 3 个，姜半夏 6 克。

6 剂，饭后服，或代茶饮。

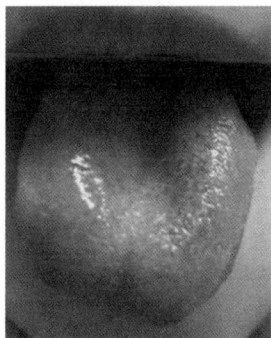

按：患者戊戌年三之气出生，寒湿体质，夏行冬令，且发病于 2020 庚子年，表邪郁闭，郁热伤肺，故反复咳喘一年多不愈。从舌象中间凹陷看，得知脾胃不好。某医与治疗咳喘的小青龙汤加味不愈，是因小青龙汤性温乃是治疗伤寒的方剂，而患者时有低热、腹泻、鼻炎，每天打喷嚏，揉鼻子，揉眼睛，以郁热表证为主，故用治疗温病初起的葛根汤，重用葛根清热解肌解表。

2021 年 9 月 8 日复诊

患者服用葛根汤哮喘明显缓解，鼻炎、经常揉鼻子都明显减少，上方服用了 10 天，现在只是阵发性打喷嚏，咳嗽，吃饭胃口非常好。西医诊断为过敏性鼻炎、支气管哮喘。

处方：百部 6 克，川贝母 3 克，地龙 6 克，紫菀 3 克，竹叶 6 克，葛根 20 克，麻黄 3 克，桂枝 6 克，生白芍 6 克，炙甘草 6 克，生姜 6 克，大枣 3 枚，姜半夏 6 克。

6 剂，饭后服，或代茶饮。

按：理法方药对了，效果显著。原方加百部、紫菀、川贝母、地龙治肺善后而已。

医案 4

某女，出生于 1976 年（丙辰年）阴历八月二十六日，黑龙江人。

2021 年 11 月 25 日初诊

崩漏 3 月余，右胁肋疼半月余。现右胁下疼，不敢吃东西（胆囊有息肉），不敢吃油腻的。子宫肌瘤，右卵巢囊肿，左侧耳后腮腺内混合回声结节。剑突下堵，剑突下贲门疼。贫血后脱发，失眠，有时心烦，大便难，吃润肠通便药可大便。原来怕冷，现在怕热。不出汗，口干，口渴，咽喉干，右眼疼，平时眼干，视物略模糊。小腹胀，小便正常。

舌诊：舌淡白，舌边齿痕，薄白苔，舌中裂纹。

脉诊：脉沉无力。

诊断：崩漏。

处方：桂枝 6 克，吴茱萸 6 克，川芎 6 克，当归 10 克，生白芍 10 克，牡丹皮 10 克，生姜 6 克，清半夏 6 克，麦冬 30 克，党参 10 克，炙甘草 20 克，阿胶 10 克（烊化），生黄芪 60 克，升麻 6 克，柴胡 6 克，知母 10 克，桔梗 15 克。

6 剂，日三次，饭前服，禁生冷辛辣。

按：患者出生于丙辰年，寒湿体质，发病的 2021 年（辛丑年）也是寒湿年，阳气不升，所以怕冷、不出汗。肝胆内郁，横克脾胃，所以右胁肋疼半月余，右胁下疼，不敢吃东西（胆囊有息肉），不敢吃油腻的，剑突下堵，剑突下贲门疼。肝脾失常不藏血、不统血而崩漏。脾胃虚弱，舌有齿痕，贫血脱发。表郁闭不出汗，则大便难。阳气怫郁生热而怕热，口干，口渴，咽喉干，右眼疼，平时眼干，视物模糊，心烦，失眠，舌有裂纹而苔白。水湿下流而小腹胀，子宫肌瘤、右卵巢囊肿。方用温经汤和升陷汤，《金匮要略》说温经汤治疗暮即发热，少腹里急，腹满，手掌烦热，唇口干燥；升陷汤升补阳气；两方配合温经散寒解表，提壶揭盖，肝脾复常，崩漏可止。

遵此宗旨，随证变方调理两个月而愈。

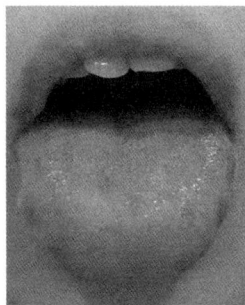

医案 5

某女，出生于 1995 年 2 月 2 日（阳历），阴历甲戌年腊月，北京人。

2022 年 6 月 9 日初诊

发现血小板减少 12 年。12 年前注射狂犬疫苗后出现血小板减少至 $4 \times 10^9/L$，血色素下降至 1 克多，合并 DIC 多器官衰竭，予以抢救。月经失血半月未停，排出大血块，遂输血。急予仙鹤草 200 克加红枣煎服后血止。后用黄芪、党参及仙鹤草 90 克，艾灸关元、命门、足三里、三阴交、涌泉等。入睡困难，月经前后自觉背部发烧，五心烦热，月经崩漏。心衰打利尿药后膀胱有血块，凉生理盐水冲洗膀胱半月余，血止，小便频数。小腹胀，有下坠感。月经前至月经结束出现心脏下坠感。遇风腰酸，月经期排血块，经期腹部着凉则难受，肠鸣，排气。夜间醒后饥饿，腹部不适，进食后可入睡，耳鸣，饮水后打嗝，上返。现下肢有出血点，经期甚。两胁下窜气，大便不成形。白天怕冷，晚上怕热。夜间 11 点自觉身凉，吃饭、饮水则出汗（后腰、额头、腋窝、乳房下）。口干，鼻干，晨起左鼻孔流清水，右鼻孔堵。

望诊：面色黄。

舌诊：舌淡白，舌面有出血点，舌前薄白苔，舌中后白苔伴灰黑，根部甚，舌下静脉怒张。

脉诊：脉沉，微数。

腹骶诊：脐上、脐下、脐左侧均有跳动感，胃脘处热，下腹凉。

诊断：崩漏（血小板减少）。

处方：生麻黄 6 克，桂枝 10 克，杏仁 10 克，炙甘草 10 克，生石膏 20 克，党参 15 克，干姜 10 克，当归 15 克，川芎 10 克，茯苓 30 克，桃仁 10 克，赤芍 10 克，牡丹皮 10 克，草果 3 克，槟榔 20 克，厚朴 10 克，知母 10 克，黄芩 10 克，生白芍 10 克，姜半夏 12 克，生姜 6 克。

6 剂，日三次，饭后服，首服发汗，禁生冷辛辣。

医嘱：禁食肉，可以吃鸡蛋，多吃主食及易消化食物。多喝小米粥。

按： 如此崩漏，或子宫奇恒之腑出血，或膀胱腑出血，有按血热治的，有按体虚治的，有按阳虚治的，有药物止血的，有物理凉盐水止血的，有按血瘀治实的。本例患者是长期阳气怫郁证，日久邪伏三焦腑腠理肓膜，故见舌质淡白，舌苔黑白腻厚，脐周腹动悸，脾胃阳虚，鼻堵塞肺气不开，加之心衰，心肺脾三本皆病，血不归心包络之血络而崩漏及舌上身体有出血点。《素问·著至教论》说："三阳独至者，是三阳并至，并至如风雨，上为颠疾，下为漏病。" 患者出生于甲戌年腊月，是三阳太阳寒水司天年的冬天，"三阳独至" 而表闭塞，阳气怫郁，故 "白天怕冷，晚上怕热"，而 "下为漏病"。用续命汤、达原饮开鬼门、洁净府以治三焦腑腠理膜原，疏利散发郁热，肺生血气。"开鬼门" 就是治疗三阳太阳之盛。

《古今录验》续命汤治中风痱，身体不能自收，口不能言，冒昧不知痛处，或拘急，不得转侧。右九味，以水一斗，煮取四升，温服一升，当小汗，薄覆脊，凭几坐，汗出则愈，不汗更服，无所禁，勿当风。并治但伏不得卧，咳逆上气，面目浮肿。《古今录验》续命汤用麻黄汤治太阳阳明心肺合病，人参、干姜、炙甘草、当归、川芎温中健脾以补气血，心肺脾三本同

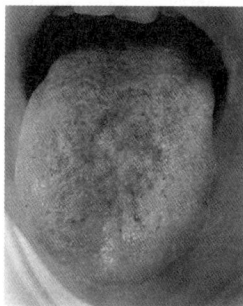

治，石膏散发阳气怫郁之热。达原饮疏理透达腠理膜原气滞郁结之代谢物质。《素问·评热论》说："月事不来者，胞脉闭也，胞脉者属心而络于胞中，今气上迫肺，心气不得下通，故月事不来也。" 月经不来病因在心肺，月经崩漏病因亦在心肺。

《古今录验》续命汤治中风痱，身体不能自收，口不能言，冒昧不知痛处，或拘急，不得转侧。右九味，以水一斗，煮取四升，温服一升，当小汗，薄覆脊，凭几坐，汗出则愈，不汗更服，无所禁，勿当风。并治但伏不得卧，咳逆上气，面目浮肿。

续命汤为什么名 "续命" 呢？因为肺脾生神，神舍于心，"形与神俱" 是人体健康的唯一标准，有神则生，神去则死，续命汤心肺脾同治，形神合一，故名续命汤。

2022 年 6 月 16 日复诊

服上药 4 天后月经出血已止（月经已来 2 周）。易饥，夜间 1 点饿，2 点能再睡着，晨起 5 点就醒了（睡眠时间 7～8 小时 / 天）。腮帮、舌头起疱，一天起，一天没了。中午、晚上睡觉前心脏抽痛一下。大便不成形，2 次 / 天，腰酸减轻，腿较前有力，出汗减少。小腹下坠感消失。2022 年 6 月 10 日检查血小板数已升至 10×10^9/L。

望诊：面部、口唇色白。

舌诊：舌淡，灰黑苔减，舌淡无血色，舌前少白苔，舌中后部白苔。

脉诊：脉右大于左。

处方：生白术 20 克，党参 20 克，茯苓 30 克，炙甘草 15 克，姜半夏 12 克，生姜 10 克，陈皮 10 克，生麻黄 6 克，桂枝 10 克，杏仁 10 克，生石膏 20 克，干姜 10 克，当归 15 克，川芎 10 克，桃仁 10 克，牡丹皮 10 克。

6 剂，日三次，饭前服，禁生冷辛辣。少吃多餐，能吃，血止住，睡觉好，禁食肉，可以吃鸡蛋，多吃主食和易消化的。多喝小米粥。

按：理法方药明确，药到漏止，效果显著。去达原饮之疏达，加六君子汤以治脾胃虚弱之本，并嘱加强饮食以生营卫血气而善后。

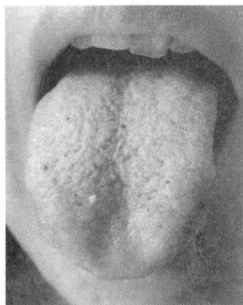

小结：以上三出血证，都是久病难证。第一位尿血者本是右半身不遂患者，最后以治膜原伏邪达原饮和升陷汤获效，达原饮疏达伏邪、战汗解表。第二位崩漏患者，出生于丙辰年，寒邪郁闭其表，阳气怫郁在上，寒湿郁聚在下，由此导致崩漏，故用温经汤和升陷汤解表治愈，李东垣说升阳即是发汗解表。第三位血小板减少崩漏患者，出生于甲戌年，同样是寒邪郁闭其表，阳气怫郁在内，则用《金匮要略》续命汤治愈，其中用麻黄汤加生石膏解表开郁，人参、干姜、当归、川芎补脾补气血。三位患者均从解表获效，可知"开鬼门"的重要作用。

医案 6

某男，出生于 2014 年（甲午年）阴历正月初四。

2022 年 3 月 14 日初诊（微信网诊）

两天前出现脐周腹痛，伴恶心呕吐。某医予服小柴胡合小陷胸汤（柴胡 15 克，黄芩 6 克，姜半夏 6 克，太子参 15 克，炙甘草 6 克，大枣 10 克，黄连 3 克，天花粉 10 克，生姜 10 克）。现在不呕吐了，但发热（39℃左右），不恶寒，脐周痛不严重，轻度腹泻，喉咙略痛，晚上腹泻三次。儿童发热门诊检查血常规正常。

诊断：温病。

处方：葛根 60 克，黄芩 10 克，黄连 10 克，炙甘草 20 克。

3 剂，饭后服，日 3 次，禁忌生冷辛辣。

2022 年 3 月 15 日复诊

昨天服用上方一剂，原来发热近 40℃，现已完全退烧。

按：某医根据《伤寒论》第 379 条"呕而发热者，小柴胡汤主之"，予小柴胡汤呕吐好了，但发热高了，这是为什么呢？一是因为小柴胡汤不是治疗温病初起的方剂，是治疗风寒外感病初起失治、误治后，邪陷胸胁的方剂；二是没有发汗。所以服小柴胡汤后反见高热、腹泻、喉咙痛。凡是温病外感病，往往是表里同病，如葛根汤、葛根加半夏汤、黄芩汤、黄芩加半夏生姜汤。今患者高热、腹泻、喉咙痛，已经不适合用葛根汤了，故用治疗下利的葛根芩连汤而愈。

医案 7

某女，出生于 1993 年阴历二月初八（癸酉年初之气）。

2022 年 1 月 4 日初诊（微信网诊）

患者诉前几天可能受凉，出现流涕，鼻塞，咽痒，咽喉肿痛，咳嗽气紧，咽部明显充血，平时就有扁桃体肿大。X 光片示气管炎、支气管炎。

舌诊： 舌质淡红，中后部白苔，有裂纹。

诊断： 肺郁热。

处方： 麻黄 6 克，杏仁 10 克，生石膏 30 克，炙甘草 10 克，牛蒡子 15 克，苏叶 6 克，金银花 30 克，党参 10 克，茯苓 15 克，白术 10 克。

6 剂，饭后服，日 3 次，禁忌生冷辛辣。

2022 年 1 月 15 日复诊

患者诉服用上方非常有效。

按： 患者体质本就表阳不足而有郁热犯肺，加之腊月寒冬感受风寒，肺热更加明显而发支气管炎。方用麻杏石甘汤加苏叶、牛蒡子、金银花清热解表，四君子汤补脾土以生肺金，扶助正气祛逐邪气，故见效特快。

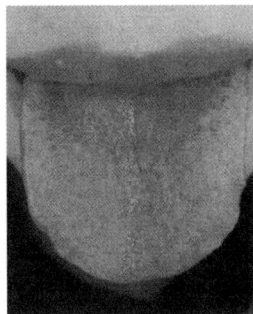

医案 8

某女，出生于 1937 年（丁丑年）阴历十月二十四日，出生地北京。

2021 年 7 月 8 日初诊（视频网诊，其儿子代诉）

患者半身不遂后身体抽搐，不能活动。康复至 2021 年 4 月。4 月 12 日检查发现右肾盂占位性病变，表面光滑，无进展，间歇性血尿。血压 110/60mmHg（有高血压病史，口服降压药），心率正常。头晕，汗多，吃饭无饥饱。夜眠安。冠心病病史，双下肢血栓。

舌诊： 舌紫暗，舌面水滑，舌中裂纹，舌中后部少白苔。

脉诊： 无。

诊断： 血证（尿血）。

处方： 生地黄 30 克，生甘草 15 克，竹叶 20 克，泽泻 10 克，桂枝 10 克，干姜 10 克，五味子 10 克，

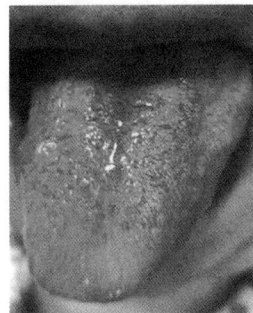

生蒲黄 10 克。

6 剂，代茶饮，禁生冷辛辣。

按：右肾盂占位性病变，尿血，体抽搐，不能动，乃尿血损伤肾精所致。患者生于丁丑年，加之年事已高，阳气不升，血分阴火。治疗予大补肾汤，药用小补肝汤桂枝、干姜、五味子升阳补肝心阳气，使阳生阴长；生地黄、生甘草、竹叶、泽泻为小补肾汤治虚劳失精、腰痛、骨蒸弱瘦、脉数者，实乃从心血以补肾，生地黄、生甘草、竹叶凉补心血并引心火——阴火从小便出。用蒲黄止血。

2021 年 7 月 15 日复诊（视频网诊）

服上药后复查血尿 30 个 /ml（较前降低），血压正常，汗多（动则汗出、吃饭就出汗），冠心病，高血压停药半年。右上肢可自主抬起。现吃饭饮水正常，有饥饿感，二便正常，余无不适。走路较正常，头晕。

舌诊：舌暗，舌前少苔，舌中后部白苔，舌体偏右侧。

脉诊：无。

处方：党参 6 克，茯苓 6 克，生白术 6 克，炙甘草 6 克，陈皮 6 克，青皮 6 克，赤芍 6 克，生地黄 30 克，生甘草 15 克，竹叶 20 克，泽泻 10 克，桂枝 10 克，干姜 10 克，五味子 10 克，生蒲黄 10 克（包煎）。

6 剂，代茶饮，禁生冷辛辣。停脑血管药。

按：服大补肾汤见效，年事已高加异功散健脾益气。

2021 年 10 月 14 日（视频网诊）

血尿，夜间 9 点出现血尿，夜间 12 点加重，晨起 4 ~ 5 点小便粉色。夜间加重，上午、中午好转。下午 5 点色重，夜间粉色。变体位，走路多则头晕，晨起脑鸣，脑胀。夜间 11 ~ 12 点自觉心里冷，哆嗦，寒战，右上肢麻，2 ~ 3 分钟后好转，如此大概 3 次。返酸。肛门痔疮皮赘疼（嘱用马应龙痔疮膏）。

舌诊：舌淡略暗，舌根部白苔略腻，舌中后部裂纹，舌体大。

脉诊：无。

方一：海螵蛸 30 克，生黄芪 60 克，升麻 6 克，柴胡 6 克，知母 10 克，桔梗 15 克，桂枝 20 克。6 剂，白天服。

方二：桂枝 30 克，炙甘草 30 克，桃仁 10 克，芒硝 6 克（烊化），制大黄 3 克。6 剂，夜间服，禁生冷辛辣。

按：大补肾汤和异功散加减服用 3 个月后出现夜间 11:00 ~ 12:00 心里冷，哆嗦，寒战是阳气不足，调整为白天服升陷汤，夜里服桃核承气汤。

2022 年 4 月 14 日（视频网诊）

上周日夜间突发肉眼血尿，本周二 3 次血尿，后好转。3 天后血尿甚，双腿肿。小便排尿费劲，血尿时腰疼，腰酸，肾区疼痛，小便后减轻。现小便正常。右侧肾有结节，现左肾区酸胀疼，翻身甚。不血尿后，小肚子酸胀，小便费劲。15 天血尿 1 次，持续 48 小时，双腿肿。

舌诊：舌淡，舌前少白苔，舌前小裂纹，舌中后部白苔根部甚，舌体大，舌下静脉怒张。

脉诊：无。

处方：桂枝 30 克，茯苓 30 克，桃仁 20 克，赤芍 15 克，牡丹皮 15 克。

6 剂，每日三次，饭前服，禁生冷辛辣。

按：用补益加跌打丸等药调理半年，血尿虽见好转，但仍时有血尿，因改服桂枝茯苓丸补阳利水、活血化瘀消癥。各种出血，西医是绝对不许用活血化瘀药的，而中医是辩证灵活必须用活血化瘀药的。

2022 年 4 月 21 日（视频网诊）

大便正常，下焦不适好转。夜间口苦，口干，后半夜甚。午睡 2:30 ~ 3:00 自觉后背冷，得衣被不减，醒后不冷。右腿带状疱疹，右侧腰腿疼好转。腿肿好转，血压正常。15 天一周期尿血。

舌诊：舌淡，舌面白苔减，舌前中小裂纹，舌根部白苔，舌体大。

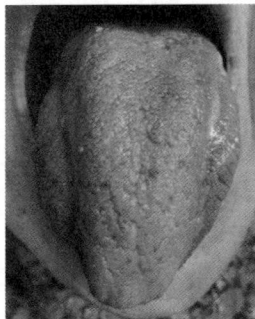

脉诊：无。

处方：熟地 30 克，桂枝 50 克，茯苓 30 克，桃仁 20 克，赤芍 15 克，牡丹皮 15 克。

6 剂，日 3 次，饭前服，禁生冷辛辣。

按：服以前之药，虽见好转，总不彻底。因年龄大阳气不足加大桂枝用量，并加熟地补肾阴。

2022 年 5 月 19 日

患者儿子代述药效特别好，连续 37 天小便基本正常，仅有 2 次晚上 9 点小便尿颜色稍重。20 天前犯过两次心绞痛，下午 2 点牙痛，右侧头痛，服用硝酸甘油缓解，中药未停。近期大便少多了，药减量后大便正常，中午 2 点睡觉后背冷，转到心脏冷，起床就好转，右腿发沉发木，晚上睡觉腿不舒服，后半夜口苦，小便正常，右腿轻度肿，自感冷。饮食、睡眠可。

舌诊：舌淡，舌面白苔，舌前中小裂纹，舌根部白苔，舌体大。舌下络脉青紫。

脉诊：无。

处方：熟地 30 克，炙甘草 30 克，桂枝 50 克，茯苓 30 克，桃仁 20 克，赤芍 15 克，牡丹皮 15 克。

6 剂，日三次，饭前服，禁生冷辛辣。

按：患者高龄，间歇性血尿治疗 8 个月，用过多种止血药，如调养药加蒲黄、跌打丸、云南白药、桃核承气汤等，时好时坏，最后用了桂枝茯苓丸效果特好，由此看来桂枝茯苓丸能治疗肾病矣。《金匮要略·妇人妊娠病脉证并治》说："所以血不止者，其癥不去故也。"因其中午后背冷、心冷，故加炙甘草配桂枝成桂枝甘草汤大补心阳。

2022 年 6 月 16 日

血尿仍发，服云南白药无效，第一剂药后好转血尿无。后又血尿，现仍血尿，腿肿。喝茶，喝水，1 小时一次小便，血色为鲜血。夜间 2 小时不尿，则为鲜红略黑。夜间睡觉 0 ~ 1 点有点冷，1 点以后发热，有汗。余无不适。不出汗，夜间偶尔心慌气短。上午 7 点半到中午 11 点小便色清，下午夜间小便色重。昨天 1 小时一小便时色鲜红，2 小时一小便时色红略黑。不贫血。

舌诊：舌淡，舌前中小裂纹，舌前少白苔，舌中后部白苔，舌体大，舌面水滑。

脉诊：无。

处方：生麻黄 6 克，生石膏 15 克，生姜 10 克，大枣 6 枚，炙甘草 10 克，仙鹤草 150 克，海螵蛸 150 克。

6 剂，水煎，喝药吃枣（代茶饮）。

按：因腿肿，改越婢汤治水，用大量仙鹤草止血，海螵蛸补气血。

2022 年 7 月 7 日（电话问诊）

上周四发热后自己退热，喝水自觉皮肤烧，下楼走后大汗，心慌，恶心，想吐（吐泡沫，胃酸多，服用奥美拉唑），胃里嘈杂食物不化。不欲饮食，乏力。直到上周日上午发热（37.4℃），中午睡眠怕冷，皮肤发烫，出汗，下午 3 点发热，右侧肝区（触诊皮肤下有结节）、上腹部、右侧胸部压痛（+）。口服奥美拉唑后恶心想吐的症状减轻。今天下午未发热。精神状态好。上腹部疼痛（喘气摁着疼痛）。大便难，用开塞露后软便。饮食少。矢气难。眼睛抽动好转，腿肿好转。

舌诊：舌淡，舌前小裂纹，舌前少白苔，舌中后部白苔，根部甚，舌下静脉怒张减。

脉诊：无。

处方：姜半夏 10 克，草果 3 克，槟榔 10 克，厚朴 6 克，知母 6 克，黄芩 6 克，生白芍 6 克，生甘草 6 克，滑石 10 克（包煎），仙鹤草 60 克，海螵蛸 60 克。

6 剂，水煎，喝药吃枣（代茶饮）。

医嘱：少吃多餐，好好吃饭。

按：吴又可《温疫论》称邪伏膜原多从战汗解。其发热、大汗、心慌、恶心、欲吐现象，乃是在前面扶助阳气后发的战汗反应。伏邪多有战汗反应，人多不知。故用达原饮加味。

2022 年 7 月 14 日（电话问诊）

患者诉效佳，腹痛已无，饮食正常。一天一次大便，成形，软便，大便费劲，出虚恭。凌晨 3～4 点小便完后心悸气短出汗。小便肉眼正常，镜下潜血++。腿肿减轻。

舌诊：舌白苔减，舌前裂纹，舌体大。

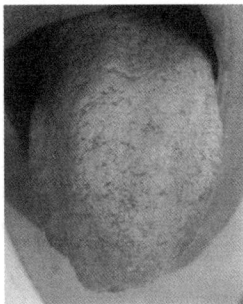

脉诊：无。

处方：党参 30 克，生白术 30 克，茯苓 30 克，炙甘草 30 克，姜半夏 10 克，草果 3 克，槟榔 10 克，厚朴 6 克，知母 6 克，黄芩 6 克，生白芍 6 克，生甘草 6 克，滑石 10 克（包煎），仙鹤草 60 克，海螵蛸 60 克。

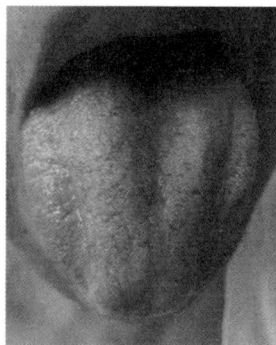

6 剂，水煎，喝药吃枣（代茶饮）。少吃多餐，好好吃饭。

按：用达原饮后病情大大好转，毕竟年事已高，加四君子汤扶正。

2022 年 7 月 21 日（电话问诊）

大便日一次，正常，成形，条状便，排便略费劲。夜间小便后胸闷心悸出汗，10 分钟后自觉缓解。腿左侧已正常，右侧半身不遂，右腿略肿。前几天感冒咽痛，咳嗽，不发热，饮食精神状态佳。小便肉眼正常，镜下潜血 +++。

舌诊：舌淡，舌前中白苔减，舌根白苔，舌前裂纹。

脉诊：无。

处方：炮附子 10 克，白茅根 60 克，党参 30 克，生白术 30 克，茯苓 30 克，炙甘草 30 克，姜半夏 10 克，草果 3 克，槟榔 10 克，厚朴 6 克，知母 10 克，黄芩 10 克，生白芍 10 克，生甘草 10 克，滑石 10 克（包煎），仙鹤草 60 克，海螵蛸 60 克。

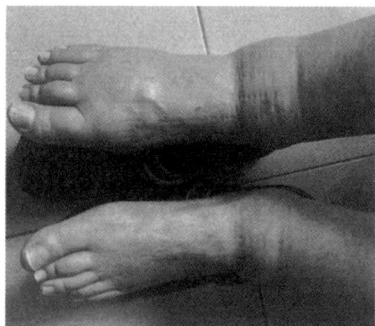

6 剂，水煎，喝药吃枣（代茶饮）。

每晚睡觉前夜间服生脉饮 2 支。

按：病情稳定，加白茅根治疗潜血。

2022 年 7 月 28 日（电话问诊）

诸证均减。精神、饮食、大便可。服生脉饮 2 天后夜间心悸好转。夜间起夜出汗，一会儿就好。大便日一次。脑血栓后，右腿发木发沉，走一会儿会好转，腿肿。小便清凉，尿常规没做。

舌诊：舌淡略暗，舌前中少白苔，舌根白苔，舌前小裂纹，舌下静脉微怒张。

脉诊：无。

处方：当归60克，生白芍30克，川芎60克，泽泻30克，茯苓30克，生白术50克，益母草30克。

6剂，水煎，喝药吃枣（代茶饮）。

按：病情稳定，唯腿肿不见退，此乃血不利而为水，故用当归芍药散治疗腿肿。

2022年8月4日（电话问诊）

药后左腿浮肿明显好转。右腿半身不遂仍肿，但发沉好转，走路轻松。上周六出现轻度血尿2天（红砖色）。海螵蛸、仙鹤草、大枣吃完后小便不血尿了。今天尿常规，潜血+++，满视野血细胞。精神状态好。

舌诊：舌淡略紫，舌前少白苔，舌中后部白苔，舌下静脉微怒张。

脉诊：无。

草果6克，槟榔20克，厚朴20克，知母6克，黄芩6克，生甘草6克，当归60克，生白芍30克，川芎60克，泽泻30克，茯苓30克，生白术50克，益母草30克。

6剂，水煎，喝药吃枣（代茶饮）。

按：血不利则为水而浮肿，乃血分病，用当归芍药散浮肿明显好转。因舌后部苔白腻加达原饮治疗。

2022年8月11日（电话问诊）

右腿发沉发木好转，腿肿左腿好转，走路轻松。精神状态、饮食正常。心悸好转。小便肉眼看正常。

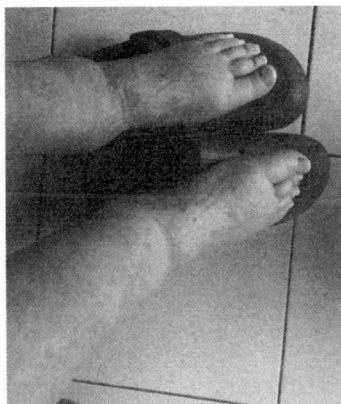

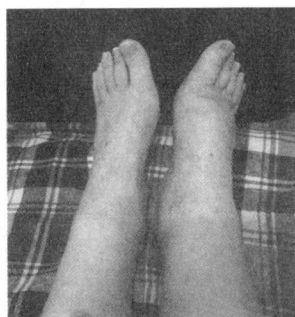

舌诊：舌淡，白苔减，舌前中少白苔，舌根部白苔，舌面小裂纹。

脉诊：无。

海螵蛸 60 克，草果 6 克，槟榔 20 克，厚朴 20 克，知母 6 克，黄芩 6 克，生甘草 6 克，当归 60 克，生白芍 30 克，川芎 60 克，泽泻 30 克，茯苓 30 克，生白术 50 克，仙鹤草 60 克。

6 剂，水煎，喝药吃枣（代茶饮）。

按：此半身不遂尿血证，经过 1 年曲折的治疗，终于治愈。整个过程用了多种止血法，当时见效，后又出血，终从血不利则为水法，用当归芍药散从血分论治获效。

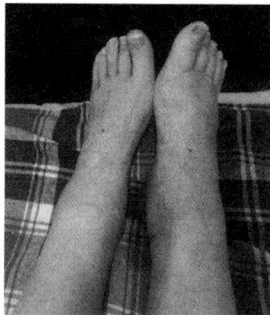

医案 9

某男，出生于 2010 年 9 月 25 日（阳历），阴历庚寅年，出生地河南安阳。

2022 年 7 月 28 日初诊

反复晕厥 3 月余。2019 年腹痛（夜间 9～11 点），呕吐，乏力。2022 年 4 月 15 日开始晕厥不知人事，大约 10 分钟后苏醒。晕过去时平静，发作后后背出汗。发作前，头晕眼花，乏力，心烦，手脚不凉。小便无力，小便频数。黑眼圈，左云门中府穴处疼痛。发作时劳宫到大陵穴之间出红点。上午 9～11 点大椎至至阳处夜间睡眠发凉，盗汗；12 点后就不凉了。膝盖以下小腿肚疼痛。恐惧，晨起、傍晚恐惧甚，中午稍减（从 2019 年腹痛时开始的）。怕冷，出汗，骶骨部出汗。大便正常。夜间 9 点到 11 点腹胀，大便。

触诊：胃脘脐周硬伴压痛。

舌诊：舌淡，舌前体大，舌前中少白苔，舌根白苔、杨梅点。

脉诊：脉弦。

诊断：少阳太阴病。

处方：桂枝 30 克，生白芍 20 克，生姜 30 克，大枣 10 枚，炙甘草 20 克，生麻黄 6 克，细辛 15 克，炮附子 10 克，生白术 30 克，枳实 20 克，生鸡内金

30 克，蜈蚣 2 条。

6 剂，日三次，饭前服，首剂发汗，禁生冷辛辣。

按：此乃水气病，吃生冷过多所致。腹痛在夜间 9～11 点是少阳三焦相火主时，相火阳衰阴凝则肚痛肚胀。上午 9～11 点是脾主时，脾主脊，脾阳衰故大椎至至阳处夜间睡眠发凉、膝盖以下小腿肚疼痛、怕冷、后背出汗（背为阳，阳虚出汗）、骶骨部出汗（小肠俞、大肠俞、膀胱俞都在骶骨部）、小便无力，小便频数。阳不养神则乏力、头晕眼花。阳衰阴盛则恐惧。少阳相火衰则不能气化，太阴阳衰则结水而见"黑眼圈"，《素问·阴阳别论》说"三阴结为水"。土不生金则见云门、中府穴处疼痛。水凝则胃脘、脐周硬伴压痛。舌根部隆起说明腹部有积聚。《金匮要略·水气病脉证并治》说："水之为病，其脉沉小，属少阴……脉沉者，宜麻黄附子汤。"其证"气分，心下坚大如盘，边如旋杯"之有形，必是水受严寒结冰。《素问·举痛论》说"寒气客于小肠膜原之间，络血之中，血泣不得注于大经，血气稽留不得行，故宿昔而成积矣"，并说此证"或卒然痛死不知人，有少间复生者"。严寒水冰，得阳气则气化冰释，故用桂枝汤去芍药扶阳，用麻黄细辛附子汤发汗蒸化冰水。《金匮要略·痉湿暍病脉证治》防己黄芪汤方后说"下有陈寒者加细辛"，附子复阳，麻黄发其阳，所以桂枝去芍药加麻辛附子汤能扶阳复阳、解冰释结散寒，内含甘草麻黄汤治里水。加枳术丸健脾理气，鸡内金、蜈蚣散结通瘀。因为舌根部隆起有杨梅点，所以没有去芍药。

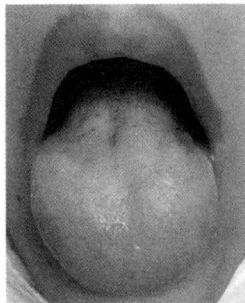

和经文描述的"卒然痛死不知人，有少间复生者"一样的病例，笔者是第一次遇到，也没有见其他人报道过。

2022 年 8 月 4 日

药后头、左肩、前胸、小腿不适。饮食减少。大便减少且不成形，完谷不化，小便色黄。夜间盗汗减轻，怕冷好转。面有光泽。腹变软。晕的次数减少，头脑清醒，四肢无力。夜间 2 点左右时睡眠浅，腿会抽一下。双上肢外侧发出红斑。肠胃有震水音。

触诊： 胃脘脐周硬较前变软，仍伴压痛。

舌诊： 舌淡，舌尖红，舌前少白苔，舌中后部白苔，舌根白苔乱，舌边齿痕，舌下静脉怒张。后部凸起变平。

脉诊： 脉弦。

处方： 茯苓 20 克，桂枝 30 克，生姜 30 克，大枣 10 枚，炙甘草 20 克，生麻黄 6 克，细辛 15 克，炮附子 10 克，生白术 30 克，枳实 20 克，生鸡内金 30 克，蜈蚣 3 条。14 剂，日三次，饭前服，禁生冷辛辣。

按： 理明药效，晕厥次数明显减少，头脑清醒。去芍药加茯苓，合苓桂术甘汤治疗寒结冰释后的肠胃水气。

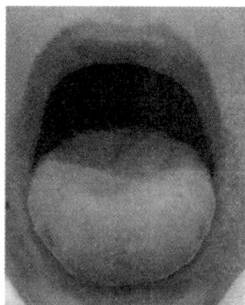

2022 年 8 月 25 日

药后晕厥基本治好。现左前胸不适，憋气，口唇紫。今天上午乏力，肠道有鸣音。面色暗黄。小腿凉。大便成形。怕冷好转。四肢皮肤疼。

触诊： 胃脘脐周硬减，压痛减。

舌诊： 舌淡，舌前少白苔，舌中后部白苔，舌前胖大，舌边齿痕，舌根杨梅点。

脉诊： 脉左大于右。

生鸡内金 30 克，茯苓 90 克，桂枝 60 克，生姜 30 克，大枣 15 枚，炙甘草 20 克，生白术 50 克。

14 剂，日三次，饭前服，禁生冷辛辣。少食多餐。

按： 前用桂枝去芍药加麻黄细辛附子汤凝冰以化为水，见肠道水鸣音，去麻黄细辛附子汤，改为苓桂术甘汤去水。

医案 7 和医案 8 都是水气病，医案 7 水气病在血分，医案 8 水气病在气分，应引起读者注意。

医案 10

某女，1961 年 11 月 16 日（阳历）出生，辛丑年，湖北宜昌人。

2022 年 8 月 11 日初诊

类风湿关节炎 20 余年，干燥综合征 10 余年，全身类风湿性嗜中性皮病半年余，皮损有渗出。睡眠差，眼睛干，口干，乏力。但头汗出，左耳鸣。西药停后膝关节疼痛（西医诊断类风湿关节炎）。骨质疏松（激素的副作用）。小便量多，夜尿 2~3 次。大便不成形，1~2 次 / 天。足跟痛甚。记忆力差。贫血。

舌诊：舌淡，舌尖红，舌中裂纹，舌前中少白苔，舌根部白苔，舌下静脉怒张。

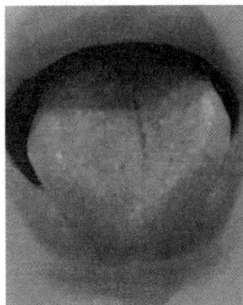

脉诊：脉弦数。

诊断：类风湿关节炎，干燥综合征，类风湿性嗜中性皮病。

处方：生麻黄 6 克，升麻 15 克，当归 20 克，知母 10 克，黄芩 10 克，生白芍 15 克，玉竹 30 克，桂枝 15 克，茯苓 20 克，天冬 30 克，炙甘草 15 克，生石膏 60 克，生白术 30 克，干姜 20 克。

6 剂，饭后服，首剂发汗，禁生冷辛辣。

按：患者出生于辛丑年，太阴湿土司天、太阳寒水在泉，寒湿束表不出汗，但头汗出，水运不及，风火内郁伤阴，舌少苔，有裂纹。方用麻黄升麻汤，麻黄、桂枝、炙甘草、生白术、干姜发汗解表去寒湿，生石膏、知母、黄芩、升麻、玉竹、天冬、白芍清肺散热、养阴润燥。

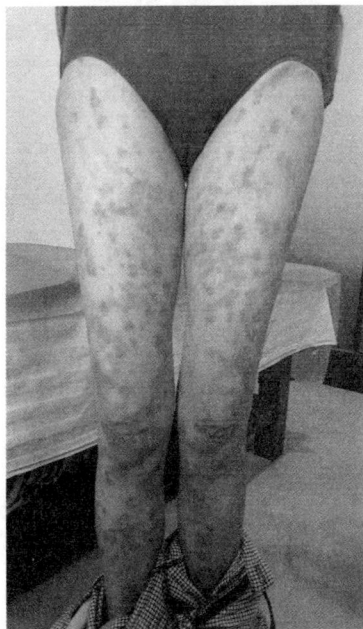

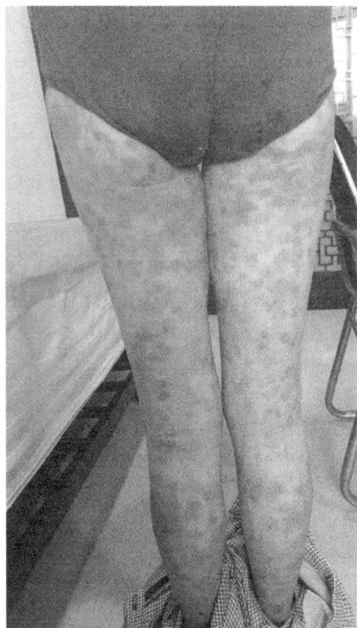

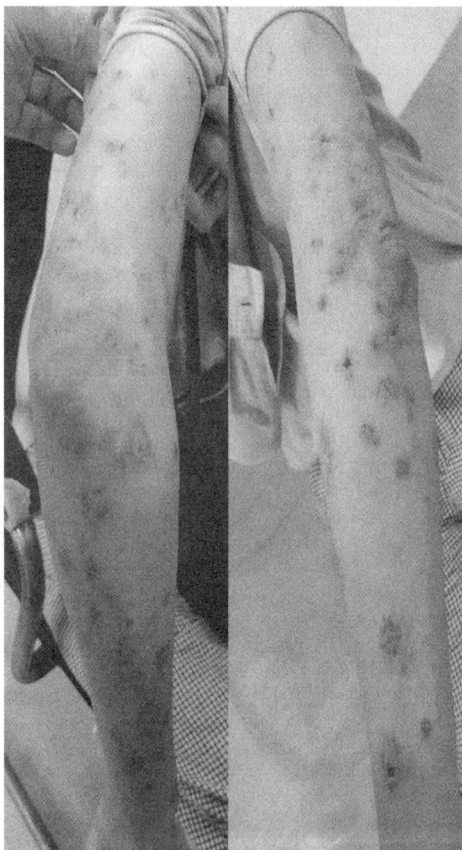

2022 年 8 月 18 日

药后皮肤干了，不渗湿了。口干，鼻窦炎，甲状腺结节 10 年余。脐上、脐下腹胀。大便头干后稀，完谷不化。发汗后出汗。气短，善叹息。口干，运动后心慌。睡眠差，易醒。左耳鸣。小便有泡沫（尿常规检查正常）。

舌诊：舌淡，舌尖红，舌前少白苔，舌中裂纹，舌中后部白苔。

脉诊：脉浮数。

处方：白茅根 60 克，荆芥 10 克，防风 10 克，天花粉 30 克，瞿麦 10 克，炮附子 30 克（先煎半小时），生山药 60 克，升麻 15 克，当归 20 克，知母 10 克，黄芩 10 克，生白芍 15 克，玉竹 30 克，桂枝 15 克，

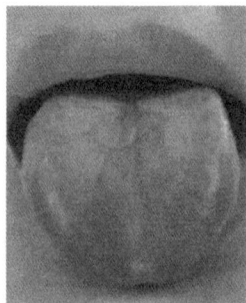

茯苓 20 克，天冬 30 克，炙甘草 15 克，生石膏 60 克，生白术 30 克，干姜 20 克。

6 剂，饭后服，禁生冷辛辣。增加饮食。

按：理明药效，服药 1 周后类风湿性嗜中性皮病明显见好。加白茅根清血分热，已经发汗后用荆芥、防风换麻黄治表，加栝楼瞿麦丸治燥湿伤阴。

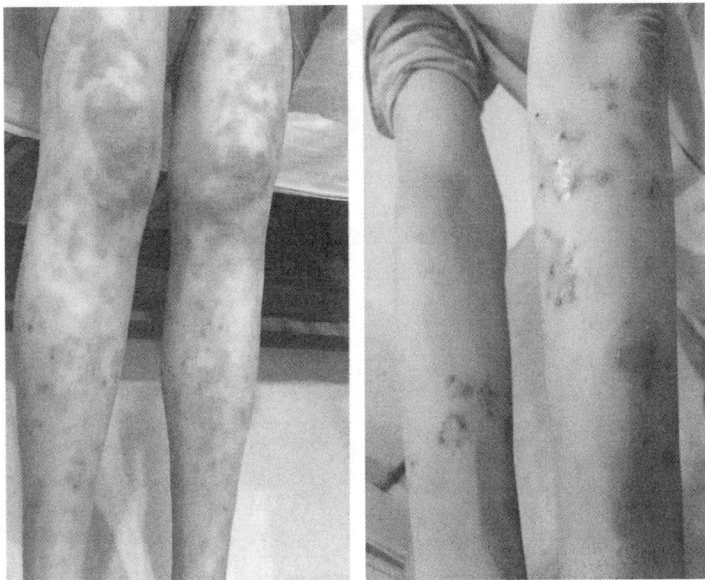

2022 年 8 月 25 日

药后口干好转，眼睛干。嗓子干好转，但仍干。左耳鸣。胃胀好转。大便先干后稀，2 次 / 天。甲状腺结节 10 年余。

舌诊：舌淡，舌尖红，舌面白苔根部甚，舌中后部裂纹，舌边齿痕，舌下静脉微怒张。

脉诊：脉浮数。

处方：生牡蛎 30 克，白茅根 30 克，荆芥 10 克，防风 10 克，天花粉 30 克，炮附子 30 克（先煎半小时），瞿麦 10 克，生山药 60 克，升麻 15 克，当归 20 克，知母 10 克，黄芩 10 克，生白芍 15 克，玉竹 30 克，桂枝 30 克，茯苓 30 克，天冬 30 克，炙甘草 30 克，生石膏 30 克，生白术 30 克，干姜 30 克。

6剂，饭后服，禁生冷辛辣。增加饮食。

按：继续好转，加牡蛎配天花粉为栝楼牡蛎散治口干。

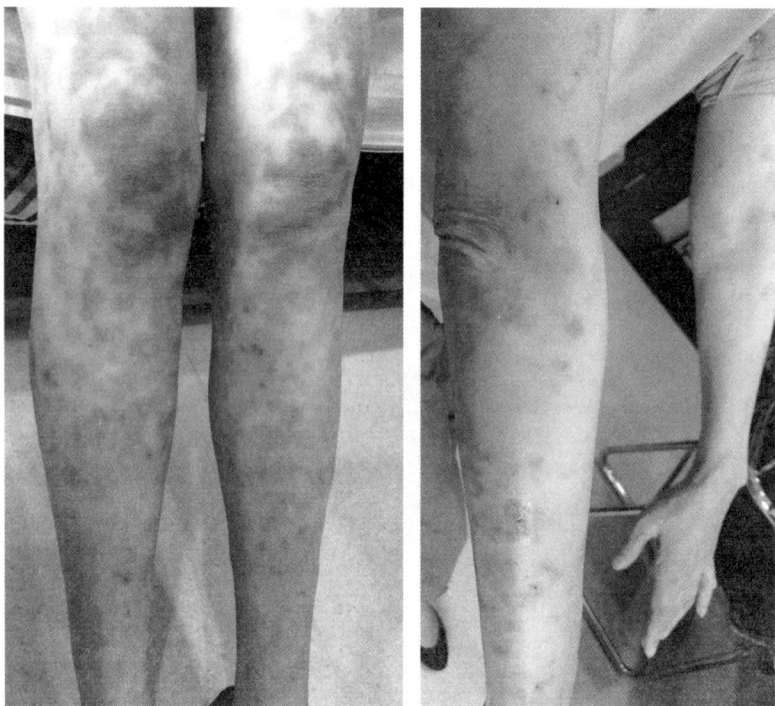

医案 11

某男，1990年阴历九月十二日出生，庚午年，河北邯郸人。

2021 年 7 月 22 日初诊

咳嗽有痰，下午痰量大、稀，上午痰量少、黏。现气短，支气管扩张。盗汗，下午口干，饮水量大，流涕，有咽炎，咽痒咳嗽。饮食后自觉胃中硬，不消化。小便正常。手脚心自觉不热。有时自觉手指麻，心率较前增加，呼吸较浅。

舌诊：舌质淡，舌尖红，全舌满布杨梅点，舌中后部裂纹，舌根剥苔，右舌前有瘀斑。

脉诊：脉浮紧。

诊断：咳嗽。

处方：生麻黄 6 克，升麻 15 克，当归 10 克，知母 6 克，黄芩 6 克，玉竹 15 克，生白芍 10 克，天门冬 15 克，桂枝 10 克，茯苓 15 克，炙甘草 10 克，生石膏 30 克，生白术 15 克，干姜 6 克。

6 剂，日三次，饭后服，首服发汗，禁生冷辛辣。

按：患者庚午年五之气出生，《素问·六元正纪大论》说庚午年"其运凉劲，其化雾露萧瑟，其变肃杀凋零，其病下清"，"少阴司天之政，气化运行先天，地气肃，天气明，寒交暑，热加燥，云驰雨府，湿化乃行，时雨乃降……水火寒热持于气交而为病始也，热病生于上，清病生于下，寒热凌犯而争于中，民病咳喘，血溢血泄鼽嚏，目赤眦疡，寒厥入胃，心痛、腰痛、腹大、嗌干肿上"。凉燥在表在下，热郁于上下内外，热病生于上，清病生于下，寒热凌犯而争于中，发病于 2021 辛丑寒湿重之年，故舌质淡，满舌杨梅点，三焦腠膜理郁滞，脉浮紧，咳嗽。方用麻黄升麻汤，治本用麻黄苦温平燥发汗解表，桂枝、干姜、炙甘草、白术、茯苓扶阳温中健脾利湿，治标用石膏、知母、升麻、黄芩、玉竹、天门冬清散郁热导致的肺火阴火郁火并滋补养阴，白芍、当归通腠理。

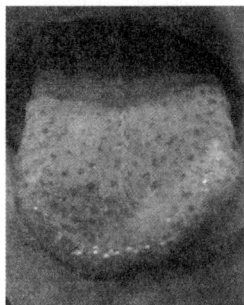

2021 年 8 月 5 日

药后症减，痰量多，上午少下午量多、质稀，色白。呼吸较前顺畅。盗汗减少，饭后易出汗，但头汗出。流涕减少。脾胃运化好转，食欲增加。夜间手心会热。喜欢吃甜食。

舌诊：舌淡，舌尖红，舌前中部杨梅点多，色红，舌中裂纹，舌中后部白苔。舌根部白苔略厚。

脉诊：脉浮数。

处方：生麻黄 10 克，杏仁 10 克，生石膏 30 克，炙甘草 15 克，干姜 15 克，白芥子 20 克，莱菔子 20 克，紫苏子 20 克，旋覆花 30 克（包煎）。

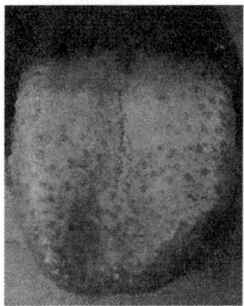

6 剂，日三次，饭后服，禁生冷辛辣。少食多餐。

按：服麻黄升麻汤效果显著，改用麻杏石甘汤清余热，甘草干姜汤温中，三子养亲汤加旋覆花降逆化痰止咳。

2021 年 8 月 12 日

痰多，下午痰量大、质稀，时间久。夜间盗汗仍在。饭后易出汗。肠胃食欲好。左嘴角起疱。大便正常、小便色黄。

舌诊：舌淡，舌尖红，杨梅点，舌中部杨梅点，满舌白苔厚腻，舌根处有裂纹。

脉诊：脉浮数

茯苓 60 克，桂枝 30 克，生白术 30 克，炙甘草 30 克，芦根 60 克，生麻黄 10 克，杏仁 10 克，生石膏 30 克。

6 剂，日三次，饭后服。禁生冷辛辣。少食多餐。

另服礞石滚痰丸。

按：痰多，生痰之器在肠胃，故用苓桂术甘汤温中调肠胃治本，用礞石滚痰丸治标，麻杏石甘汤清余热。

2021 年 8 月 19 日

下午痰多。盗汗好转。之前胸闷药后改善，偶尔会有胸部局部疼痛。大便次数增加，稀。

舌诊：舌淡，舌尖红，杨梅点，舌中杨梅点，舌中裂纹，舌中后部白苔略厚腻。

脉诊：脉弦。

处方：僵蚕 15 克，蝉蜕 20 克，姜黄 15 克，黄酒 1 两，茯苓 60 克，桂枝 30 克，生白术 30 克，炙甘草 30 克，芦根 60 克，生麻黄 10 克，杏仁 10 克，生石膏 30 克。

6 剂，日三次，饭后服。禁生冷辛辣。少食多餐。

另嘱患者自己买礞石滚痰丸，1 次 1 包，1 次 / 天。

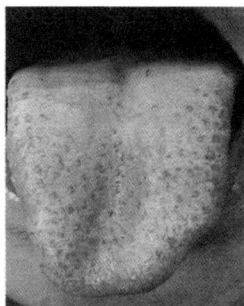

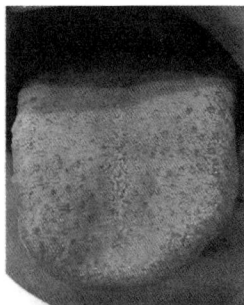

按：舌面满是杨梅点，三焦腠膜理郁热明显，故加升降散透散郁热。

2021 年 8 月 26 日

头晕，眼睛疼，眼眶疼，眼皮肿，服二丁颗粒后好转。下午痰多。

舌诊：舌淡，舌中裂纹，满舌白苔，舌中后部略厚腻。

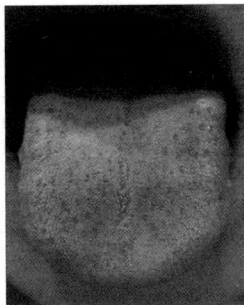

脉诊：脉左大于右。

处方：僵蚕 15 克，蝉蜕 20 克，姜黄 15 克，清半夏 10 克，竹茹 15 克，枳壳 10 克，陈皮 10 克，茯苓 30 克，炙甘草 10 克，生姜 6 克，大枣 6 克，青蒿 15 克，黄芩 10 克。

6 剂，日三次，饭后服。禁生冷辛辣。少食多餐。

另服礞石滚痰丸，1 次 1 包，1 次 / 天（痰多时吃）。

按：从舌象看，服前药三焦腠膜理郁热明显好转，去麻杏石甘汤，加温胆汤、青蒿、黄芩加强透散三焦腠膜理郁热。

2021 年 9 月 2 日

上午痰多易咳出，下午痰少、稀白液。吃饭时易出汗。大便次数增多，2~3 次 / 天，大便稀。呼吸浅。下午口干，饮水量大，如不喝则第二天有感冒症状。指甲色淡暗。

舌诊：舌淡略暗，舌前白苔减，舌中后部白苔略厚腻，舌中裂纹，舌根部剥苔。

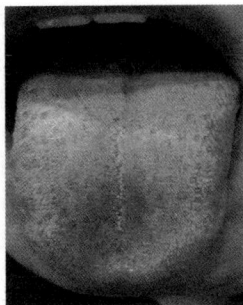

脉诊：脉左大于右，心脉大。

处方：炮附子 30 克，干姜 10 克，僵蚕 15 克，蝉蜕 20 克，姜黄 15 克，清半夏 10 克，竹茹 15 克，枳壳 10 克，陈皮 10 克，茯苓 30 克，炙甘草 10 克，生姜 6 克，大枣 6 克，青蒿 15 克，黄芩 10 克。

6 剂，日三次，饭前服。禁生冷辛辣。少食多餐。

按：大便次数多，加干姜、附子、炙甘草用四逆汤之意固太阴脾，寓意太阴少阳（温胆汤、升降散）合治。

2021 年 9 月 16 日

痰多，上下午均有，易咳出，呼吸较前顺畅。大便正常。下午口干好转。出汗减少。

舌诊：舌淡略暗，舌中裂纹，舌根部白苔略腻，舌根部剥苔，舌前中部薄白苔。

脉诊：脉弦。

处方：生山药 60 克，天花粉 30 克，炮附子 30 克（先煎），干姜 10 克，僵蚕 15 克，蝉蜕 20 克，姜黄 15 克，清半夏 20 克，竹茹 15 克，枳壳 10 克，陈皮 20 克，茯苓 30 克，炙甘草 10 克，生姜 15 克，大枣 6 克，青蒿 15 克，黄芩 10 克。

14 剂，日三次，饭前服。禁生冷辛辣。少食多餐。

按：从舌象看，三焦腠腠理郁热散尽，痰清，唯舌裂纹尚在，故加栝楼瞿麦丸主药山药、天花粉、茯苓、附子以善后。

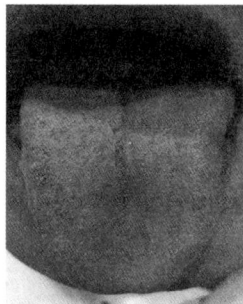

医案 12

某男，1974 年阴历八月二十九日出生，甲寅年，贵州人。

2017 年 4 月 4 日初诊

咳嗽，肺炎几月余。2017 年 3 月 8 日检查双肺散在栗粒结节，间质性肺炎。2017 年 3 月 31 日检查：肺磨玻璃结节影待查，过敏性肺泡炎可能性大。现咳嗽，天突至膻中处不适，自觉憋气、气不够，并感觉喉咙有响声，累。晚上睡觉感觉有点发热。早晨起来舌干，有黄浓痰。平时出汗少，口干，鼻内干痂。喉咙感觉冒烟。大便日 2～3 次。头昏蒙，不清醒。腿软，腰有时痛。

舌诊：舌质淡红，根部白苔，裂纹，齿痕。

脉诊：寸沉，关滑大。人迎左大。

诊断：间质性肺炎，肺结节。

处方：生石膏 30 克，柴胡 20 克，黄芩 10 克，党参 10 克，姜半夏 15 克，生姜 10 克，炙甘草 10 克，大枣 6 枚，桂枝 10 克，生白芍 10 克，瓜蒌 20 克，蒲公英 15 克。

6 剂，日三次，饭后服，第一次服药发汗，禁忌生冷辛辣烟酒。

按：患者出生于甲寅年，甲土运太过多湿，寅为少阳相火司天，主客气都是少阳相火，民病多感暑热而寒中，且不时有复气，故民病感受寒热。《素问·六元正纪大论》说甲寅年"其运寒肃，其化凝惨栗冽，其变冰雪霜雹，其病寒浮肿……风热参布（主客气相火太过），云物沸腾，太阴横流（甲土运太过），寒乃时至（复气寒水），凉雨并起。民病寒中，外发疮疡，内为泄满……民病寒热，疟泄，聋瞑呕吐，上怫、肿、色变"。发病于 2017 丁酉年，寒气束表，郁热在肺，上焦不开，肺气不降，所以见平时出汗少，头昏蒙不清醒，胸中憋气，喉咙冒烟，口干鼻干，夜里发热，腿软，腰有时痛。故发间质性肺炎、肺结节。方用柴胡桂枝汤、阴阳旦汤开胸发汗解表以升降左右阴阳，以石膏、蒲公英、瓜蒌清宣肺热散结节，含有小柴胡加石膏汤开胸肺以肃降。《伤寒论》第 230 条说："上焦得通，津液得下，胃气因和，身濈然汗出而解。"

2017 年 4 月 13 日

药后发汗，腹泻，咳嗽大减，咽喉痒冒烟，呼吸气管有噪音，上楼有点累，黄痰减少。舌干，流鼻血，跑步腿沉重，刷牙呕吐。

脉诊：关脉已平。

处方：石膏 30 克，柴胡 30 克，黄芩 15 克，党参 10 克，姜半夏 15 克，生姜 10 克，炙甘草 10 克，大枣 6 枚，桂枝 10 克，白芍 10 克，瓜蒌 30 克，蒲公英 15 克，牛蒡子 20 克，升麻 20 克，白茅根 30 克，苏子 10 克，砂仁 10 克。

6 剂，日三次，饭后服，禁忌生冷辛辣烟酒。

按：表解胸开肺清，恢复宣肃功能，咳嗽自然减轻，津液得下，胃肠和而腹泻，达到新陈代谢。加牛蒡子、升麻、白茅根、苏子清咽解毒凉血化痰。

2017 年 4 月 20 日

鼻血止，咽部无灼热感，但鼻仍干，咳嗽时胸前正中不适，流清涕。刷牙呕吐。上楼有点累。早晨咳嗽多。大便日 4~5 次，稀。

处方： 石膏 50 克，柴胡 30 克，黄芩 15 克，党参 10 克，川贝 10 克，生姜 10 克，炙甘草 10 克，大枣 6 枚，桂枝 10 克，白芍 10 克，麦冬 30 克，蒲公英 15 克，牛蒡子 20 克，升麻 20 克，白茅根 30 克，苏子 10 克，砂仁 10 克，防风 6 克，荆芥 6 克，桃仁 10 克，地龙 10 克。

6 剂，日三次，饭后服，禁忌生冷辛辣烟酒。

按： 上药有效，鼻血止，咽部已无灼热感。因感冒流清鼻涕，加荆防解表。另加地龙、桃仁通肺络。

2017 年 5 月 4 日

任脉后气管处不舒服（针刺列缺缓解），早晨浓痰多，咳，累。

舌诊： 舌中白苔，前部杨梅点。

脉诊： 脉滑。

处方： 干姜 10 克，党参 10 克，炒白术 15 克，炙甘草 10 克，麦冬 20 克，五味子 10 克，旋覆花 10 克，桔梗 20 克，白芥子 6 克，苏子 6 克，莱菔子 6 克，炙麻黄 6 克，海藻 20 克，石决明 30 克。

6 剂，日三次，饭后服，禁忌生冷辛辣烟酒。

按： 久病肺虚，寒中土不生金，故用理中丸培土生金，生脉饮补肺，三子养亲汤加旋覆花、桔梗理气化痰，海藻、石决明咸寒消肺结节。

2017 年 5 月 11 日

咳嗽、累、喘减轻。气管不适，痰稠。

舌诊： 舌尖剥苔，口角起疱。

脉诊： 脉数。

处方： 芦根 30 克，升麻 20 克，川贝 10 克，黄芪 20 克，干姜 10 克，党参 10 克，炒白术 15 克，炙甘草 10 克，麦冬 20 克，五味子 10 克，旋覆花 10 克，瓜蒌 30 克，白芥子 6 克，苏子 6 克，莱菔子 6 克，炙麻黄 6 克，海藻 20 克，石决明 30 克。

6 剂，日三次，饭后服，禁忌生冷辛辣烟酒。

按： 服用理中丸、生脉饮后肺气得到恢复，故咳喘、累见轻。脉数有热，加芦根、升麻、川贝清肺，热必伤肺气，加黄芪。

2017 年 6 月 8 日

诸症明显缓解，胸前还有点堵，痰还有一点。累大减。

处方：桔梗 20 克，生甘草 10 克，紫菀 10 克，炙百部 10 克，海藻 20 克，川贝 6 克，桃仁 6 克，芦根 30 克，冬瓜子 10 克，地龙 10 克，西洋参 10 克。

12 剂，日三次，饭后服，禁忌生冷辛辣烟酒。

按：中焦得到恢复，土以生金，专注于肺。用苇茎汤、桔梗汤加紫菀、百部、海藻、川贝、地龙、西洋参。改为两周来看一次。

2017 年 7 月 6 日

晨咳已无。平躺时膻中后气管处有点堵。有时感觉手脚掌发凉。

舌诊：舌胖大有齿痕，少白苔。

脉诊：脉弦。

处方 1：柴胡 10 克，枳壳 20 克，白芍 10 克，炙甘草 10 克，瓜蒌 30 克，桃仁 10 克，地龙 20 克，薤白 20 克。

12 剂，日三次，饭后服，禁忌生冷辛辣烟酒。

处方 2：海蜇 100 克，荸荠 100 克。

6 剂，水煎分两次服。

按：不咳嗽后，改用王晋三《绛雪园古方选注》雪羹汤咸寒软坚主攻肺结节，用四逆散加瓜蒌、薤白、桃仁、地龙开胸通经络。

2017 年 7 月 20 日

自觉膻中后气管处有点冒烟的感觉。上楼没有问题了，不喘了。

处方 1：石膏 30 克，柴胡 10 克，枳壳 20 克，白芍 10 克，炙甘草 10 克，瓜蒌 30 克，桃仁 10 克，地龙 20 克，薤白 20 克。

12 剂，日三次，饭后服，禁忌生冷辛辣烟酒。

处方 2：海蜇 100 克，荸荠 100 克。

6 剂，水煎分两次服。

按：上楼虽不喘了，但有余热，加石膏清余热。

2017 年 9 月 14 日

处方：黄芪 60 克，百合 30 克，生地黄 30 克，地龙 20 克，桑白皮 30 克，地骨皮 30 克，虎杖 30 克，土茯苓 20 克，川贝 6 克，守宫 10 克，白花蛇舌草 10 克。

12 剂，日三次，饭后服，禁忌生冷辛辣烟酒。

针陶道、身柱，胸部璇玑至玉堂穴气管处有火辣感，过一会儿就没有火辣感了，舒服了。

按：久病气阴两伤，故用黄芪、百合地黄汤、桑白皮地骨皮养气阴，虎杖、川贝、守宫、白花蛇草散结化瘀通络，土茯苓除湿毒。

2017 年 10 月 26 日

肺部检查没有问题了。就是食道部位不适，偶尔有痰。舌红，齿痕。偶尔无意识地深呼吸，感觉困。

脉诊：双关微大。

处方：黄芪 30 克，知母 10 克，升麻 15 克，炙甘草 10 克，柴胡 24 克，葛根 15 克，生白芍 15 克，党参 10 克，防风 10 克，羌活 10 克，独活 15 克，生甘草 10 克。

12 剂，日三次，饭后服，禁忌生冷辛辣烟酒。

按：经过 7 个月的治疗，间质性肺炎、肺结节痊愈。病位在横膈膜之上表部，以开胸治肺通腠理为主，药用咸寒软坚为主，《黄帝内经》规定治少阳相火以咸寒。把握左右阴阳升降，以及肺脾金土互生的原则。最后以升阳散火汤、升陷汤善后。

医案 13

某男，出生于 1953 年阴历十二月四日，癸巳年终之气，天津人。

2018 年（戊戌年）7 月 20 日初诊

发现胰腺癌 3 天。2018 年 7 月 17 日 PETCT 检查提示胰腺头颈部高代谢肿块，伴远端胰管明显扩张，考虑恶性；左肺上叶近肺门区高代谢结节，考虑恶性，转移瘤可能大。有糖尿病，空腹血糖 8 ~ 10mmol/L，目前用胰岛素治疗（具体剂量、用法不详），口干，口苦，咽喉有痰，平时出汗少，腰痛。

舌诊：舌质淡，苔白，裂纹，舌尖微红，少津液，舌底瘀血。

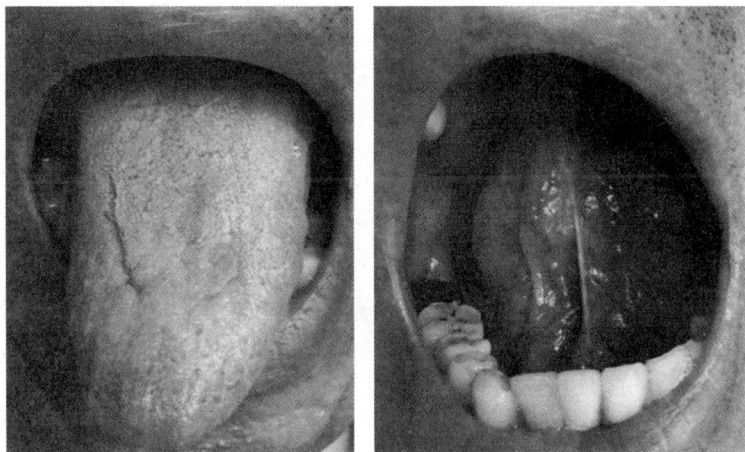

脉诊：人迎右大，左沉。寸口双关微浮无力。

胸背诊：天宗穴压痛。

腹骶诊：下脘硬，微有压痛。

诊断：胰腺癌? 转移性肺癌?

处方：竹叶石膏汤合桂枝加芍药、大黄汤。

竹叶 6 克，生石膏 20 克，麦冬 10 克，党参 15 克，清半夏 10 克，鸡内金 20 克，蜈蚣 2 条，炙甘草 6 克，粳米 30 克，赤芍 30 克，桂枝 10 克，生姜 10 克，大枣 3 枚，大黄 10 克（后下）。

6 剂，日 1 剂，分 3 次，饭前 1 小时服用，第 1 次服药发汗，禁忌生冷辛辣。

按：患者出生于癸巳年，厥阴风木司天，火运不及，终之气是少阳加临太阳寒水之上，寒包火，所以患者平时出汗少、腰痛。《伤寒论》说"厥阴之为病，消渴，气上撞心，心中疼热，饥而不欲食，食则吐蛔。下之，利不止"，所以有上热。凉燥外束，鬼门不开，太阳阳明合病导致脾约而脾病。火运不及和厥阴少阳风火上炎导致中下焦寒而伤脾，舌质淡，苔白腻，脾胃阳虚，舌面燥少津，裂纹，脾虚不运湿蕴伤阴。脾太阴脉行咽、舌，开窍于口，脾不输津于上则咽喉有痰、口干、口苦。脾主营，胃主血，脾胃病，一是营血亏损，二是宗气虚推动血脉不力而有瘀血，导致胰腺癌、血糖升高。故用竹叶、石膏、麦冬清在上之风火，用桂枝、生姜、炙甘草、大枣、粳米、党参、半夏辛甘温温中健脾扶阳，赤芍、大黄、鸡内金、蜈蚣活血化瘀消癌瘤。第一次服药发汗，开鬼门就打开了约束脾的桎梏。

2018 年 7 月 27 日二诊

患者自我感觉良好，体重增加 2 斤。空腹血糖 9.8mmol/L，腿软乏力。"发汗后身体舒服了。肚子舒服了，上下通了，打嗝放屁。"舌苔改善，脉沉。

处方：柿蒂 10 克，公丁香 6 克，黄连 15 克，竹叶 6 克，生石膏 20 克，麦冬 10 克，党参 15 克，清半夏 10 克，鸡内金 20 克，蜈蚣 2 条，炙甘草 6 克，粳米 30 克，赤芍 30 克，桂枝 10 克，生姜 10 克，大枣 3 枚，大黄 10 克（后下）。

6 剂，日 1 剂，分 3 次，饭前 1 小时服用，禁忌生冷辛辣。

针刺公孙。

按：公孙是冲脉交会穴，气逆打嗝是冲脉"里气逆急"病，故针刺公孙穴。柿蒂、公丁香降逆止呃，黄连清心火。

2018 年 8 月 3 日三诊

药后打嗝消除。血糖空腹 11 ~ 12mmol/L，餐后 16 ~ 18mmol/L，口干。服药后腹内气窜痛，偶尔发作一下。晨起腿软。脉弦。舌质淡，苔白，裂纹。

处方：柿蒂 10 克，黄连 20 克，竹叶 6 克，生石膏 20 克，麦冬 15 克，党参 15 克，清半夏 10 克，鸡内金 20 克，蜈蚣 2 条，炙甘草 6 克，粳米 50 克，赤芍 30 克，桂枝 10 克，干姜 10 克，大枣 3 枚，大黄 10 克（后下）。

6 剂，日 1 剂，分 3 次，饭前 1 小时服用，禁忌生冷辛辣。

按：竹叶石膏汤清降肺气，桂枝加芍药汤补太阴脾，小补肝汤升发少阳春生之气，补火运不足，加强扶阳化湿生阴，黄连、赤芍清血分热。

2018 年 8 月 10 日四诊

口干渴饮改善，梦多，空腹血糖 11 ~ 12mmol/L，脉弦。

处方：元胡 6 克，木香 3 克，黄连 20 克，竹叶 6 克，生石膏 20 克，麦冬 30 克，党参 15 克，清半夏 10 克，鸡内金 20 克，蜈蚣 2 条，炙甘草 6 克，粳

米 50 克，赤芍 30 克，桂枝 10 克，干姜 10 克，五味子 6 克，大枣 3 枚，大黄
6 克（后下）。

6 剂，日 1 剂，分 3 次，饭前 1 小时服用，禁忌生冷辛辣。

按：上焦得通，津液得下，胃气因和，故口干渴饮改善，加元胡、木香活
血行气。

2018 年 8 月 17 日五诊

体重增加 6 斤。痰多色白。夜梦减少。脉沉弦。

处方：苏子 6 克，白芥子 6 克，莱菔子 6 克，熟地 30 克，元胡 6 克，木
香 3 克，黄连 20 克，竹叶 6 克，生石膏 10 克，麦冬 30 克，党参 15 克，清半
夏 10 克，鸡内金 20 克，蜈蚣 2 条，炙甘草 6 克，粳米 60 克，赤芍 30 克，桂
枝 10 克，干姜 10 克，五味子 6 克，大枣 3 枚，大黄 6 克（后下）。

12 剂，日 1 剂，分 3 次，饭前 1 小时服用，禁忌生冷辛辣。

按：加三子养亲汤温化寒痰，肃降肺气。熟地与桂枝配伍养心血、温心阳
而安神。注意先温阳化湿，后滋阴的次第。

2018 年 8 月 31 日六诊

病情稳定，上方改石膏为石斛，加陈皮并去大黄再进。

处方：苏子 6 克，白芥子 6 克，莱菔子 6 克，熟地 30 克，元胡 6 克，木
香 6 克，黄连 20 克，竹叶 6 克，陈皮 10 克，石斛 30 克，党参 15 克，清半夏
10 克，鸡内金 20 克，蜈蚣 2 条，炙甘草 10 克，粳米 60 克，赤芍 30 克，桂
枝 15 克，干姜 20 克，五味子 6 克，大枣 3 枚。

12 剂，日 1 剂，分 3 次，饭前 1 小时服用，禁忌生冷辛辣。

针刺列缺、委中，开肺气，通水道，是治湿大法。

2018 年 9 月 14 日七诊

空腹血糖 11 ~ 13mmol/L，胰岛素减少到 8 个单位，咽喉不适，有痰。腰肩
作痛。

处方：苏子 6 克，白芥子 6 克，莱菔子 6 克，熟地 30 克，元胡 6 克，木
香 6 克，黄连 30 克，罗汉果 15 克，竹叶 10 克，陈皮 6 克，石斛 30 克，党参
15 克，清半夏 6 克，鸡内金 20 克，蜈蚣 2 条，炙甘草 10 克，粳米 60 克，赤

芍 30 克，桂枝 10 克，干姜 10 克，五味子 6 克，大枣 3 枚。

12 剂，日 1 剂，分 3 次，饭前 1 小时服用，禁忌生冷辛辣。

针刺腰阳关治疗腰痛。

2018 年 9 月 28 日八诊

空腹血糖 10mmol/L 以下。痰多，胃酸，脉沉缓。体重增加。腰肩见好还痛。

处方：海螵蛸 20 克，玉竹 20 克，苏子 10 克，白芥子 10 克，莱菔子 6 克，熟地 30 克，元胡 6 克，木香 6 克，黄连 30 克，罗汉果 15 克，竹叶 10 克，陈皮 6 克，石斛 30 克，党参 15 克，清半夏 6 克，鸡内金 20 克，蜈蚣 2 条，炙甘草 15 克，粳米 60 克，赤芍 30 克，桂枝 10 克，干姜 15 克，五味子 6 克，大枣 5 枚。

14 剂，日 1 剂，分 3 次，饭前 1 小时服用，禁忌生冷辛辣。

针刺委中（腰背委中求），加海螵蛸抑酸和胃。海螵蛸咸温，入脾胃，除湿，制酸，止血，敛疮；治胃痛，吞酸，吐、衄、呕血，便血，崩漏带下，血枯经闭，腹痛癥瘕，虚疟泻痢，阴蚀烂疮；可以治癌。

2018 年 10 月 12 日九诊

空腹血糖 8mmol/L 左右。痰多。脉缓。腰肩见好还痛。

处方 1：海螵蛸 20 克，玉竹 30 克，桑寄生 20 克，独活 20 克，莱菔子 6 克，熟地 30 克，元胡 6 克，木香 6 克，黄连 30 克，罗汉果 15 克，竹叶 10 克，陈皮 6 克，石斛 30 克，党参 30 克，清半夏 6 克，鸡内金 20 克，蜈蚣 2 条，炙甘草 15 克，粳米 60 克，赤芍 30 克，桂枝 10 克，干姜 15 克，五味子 6 克，大枣 8 枚。

14 剂，日 1 剂，分 3 次，饭前 1 小时服用，禁忌生冷辛辣。加桑寄生、独活祛下焦寒湿。

处方 2：礞石滚痰丸，1 次 1 袋，日 1 次。降火逐痰。

2018 年 10 月 26 日十诊

空腹血糖稳定在 8mmol/L 左右。

处方：玉竹 30 克，桑寄生 30 克，独活 30 克，莱菔子 6 克，熟地 30 克，元胡 6 克，木香 6 克，黄连 30 克，罗汉果 15 克，竹叶 10 克，陈皮 6 克，石斛 30 克，党参 30 克，清半夏 6 克，鸡内金 20 克，蜈蚣 2 条，炙甘草 20 克，粳米 60 克，赤芍 30 克，桂枝 15 克，干姜 15 克，五味子 6 克，大枣 8 枚。

14 剂，日 1 剂，分 3 次，饭前 1 小时服用，禁忌生冷辛辣。

按：加桑寄生、独活治腰腿痛，罗汉果清咽。

2018 年 11 月 9 日十一诊

空腹血糖稳定，已停口服降糖药。

处方：麦冬 60 克，桑寄生 30 克，独活 30 克，莱菔子 6 克，熟地 30 克，元胡 6 克，木香 6 克，黄连 30 克，罗汉果 15 克，竹叶 10 克，陈皮 6 克，石斛 30 克，党参 30 克，清半夏 6 克，鸡内金 20 克，蜈蚣 2 条，炙甘草 20 克，粳米 60 克，赤芍 30 克，桂枝 15 克，干姜 15 克，五味子 6 克，大枣 8 枚。

14 剂，日 1 剂，分 3 次，饭前 1 小时服用，禁忌生冷辛辣。

2018 年 11 月 23 日十二诊

胃胀，腿无力，大便次数多，1 日 3 次，空腹血糖 6 ~ 7mmol/L（胰岛素减至 6 个单位），纳食可，口不干。

处方：党参 30 克，干姜 15 克，生白术 15 克，炙甘草 15 克，生山药 30 克，黄连 6 克，罗汉果 3 个，玉竹 20 克，粳米 30 克，桂枝 6 克，五味子 6 克，大枣 6 枚。

14 剂，日 1 剂，分 3 次，饭前 1 小时服用，禁忌生冷辛辣。

按：理中丸合小补肝汤加山药、玉竹、粳米等（补太阴脾），黄连清阴火，着重从少阳太阴中焦太极部治。

2018 年 12 月 14 日十三诊

2018 年 12 月 3 日复查 B 超提示胰腺弥漫性改变（胰腺炎？），胰腺条性无回声区（胰腺囊肿），胆囊多发结石。晨起排便 1 ~ 3 次，下午偶有排便。舌象改善。胰岛素减至 4 个单位，嘱其减至 2 个单位。纳食佳。

处方：生黄芪 50 克，党参 30 克，干姜 15 克，生白术 15 克，茯苓 15 克，炙甘草 15 克，生山药 30 克，黄连 10 克，生鸡内金 20 克，蜈蚣 2 条，玉竹 30 克，粳米 30 克，桂枝 6 克，五味子 6 克，大枣 6 枚。

13 剂，日 1 剂，分 3 次，饭前 1 小时服用，禁忌生冷辛辣。

按： 加生黄芪。《神农本草经》说："黄芪，味甘微温。主痈疽久败疮，排脓止痛，大风癞疾，五痔鼠瘘，补虚，小儿百病。"《名医别录》说："主治妇人子脏风邪气，逐五脏间恶血，补丈夫虚损，五劳羸瘦，止渴，腹痛泄利，益气，利阴气。"《日华子本草》说："助气，壮筋骨，长肉，补血，破癥瘕，瘰疬瘿赘，肠风，血崩带下，赤白痢，产前后一切病，月候不匀，消渴，痰嗽，并治头风热毒、赤目。"《药性赋》说："其用有四：温分肉而实腠理，益元气而补三焦，内托阴证之疮疡，外固表虚之盗汗。"《本草蒙筌》说："气薄味厚，可升可降，阴中阳也……入手少阳，入足太阴……益元阳，泻阴火……温分肉而充皮肤，肥腠理以司开阖……外行皮毛，中补脾胃，下治伤寒，尺脉不至，是上中下、内外、三焦药也。性畏防风，而防风能制黄芪，黄芪得防风，其功愈大。盖相畏而相使者，故二味世多相须而用。"可知黄芪能补少阳相火通三焦腑腠理而疗癌。所以黄芪不但是扶阳要药，扶阳则能祛湿。《神农本草经疏》说黄芪治"积年湿毒臁疮"，臁疮生小腿，故《金匮要略》用防己黄芪汤治下半身湿邪。

2018 年 12 月 28 日十四诊

感觉尚可，胰岛素减后血糖仍高，现胰岛素打 2 个单位，空腹血糖 9.6mmol/L。口不干，体重平稳，胃纳减退。大便 1 日 3 次，不稀。口唇紫暗（前未记录）减退。

舌诊： 舌淡，苔白，裂纹减轻。

脉诊： 脉沉。

处方： 生黄芪 50 克，党参 30 克，干姜 15 克，生白术 15 克，茯苓 15 克，炙甘草 15 克，生山药 30 克，黄连 15 克，生鸡内金 30 克，蜈蚣 2 条，玉竹 30 克，粳米 30 克，桂枝 6 克，五味子 6 克，大枣 6 枚，焦三仙各 6 克。

13 剂，日 1 剂，分 3 次，饭前 1 小时服用，禁忌生冷辛辣。

按： 加焦三仙健脾消食。

2019 年 1 月 11 日十五诊

空腹血糖最近 7mmol/L 左右。无其他不适，服药后偶觉胃略疼痛，大便日

2～3次，体重未增长，67公斤。口不干，右肩关节疼痛，右小脚趾端疼痛。

舌诊： 舌尖红，裂纹减轻，苔白。

脉诊： 脉沉。

处方： 生黄芪50克，党参30克，干姜15克，生白术30克，茯苓15克，炙甘草20克，生山药30克，麦冬30克，黄连15克，生鸡内金30克，蜈蚣2条，玉竹30克，粳米30克，桂枝6克，五味子6克，大枣6枚，焦三仙各6克。

13剂，日1剂，分3次，饭前1小时服用，禁忌生冷辛辣。

2019年1月25日十六诊

空腹血糖6～9mmol/L，胰岛素4个单位。每天晨起大便3～5次，排便后无不适，体重减轻1斤。无其他不适，腿略乏力，口不干，痰多，吐白痰，晨起痰多。

舌诊： 舌淡红，裂纹，苔白，舌两侧紫。

脉诊： 右脉微沉。

处方： 炙黄芪60克，党参30克，干姜15克，生白术30克，茯苓15克，炙甘草20克，生山药30克，麦冬50克，黄连15克，生鸡内金30克，蜈蚣2条，桃仁15克，玉竹30克，石斛30克，粳米30克，桂枝6克，五味子6克，大枣6枚，焦三仙各6克，莱菔子10克。

18剂，日1剂，分3次，饭前1小时服用，禁忌生冷辛辣。

2019年2月15日十七诊

大便1日3次。腿没劲，乏力。大便前有轻微腹痛，矢气多。脉缓。

处方： 乌梅50克，黄连20克，黄柏10克，当归10克，党参15克，桂枝10克，川椒6克，炮附子10克，细辛6克，干姜10克，生鸡内金30克，蜈蚣2条，桃仁10克。

6剂，日1剂，分3次，饭前1小时服用，禁忌生冷辛辣。

按： 大便溏泻时间较长，与胰腺有关，改用乌梅丸清上温下，《伤寒论》说乌梅丸可治疗久泻。

2019年2月22日十八诊

仍腹泻，大便日2～3次，大便稀，黄油状，腹泻无不适。腿乏力改善。

纳食可，面色红。空腹血糖7~8mmol/L，胰岛素注射4个单位。口唇紫暗减淡。口不干，易急躁。

舌诊：舌象改善，舌淡红，裂纹减轻。

脉诊：脉缓。

处方：乌梅60克，黄连20克，黄柏10克，当归10克，党参20克，桂枝10克，川椒6克，炮附子10克，细辛6克，干姜15克，生鸡内金30克，蜈蚣2条，桃仁10克。

12剂，日1剂，分3次，饭前1小时服用，禁忌生冷辛辣。

按：腹泻黄油状为脂肪泻，继续用乌梅丸治疗。

2019年3月8日十九诊

大便日2次，不稀，有白色秽物。腿乏力改善。面色红。血糖7~8mmol/L，胰岛素注射每次4个单位，每天注射4次，嘱其改为每天注射3次。舌头右侧溃疡。

舌诊：舌淡红，舌尖红，苔白，裂纹。

脉诊：脉沉改善。

处方：乌梅60克，黄连20克，黄柏10克，当归10克，党参20克，桂枝10克，川椒6克，炮附子10克，细辛6克，干姜15克，生鸡内金30克，蜈蚣2条，桃仁10克，麦冬30克，威灵仙6克。

12剂，日1剂，分3次，饭前1小时服用，禁忌生冷辛辣。

2019年3月22日二十诊

大便排泄如油片状，色红，偶有白色黏状物。日2~3次，排泄后无不适。每天下午排气多。服药后感觉身痒，排的汗有中药味。口唇紫暗减轻。左胁下偶有疼痛。腿乏力。血糖稳定，嘱其胰岛素注射减为2次，每次4个单位。纳食可。

舌诊：舌质淡红，苔白，裂纹。

脉诊：脉沉好转。

处方：乌梅60克，黄连20克，黄柏10克，当归10克，党参30克，桂枝10克，川椒6克，炮附子10克，细辛6克，干姜15克，生鸡内金30克，蜈蚣 2 条，桃仁 10 克，麦冬 30 克，威灵仙 6 克，熟地 30 克，元胡 10 克。

12 剂，日 1 剂，分 3 次，饭前 1 小时服用，禁忌生冷辛辣。

按：仍有脂肪泻，继续用乌梅丸治疗。

2019 月 4 月 5 日二十一诊

仍腹泻，排泄秽物减少，腹泻后胃痛，剑突下窜痛。身痒，身上有药味，眠可。空腹血糖 7～9mmol/L，嘱其胰岛素注射每日 1 次，每次 4 个单位。

舌诊：舌红润，裂纹减轻。

脉诊：脉左弦，左大于右。

腹骶诊：腹部由之前硬现变柔软。

处方：党参 6 克，炒白术 6 克，炙甘草 6 克，生山药 10 克，木香 3 克，白蔻仁 6 克，白芍 6 克。

6 剂，日 1 剂，分 3 次，饭前 1 小时服，忌生冷辛辣。

按：腹诊腹部由硬变软，病情逐渐好转，用四君子汤加减健脾理气和胃。从舌象看，湿邪已退，及时跟进用芍药甘草汤养脾阴。持续从大便腹泻排病，有红色油状物、白色黏状秽物，把癥瘕积聚癌瘤排除了，此乃"洁净府"也，加之第一次服药发汗"开鬼门"，对治病起了重要作用，给邪以出路也。有人将"洁净府"的"净府"只解释为膀胱不妥当，因为胃、小肠、大肠、三焦、膀胱皆属于天气所生的腑道。在里的腑道一通，其郁结的风火之气则透发外出，故见身痒、身上有药味现象。内通外达，亦是分消之意。石寿棠《医原》很重视此法。五脏外通五体，内合其腑，五脏病的出路就是在外的五体和肠胃腑道。所以笔者在临床中，"开鬼门""洁净府"是常用大法，此乃脏病从腑解法。胰腺癌是脏病，《素问·阴阳应象大论》说："治五脏者，半生半死也。"可知治脏病之难，但只要理法对了，给邪以出路，还是能治好的。

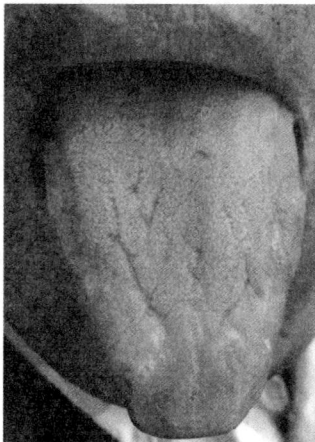

2019 年 4 月 12 日二十二诊

2018 年 4 月 10 日复查 B 超提示胆囊增大，胆囊多发结石；胰腺无回声区，考虑囊肿，右肾切除术后。面色泛红，口唇紫黯消失。复查B超胰腺占位消失，报告胰腺囊肿，肝囊肿、肾囊肿均减小。呃逆，烧心，大便1日3次，大便不稀。腹胀减轻。全身发痒。

舌诊：齿痕，舌淡红，舌两侧紫滞，裂纹。

脉诊：脉微浮。

处方：党参6克，炒白术6克，炙甘草6克，生山药10克，木香3克，白蔻仁6克，白芍6克，苏叶6克，黄连3克，炒鸡内金30克，石斛20克，虎杖10克，威灵仙10克。

6剂，日1剂，分3次，饭前1小时服，忌生冷辛辣。

针刺：双手中指呃逆点，双侧公孙。

按：呃逆，乃肺不宣肃，故加《湿热病篇》的苏叶黄连汤清热化湿，和胃止呃，并针刺呃逆点和冲脉公孙穴。

呃逆点，手针穴位名。别名膈点、中缝穴。位于手背中指第二指关节横纹中点处。主治呃逆，呕吐，噎膈，反胃等。按手针常规针法操作。

2019年4月26日二十三诊

呃逆，胃胀，受凉后胃酸。体重减轻5斤，每天大便3~4次。面色暗沉，身痒，全身起小疹子。纳食可，腹不痛。

舌诊：舌淡红，两侧紫滞。裂纹减轻。

脉诊：脉微沉。

处方：清半夏10克，黄连6克，黄芩6克，干姜10克，炙甘草15克，党参10克，大枣5枚，旋覆花10克，代赭石20克，粳米30克，乌梅15克，海螵蛸15克，厚朴10克，砂仁6克。

14剂，日1剂，分3次，饭前1小时服，忌生冷辛辣。

针刺：双手中指呃逆点，双侧公孙。

按：改用半夏泻心汤合旋覆代赭汤和胃消痞，降逆止呃。公孙为足太阴脾经络穴，八脉交会穴，通冲脉。

2019年5月10日二十四诊

呃逆止，胃胀，饭前偶有反酸。身痒严重抓破皮肤，近期发热39.8℃，现已愈。大便日行 3 次，不稀，凌晨 1～5 点 1 次，白天 2 次，腹泻后觉体虚。纳食可，出汗少。

舌诊：舌淡红，两侧略紫滞，裂纹减轻，少白苔，齿痕。

脉诊：脉弦。

处方：桂枝 12 克，白芍 12 克，炙甘草 10 克，生姜 10 克，大枣 6 枚，麻黄 6 克，杏仁 6 克，灶心土 10 克。

6 剂，日 1 剂，分 3 次，饭后 1 小时服，首服发汗，忌生冷辛辣，身痒停用本方。

按：腑通邪热外透不出而身痒，故用桂枝麻黄各半汤发散太阳阳明表部郁热。

2019 年 5 月 17 日二十五诊

服药 4 剂后身痒好转，仍腹泻，日 3～6 次，腹泻无力，体重减轻。有低烧。

舌诊：舌质淡，裂纹，苔略干，舌两侧紫滞。

脉诊：脉弦。

处方：党参 30 克，炙甘草 30 克，茯苓 15 克，枳壳 6 克，桔梗 15 克，柴胡 10 克，前胡 10 克，羌活 6 克，独活 10 克，川芎 6 克，炙黄芪 30 克。

6 剂，日 1 剂，分 3 次，饭前 1 小时服，忌生冷辛辣。

按：腹泻不愈，责之脾胃，用人参败毒散加炙黄芪健脾祛湿，逆流挽舟。

2019 年 5 月 24 日二十六诊

腹泻好转，仍排少量油状便。大便日 2～3 次，大便不稀。脚凉，身仍有痒。

舌诊：舌质淡红，少白苔，裂纹减轻。

脉诊：脉弦。

处方：党参 30 克，炙甘草 30 克，茯苓 15 克，枳壳 6 克，桔梗 15 克，柴胡 10 克，前胡 10 克，羌活 6 克，独活 20 克，川芎 6 克，炙黄芪 50 克，石斛 20 克。

6 剂，日 1 剂，分 3 次，饭前 1 小时服，忌生冷辛辣。

2019 年 5 月 31 日二十七诊

本周大便 1 日 3 次，大便不稀，大便仍有秽物。脚凉，纳食可，咳嗽，身痒痊愈，乏力，口不干。现已停用胰岛素，空腹血糖 8.1mmol/L。多梦。面色暗沉减轻。

舌诊： 舌质淡红，舌根两侧紫滞，少白苔，苔略干，裂纹减轻。

脉诊： 脉弦。

处方： 炮附子 20 克（先煎 1 小时），干姜 30 克，炒白术 30 克，炙甘草 50 克，党参 20 克，灶心土 30 克，麦冬 30 克，土鳖虫 15 克。

14 剂，日 1 剂，分 3 次，饭前 1 小时服，忌生冷辛辣。

按： 附子理中丸加味温补相火，麦冬补太阴脾土，始终遵从少阳、太阴中焦太极治疗，二重视少阳三焦相火。

2019 年 6 月 14 日二十八诊

体检提示胰腺未见明显异常（胰腺囊肿消除），肺部结节消失，仍有肾囊肿，窦性心动过缓（38 次 / 分），I 度房室传导阻滞，胆囊多发结石。空腹血糖 6.2mmol/L（最初每天注射 3 次胰岛素，每次 10 单位。5 月底已停用胰岛素，血红蛋白指标较低）。脚仍凉，自觉自里向外冒凉气。身痒痊愈。大便 1 日 3 次，无腹泻，大便泛油花。双腿乏力。

舌诊： 舌质淡红，舌根紫滞，舌根裂纹。

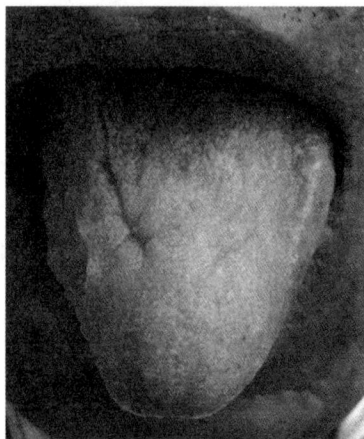

脉诊： 脉沉。

处方： 炙甘草 90 克，生姜 30 克，桂枝 50 克，麦冬 60 克，生地黄 100 克，麻子仁 30 克，大枣 15 枚，阿胶 15 克（烊化），黄酒 5 两。6 剂，日 1 剂，分 3 次，饭后 1 小时服，忌生冷辛辣。

予炙甘草汤补气血阴阳，以扶正气。

经过 5 个月的精心治疗后检查胰腺肿瘤消除，之后又调理 4 个月的调理胰腺囊肿、肺结节也已消除。

　　按：患者出生于癸巳年终之气，出生运气体质为火运不及，风火体质。风火上扰，乘克肺金，同时又有中寒。所以患者存在上热中寒的运气体质因素。从患者的临床表现看，患者有口干、口苦，风火在上及伤阴的证候，又有下脘硬痛、腰痛等中下焦寒湿证候，舌脉亦能说明上焦心肺有热，而中下焦有虚寒有湿的证候。此为比较典型的阳虚三联证并存的证候。故治疗应兼顾脾胃虚寒、心肺邪热以及下焦寒湿。前十一诊基本应用竹叶石膏汤为主方清心肺之邪热，加黄连、赤芍清心火、泻血热，辨病治疗糖尿病；合用小补肝汤温补中焦，生发少阳相火之气；或加三子养亲汤行气化痰，或加桑寄生、独活温肾祛下焦寒湿。但前十一诊用药又有所区别，前五诊有石膏甘寒清热，后六诊去了石膏，而改用石斛甘寒养阴生津，第九至十一诊加了桑寄生、独活温肾祛下焦寒湿。十二诊至十六诊基本用理中丸合小补肝汤及黄芪温补脾胃，生发少阳相火为主，加用山药、玉竹、麦冬等养阴生津为辅。从十七至二十诊应用乌梅丸为主，用乌梅、桂枝、附子、干姜、细辛、川椒辛酸温补肝体，生发少阳相火为主，党参、当归甘温补气血，中焦与下焦兼顾，同时用黄连、黄柏清心火、泻血热，加麦冬养阴生津。二十一、二十二诊以四君子汤去茯苓加山药、白芍益气养阴，木香、白蔻仁理气和胃，以调理中焦为主。如此上中下三部兼顾，但不同时期重点又有区别，始终坚持扶正祛邪的治疗原则，经过5个月的治疗后终获意外疗效。2018年12月14日十三诊时复查B超未见胰腺肿瘤，胰腺有弥漫性改变以及囊肿。又经过4个月的治疗，2019年4月12日二十二诊复查B超仅见胰腺囊肿。胰岛素也从当初每次10个单位，每天3次，逐渐减量至停用。2019年6月复诊时体检报告胰腺囊肿以及肺部结节也消除了。治疗效果十分理想！在治疗过程中，解表"开鬼门"和清里"洁净府"之法起了重要作用，虽然用药重要，但方法也重要，必须给邪以出路。胰腺癌在西医为死证，中医还是有办法治疗的。

医案 14

某女，出生于 1964 年阴历十一月十五日，甲辰年终之气，金华人。

2017 年 11 月 18 日初诊

2017 年 11 月 11 日急性肠胃炎，肠积气，腹痛腹泻、呕吐，输液后好转。患者糖尿病 5 年余，高血压 1 年，有脂肪肝病史。有精神病，经常打骂人，服用氯氮片 20 ~ 30 年。今晨测空腹血糖 6.8mmol/L，血压 143/81mmHg，脉搏 61 次 / 分。目前肠胃好转，无腹痛腹泻，胃纳一般，不出汗，起夜 1 ~ 2 次。

舌诊： 舌红有裂纹，苔少。

脉诊： 心脉独大。

诊断： ①精神病；②糖尿病；③高血压；④脂肪肝。

处方： 麻黄 10 克，桂枝 10 克，杏仁 15 克，炙甘草 10 克，生石膏 30 克，干姜 10 克，党参 10 克，当归 15 克，川芎 10 克，玉竹 20 克，升麻 10 克，麦冬 30 克，胆南星 10 克。

6 剂，日三次，饭后服，第一次服药发汗。禁忌生冷辛辣。

按： 患者生于甲辰年，寒湿伤阳束表体质，故不出汗。肠积气、腹痛腹泻、呕吐乃清阳不升。寒湿束表必伤肺。《素问·示从容论》说："夫伤肺者，脾气不守，胃气不清，经气不为使，真脏坏决，经脉傍绝，五脏漏泄，不衄则呕。"有精神病、经常打骂人，是肠胃阳盛卫气不出。心脉独大、舌红有裂纹是心火内郁伤阴。故用小续命汤散寒湿解表"开鬼门"，加玉竹、升麻、麦冬、胆南星养阴泻阴火化痰。"开鬼门"清阳卫气得升，肠胃积气可散矣。

2018 年 1 月 2 日

患者儿子代述其母昨晚输液后，稍微好些，今天肚子有时还隐隐作痛。无锡市人民医院病理检查报告：胃角黏液腺癌、胃角溃疡、慢性浅表性胃炎、胃内食物潴留，脂肪肝，腹膜后稍大淋巴结。左上部分结肠积气较明显伴轻度扩张。

望诊： 神情痴呆。

脉诊： 心脉独大，脉弱。

舌诊： 舌淡红，少苔，裂纹，齿痕。

诊断： 胃癌。

处方： 白及 15 克，黄芪 20 克，蒲公英 20 克，白术 30 克，党参 20 克，炙甘草 20 克，大枣 6 枚，制川乌 10 克，陈皮 6 克，鸡内金 20 克，灶心土 15 克，生山药 30 克。

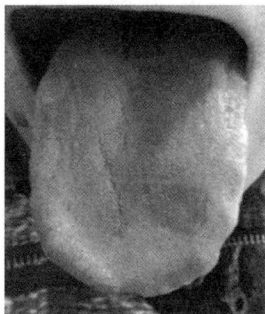

6 剂，日三次，饭前服，禁忌生冷辛辣。

按： 清气卫气久留肠胃，肠胃积气日久，故患者查出慢性浅表性胃炎、胃内食物潴留、胃角溃疡、胃癌。人年过五十阳气已虚，所以用四君子汤去茯苓加黄芪、大枣、川乌健脾补三焦元气升阳，用白及、蒲公英、灶心土、鸡内金治疗溃疡及腺癌，用生山药养脾胃之阴。

2018 年 1 月 26 日

胃痛每天发作一两回，大概 10 多分钟，胃口尚好。大便两三天一次，量一般。每晚起夜小便两三次，晨起口干甚。每天都会打喷嚏。患者这段时间吃中药吃一半偷偷倒掉一半，说吃腻了。

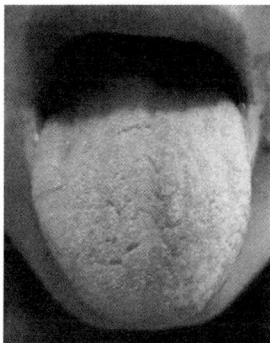

处方： 百合 30 克，生蒲黄 10 克，天花粉 10 克，白及 15 克，黄芪 20 克，蒲公英 20 克，白术 30 克，党参 20 克，炙甘草 20 克，大枣 6 枚，制川乌 10 克（先煎），陈皮 10 克，鸡内金 20 克，灶心土 15 克，生山药 30 克。

6 剂，日三次，饭前服。禁忌生冷辛辣。

按： 因口干加百合、天花粉。

2018 年 3 月 10 日

今天早上空腹血糖 8.2 mmol/L，血压 130/74mmHg。身体好些。夜里有时腹痛，夜里小便多。睡前喝杯水，夜里仍口渴。

脉诊： 脉沉无力。

处方：百合 30 克，生蒲黄 10 克，天花粉 10 克，白及 15 克，黄芪 30 克，蒲公英 20 克，白术 30 克，党参 20 克，炙甘草 20 克，大枣 6 枚，制川乌 10 克，陈皮 10 克，鸡内金 20 克，蜈蚣 2 条，木香 6 克，灶心土 15 克，生山药 30 克，干姜 10 克，元胡 10 克，生麦芽 10 克，法半夏 10 克，生姜 10 克。

6 剂，日三次，饭前服。禁忌生冷辛辣。

按：《素问·示从容论》说"年长则求之于腑"，为什么年长求腑呢？一是 50 岁之后阳气虚，二是"所谓阳者，胃脘之阳也"，三是营卫血气神生于腑，故在前方基础上加调理腑道药物干姜、元胡、麦芽、半夏、生姜、木香。另用蜈蚣配鸡内金消癌。

2018 年 4 月 2 日

连续三四天晚上有 1～2 小时断断续续腹痛。今晨空腹血糖 7.5 mmol/L，血压 132/791mmHg，起夜小便三四次，比之前要多。大便平均一天一次。每晚上睡前要喝一杯多水。

舌诊：舌淡红，裂纹，少苔。

脉诊：肺脉微浮。

处方：麦门冬 60 克，法半夏 9 克，人参 6 克，炙甘草 4 克，粳米 6 克，大枣 12 枚，生姜 6 克，元胡 6 克，木香 3 克。

6 剂，日三次，饭后服，禁忌生冷辛辣。

针刺中脘五穴。

按：肺主肠胃，邪高痛下，清肺调肠，用麦门冬汤加元胡、木香。

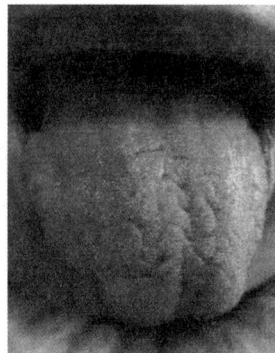

2018 年 5 月 13 日

饿的时候胃痛，吃了之后胃痛缓解，怕冷明显。

舌诊：舌质红，有裂纹，苔白。

处方：吴茱萸 10 克，川芎 10 克，当归 15 克，白芍 15 克，牡丹皮 10 克，桂枝 10 克，生姜 10 克，清半夏 15 克，麦冬 50 克，党参 10 克，阿胶 6 克（烊化），炙甘草 6 克，元胡 10 克，木香 6 克。

7 剂，日三次，饭前 1 小时服用，禁忌生冷辛辣。

按： 阳虚怕冷，改用温经汤扶阳。

2018 年 6 月 24 日

胃痛缓解，大便 2～3 天一次，偏干，咳嗽，白天、夜间咳嗽 1 周，早上血压 160/86mmHg。

舌诊： 舌淡红有裂纹苔少。

脉诊： 脉沉。

处方： 川芎 10 克，当归 15 克，白芍 15 克，牡丹皮 10 克，桂枝 10 克，生姜 10 克，清半夏 15 克，麦冬 50 克，党参 10 克，阿胶 6 克（烊化），炙甘草 6 克，元胡 10 克，木香 6 克，桑白皮 30 克，地骨皮 20 克，粳米 15 克。

7 剂，日二次，两餐之间服用，禁忌生冷辛辣。

按： 咳嗽，前方加泻白散。

2018 年 7 月 21 日

胃腹不饿不疼了，血压 170/90mmHg。

舌诊： 舌淡有裂纹，苔少。

脉诊： 心脉大，余脉沉。

处方： 川芎 10 克，当归 15 克，白芍 15 克，牡丹皮 10 克，桂枝 10 克，生姜 10 克，清半夏 15 克，麦冬 50 克，党参 10 克，阿胶 6 克（烊化），炙甘草 6 克，元胡 10 克，木香 6 克，桑白皮 30 克，地骨皮 20 克，粳米 15 克，龙眼肉 6 克，远志 6 克，炒枣仁 6 克，焦三仙各 3 克。

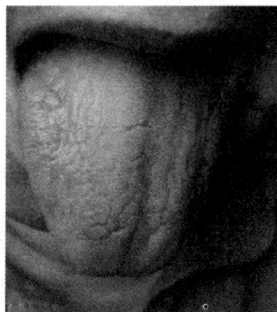

7 剂，日二次，两餐之间服用，禁忌生冷辛辣。

按： 前方改为温经汤加减治疗 2 个多月腹痛已无，精神病加远志、枣仁、龙眼肉、焦三仙安神。

2018 年 9 月 22 日

胃角溃疡，后半夜胃部隐隐作痛，持续几分钟，胃纳差、饭量少。无锡市人民医院电子内镜检查报告：胃角溃疡，慢性浅表性胃炎，胃内食物潴留。武义县第一人民医院电子胃镜检查报告还有十二指肠球部糜烂，印戒细胞癌。

脉诊：脉右沉，左大于右。

处方：党参 10 克，白术 10 克，茯苓 6 克，炙甘草 6 克，法半夏 6 克，陈皮 6 克，鸡内金 15 克，夏枯草 10 克，蜈蚣 2 条。

14 剂，日二次，饭前 1 小时服用，禁忌生冷辛辣。

另用牛肚 1 斤熬汤煎药。

按：改用六君子汤加牛肚健调脾胃，加鸡内金、蜈蚣、夏枯草治癌。

2019 年 7 月 28 日

咳嗽，有胸水，CA125 40.6kU/L，时有腹痛，口干不欲饮水。武义县第一人民医院检查报告：两肺纹理增多，两肺小叶间隔增厚。心脏增大，左心室为主。两侧胸腔积液。

脉诊：寸脉浮，右关大。

处方：葶苈子 20 克，大枣 10 枚，党参 10 克，生白术 30 克，干姜 10 克，炙甘草 10 克，生鸡内金 15 克。

7 剂，日二次，两餐饭之间服用，禁忌生冷辛辣。

按：用理中丸治疗肺气不足，葶苈大枣汤治疗胸水。

2020 年 3 月 8 日

患者有精神病，不能按时认真服药，中间检查出肺部有积液，总体服药以健调脾胃为主，断断续续治疗 1 年半，武义县第一人民医院检查报告：胸部 CT 平扫未见明显异常，左房增大伴轻度二尖瓣反流。

饭量中午、晚餐 1 碗左右，早上半碗。大便每天一次，晚上起夜两三次小便，睡眠不是很好，睡睡醒醒。人有时因为小事急躁，发火。血压 167/100 mmHg，血糖 7.3 mmol/L。

处方：麦冬 30 克，五味子 15 克，党参 15 克，生白术 30 克，干姜 10 克，炙甘草 20 克，生鸡内金

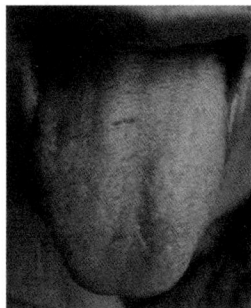

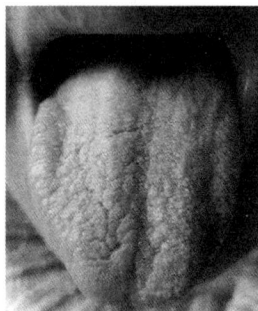

30 克，生龙骨 30 克，生牡蛎 30 克，莲子肉 15 克，远志 10 克，炒酸枣仁 15 克，芦根 30 克，神曲 6 克，炒山楂 10 克，益智仁 20 克，芡实 20 克。

14 剂，日二次，两餐饭之间服用，禁忌生冷辛辣。

按：方用生脉饮、理中丸加镇静安神药，调理心肺脾三本。

2020 年 8 月 1 日

咳嗽较前好转，夜间偶有咳嗽，无痰，7 月 31 日查血红蛋白 107 g/L（缺铁性贫血），尿失禁，平时用卫生巾，肿瘤指标正常，糖类抗原 153 为 10.9 KU/L（0.0～32.4），糖类抗原 199 为 10.90 KU/L（0.00～37.00），糖类抗原 125 为 9.1 KU/L（0.0～30.2），癌胚抗原为 4.93 ng/mL（0.00～5.00），甲胎蛋白 1.37 ng/mL（0.00～20.00），铁蛋白 37.60 ng/mL（10.00～219.00）。

舌诊：舌淡红有裂纹，苔少。

脉诊：寸脉大。

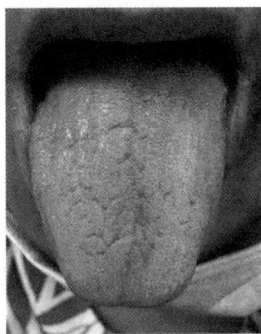

处方：芦根 90 克，葛根 60 克，川贝 6 克，枇杷叶 15 克，天花粉 15 克，太子参 50 克，白术 20 克，茯苓 10 克，炙甘草 30 克，干姜 10 克，山药 30 克。

做成丸药，1 丸 20 克，日三次，饭后 1 小时服用，禁忌生冷辛辣。

按：一位有精神病的胃癌患者，断断续续服药 3 年，不仅肿瘤指标正常了，血糖、血压都正常了，实属不易。

2021 年 12 月 15 日

1 年后再次复查，肿瘤指标正常。

医案 15

某女，1964 年 8 月 10 日（阳历）出生，甲辰年，辽宁葫芦岛人。

2022 年 8 月 4 日初诊

头晕。身体燥热，半夜以后口干口渴甚 7 年余。冬天自觉燥热甚。凉水、空调房舒服。口臭。自觉整个身体全下坠感。口齿不清晰。走路不平衡。出汗少。饮食量少，大便 2~3 天 / 次，不干，偶尔不成形。夜尿多，无味道，色正常。手足心热。口干口渴，饮水夜间甚于白天。嗓子正常，鼻子正常。眼睛模糊难受，不重影。左眼睑外伤后下垂。

舌诊：舌淡，舌前中左边少白苔，右边白苔，舌根白苔小片花剥，舌中裂纹，舌边齿痕，舌下静脉怒张。

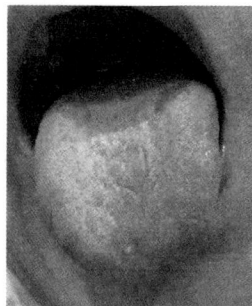

脉诊：脉弦紧。

诊断：阳气怫郁。

处方：生麻黄 6 克，生石膏 30 克，生姜 10 克，大枣 6 枚，炙甘草 10 克，升麻 6 克，柴胡 10 克，当归 10 克，川芎 6 克，干姜 6 克，党参 10 克。

6 剂，日三次，饭后服，首服发汗，禁生冷辛辣。

医案 16

某女，1966 年 4 月 17 日（阳历）出生，丙午年，北京人。

2021 年 9 月 16 日初诊

从后背窜上半身痛，持续性全身痛，前胸后背痛甚，后背僵硬成片不出汗，用热水冲后好转，痛点在胸椎 11 椎下的脾俞，痛四处散。胃堵胀痛，胃胀时咳嗽。无食欲，便秘，吃泻药。西医检查无病。全身身热如火炉，腿不热，但脸头前胸出汗，口苦，小便黄烫，犯困乏力，多睡眠。过去喜吃冰冻食物。

舌诊：舌淡，舌两边有唾液，舌中裂纹，舌前少白苔，舌中后部白苔略黄腻。

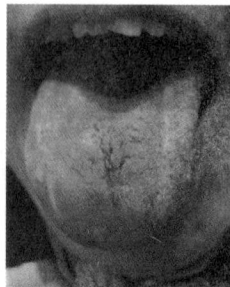

脉诊：双寸浮。

诊断：阳气怫郁。

处方：升麻 15 克，柴胡 25 克，葛根 30 克，生白芍 15 克，生甘草 15 克，炙甘草 10 克，党参 15 克，羌活 6 克，独活 15 克，防风 6 克，滑石 30 克。

6 剂，日三次，饭后服，第一次服药发汗，禁生冷辛辣。

按：这是个典型的胃虚过食冷物，抑遏阳气于脾土，清阳不升案，导致身热、横膈膜之上出汗、小便黄烫、犯困、乏力。从后背窜上半身痛、持续性全身痛，后背僵硬成片（《伤寒论·平脉法》说"趺阳脉不出，脾不上下，身冷肤硬"），后背不出汗，用热水冲后好转，痛点脊柱 11 椎（脾俞）左右，痛四处散。胃堵胀痛，无食欲。便秘，前胸后背痛。热郁脾土伤阴，所以舌中部多裂纹，脾虚不运而多湿热。火郁发之，用升阳散火汤、六一散发散郁火。

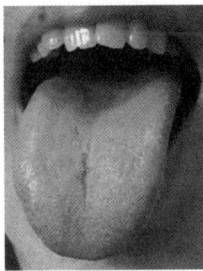

但患者病久多郁滞，积滞不去，余热难清，后服枳实导滞丸调理郁热愈。

医案 17

某男，1977 年 1 月 1 日（阳历）出生，丙辰年，北京人。

2021 年 12 月 2 日初诊

胃反酸，一喝凉的或热茶水自觉天突部位有气响（刚喝），过一会儿剑突下到肚脐处气响。不喝凉的，不喝热茶时会有肠鸣音。乏力，无精神，不爱动。外耳廓用手摸有湿湿的感觉，偶鼻塞，种牙后牙源性鼻窦炎，有臭味，有鼻涕，小便黄有味。踢球左腿前交叉韧带断裂十年后手术，肌肉萎缩，屈伸不利。连带右腿也肌肉萎缩，屈伸不利。种牙后出现双侧膝盖半月板处炎症。爱着急生气，入睡快，多梦。双侧偏头痛。种牙后舌苔重。怕冷，出汗少，口不干，咽喉正常。大便吃祛湿药后成形。上午 11 点左右、下午 7~8 点颈项周围感觉发热，欲眠。

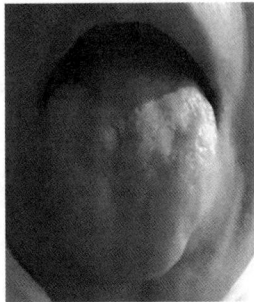

舌诊：舌淡，舌前少苔，舌中后部白苔根部略厚腻，舌中裂纹，舌边齿痕。

脉诊：脉沉有力。

诊断：脾胃虚弱。

炒山药 30 克，干姜 10 克，当归 15 克，党参 15 克，桂枝 20 克，炙甘草 20 克，生石膏 30 克，生麻黄 10 克，川芎 10 克，杏仁 10 克，生白芍 20 克，泽泻 20 克，生白术 10 克，茯苓 30 克。

6 剂，日三次，饭后服，禁忌生冷辛辣。

按：患者丙辰年腊月出生，寒湿体质，2021 辛丑寒湿年腊月发病，阳气郁滞，水湿不化，故怕冷出汗少，口不干，有肠鸣音，乏力，无精神，不爱动。上午 11 点左右阳盛内郁、下午 7~8 点阴火内郁，故颈项周围感觉发热。方用续命汤解表散郁热，苓桂术甘汤、五苓散温阳利水，白芍、山药滋养裂纹。

医案 18

某女，1966 年阴历十月二十六日出生，丙午年，辽宁人。

2021 年 7 月 8 日初诊

后腰凉有风，小腹凉，下半身凉，既怕冷又怕热。但头汗出，齐颈而还，余处汗少。感冒后胸闷、上牙床不适，咳嗽。眠差易醒，醒后不能再睡，夜尿 1~2 次。口干，眼干，双耳痒，恶油腻，小便频，大便日一次、不成形，纳可，手指尖麻。

舌诊：舌质淡红，舌尖红无苔，余处少白苔，舌中细裂纹，舌体大，齿痕。

脉诊：心脉大，脉弦紧。

诊断：少阴病。

处方：茯苓 10 克，生白术 20 克，生白芍 15 克，炮附子 20 克（先煎半小时），生姜 15 克，玄参 30 克，生山药 30 克，怀牛膝 30 克，黄连 10 克，阿胶 10 克（烊化），鸡子黄 3 枚，黄芩 6 克，鹿角霜 20 克。

6 剂，饭后服，日三次，禁生冷辛辣。

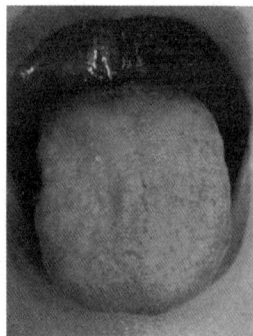

按： 患者丙午年出生，大运丙水太过，少阴君火司天，阳明燥金在泉，燥火体质。发病于辛丑年多寒湿，总体上热下寒。寒燥在下，故小腹凉，下半身凉，后腰凉有风，大便不成形，怕冷。肠胃虚则小便数，恶油腻。郁火在上，但头汗出，齐颈而还，余处汗少，口干，眼干，双耳痒。营卫不足，不行四末，故手指尖麻。故方用真武汤加牛膝治疗下寒，丙水太过用咸温鹿角霜治疗，用黄连阿胶汤加玄参、山药治疗少阴火热。

2021 年 7 月 23 日

胃脘至脐周不适，呃逆。4 年前诊断为子宫肌瘤，尿道痒，小便排出不畅，脊背、后颈、后头部如火烤。尺肤至手心处（手厥阴经）筋脉不适。小腿痒，冲凉后可缓解。久坐后髋骨不适。刷牙恶心。大便不成形。后腰凉有风，小腹凉。皮下纤维瘤。

舌诊： 舌质淡红，舌根苔白，余处少白苔，舌前裂纹，舌体略大。

脉诊： 心脉大，脉弦紧。

腹骶诊： 脐上下结节，胃脘按压痛。

处方： 桂枝 10 克，生姜 10 克，大枣 6 枚，炙甘草 15 克，麻黄 6 克，炮附子 10 克，细辛 10 克，生鸡内金 20 克，蜈蚣 2 条。

6 剂，饭后服，首服发汗，日三次，禁生冷辛辣。

另夜服生脉饮。

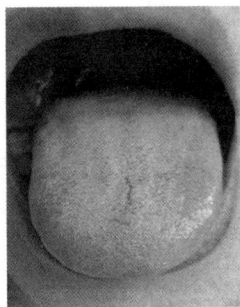

按： 前药见效，舌象见郁热散发不少。脐上下结节，按压痛，苔白，乃脾胃阳虚，属于伏梁风根。呃逆者，胃气上逆。风寒束表，阳气怫郁，故见脊背、后颈、后头部如火烤、腿痒。久寒在下，所以小腹凉，后腰凉怕风，髋骨不适，小腿痒，此乃少阳不足病，《灵枢·经脉》说："胆足少阳之脉……其直者，从缺盆下腋，循胸过季胁，下合髀厌中，以下循髀阳，出膝外廉，下外辅骨之前，直下抵绝骨之端，下出外踝之前，循足跗上，入小指次指之端……是主骨所生病者，头痛颔痛，目锐眦痛，缺盆中肿痛，腋下肿，马刀侠瘿，汗出振寒，疟，胸胁肋髀膝外至胫绝骨外踝前及诸节皆痛，小指次指不用。"腠理营卫不通，故见皮下纤维瘤。治疗用风药发汗解表祛风，调和营卫，方用桂枝去芍药加麻黄细辛附子汤，用鸡内金、蜈蚣健脾解结。夜服生脉饮治夜间汗出。

2021 年 7 月 30 日（网诊）

服用生脉饮后咽喉堵塞感、晚上手麻及头汗出缓解，胸腹不适消失，仍晚上汗出，夜尿 1～2 次，偶有呃逆，口唇干，眼干，双耳痒。

舌诊：舌质淡，苔白，舌前裂纹，舌体略大。

处方：桂枝 10 克，生姜 10 克，大枣 6 枚，炙甘草 15 克，麻黄 6 克，炮附子 10 克，细辛 10 克，生鸡内金 20 克，蜈蚣 2 条，生石膏 15 克，麦冬 20 克。

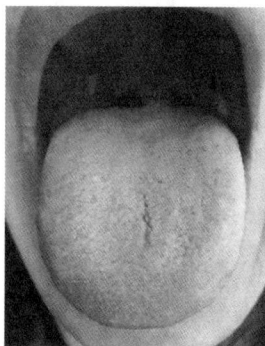

6 剂，饭后服，日三次，禁生冷辛辣。

医嘱：嘱其晚上服用生脉饮。

按：表解，脐腹寒水凝结开始解冻，营卫得调，故手麻、头汗出缓解、胸腹不适消失，呃逆减。仍有郁热而口唇干、眼干、耳痒。原方加石膏散郁热，取越婢汤之意。舌有裂纹加麦冬。

2021 年 9 月 3 日

脘腹硬，腰腹凉，醒的次数多。热时上半身仍易出汗。口唇干，眼干，视力差，双耳痒。

舌诊：舌质红，舌尖杨梅点，舌前裂纹，舌根白苔。

脉诊：弦紧。

处方：桂枝 10 克，生姜 10 克，大枣 6 枚，炙甘草 15 克，麻黄 6 克，炮附子 10 克，细辛 10 克，生鸡内金 60 克，蜈蚣 3 条，生石膏 15 克，麦冬 20 克，炒酸枣仁 30 克。

6 剂，饭后服，日三次，禁生冷辛辣。

另服化癥回生丸。

按：服药后脊背、后颈、后头部火烤感解除，仍用原方加酸枣仁睡眠。另用化癥回生丸治疗脘腹硬以善后。

医案 19

某女，1963 年 9 月 12 日（阳历）出生，癸卯年，山东人。

2021 年 9 月 10 日初诊

腹部坠胀 30 年，会阴坠胀，腿酸软无力，膝盖疼，腰骶部自觉厚硬七八年，疲乏无力，心情抑郁始终无开心感。尿量少无力，色正常，次数正常，便秘。后脑勺发紧，眼睛抽缩，飞蚊症右眼重，双眼目内眦阵发性痒，外耳道炎20 年，近一周外耳道出血。脊柱发凉怕风，遇风流涕、打喷嚏，下肢背部汗出，前腹部少。肠胃有息肉，2 年前胃底部息肉 27 个，手术摘除。上火后头疼眼睛疼，手心发热，出汗，盆腔炎，带下多，肚脐下、小腹有条索状结节，肺结节多年，晨起口苦。

舌诊：舌质红，有杨梅点，中后部苔厚并有大裂纹，舌边齿痕。

脉诊：脉左大于右，左脉上鱼际。

诊断：阳明少阳病。

处方：生麻黄 10 克，杏仁 10 克，桂枝 10 克，炙甘草 10 克，生石膏 30 克，干姜 10 克，党参 10 克，川芎 10 克，当归 15 克，生山药 30 克，玉竹 20 克，丝瓜络 20 克，茯苓 15 克，泽泻 20 克，生栀子 10 克，淡豆豉 10 克。

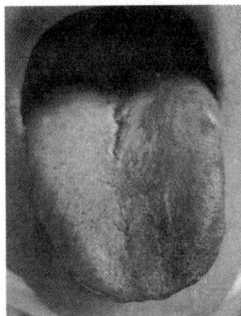

6 剂，饭后服日三次，首服发汗，忌生冷辛辣。

按：患者出生于癸卯年，火运不及，阳明卯金为秋凉之气，则少阳阳气不足，清阳不升，表郁闭不开，清阳不能发腠理，营卫不行，故见腹部坠胀 30年，会阴坠胀，带下多，腿酸软无力，膝盖疼，腰骶部自觉厚硬七八年，肚脐下、小腹有条索状结节，肺结节多年，疲乏无力，脊柱发凉怕风，遇风流涕、打喷嚏，下肢背部汗出，前腹部少，肠胃有息肉，心情抑郁始终无开心感。"腰骶部自觉厚硬七八年"乃是腹里有寒凝。少阳阳虚不能升达于头目，寒性收引，故见后脑勺发紧，眼睛抽缩，飞蚊症。阴火内郁，故见双眼目内眦阵发性痒，外耳道炎 20 年，阳气怫郁生阴火，近一周外耳道出血，上火后头疼眼睛疼，手心发热，出汗，口苦，舌质红，日久伤阴而见舌裂纹。证以表为急，故方药用《古今录验》续命汤、栀子豉汤发汗解表，调和营卫，山药、玉竹、丝瓜络养阴通络，茯苓、泽泻祛下焦之湿。笔者认为《古今录验》续命汤乃提壶揭盖之法，风药升浮，在临床中用之多效，其中麻黄汤治太阳阳明寒燥束表之气，石膏清散怫郁之热，干姜人参健脾温中而通四肢，当归川芎补血通经活络，运用得当效如桴鼓。证见舌根部白苔大裂纹，故没有用桂枝去芍药加麻黄细辛附子汤。

2021 年 9 月 17 日

身体轻松很多，有点力量了，外耳道炎好转，上述症状均有减轻，发汗后头部肌肤发紧减轻。大椎后背（胸椎）肩胛骨肌肉发紧，前胸发紧，气在前胸下不去，膻中胸前区发紧，紧张，服药发紧减轻。上眼皮发胀，飞蚊症仍在，右侧肋下、右侧少腹肌肉拉伤感、紧、硬。小肚子条索状结节。耻骨里尿道、会阴条索状结节，坠胀。膝盖减轻。口苦减轻。发汗了，腿上出凉汗，右侧肩胛骨出黏汗。

舌诊：舌淡，舌中裂纹，舌中后部白苔略腻。

脉诊：脉沉取有力。

处方：桔梗 15 克，葛根 30 克，生黄芪 15 克，知母 10 克，升麻 6 克，柴胡 6 克，生麻黄 10 克，杏仁 10 克，桂枝 10 克，炙甘草 10 克，生石膏 30 克，干姜 10 克，党参 10 克，川芎 10 克，当归 15 克，生山药 30 克，玉竹 20 克，丝瓜络 20 克，茯苓 30 克，泽泻 20 克，生栀子 10 克，淡豆豉 10 克。

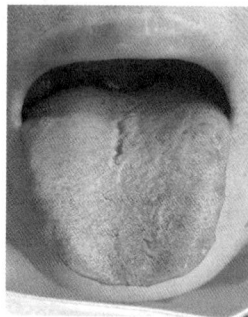

6 剂，饭后服，日三次，忌生冷辛辣。

按：服药发汗解表，效果显著。另加升陷汤升发清阳实四肢。

2021 年 9 月 24 日

药后感觉轻松，精神好转，但仍觉累。胸沉感减轻。但腰以上背部发沉，手搓热感好转，一累加重。下腹坠胀减轻。容易疲乏。整个背部（肩胛骨）凉潮、紧、疼。膝盖疼，膝盖下凉。髌骨上缘里疼痛。活动后打嗝，舒服些。怕累。

舌诊： 舌淡，舌尖红，舌尖裂纹，舌中后部白苔略腻，舌根裂纹。

脉诊： 脉沉取有力。

处方： 瓜蒌 15 克，薤白 30 克，姜半夏 12 克，桂枝 20 克，干姜 10 克，五味子 10 克，大枣 6 枚，旋覆花 10 克（包煎），生代赭石 10 克，竹叶 10 克。

12 剂，饭后服，日三次，忌生冷辛辣。

按： 背阳气不足，故见整个背凉，累，打嗝，肝心阳气不足。《素问·逆调论》说："肝一阳也，心二阳也。"《素问·四气调神大论》说："逆春气，则少阳不生，肝气内变。逆夏气，则太阳不长，心气内洞。"方用小补心汤、大补肝汤。

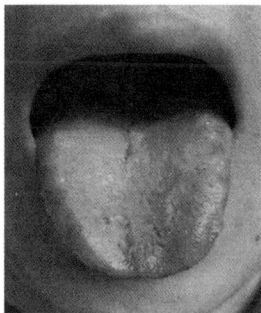

2021 年 10 月 8 日

药后前胸不舒服，感冒后加重。肩胛骨仍疼。肌肉软了。打嗝打不上来，打出来了膈声响。耻骨处肉发硬软一些了，下腹下坠感仍在，影响小便。舌根到剑突发紧。胸口难受，肺结节。大便干，1～2 次/天，量少，球状。口服寒凉蒲公英。之前不出汗，今天晨起出汗，腰以上有汗。入睡难。怕冷。口干，舌根干，夜间睡醒想喝水。

舌诊： 舌淡，舌尖红，舌中裂纹，舌根凹陷，舌中后部白苔略腻。

脉诊： 脉沉取有力。

处方： 猪苓 10 克，茯苓 20 克，泽泻 20 克，桂枝 20 克，柴胡 6 克，升麻 6 克，生黄芪 60 克，知母 20 克，桔梗 15 克，生山药 30 克，生白术 30 克。

6 剂，饭后服，日三次，忌生冷辛辣。

针刺： 双侧公孙。

按： 下腹下坠，耻骨处肌肉发硬，口干，是水气不化，故用五苓散。下腹下坠，胸部不适，怕冷，肺结节，大便干，考虑胸中宗气不足，上焦不开，故

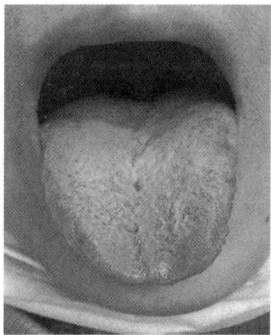

用升陷汤补宗气开上焦。针刺公孙补血气，补清阳降逆气。

2021 年 10 月 15 日

药后较前好转些。小腹膀胱处发酸。小便尿量少，排尿无力，排尿无力、慢。气不够用。小肚子胀轻快些。胸中气不够用，气上不来。大便不多，干。舌根干。自觉胸部发沉。小便不利索时周身不适。舌根干。

舌诊： 舌淡红，舌根裂纹，舌根凹陷，舌根部白苔略腻。

脉诊： 脉沉取有力。

处方： 天花粉 10 克，瞿麦 20 克，生白芍 30 克，生山药 30 克，炮附子 30 克（先煎半小时），柴胡 6 克，升麻 6 克，生黄芪 60 克，知母 20 克，桔梗 15 克，生白术 50 克。

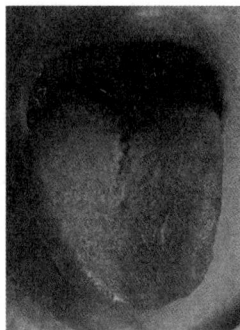

6 剂，饭后服，日三次，忌生冷辛辣。

针刺： 双侧公孙。

按： 小肚子发酸，小便尿量少，排尿无力，排尿无力、慢，气不够用，舌根部裂纹、白苔，小便不利索时周身不适。舌根干，故用栝楼瞿麦丸养阴利水化气。胸中气不够用，自觉胸部发沉，气上不来，仍用升陷汤。

2021 年 10 月 22 日

药后小腹膀胱发酸减轻，耻骨以上皮肤条索状硬，按压发硬。排尿无力，排尿不尽。小便不疼。乏力后尿道阴道交接处发硬发酸，会阴穴周围发硬。

舌诊： 舌淡红，舌前少白苔，舌中后部白苔，舌根凹陷，舌根小剥苔，舌中裂纹。

脉诊： 脉沉。

处方： 茯苓 30 克，党参 30 克，生白芍 30 克，炮附子 30 克（先煎半小时），生山药 30 克，柴胡 6 克，升麻 6 克，生黄芪 60 克，知母 20 克，桔梗 15 克，生白术 50 克，橘核 30 克，荔枝核 20 克，蜈蚣 2 条。

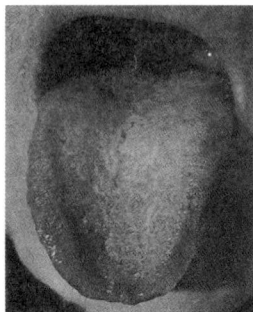

6 剂，饭前服，日三次，忌生冷辛辣。

针刺：会阴穴。

按：排尿无力，排尿不尽，下焦气不足，故用术附汤、附子汤加山药温补下元以补精益气。仍用升陷汤升补清气。用三核汤之意治耻骨以上皮肤条索状硬，按压发硬。针刺会阴，调理疏通阴部，治疗乏力后尿道阴道交接处发硬发酸，会阴穴周围发硬。

2021 年 10 月 29 日

服药后小腹酸胀好转，尿道口分泌物基本没有了，有了干爽的感觉。但耻骨里面的肌肉还硬，自觉肛门向里有胀的感觉，小腹到腰骶前后一周、会阴处的肌肉都发硬。前胸膻中穴有巴掌大小的地方松不下来，躺下来感觉里面撑得慌，撑胀难入眠，后背对着膻中穴的位置发紧，两侧肩胛骨到颈椎都发紧疼。

处方：鹿角霜 30 克，瓜蒌 30 克，陈皮 10 克，青皮 10 克，赤芍 20 克，天花粉 10 克，瞿麦 20 克，生白芍 30 克，生山药 30 克，炮附子 50 克（先煎半小时），柴胡 6 克，升麻 6 克，生黄芪 60 克，知母 20 克，桔梗 15 克，生白术 50 克。

5 剂，饭前服，日三次。忌生冷辛辣。

针刺：会阴。

按：用药有效，小腹阴部基本好转，善后仍守栝楼瞿麦丸、升陷汤加鹿角霜补精益气，另加陈皮、青皮、瓜蒌开胸理气通经。继续针刺会阴梳理阴部。

医案 20

某女，1960 年阴历六月出生，庚子年，黑龙江人。

2021 年 7 月 8 日（初诊）

有风时爱出汗，颈后出汗，膝盖下出汗 2 年余，夜间睡觉醒后出汗 2 年余。吃饭容易出汗，冬天出汗多。出汗时自觉胃脘、腹部及骶尾部不适。下午脐下胀，小腹凉、隐痛。大便干燥呈羊粪球 1 年余，吃芦荟胶囊，肛门下坠 2 年余。自觉肛周、骶尾部灼热，下午热甚。手脚及腿热。怕冷。不爱喝水，饮水胃脘胀，自觉脸肿、眼睛肿。小便次数少，量少，有时 1 次 / 天。检查报告：慢性非萎缩性胃炎伴糜烂，尿常规提示尿蛋白0.5（0.3正常）。小便后小腹不舒服。春天时胸部有时憋气。双手晨起指间关节疼。

2013年痔疮手术，2016～2017年腹泻服中药好了，2019年开始大便羊粪球，2019年胃肠息肉手术，直肠前凸，直肠黏膜红斑、糜烂，内痔。

舌诊：舌淡，舌体大，舌边齿痕，舌两边有唾液，舌根凹陷，舌根有小疙瘩，舌中后部白苔略厚。

脉诊：脉弦。

诊断：漏泄。

处方：黄连15克，乌梅15克，五味子15克，生甘草10克，炙甘草10克，升麻10克，柴胡20克，葛根15克，生白芍15克，党参15克，羌活6克，独活10克，防风6克，生白术60克。

6剂，日三次，饭后服，禁生冷辛辣。

按：风为阳邪，其性疏泄，感受风邪则出汗，加之少阴君火司天，故出汗多。《灵枢·营卫生会》载："外伤于风，内开腠理，毛蒸理泄，卫气走之，固不得循其道，此气慓悍滑疾，见开而出，故不得从其道，故命曰漏泄。"腠理开，热蒸则从纹理毛孔蒸泄，古人对这种发病现象，命名为"漏泄"。李东垣针对这一病理创建了安胃汤，用药乌梅、五味子、炙甘草、黄连、升麻、生甘草，清热固泄，乌梅、五味子、炙甘草酸甘温补肝生阳固表祛风，黄连、升麻、生甘草苦甘寒清血热解毒，主治汗出过多，致半身不遂，偏风痿痹。汗多伤津液，所以大便干燥。少阴司天火热在上而阳明凉燥在下，运阳年与在泉阳明同为同天符年，故下午阳明主时脐下胀，小腹凉、隐痛，怕冷，不爱喝水，饮水胃脘胀，自觉脸肿、眼睛肿，胃脘、腹部及骶尾部不适。阳气不升则肛门下坠，阳气不升怫郁则自觉肛周、骶尾部灼热，下午热甚，手脚及腿热，故用升阳散火汤散发郁火。

2021年7月15日

药后骶尾部灼热减，双手晨起指间关节疼减，大便干好转，无羊屎球。小腹憋，小便少，小便不利，下肢可凹陷性水肿。大便通畅，便后肛门灼热。有

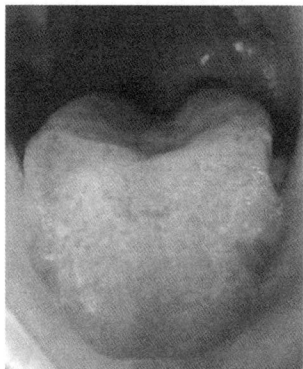

蛋白尿，不欲饮水，夜间干咳，干咳后第二天不舒服。肛门下坠。出汗少。自觉饮水后水往眼冲（水逆）。

舌诊：舌淡，舌体大，舌边齿痕，白苔满布，略水滑。

脉诊：脉浮缓。

处方：猪苓 10 克，茯苓 30 克，泽泻 20 克，生白术 60 克，桂枝 20 克，黄连 15 克，乌梅 15 克，五味子 15 克，生甘草 10 克，炙甘草 10 克，升麻 10 克。

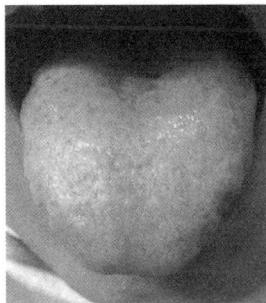

6 剂，日三次，饭前服，禁生冷辛辣。

按：服前药效果显著，2 年之疾病，6 剂药大效。继续用安胃汤固表敛汗清热止咳，安胃生营卫。去升阳散火汤，另用五苓散加强气化，治疗小腹憋，小便少，小便不利，小腿胫骨处可凹陷性水肿。

2021 年 7 月 22 日

下肢胫骨处指凹陷水肿，尿蛋白，血压正常，小腹今天憋，小便少，肛门下坠，时有阴道发胀，遇空调出汗，嘴唇发紫，骶尾部灼热已痊愈。内痔。自觉尾骨处有疙瘩。饮水后自觉胃中胀满。干咳，时耳朵里疼，指间关节夜间疼。

舌诊：舌淡，舌体大，舌边齿痕，白苔满布，略水滑，舌根有疙瘩。

脉诊：右大于左。

处方：炮附子 50 克（先煎半小时），生白芍 30 克，生姜 20 克，生蒲黄 20 克（包煎），猪苓 10 克，茯苓 30 克，泽泻 20 克，桂枝 20 克，生白术 60 克。

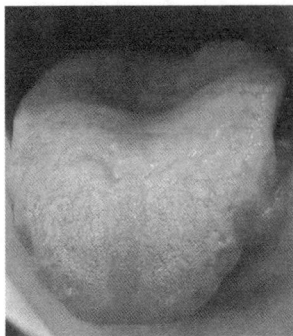

6 剂，日三次，饭前服，禁生冷辛辣。

按：脉右大于左，乃左阳不升右阴不降，胫部浮肿多是肠胃疾病。去安胃汤，用五苓散和真武汤扶阳利水。

2021 年 7 月 29 日

吃药时腹痛不适，腹泻，便溏，便后舒服。大便色红、黑、绿。腹痛时颈面部出汗，胃肠肛门不适，夜里 12:00 醒。下坠感、骶尾部胃火已好转，周身胀满好转。小便色黄有泡沫，小便后阴道发胀不适。下肢水肿减轻，脸肿减轻。小腹憋胀。

舌诊：舌淡，舌边齿痕，舌根凹陷，舌根两边小疙瘩，舌根略白腻苔，余处苔白，舌中多条裂纹。

脉诊：双寸脉大。

处方：炮附子 20 克，熟地 30 克，山药 30 克，山茱萸 30 克，牡丹皮 20 克，生蒲黄 20 克（包煎），猪苓 10 克，茯苓 30 克，泽泻 20 克，桂枝 20 克，生白术 60 克。

6 剂，日三次，饭前服，禁生冷辛辣。

按：舌根部凹陷，舌根两边小疙瘩，舌根略白腻苔，肾阴阳不足。去真武汤，用八味肾气丸和五苓散。

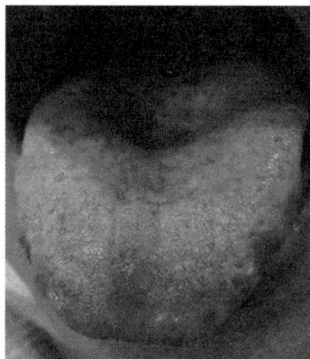

2021 年 8 月 5 日

药后腹痛减轻，大便不成形，色黑。腿浮肿减轻。夜里 12:00 ~ 3:00 容易醒，醒后出汗。泡沫尿，小便黄，量少，小便后不舒服，憋胀感。肛门下坠感。饮水多自觉肿。嗓子半夜干咳，口唇干紫。出汗，胃不舒服，痞满，不容易饿。

舌诊：舌淡，舌前白苔，舌中后部白苔略腻，舌根凹陷，舌根两侧有小疙瘩，舌边齿痕，舌中多条裂纹。

脉诊：脉弦。

处方：党参 15 克，生黄芪 15 克，炙甘草 20 克，升麻 20 克，柴胡 15 克，陈皮 20 克，苍术 20 克，木香 10 克，姜半夏 10 克，生姜 10 克，车前子 15 克（包煎）。

14 剂，日三次，饭前服，禁生冷辛辣。

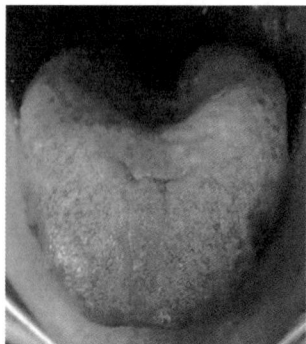

按： 腹痛，大便不成形，腿浮肿，泡沫尿，小便黄，量少，小便后不舒服，憋胀感，饮水多自觉肿，胃不舒服，痞满，不容易饿，苔白，是脾胃不好。肛门下坠是中气下陷。嗓子半夜干咳，口唇干紫，是阴火。方用调中益气汤加味，黄芪、党参、炙甘草补中益气大补三焦元气，升麻、柴胡升发清阳，苍术芳香燥湿，陈皮、木香理气健脾，半夏、生姜、车前子降逆利水除满。

按： 本案治疗2个月，2年多的出汗、大便干燥、肛周、骶尾部冒火，下午热甚，手脚及腿热痊愈了。

医案 21

某女，1959年阴历十月十三日出生，己亥年，北京市丰台人。

2021年3月18日（初诊）

白天头晕，没精神，乏力，胃口不好，生活不能自理，勉强活动，记忆力减退，流口水10多年，免疫力低10余年，血压高。2018年开始到现在（四年多），晚上一睡着了浑身烫，口唇干喝水，小便次数多，量正常，两小腿外侧不舒服，两腿无力，左手不灵活，易忘事，吃饭不合口则浑身发热（同睡眠），白细胞低，心率快，发热重，腰也烫，眼珠热，脚凉，手不凉，吃防风通圣散后药效过了就又热，不出汗。血压高时口干，嘴唇发干，严重时咽干，鼻子不干，鼻子里分泌物结痂，晚上睡觉嗓子有黏液，眼睑肿，夜里发热，有时失眠。

医院检查报告：线粒体抗体lgG（LIA）++。

代号	项目	结果	单位	参考值	代号	项目	结果	单位	参考值
WBC	白细胞	4.59	10^9/L	4--10	HGB	血红蛋白	128.00	g/L	110--150
LYM%	淋巴细胞比率	46.60↑	%	20--40	HCT	红细胞压积	41.60	%	37--54
MONO%	单核细胞比率	14.20↑	%	3--12	MCV	红细胞平均体积	109.30↑	fL	80--100
NEUT%	中性细胞比率	37.80↓	%	50--70	MCH	平均血红蛋白量	33.70	pg	27--34
EO%	嗜酸性粒细胞比率	1.00	%	0.5--5	MCHC	平均血红蛋白浓度	308.00↓	g/L	320--360
BASO%	嗜碱性粒细胞比率	0.40	%	0--1	RDW-SI	红细胞分布宽度	65.40↑	fL	35--56
LYM#	淋巴细胞数	2.14	10^9/L	0.8--4	RDW-C	红细胞分布宽度	14.3	%	11--16
MONO#	单核细胞	0.65	10^9/L	0.12--1.2	PLT	血小板	334.00↑	10^9/L	100--300
NEUT#	中性细胞数	1.74↓	10^9/L	2--7	MPV	平均血小板体积	9.40	fL	6.5--12

舌诊：舌淡，舌根部白苔，舌中少剥苔，舌中两边白苔，舌前方裂纹，舌尖红。

脉诊：双寸浮大。

诊断：发热。

处方：桂枝 10 克，白芍 15 克，炙甘草 6 克，生姜 10 克，大枣 6 枚，党参 15 克，女贞子 20 克，桑白皮 15 克。

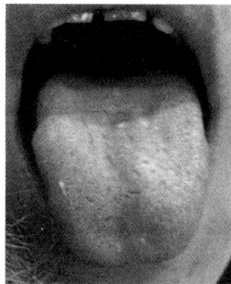

6 剂，饭后服，首服发汗，日三次，禁生冷辛辣。

按：患者生于己亥年五之气，己为脾土不足而免疫力低、流口水 10 多年，五之气阳明凉燥在表不出汗，风火内郁而夜里发热、浑身烫，眼珠热，肠胃虚寒则两小腿外侧不舒服、两腿无力、脚凉。脾胃不好，营卫不和则免疫力低、流口水 10 多年，乃少阳不足病，《灵枢·经脉》说："是主骨所生病者，头痛颔痛，目锐眦痛，缺盆中肿痛，腋下肿，马刀侠瘿，汗出振寒，疟，胸胁肋髀膝外至胫绝骨外踝前及诸节皆痛，小指次指不用。"故用桂枝汤扶阳发汗解表，用桑白皮、二至丸清热养阴，阴阳双调。

2021 年 3 月 25 日

药后不发热了，肚子不凉了。免疫力低，血压 160～170/100～90mmHg，心率 77～80 次/分，睡眠好，时有身热口干舌燥影响睡眠，流口水，双腿无力。2021 年 3 月 22 日检查报告：右侧腔隙性脑梗死，左肺结节。大便略干，喝水多小便次数多，夜尿 2～3 次，发汗不彻，咳嗽，有黏液。

舌诊：舌淡红，舌尖红，舌中裂纹，舌根白苔，舌中薄白苔。

脉诊：脉沉有力。

处方：生地黄 30 克，竹叶 30 克，生甘草 30 克，泽泻 20 克，干姜 10 克，五味子 10 克，生黄芪 15 克，桂枝 10 克，白芍 15 克，炙甘草 6 克，生姜 10 克，大枣 6 枚，党参 15 克，女贞子 20 克，百部 20 克。

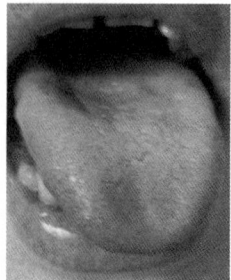

6 剂，饭后服，首剂发汗，日三次，禁生冷辛辣。

按：余热未尽，日久肾虚，前方加大补肾汤。

2021 年 4 月 1 日

2021 年 3 月 29 日 B 超示脾大，右肾囊肿。血常规示白细胞低，中性细胞比率低，中性细胞数低，淋巴细胞比率高，嗜酸性粒细胞比率高。晚上发热，自己手摸身上烫，左边头不舒服，发热时左侧乳下疼向背部扩展，宗气不足（左乳下），大腿风市处不舒服。

舌诊：舌淡，胖大，根部苔白腻，舌中少苔，小裂纹。

脉诊：双寸微大。

处方：生黄芪 30 克，当归 10 克，桂枝 10 克，白芍 20 克，生姜 10 克，炙甘草 10 克，大枣 6 枚，饴糖 30 克，生鸡内金 15 克。

6 剂，饭前服，日三次，禁生冷辛辣。

按：白细胞低，阳气不足，把小阳旦汤（桂枝汤）换成大阳旦汤（小建中汤）加当归补血汤，大补气血。

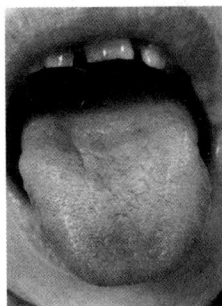

2021 年 4 月 15 日

药后高压不高了，心率快（90 次 / 分），白天微出汗，上肢仍无力但减轻，不太热了，体温正常（36.5～36.7℃），平时上肢凉，无力，双腿发木，饮食不慎则不适，吃肉会难受，白细胞低，口干，喜饮水。

舌诊：舌淡，舌中后白苔，舌根部偏厚，舌中小裂纹，舌边齿痕。

脉诊：双寸大。

处方：生黄芪 30 克，当归 10 克，桂枝 15 克，白芍 20 克，生姜 10 克，炙甘草 15 克，大枣 10 枚，饴糖 50 克，生鸡内金 15 克，生麦芽 10 克。

6 剂，饭前服，日三次，禁生冷辛辣。

医嘱：可喝牛肉汤。

按：以大阳旦汤和当归补血汤加减变化，患者坚持陆续服药一年余，检查白细胞正常了。

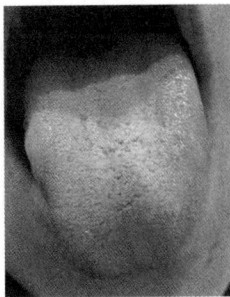

医案 22

某男，1957 年（丁酉年）阴历五月二十日出生，内蒙古人。

2022 年 6 月 16 日 初诊

20 年来眼睛久视则不适，闭眼后眼前有白线出现，时间长后变为锯齿状彩色线，后头顶头皮疼时恶心。人懒不爱动，热饮后腋下出汗，但头汗出。夜间腿怕冷，白天怕热。爱喝茶水，鼻炎，大便一天一次量少，小便正常，小肚子正常，后腰凉。头部有肉芽肿。

舌诊：舌质淡红，苔黄干，齿痕，裂纹。

脉诊：浮紧。

面诊：眼瞳有灰圈。

诊断：厥阴病。

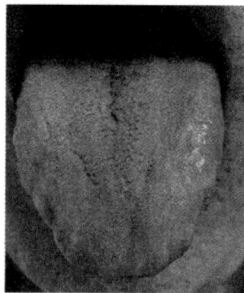

处方：当归 10 克，桂枝 20 克，生白芍 30 克，生姜 20 克，大枣 6 枚，炙甘草 20 克，吴茱萸 20 克（包泡），细辛 15 克，通草 10 克。

6 剂，饭后服用，每日 1 剂，1 日 3 次，禁生冷辛辣，首服发汗。

按：患者生于丁酉年，肝胆阳气不足，加之阳明肺金司天，肝木更不足，病在厥阴肝木，肝开窍于目，肝经行头顶，40 岁之后阳气逐渐衰退，故阳气减退后 20 年来眼睛不好、头顶头皮痛。肝寒吴茱萸汤有吐涎沫恶心症状。阳气不足没有精神，故人懒不爱动。寒气在表，阳气怫郁，故鼻炎，腰凉，怕冷怕热，但头汗出。用当归四逆汤扶阳解表，肝胆阳复寒解则会向愈。

2022 年 6 月 23 日

眼睛舒服了，大便爽，夜间腿凉好转，左侧偏头痛，项部肌肉弦紧。

舌诊：舌质淡红，苔黄干，齿痕，裂纹。

脉诊：浮紧。

面诊：眼瞳有灰圈。

处方：当归 10 克，桂枝 20 克，生白芍 30 克，生姜 20 克，大枣 6 枚，炙甘草 20 克，吴茱萸 20 克（包泡），细辛 15 克，通草 10 克，葛根 30 克，羌活 20 克，生山药 30 克。

6 剂，饭后服用，每日 1 剂，1 日 3 次，禁生冷辛辣。上次发汗不彻，今再首服发汗。

按：理法清楚，方药对证，效果显著。因为项部肌肉弦紧加葛根、羌活，舌裂纹加山药。

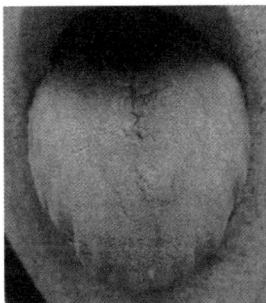

医案 23

某男，1969 年 11 月 24 日（阴历）出生，己酉年，内蒙古赤峰人。

2021 年 10 月 14 日 初诊

泡末尿漂有结晶，晚上睡觉闭眼总看到恐怖幻相，然后手脚不会动，似睡非睡时腿抽动即醒，腿肚子凉，饭前腹部收紧，下脘两侧时有窜胀，眼花，脱发，大便不成形，经常口腔溃疡，口干，血糖高 7～8mmol/L（服二甲双胍药一粒），睡觉喜欢腿放被子外，脚心热，但头汗出，多梦（梦下雨，找厕所），不爱喝水，急躁，口臭。

舌诊：舌质红（前部尤甚），薄白苔，中部裂纹。

脉诊：寸脉浮。

腹骶诊：下脘硬。

诊断：脾胃阳虚三联证。

处方：柴胡 24 克，羌活 15 克，独活 15 克，升麻 15 克，葛根 15 克，生白芍 15 克，生甘草 15 克，炙甘草 10 克，党参 10 克，防风 6 克，香附 10 克，陈皮 10 克，桔梗 15 克，莱菔子 20 克。

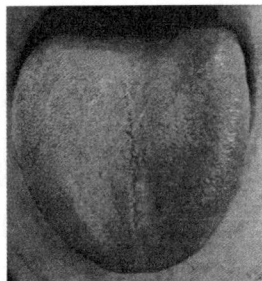

6 剂，3 次 / 日一剂，饭后服用，首服发汗，忌生冷辛辣烟酒。

按：己运脾土不足，脾胃气虚，阳明酉金司天而皮毛闭塞，所以但头汗出，余处无汗，阳气怫郁生热，故寸脉浮，下脘硬及两侧时有窜胀，饭前腹部收紧，腿肚子凉，大便不成形，不爱喝水，舌质红，舌有裂纹，口干，口臭，口腔溃疡，脚心热。郁热日久伤肺，肺伤日久伤肾。《素问·方盛衰论》说："肾气虚，则使人梦见舟船溺人，得其时则梦伏水中，若有畏恐。"所以患者多梦下雨、找厕所、尿有泡沫和结晶，晚上睡觉闭眼总看到恐怖幻相。中脾胃气虚是源，阴火在上，肾气虚在下，形成上中下三联证，用李东垣升阳散火汤补中升阳解表散火并救肾，加香附、陈皮、莱菔子行气消滞胀散硬。《难经》有补北水以泻南火之法，本案则以发散阴火以补肾虚。

再按：《灵枢·刺节真邪》说："阴气不足则内热，阳气有余则外热，两热相抟，热于怀炭，外畏绵帛近，不可近身，又不可近席。腠理闭塞，则汗不出，舌焦唇槁腊干嗌燥，饮食不让美恶。"又说："人气在外，皮肤缓，腠理开，血气减，汗大泄，肉淖泽。寒则地冻水冰，人气在中，皮肤致，腠理闭，汗不出，血气强，肉坚涩。当是之时，善行水者，不能往冰；善穿地者，不能凿冻。善用针者，亦不能取四厥。血脉凝结，坚搏不往来者，亦未可即柔。故行水者，必待天温冰释，冻解，而后水可行，地可穿也。人脉犹是也。治厥者，必先熨调和其经，掌与腋、肘与脚、项与脊以调之，火气已通，血脉乃行，然后视其病，脉淖泽者，刺而平之，坚紧者，破而散之，气下乃止，此所谓以解结者也。"这段经文，对于治疗各种火郁证有很好的指导作用。

医案 24

某女，1942 年出生，阴历甲午年，山西文水县人。

2021 年 1 月 29 初诊（微信网诊）

早晨起来怕冷，小便不爽，西医检查报告提示泌尿系统感染，血小板高。便秘。面部红。

处方：茯苓 30 克，生白芍 30 克，炒白术 50 克，党参 20 克，炮附子 20 克，酒黄连 6 克，丹参 10 克。

5 剂，饭前服，禁忌生冷辛辣。

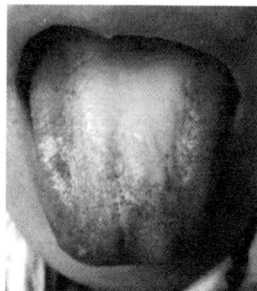

按：年近 80 岁，阳气衰退，水气不化，所以怕冷，小便不利，便秘。寒湿内盛，故舌苔白腻见黑。心火内郁而舌质红、面红。方用附子汤扶阳化湿，茯苓、白芍利水，黄连、丹参泻心火活血化瘀。

2021 年 2 月 3 日

舌苔已退，小便利，面红已退，背部不舒服，神疲乏力。

处方：生黄芪 50 克，炙甘草 10 克，炒山药 30 克，茯苓 30 克，炒白术 50 克，党参 20 克，炮附子 10 克，桃仁 30 克，丹参 10 克。

5 剂，饭前服，禁忌生冷辛辣。

按：背部不舒服、神疲乏力乃阳气不足，去阴性药白芍，加黄芪、炙甘草补中益气，山药养脾阴，桃仁丹参活血化瘀。

2021 年 3 月 4 日

前方加减服药一个月，血小板、白细胞都好了。

检查报告：血小板计数（PLT）234.00×10⁹/L，白细胞计数（WBC）7.43×10⁹/L。

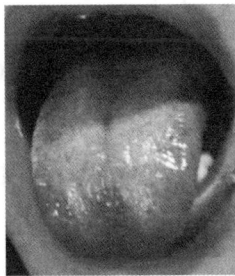

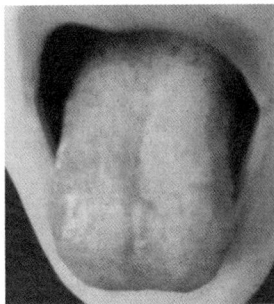

医案 25

某女，1948 年 12 月 1 日（阳历）出生，戊子年，北京昌平人。

2021 年 4 月 29 日初诊

患者自诉心脏 3 根大动脉堵塞（89% 狭窄），心包积液量多，前胸后背到手指放射性疼痛，怕冷，晨起口干，咽喉部正常，不出汗，气短，便秘，恶心，小便正常，腰有时累，时心悸。

舌诊：舌淡，舌尖红，舌中大裂纹，舌中后部白苔，舌根部略厚，舌根部凹陷。

脉诊： 脉沉。

诊断： 胸痹。

处方： 生地黄 30 克，桃仁 20 克，红花 10 克，当归 30 克，炙甘草 20 克，赤芍 30 克，桔梗 10 克，枳壳 10 克，柴胡 10 克，川芎 15 克，牛膝 30 克，生黄芪 30 克，丹参 30 克，生山药 30 克，麦冬 30 克，黄酒 4 两。

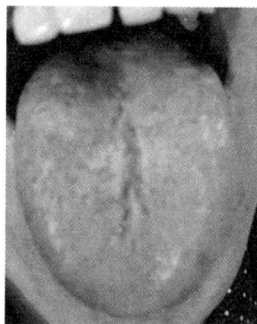

6 剂，每日 1 剂，日三次分服，饭后服，首服发汗，禁生冷辛辣。

按： 虽然出生于戊子火年，但是出生于寒冬腊月，寒气外束不出汗，怕冷，舌质淡红；心火内郁伤阴血则舌尖红、舌裂纹；血脉不运行则血脉瘀，于是心脏堵了 3 根大动脉，心包积液多，前胸后背到手指放射性疼痛，肺气宣肃不开则气短、便秘。故用血府逐瘀汤加味，益气活血化瘀通血脉，仿复脉汤加用黄酒强化血脉运行。

2021 年 5 月 6 日

药后精神好，气短愈，睡眠好转，略憋气，双腿无力，自己可走路半小时。

舌诊： 舌淡，舌中裂纹，舌中后部白苔，湿润，舌体胖大，有齿痕。

脉诊： 脉沉。

处方： 生地黄 30 克，桃仁 20 克，红花 10 克，当归 30 克，炙甘草 20 克，赤芍 30 克，桔梗 10 克，枳壳 10 克，柴胡 10 克，川芎 15 克，牛膝 30 克，生黄芪 30 克，丹参 30 克，生山药 30 克，麦冬 50 克，黄酒 4 两，生鸡内金 20 克，陈皮 10 克。

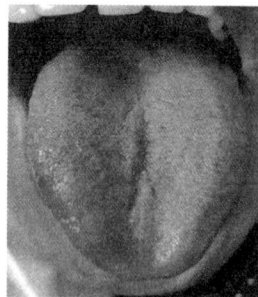

6 剂，每日 1 剂，日三次服，饭后服，首服发汗，禁生冷辛辣。

按： 服药效佳不更主方，为增进加鸡内金、陈皮。如此加减调理到 8 月而愈。

本章小结

25 例医案，除医案 1 是新冠肺炎疫病外，基本都是伏气病，有伏几天、几十天、几个月、几年甚至几十年的，伏气伏于三焦腑膜理，膜理于人身无处不在，膜理是血脉之道、水道、气道、经脉之道，所以伏邪有瘀血、水饮、六淫等分别，也有在气分、血分以及寒热虚实之不同，需要详细辨析。

伏气之所以能够潜伏，是因为少阳三焦相火不足，阳气虚不能逐邪外出。《素问·汤液醪醴论》说：

帝曰：夫病之始生也，极微极精，必先入结于皮肤。今良工皆称曰：病成名曰逆，则针石不能治，良药不能及也。今良工皆得其法，守其数，亲戚兄弟，远近音声，日闻于耳，五色日见于目，而病不愈者，亦何暇不早乎？岐伯曰：病为本，工为标，标本不得，邪气不服，此之谓也。

帝曰：其有不从毫毛而生，而五脏阳以竭也。津液充廓，其魄独居（水气独存），孤精于内，气耗于外，形不可与衣相保，此四极急而动中，是气拒于内，而形施于外，治之奈何？岐伯曰：平治于权衡，去宛陈莝，微动四极，温衣，缪刺其处，以复其形。开鬼门，洁净府，精以时服，五阳已布，疏涤五脏，故精自生，形自盛，骨肉相保，巨气乃平。

《灵枢·小针解》说：

上守神者，守人之血气有余不足……上守机者，知守气也。

粗守关者，守四肢而不知血气正邪之往来也。

所谓五脏之气已绝于内者，脉口气内绝不至，反取其外之病处与阳经之合，有留针以致阳气，阳气至则内重竭，重竭则死矣，其死也，无气以动，故静。

所谓五脏之气已绝于外者，脉口气外绝不至，反取其四末之腧，有留针以致其阴气，阴气至则阳气反入，入则逆，逆则死矣，其死也，阴气有余，故躁。

所以察其目者，五脏使五色循明，循明则声彰，声彰者，则言声与平生异也。

所谓"开鬼门，洁净府"，乃治疗大法，"鬼门"就是汗孔、玄府，从表祛逐邪气，恢复肺正常生理功能；"净府"就是清理腑道，腑道是肺脾气味结合生神的地方，有神则生，无神则死。后天肺脾二本正常了，神气——营血舍心，先天之本心就正常了，先后天心肺脾三本正常了，"形与神俱"当然就是健康人了。"察其目"知其神，因为目为"命门"矣。

附：第七章舌象彩图

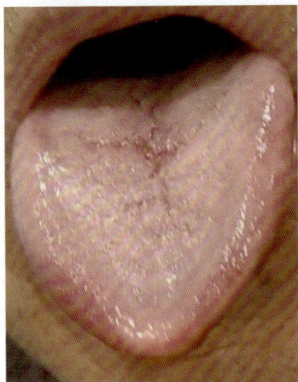

图 7-4　二分病舌象示例 2

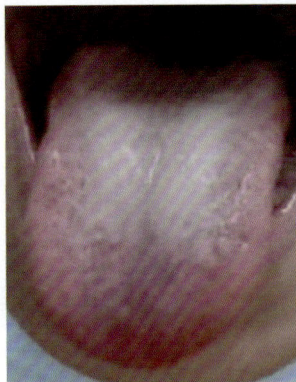

图 7-5　二分病舌象示例 2

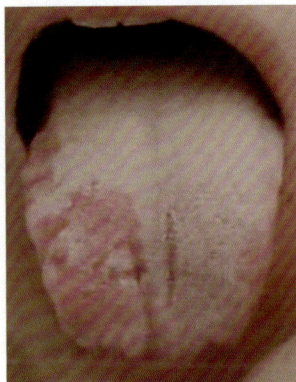

图 7-6　二分病舌象示例 3

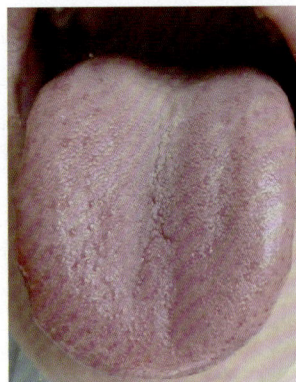

图 7-7　二分病舌象示例 4

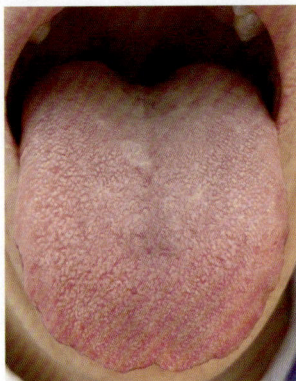

图 7-8　二分病舌象示例 5

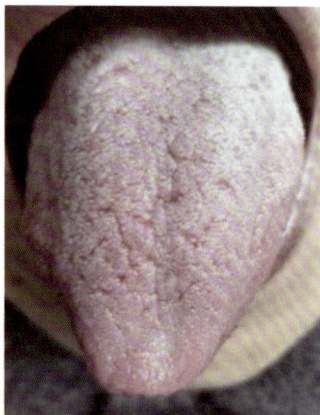

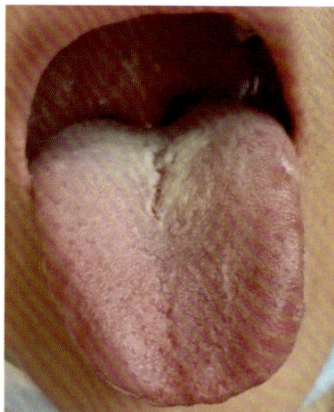

图 7-9　二至病舌象示例 1

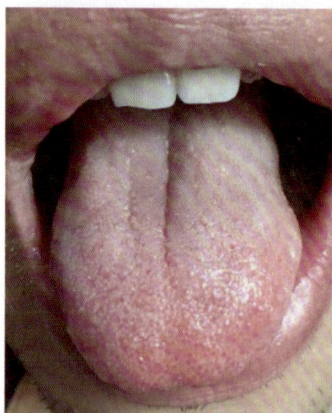

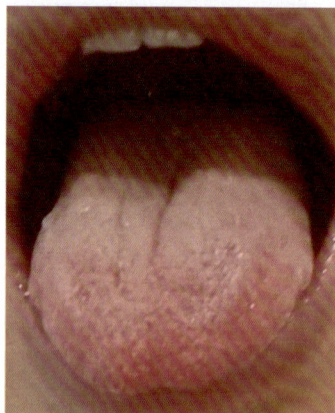

图 7-11　二至病舌象示例 2

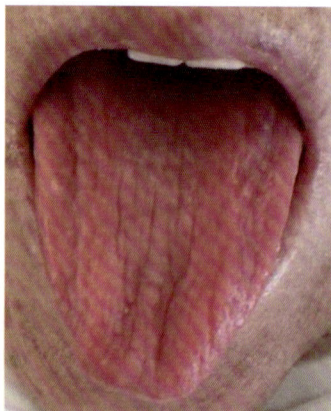

图 7-12　二至病舌象示例 3

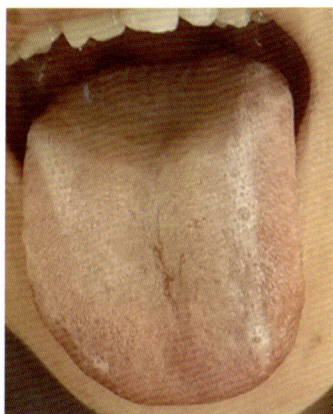

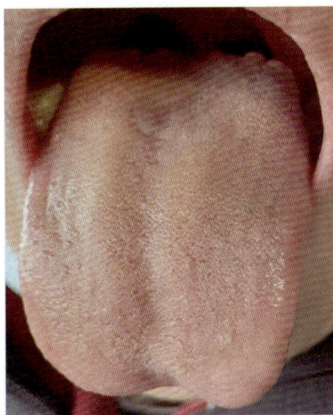

图 7-13　二至病舌象示例 4

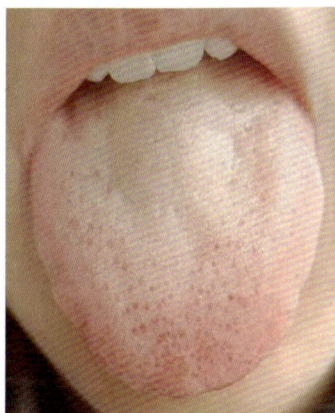

图 7-14　阳伤热病三联证舌象示例 1

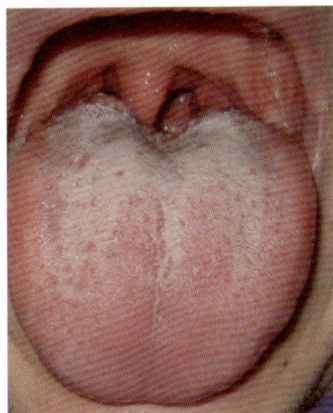

图 7-15　阳伤热病三联证舌象示例 2

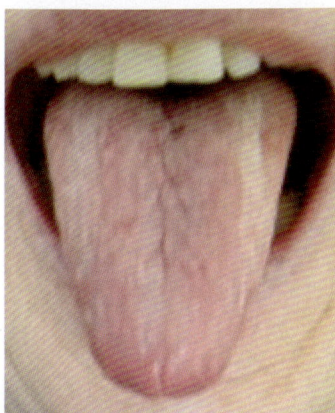

图 7-16　阳伤热病三联证舌象示例 3

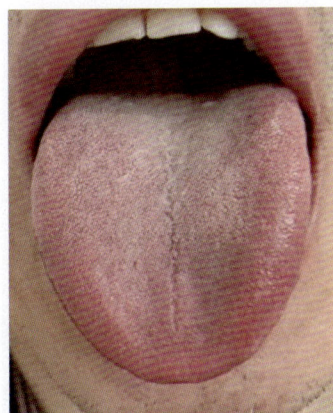

图 7-17　阳伤热病三联证舌象示例 4

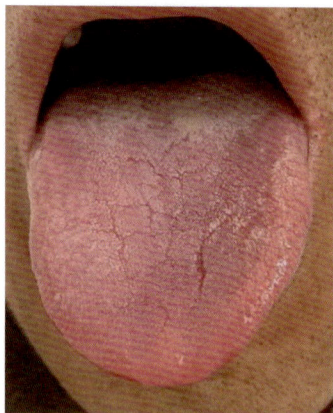

图 7–18　阳伤热病三联证舌象示例 5

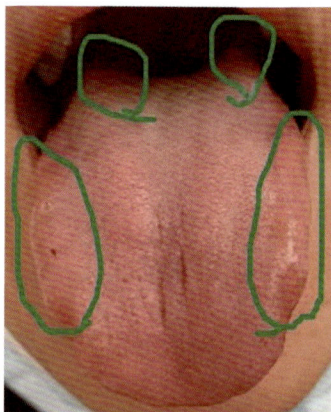

图 7–19　阳伤热病三联证舌象示例 6

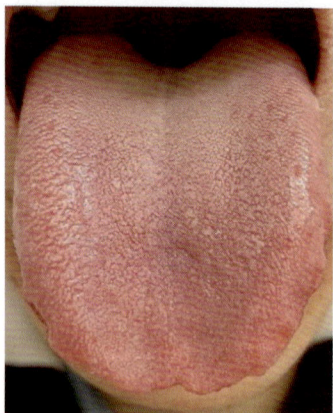

图 7–20　阳伤热病三联证舌象示例 7

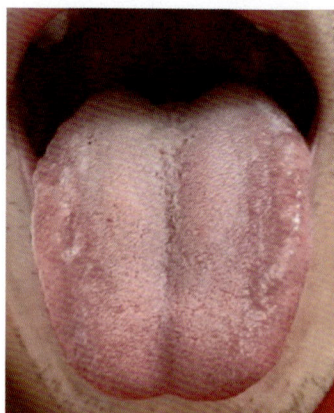

图 7–21　阳伤热病三联证舌象示例 8

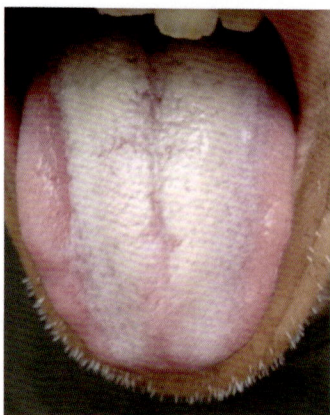

图 7–22　阳伤热病三联证舌象示例 9

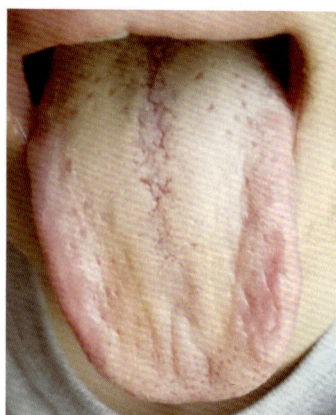

图 7–23　阳伤热病三联证舌象示例 10

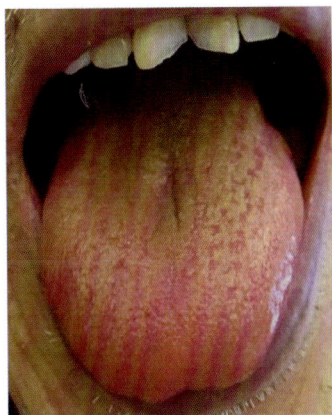

图 7-24　阳伤热病三联证舌象示例 11

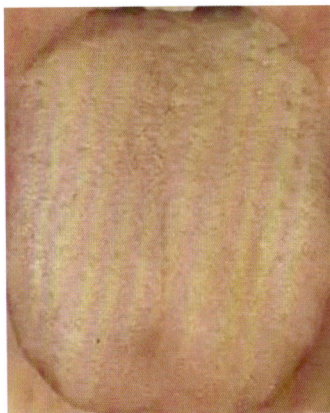

图 7-25　阳伤热病三联证舌象示例 12

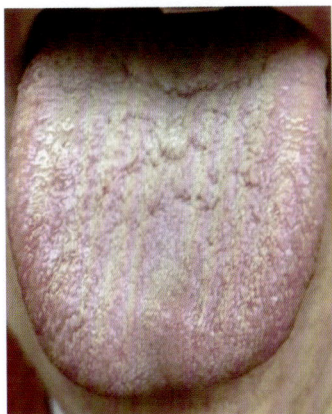

图 7-26　阳伤热病三联证舌象示例 13

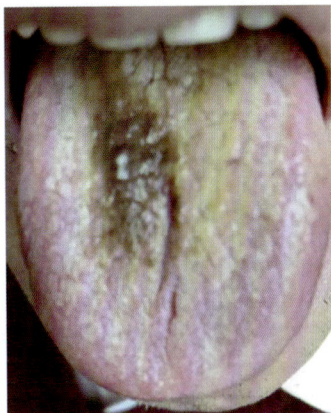

图 7-27　阳伤热病三联证舌象示例 14

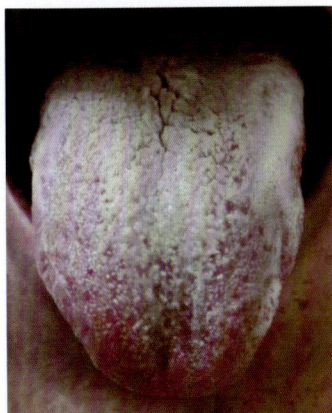

图 7-28　阳伤热病三联证舌象示例 15

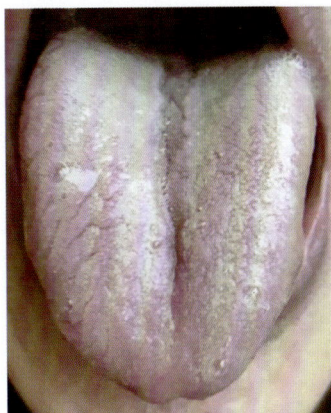

图 7-29　阳伤热病三联证舌象示例 16

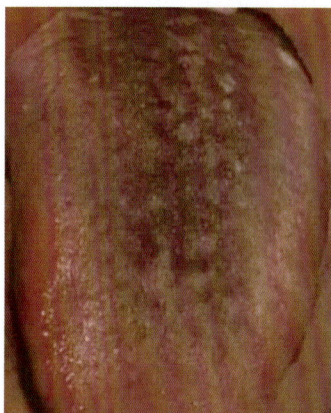

图 7-30　阳伤热病三联证舌象示例 17

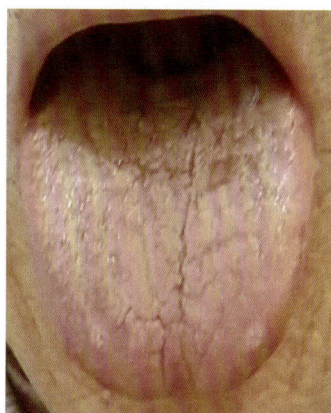

图 7-31　阳伤热病三联证舌象示例 18